现代护理实践与护理管理

主编　曲　慧　潘红蕾　姜亚双　沙俊通
　　　陈小红　管俊玲　于丽敏

上海科学普及出版社

图书在版编目（CIP）数据

现代护理实践与护理管理／曲慧等主编.—上海：上海科学普及出版社，2022.12
ISBN 978-7-5427-8361-5

Ⅰ.①现… Ⅱ.①曲… Ⅲ.①护理学–研究 Ⅳ.①R47

中国版本图书馆CIP数据核字（2022）第245376号

统　　筹　张善涛
责任编辑　陈星星
整体设计　宗　宁

现代护理实践与护理管理

主编　曲　慧　潘红蕾　姜亚双　沙俊通

陈小红　管俊玲　于丽敏

上海科学普及出版社出版发行

（上海中山北路832号　邮政编码200070）

http://www.pspsh.com

各地新华书店经销　　山东麦德森文化传媒有限公司印刷

开本　787×1092 1/16　印张 32　插页 2　字数 825 600

2022年12月第1版　　2022年12月第1次印刷

ISBN 978-7-5427-8361-5　定价：128.00元

本书如有缺页、错装或坏损等严重质量问题

请向工厂联系调换

联系电话：0531-82601513

编委会

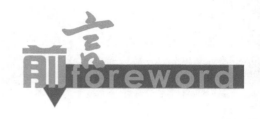

前言 foreword

  护理学作为基础医学,是将护理知识与患者的具体病情、疾病的具体治疗、药物的具体应用、护理的具体操作相结合的一门学科。随着护理概念的更新,护理工作的重心也从过去单纯的疾病护理逐步向以人的健康为中心的方向迈进。同时,人们对健康定义的认识加深,以及临床患者对于护理需求的不断提高,使护理内容、护理范畴也相应地延伸和拓宽。这既是护理专业发展的重大机遇,也是传统护理模式转变的契机。因此,临床护理工作者必须不断学习、交流临床护理经验、熟悉并掌握新的护理学进展,才能跟上护理学发展的步伐,更好地为患者服务,为人类健康保健提供可靠的保障。为了进一步满足护理工作者的临床需要,帮助广大临床护理工作者在工作中更好地认识、了解相关疾病,我们特组织了一批具有丰富临床经验的护理专家及骨干共同编写了《现代护理实践与护理管理》一书。

  本书首先介绍了护理学基础知识及护理管理,然后对临床各科室常见疾病的护理要点、护理措施及健康教育等内容均做了详细介绍;最后阐述了手术室护理、公共卫生护理和消化内镜护理。本书内容丰富,详略得当,条理清晰。专科护理特点突出,同时还结合了护理领域最新进展,既有理论性指导,又有护理的实际应用。集科学性、先进性和实用性于一体,是一本对护理工作者大有裨益的专业书籍,适合各基层医院的临床护理工作者参考使用。

  由于护理学内容繁多,且编写时间仓促,书中存在疏漏甚或谬误之处恳请广大读者见谅,并望批评指正,以便再版时修正。

《现代护理实践与护理管理》编委会

2022 年 10 月

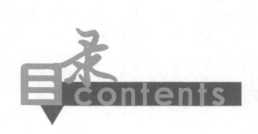

第一章

护理学概述

第一节　护理学的发展史

人们把护士比作"无翼天使"，象征着护士职业的崇高，护士是以人类的健康为服务目标的科技工作者，犹如天使护卫着人们的生命和健康。100多年来，护理学与医学一同发展，经历了自我护理、简单的清洁卫生护理、以疾病为中心的护理、以患者为中心的护理，直至以人的健康为中心的护理的发展历程。通过实践、教育和研究，不断得到了充实和完善，逐渐形成了特有的理论和实践体系，成为一门独立的学科。

护理产生于人类生存的需要，护理学的发展与人类的文明和健康息息相关。学习护理学的发展历史，可以使护士了解护理学发展过程中的经验及教训，分析及把握现在，预测未来，更好地满足社会对护理服务的需要，提高人们的健康水平。

一、国外护理学的发展史

自有人类以来就有护理，护理是人们谋求生存的本能和需要。因此，可以说护理学是最古老的艺术，最年轻的专业。

（一）人类早期的护理

有了人类就有了生老病死，也就逐渐形成医疗和护理的实践活动。在古代，为谋求生存，人类在狩猎、与自然灾害抗争的活动中难免会有疾病、创伤，人们以自我保护式、互助式、经验式、家庭式等爱抚手段与疾病和死亡做斗争，由此积累了丰富的医疗、护理经验。在古埃及，以木乃伊的制作著称于世，尸体防腐、尸体包裹即为绷带包扎术的创始，还有止血、伤口缝合，以及用催吐、灌肠净化身体等护理技术；在社会发展进程中，人类逐渐认识到进熟食可减少胃肠道疾病，开始了解饮食与胃肠疾病的关系；将烧热的石块或炒热的沙放在患处以减轻疼痛，这就是最原始而简单的热疗。古罗马十分重视个人卫生和环境卫生，修建公共浴室，修建上、下水道以供应清洁的饮水。印度最早有关医学的记载，见于公元前1600年婆罗门教的经典《吠陀经》，以此作为戒律、道德及医药行为的准则；它还包括治疗各种疾病的论述和要求人们有良好的卫生习惯，如每天刷牙、按时排便、洗涤等，叙述了医药、外科及预防疾病等方面的内容。在人类社会早期，由于科学

1

技术的落后,医、药、护理活动长期与宗教和迷信活动联系在一起。公元初年基督教兴起,开始了教会长达 1 000 多年对医护的影响。教徒们在传播信仰、广建修道院的同时,还开展了医病、济贫等慈善事业,并建立了医院。这些医院最初为收容徒步朝圣者的休息站,后来发展为收治精神病、麻风病等疾病的医院及养老院。一些献身于宗教的妇女,在从事教会工作的同时,还参加对老弱病残者的护理,并使护理工作从家庭走向社会。她们当中多数人未受过专门的训练,但他们工作认真,服务热忱,有奉献精神,受到社会的赞誉和欢迎。这是早期护理工作的雏形,对以后护理事业的发展有良好的影响。

(二)中世纪的护理

中世纪(476—1500 年),由于政治、经济、宗教的发展,频繁的战争,疾病的流行,欧洲对医院和护士有了迫切需要,这对护理工作的发展起到了一定的促进作用,护理逐渐由"家庭式"迈向了"社会化和组织化的服务",形成了宗教性、民俗性及军队性的护理社团。各国虽然建立了数以百计的大小医院,但条件极差。各种疾病的患者混杂住在一起,因此患者和医务人员的交叉感染率和病死率极高。这些医院大多受宗教控制,担任护理工作的多为修女,她们缺乏护理知识,得不到任何护理培训的机会,又无足够的护理设备,更谈不上护理管理。因此,当时的护理工作仅仅局限于简单的生活照料。

(三)文艺复兴时期与宗教改革时期的护理

文艺复兴使欧洲各国的政治经济发生了变化,科学的进步带动了医学的迅速发展。在此期间,人们揭开了对疾病的迷信,对疾病的治疗有了新的依据。文艺复兴以后,因慈善事业的发展,护理逐渐摆脱教会的控制,从事护理的人员开始接受部分的工作训练以专门照顾伤病者,类似的组织相继成立,护理开始走向独立职业之旅。发生于 1517 年的宗教革命,使社会结构发生了变化,妇女地位下降,多数修道院及教会医院被毁或被关闭,从事护理工作的修女也受到迫害,纷纷逃离医院,教会支持的护理工作由此停顿,导致护理人员极度匮乏。为了满足护理需要,一些素质较低的妇女进入护理队伍,她们既无经验又无适当训练,也缺乏宗教热忱,致使护理质量大大下降,护理的发展进入了历史上的黑暗时期。

(四)南丁格尔的贡献与现代护理的诞生

19 世纪中期,由于科学的不断发展,欧洲相继开设了一些护士训练班,护理的质量和地位有了一定的提高。1836 年,德国牧师西奥多·弗里德尔建立了世界上第一个较为正规的护士训练班。南丁格尔曾在此接受了 3 个月的护士训练,现代护理的发展主要是从南丁格尔时代开始的。

1.南丁格尔的事迹

19 世纪中叶,南丁格尔首创了科学的护理专业,护理学理论才逐步形成和发展,护理学教育也逐步走上了正轨。国际上称这个时期为"南丁格尔时代",这是护理学发展的一个重要转折点,也是现代护理学的开始。

南丁格尔,英国人,1820 年 5 月 12 日生于意大利的佛罗伦萨,她家境优越,受过高等教育,具有较高的文化修养。她乐于关心和照顾受伤的患者,立志要成为一位为患者带来幸福的人。

1854—1856 年,英、法等国与俄国爆发了克里米亚战争。战争开始时,英军的医疗救护条件非常低劣,伤员死亡率高达 42%。当这些事实经报界披露后,国内哗然。南丁格尔立即写信给当时的英国陆军大臣,表示愿意带护士前往前线救护伤员。获准后,南丁格尔率领 38 名护士奔赴战地医院。在前线,南丁格尔充分显示了她各方面的才能,她利用自己的威望进行募捐活动,并用募捐到的 3 万英镑为医院添置药物和医疗设备,改善伤员的生活环境和营养条件,整顿手术室、食堂和化验室，很快改变了战地医院的面貌，只能收容1 700名伤员的战地医院经她安排竟可收治3 000～4 000名伤员。在这里，她的管理和组织才能得到充分发挥。6个月后，战地医院发生了巨大的变化，伤员死亡率从42%迅速下降至2.2%。这种奇迹般的有目共睹的护理效果震动了全国，同时改变了英国朝野对护士们的评价并提高了妇女的地位，护理工作从此受到社会重视。南丁格尔建立了护士巡视制度，每天夜晚她总是提着风灯巡视病房，一夜巡视的路程在7千米以上。许多士兵回英国后，把南丁格尔在战地医院的业绩编成小册子和无数诗歌流传各地。有一首诗在50年之后仍在英国士兵重逢时传诵，诗中称"南丁格尔是伤员的保卫者、守护神，毫不谋私，有一颗纯正的心，南丁格尔小姐是上帝给我们最大的福恩"。南丁格尔终身未婚，毕生致力于护理的改革与发展，将一生贡献给了护理事业。

2.南丁格尔的贡献

(1)为护理的科学化发展提供了基础：南丁格尔对护理事业的杰出贡献，在于她使护理走向科学的专业化轨道，并成功地使护理从医护合一的历史状态中分离出来。基于她的努力，护理逐渐摆脱了教会的控制及管理而成为一种独立的职业。她认为"护理是一门艺术，需要以组织性、实务性及科学性为基础"，她确定了护理学的概念和护士的任务，提出了公共卫生的护理思想，形成并发展了独特的环境学说，开创了护理理论研究的先河。她对护理专业及其理论的精辟论述，形成了护理学知识体系的雏形，奠定了近代护理理论基础，确立了护理专业的社会地位和科学地位，推动护理学成为一门独立的学科。

(2)创办了世界上第一所护士学校：经过克里米亚战场的护理实践，南丁格尔深信护理是科学事业，护士必须要经过严格的科学训练，同时还应是具有献身精神、品德高尚、在任何困难条件下都能护理伤病员的有博爱精神的人。1880年，南丁格尔在伦敦圣托马斯医院用"南丁格尔基金"创建了世界上第一所护士学校——南丁格尔护士训练学校，开创了正规护理教育的新纪元。早年毕业于南丁格尔护士训练学校的学生，后来都成为护理骨干，他们在各地推行护理改革，创建护士学校，弘扬"职业自由，经济独立，精神自立"的南丁格尔精神，使护理工作有了崭新的局面。

(3)著书立说指导护理工作：南丁格尔一生写了大量的笔记、书信、报告和论著等，其中最著名的是《医院札记》和《护理札记》。在《医院札记》中，她阐述了自己对改革医院管理及建筑方面的构思、意见及建议。在《护理札记》中，她阐述了自己的护理思想及对护理的建议。这两本书多年来被视为各国护士必读的经典护理著作，曾被翻译成多种文字。直到今日，她的思想和理念对护理学仍有指导意义。

(4)创立了一整套护理制度：南丁格尔强调在设立医院时必须先确定相应的政策，采用系统化的护理管理方式，制定医院设备及环境方面的管理要求，从而提高护理工作效率及护理质量。在护理组织机构的设立上，要求每个医院必须设立护理部，并由护理部主任来管理护理工作；要适当授权，以充分发挥每位护理人员的潜能。

(5)其他方面：南丁格尔强调了护理伦理及人道主义观念，要求护士不分信仰、种族、贫富，平等对待每位患者。同时，注重护理人员的训练及资历要求等。

南丁格尔以高尚的品德、渊博的知识和远大的目光投身护理工作，开创了科学的护理事业，提高了护理专业和护理人员的地位，对医院管理、环境卫生、家庭访视、生命统计及红十字会等都有较大贡献，为了纪念南丁格尔，在伦敦圣托马斯医院、印度及佛罗伦萨等地均铸有她的塑像，以供后人景仰。1907年，为表彰南丁格尔在医疗护理工作中的卓越贡献，英国国王授予她最高国民荣誉勋章,这使得她成为英国首位获此殊荣的妇女。1912年,国际护士会(ICN)倡议各国医院和护士学校在每年5月12日(南丁格尔诞辰日)举行纪念活动,并将5月12日定为国际护士节,以缅怀和纪念这位伟大的女性,旨在激励广大护士继承和发扬护理事业的光荣传统,以"爱心、耐心、细心、责任心"对待每一位患者,做好护理工作。国际红十字会设立南丁格尔奖章,作为各国优秀护士的最高荣誉奖,每2年颁发1次。我国从1983年开始参加第29届南丁格尔奖评选活动,至2017年已有81位优秀护士获此殊荣。

3.现代护理学的诞生

19世纪以后,现代护理学的诞生与各国经济、文化、教育、宗教、妇女地位及人民生活水平的改善有很大的关系。护理学在世界各地的发展很不平衡,总体来看,西方国家的护理学发展较快,护士的地位相对较高,其他国家的护理学发展相对滞后。现代护理学的发展实际上就是一个向专业化发展的过程,主要表现在以下几个方面。

(1)护理教育体制的建立:自1860年以后,欧美许多国家的南丁格尔式的护士学校如雨后春笋般出现,并逐渐完善了护理高等教育体系。以美国为例,1901年约翰霍普金斯大学开设了专门的护理课程;1924年耶鲁大学首先成立护理学院,学生毕业后取得护理学士学位,并于1929年开设硕士学位;1964年加州大学旧金山分校开设了第一个护理博士学位课程。世界其他国家和地区也创建了许多护士学校及护理学院,形成了多层次的护理教育体例。

(2)护理向专业化方向的发展:主要表现在对护理理论的研究及探讨、对护理科研的重视及投入和各种护理专业团体的形成。护理学作为一门为人类健康事业服务的专业,得到了进一步的发展及提高。

(3)护理管理体制的建立:自南丁格尔以后,世界各国都相继应用南丁格尔的护理管理模式,并将管理学的原理及技巧应用到护理管理中,强调了护理管理中的人性管理,并指出护理管理的核心是质量管理,对护理管理者要求更加具体及严格,如美国护理协会(ANA)对护理管理者有具体的资格及角色要求。

(4)临床护理分科的形成和深化:从1841年开始,特别是第二次世界大战结束以后,由于科学技术的发展及现代治疗手段的进一步提高,使护理专业化的趋势越来明显,如目前在美国,除了传统的内、外、妇、儿、急等分科,还有重症监护、职业病、社区及家庭等不同分科的护理。

(5)护理专业团队的成立:1899年,国际护士会(ICN)在英国伦敦正式成立,现总部设在瑞士日内瓦。ICN是世界各国自治的护士协会代表组织的国际护士群众团体,到目前已由创立之初的7个成员国扩大到111个会员国,拥有会员140多万人。ICN的使命是"代表全世界的护士推进护理专业的发展,影响卫生政策的制定"。

(五)现代护理学的发展

现代护理学的发展过程也是护理学科的建立和护理专业形成的过程。自南丁格尔开办护士学校,创建护理专业以来,护理学科不断变化和发展。从护理学的实践和理论研究来看,护理学的变化和发展可以概括性地分为以下3个阶段。

1.以疾病为中心的护理阶段

以疾病为中心的护理阶段(19世纪60年代至20世纪50年代)出现在现代护理发展的初期,当时医学科学的发展逐渐摆脱了宗教和神学的影响,各种科学学说被揭示和建立。在解释健康与疾病的关系上,人们认为疾病是由于病原体或外伤等外因引起的机体结构改变和功能异常,"没有疾病就是健康",导致医疗行为都围绕着疾病进行,以消除病灶为基本目标,形成了"以疾病为中心"的医学指导思想。受这一思想影响,加之护理还没有形成自己的理论体系,协助医师诊断和治疗疾病成为这一时期护理工作的基本特点。

以疾病为中心的护理特点:①护理已成为一种专门的职业;②护理从属于医疗,护士是医师的助手;护理工作的主要内容是执行医嘱和各项护理技术操作,并在对疾病进行护理的长期实践中逐步形成了一套较为规范的疾病护理常规和护理技术操作规程。

2.以患者为中心的护理阶段

以患者为中心的护理阶段为 20 世纪 50 年代至 20 世纪 70 年代。随着人类社会的不断进步和发展,20 世纪 40 年代,社会科学中许多有影响的理论和学说相继被提出和确定,如系统论、人的基本需要层次论、人和环境的相互关系学说等,为护理学的进一步发展奠定了理论基础,促进人们重新认识人类健康与心理、精神、社会环境之间的关系。1948 年世界卫生组织(WHO)提出了新的健康观,为护理的研究开拓了领域,20 世纪 50 年代,"护理程序"和"护理诊断"的提出与运用使护理有了科学的工作方法。护理理论家罗杰斯提出的"人是一个整体"的观点受到人们的关住。1977 年,美国医学家恩格尔提出了"生物-心理-社会"这一新的医学模式。在这些思想的指导下,护理发生了根本性的变革,从"以疾病为中心"转向"以患者为中心"的护理阶段。

以患者为中心的护理特点:①强调护理是一门专业,护理学的知识体系逐步形成;②以患者为中心,对患者实施身、心、社会等方面的整体护理;③护理人员运用护理程序的工作方法解决患者的健康问题,满足患者的健康需要;④护士的工作场所主要还局限在医院内,护理的服务对象主要是患者。

3.以人的健康为中心的护理阶段

以人的健康为中心的护理阶段为 20 世纪 70 年代至今。随着社会的进步,科学技术的发展和人民物质生活水平的提高,人们对健康提出了更高的要求。工业化、城市化、人口老龄化进程加快,使疾病谱发生了很大的变化。过去对人类健康造成极大威胁的急性传染病已得到了较好地控制,而与人的生活方式和行为相关的疾病,如心脑血管疾病、恶性肿瘤、意外伤害等,成为威胁人类健康的主要问题,医疗护理服务局限在医院的现状已不能适应人们的健康需要,人们希望得到更积极更主动的卫生保健服务。1977 年,世界卫生组织提出了"2000 年人人享有卫生保健"的口号,使"以人的健康为中心"成为广大医务人员特别是护理人员工作的指导思想。

以人的健康为中心的护理特点:①护理学已成为现代科学体系中的一门综合自然、社会、人文科学知识的、为人类健康服务的应用学科;②护理的工作任务由患者转向促进人类健康,工作对象由原来的患者扩大为全体人类,工作场所由医院拓展至社区。

二、中国护理学的发展史

(一)中医学与护理

作为四大文明古国之一,中国的医药学为人类的医药发展做出了大的贡献,其特点是将人看成一个整体,按阴阳、五行、四诊、八纲、脏腑辨别表里、寒热、虚实的证候,采取不同的原则进行针对性的治疗与护理,建立了自己独特的理论体系治疗方法。中国传统医学长期以来医、药、护不分,强调三分治、七分养,养即为护理。在祖国医学发展史和丰富的医学典籍及历代名传记中,均有护理理论和技术的记载,许多内容对现代护理仍有指导意义。春秋时代名医扁鹊提出"切脉、望色、听声、写形,言病之所在",就是护理观察病情的方法。西汉时期写成的《黄帝内经》是我国现存最早的医学经典著作,其中强调对人的整体观念和疾病预防的思想,记载着疾病与饮食调节、精神因素、自然环境和气候变化的关系,如"五谷为养,五果为助,五禽为益,五菜为充""肾病勿食盐""病热少愈,食肉则复,多食则遗,此其禁也",并提出"扶正祛邪"和"圣人不治已病治未病"的未病先防的观念。东汉末年名医张仲景著有《伤寒杂病论》,发明了猪胆汁灌肠术、人工呼吸和舌下给药法。三国时代外科鼻祖华佗医护兼任,医术高明,创"五禽戏"。晋朝葛洪著《肘后方》。唐朝名医孙思邈著有《备急千金要方》,宣传了隔离知识,如传染病患者的衣、巾、枕、镜不宜与人同用,还首创了导尿术。明清时期,瘟疫流行,出现了不少研究传染病防治的医学家,他们在治病用药的同时,十分重视护理,如胡正心提出用蒸汽消毒法处理传染病患者的衣物,还用艾叶燃烧、雄黄酒喷洒消毒空气和环境。中医护理的特点为整体观和辨证施护。中医护理的原则为扶正祛邪;标、本、缓、急;同病异护、异病同护;因时、因地、因人制宜;预防为主,强调治"未病"。中医治疗护理技术有针灸、推拿、按摩、拔火罐、刮痧、气功、太极拳、煎药法、服药法、食疗法等。现代营养学认为,只有全面而合理的膳食营养,即平衡饮食,才能维持人体的健康。最早提出平衡饮食观点的是中国,而且其排列的先后顺序十分科学。

(二)中国近代护理的发展

中国近代护理事业的发展是同国家命运相联系的。在鸦片战争前后,随着西方列强入侵,宗教和西方医学进入中国。1820年,英国医师在澳门开设诊所。1835年,英国传教士巴克尔在广州开设了第一所西医医院,两年后,这所医院以短训班的形式开始培训护理人员。1884年,美国护士兼传教士麦克尼在上海妇孺医院推行现代护理并于1887年开设护士培训班。1888年,美国护士约翰逊女士在福州一所医院里创立了我国第一所正式护士学校。1909年,中国护理界的群众性学术团体中华护士会在江西牯岭成立(1937易名为中华护士学会,1964年改名为中华护理学会)。1920年,护士会创刊《护士季刊》;同年,中国第一所本科水平的护校在北京协和医学院内建立,学制4~5年,5年制毕业学生被授予学士学位,1922年中华护士会加入国际护士会,成为国际护士会的第11个会员国。1931年在江西开办了"中央红色护士学校"。在抗战期间,许多医务人员奔赴延安,在解放区设立了医院,护理工作受到党中央的重视和关怀。1934年,教育部成立医学教育委员会护理教育专业委员会,将护理教育改为高级护士职业教育,招收高中毕业生,护理教育纳入国家正式教育体系。1941年在延安成立了中华护士学会延安分会,毛泽东同志于1941年和1942年两次为护士题词"护士工作有很大的政治重要性""尊重护士,爱护士"。至1949年,全国有护士学校180多所,护士3万余人。

(三)中国现代护理的发展

新中国成立后,我国的医疗卫生事业有了长足的发展,护理工作进入了一个新的发展时期,特别是党的十一届三中全会以后,改革开放政策进一步推动了护理事业的发展。

1.教育体制逐步健全

1950年,第一届全国卫生工作会议对护理专业的发展做了统一规划,专业教育定位在中专,学制3年,由卫健委制定全国统一的教学计划和大纲,结束了过去医院办护士学校的分散状态。1961年,北京第二医学院恢复了高等护理教育。1966—1976年,护理教育受到严重影响,护士学校被迫停办。1970年后,为解决护士短缺问题,许多医院开办了2年制的护士培训班。1976年后,中国护理教育进入恢复、整顿、加强和发展的阶段。1979年,卫健委发出《关于加强护理工作的意见》和《关于加强护理教育工作的意见》的通知,统一制定了中专护理教育的教学计划,编写了教材和教学大纲,着手恢复和发展高等护理教育。1980年,南京医学院率先开办高级护理进修班,学制3年,毕业后获大专学历。1983年,天津医学院率先开设了5年制护理本科专业,毕业后获学士学位。1984年1月,教育部联合卫健委在天津召开了全国高等护理专业教育座谈会,决定在医学院校内增设护理专业,培养本科水平的高级护理人才,充实教育、管理等岗位,以提高护理工作质量,促进护理学科发展,尽快缩短与先进国家的差距。这次会议不仅是对高等护理教育的促进,也是我国护理学科发展的转折点。

1985年,全国有11所医学院校设立了护理本科教育。1987年,北京市高等教育自学考试委员会率先组织了护理专业大专水平的自学考试。1992年,北京医科大学护理系开始招收护理硕士研究生,结束了我国不能自主培养护理硕士的历史。2004年,第二军医大学开始招收护理博士生,开启了我国护理博士的教育,形成了中专、大专、本科、硕士生、博士生5个层次的护理教育体系。同时,还注意开展护理学成人学历教育和继续教育。1997年,中华护理学会在无锡召开继续护理学教育座谈会,制定了相应的法规,从而保证了护理学继续教育走向制度化、规范化、标准化,促进了护理人才的培养,推动了护理学科的发展。目前,全国不仅有650多所从事大专、中专护理教育的院校,170多所能够进行本科护理教育的院校,60多所高校招收护理硕士研究生,还培养出一批护理学博士。截至2015年年底,我国注册护士总数达到324.1万人,大专及以上护士占比达到62.5%。

2.临床实践不断深化

1950年以来,临床护理工作一直以疾病为中心,护理技术操作常规多围绕完成医疗任务而制定,护士是医师的助手,护理工作处于被动状态。1980年以后,随着改革开放政策的落实,逐渐引进国外有关护理的概念和理论,认识到人的健康受生理、心理、社会、文化等诸多因素的影响,护理人员开始加强基础护理工作,分析、判断患者的需求,探讨如何进行以人为中心的整体护理,开始应用护理程序的方法主动为患者提供护理服务,护理工作的内容和范围不断扩展。护理人员的专业水平日益提高,器官移植、显微外科、大面积烧伤、重症监护、介入治疗、基因治疗等专科护理,中西医结合护理,家庭护理,社区护理等迅猛发展。

3.护理管理日趋成熟

(1)健全了护理指挥系统:为加强对护理工作的领导,国家卫生健康委员会医政医管局下设医疗与护理处,负责管理全国护理工作,制定有关政策法规。各省、市、自治区卫生和计生委在医政处下设专职护理管理干部,负责管辖范围内的护理工作。各级医院健全了护理管理体制,以保证护理质量。

(2)建立了晋升考核制度:1979年,国务院批准卫健委颁发的《卫生技术人员职称及晋升条例(试行)》,明确规定了护理专业人员的技术职称分为"护士""护师""主管护师""副主任护师""主任护师"5级。根据这一条例,各省、市、自治区制定了护士晋升考核的具体内容与办法,使护理人员具有了完整的晋升考试制度。

(3)实施了护士执业资格考试和执业注册制度:1993年3月,卫健委颁发了我国第一个关于护士执业与注册的部长令和《中华人民共和国护士管理办法》。1995年6月,在全国举行首次护士执业资格考试,考试合格获得执业证书,方可申请注册。2008年5月12日起施行《护士条例》,我国护理管理逐步迈上了标准化、法制化的管理轨道。

4.护理研究逐渐深入

1990年后,接受高等护理教育培养的学生进入临床、教学和管理岗位,我国的护理研究有了较快的发展。护理科学研究在选题的先进性、设计的合理性、结果的准确性、讨论的逻辑性方面均有较快的发展。一些高等护理教育机构或医院设立了护理研究中心,为开展护理研究提供场所和条件,所进行的研究课题以及研究成果对指导临床护理工作起到了积极作用。1993 年,中华护理学会第 21 届理事会在北京召开首届护理科技进步奖颁奖仪式及成果报告会,并宣布"护理科技进步奖评选标准"及每 2 年评奖一次的决定。护理研究走上了一个更高的台阶。

5.学术交流日益繁荣

1950 年以后,中华护士学会积极组织国内的学术交流。特别是 1977 年以来,中华护理学会和各地分会先后恢复学术活动,多次召开护理学术交流会,举办各种不同类型的专题学习班、研讨会等。中华护理学会和各地护理学会成立了学术委员会和各专科护理委员会,以促进学术交流。1954 年创刊的《护理杂志》复刊,1981 年更名为《中华护理杂志》。《护士进修杂志》《实用护理杂志》等几十种护理期刊相继创刊。护理教材、护理专著和科普读物越来越多。1952 年,中华护士学会开始参加国际学术交流,与南斯拉夫等国家和地区进行护理学术交流。1980 年以后,国际学术交流日益增多,中华护理学会及各地护理学会多次举办国际学术会议、研讨会等,并与多个国家开展互访交流和互派讲学,提供相互了解、学习、交流和提高的机会。各医学院校也积极参与国际学术交流,同时选派一批护理骨干和师资出国深造或短期进修,获硕士学位或博士学位后回国工作。1985 年,卫健委护理中心在北京成立,进一步取得了 WHO 对我国护理学科发展的支持。通过国际交流,开阔了眼界,活跃了学术气氛,增进和发展了我国护理界与世界各国护理界的友谊,促进了我国护理学科的发展。

(四)对中国护理未来发展的展望

1.护理教育高层次化

随着人们对医疗保健需求的增加,使得社会对护理人力资源的水平和教育层次也提出更高的标准。护理人员必须不断学习新知识、新技术来提高自己的能力和水平,护理教育也需依据市场对人才规格的要求,逐步调整护理教育的层次结构。2011 年,国务院学位委员会正式批准护理学为医学门类下属的一级学科,这必将推动我国高等护理教育的科学化、规范化发展,护理学研究生教育将进入规模与质量并进的快速发展轨道。因此,护理教育将向高层次方向发展,高等护理教育将成为教育的主流,大专、本科、硕士、博士及博士后的护理教育将不断地完善和提高。

2.护理实践专科化

临床高科技医疗设备、先进治疗方法的不断更新,以及我国对优质护理服务工程的开展与深化,都对临床护士的专业素质提出了更高的要求。培养高素质的专科护理人才,处理复杂疑难的病例,为患者提供全面及连续性的护理,也是与国际护理学科接轨的重要策略。"十二五"期间实施了专科护理岗位护士的规范化培训工作,至 2015 年为全国培养了 2.5 万名临床专科护士。

3.护理管理标准化

护理管理的宗旨是以优质护理服务为患者提供全面、全程、专业、人性化的护理。通过完善护理质量标准、规范,以促进护理质量的持续改进,提高临床护理服务水平。目前,西方发达国家实施护理质量标准化管理,质量标准包含了护理工作的全部内容,是所有提供护理服务机构的护理质量管理依据。如美国、加拿大护理界制定了相应的护理质量标准指南。我国首次颁布的《临床护理实践指南(2011 版)》,是我国护理走向标准化的起步。该指南明确了临床护理的技术要点,突出对患者的专业评估、病情观察、人文关怀和健康指导,将有效地指导临床护士科学、规范地从事专业实践活动,为患者提供安全、优质的整体护理。此外,随着我国法制化建设的推进,医疗护理的相关法律、法规将不断完善,护理的标准化管理将会逐步取代经验管理。

4.护理工作国际化

护理工作国际化主要是指专业目标国际化、专业标准国际化、职能范围国际化、教育国际化、管理国际化、人才流动国际化。随着全球经济一体化进程的加快,护理领域国际化交流与合作日益深化,跨国护理援助和护理合作增多,知识和人才交流日趋频繁。由于世界性护理人才资源匮乏,使中国的护士有机会迈出国门,进入国际市场就业。2013年5月8日,国际护士会恢复中华护理学会的国际护士会会员资格,标志着中国的护理事业真正迈向了国际舞台。面对这种国际化发展趋势,21世纪的护理人才应该是具有国际意识、国际交往能力、国际竞争能力和相应知识与技能的高素质人才。

5.护理模式特色化

随着护理学科的发展,未来护理人员所采取的护理模式将是以个案为中心的整体性护理。运用护理程序,尊重护理对象的个人自主权益,做到个别性、连续性、整体性的护理服务,强调护理诊断,并以此统一护理专业间的沟通。在我国,将中医护理的理论融入现代护理理论中,创建具有中国特色的护理理论和技术方法已成为一个重要的课题和研究方向。

（高丽娜）

第二节 护理学的定义、特性和研究方法

一、护理学的定义

护理学是以自然科学与社会科学理论为基础,研究有关维护、促进、恢复人类健康的护理理论、知识、技能及其发展规律的综合性、应用性学科。护理学运用了多方面的自然科学理论,如数学、化学、生物学、解剖学和生理学等,同时也综合了大量的社会、人文科学知识,如社会学、心理学、护理美学、行为学和护理伦理学等。护理学的内容及范围涉及影响人类健康的生物、社会心理、文化及精神等各个方面的因素。

二、护理学的特性

（一）科学性

护理学不仅应用了自然科学、社会科学、人文科学理论知识作为基础,而且自身的理论知识体系也有很强的科学性。护理学有专门的护理专业技术操作,同时有伦理准则和道德规范指导护理专业技术操作。

（二）社会性

护理工作面向社会,给社会带来很多效益。社会的进步和改革又影响护理学的发展。

（三）艺术性

护理的对象是人,人兼有自然属性和社会属性。护理学既要研究人的生物属性和结构,又要关注人的心理和社会属性。对于人的生理、心理和社会活动的整体本质的理解,需要从科学和艺术结合的角度去研究。正如南丁格尔指出的:"人是各种各样的,由于社会地位、职业、民族、信仰、生活习惯、文化程度的不同,所患的疾病与病情也不同,要使千差万别的人都能达到治疗和康

复所需要的最佳身心状态,其本身就是一项最精细的艺术。"

(四)服务性

护理是一种服务,护理为人类和社会提供不可或缺的健康服务,是帮助人的一种方式,而不是有形的商品。因此,护理学是一门服务性很强的综合性应用科学,也属于生命科学的范畴。

三、护理学的研究对象与方法

(一)研究对象

随着单纯的生物医学模式向生物-心理-社会医学模式的转变,护理理念发生了根本的变化,护理学的研究对象也由单纯的患者发展到全体的人类,即包括现存健康问题的人、潜在健康问题的人和健康人群,也包括由人组成的家庭、社区和社会。护理的最终目标是提高整个人群的健康水平。

(二)研究方法

护理活动是一项涉及数理化、生物学、医学、工程技术学等自然科学,又涉及心理学、伦理学、社会学等人文社会科学的多学科的综合性实践活动,这既决定了护理研究范围和研究对象的广泛性,也决定了护理研究方法的多样性。护理学研究的类型可以分为2类。

1.实验性研究

实验性研究是按护理研究目的,合理地控制或创造一定条件,并采用人为干预措施,观察研究对象的变化和结果,从而验证假设,探讨护理现象因果关系的一种研究方法。实验性研究以患者为研究对象时,知情同意和保证不损害患者的权益是必须注意的原则。

实验性研究的结果科学客观,有说服力。但是,由于护理研究的问题较难控制各种混杂因素,受到护理实际工作的许多限制;同时由于护理科研起步较晚,护理现象的要素及因素间的联系规律尚未完全清楚,因此实验性研究在护理研究中的应用受到很大的限制。在实际的实验性研究工作中,由于试验条件的限制,不能满足随机分组的原则,或缺少其他1个或2个实验性研究的特征,因此将这种实验性研究称为类实验性研究,也有人称为半实验性研究。

2.非实验性研究

非实验性研究是不施加任何影响和处理因素的研究,是实验性研究的重要基础,在护理研究中发挥重要作用。常用的非实验性研究如下。

(1)描述性研究:是通过有目的的调查、观察等方法描述护理现象的状态,从中发现规律或找出影响因素的研究。

(2)相关性研究:是在描述性研究的基础上,探索各个变量之间的关系的研究。

(3)比较性研究:是对已经存在差异的两组人群或现象进行比较,从而发现引起差异原因的研究。根据研究目的又可以将比较性研究分为回顾性研究和前瞻性研究两种,前者是探究造成目前差异原因的研究,后者是观察不同研究对象持续若干时间以后的情况变化。

(4)个案研究:是在护理实践中,通过对特殊的病例进行深入的观察和研究,从而总结经验的研究方法。

（管俊玲）

第三节 护理学的任务、范畴和工作方式

一、护理学的任务

随着社会的发展和人类生活水平的提高,护理学的任务和目标已发生了深刻的变化。1965 年 6 月修订的《护士伦理国际法》中规定:护士的权利与义务是保护生命,减轻痛苦,促进健康;护士的唯一任务是帮助患者恢复健康,帮助健康人提高健康水平。护理学的最终目标是通过护理工作,保护全人类的健康,提高整个人类社会健康水平。因此,护理学的任务和目标可概括为以下 4 个方面。

(一)促进健康

促进健康就是帮助个体、家庭和社区发展维持和增强自身健康。这类护理实践活动包括:教育人们对自己的健康负责、形成健康的生活方式、解释改善营养和加强锻炼的意义、鼓励戒烟、预防药物成瘾、预防意外伤害和提供信息以帮助人们利用健康资源等。

(二)预防疾病

预防疾病的目标是通过预防疾病使人们达到最佳的健康状态。预防疾病的护理实践活动包括:开展妇幼保健的健康教育、增强免疫力、预防各种传染病、提供疾病自我监测的技术、评估社区的保健设施等。

(三)恢复健康

恢复健康的护理实践活动是护理人员的传统职责,帮助的是患病的人,使之尽快恢复健康,减少伤残水平,最大限度地恢复功能。这类护理实践活动包括:为患者提供直接护理,如执行药物治疗、生活护理等;进行护理评估,如测血压、留取标本做各类化验检查等;与其他卫生保健专业人员共同研讨患者的问题;教育患者如何进行康复活动;帮助疾病康复期的患者达到最佳功能水平。

(四)减轻痛苦

减轻痛苦的护理实践活动涉及对各种疾病患者、各年龄段临终者的安慰和照顾,包括帮助患者尽可能舒适地带病生活,提供支持以帮助人们应对功能减退、丧失,直至安宁的死亡。护理人员可以在医院、患者家中和其他卫生保健机构(如临终关怀中心)开展这些护理实践活动。

二、护理学的范畴

(一)护理学的理论范畴

随着护理学的研究对象从研究单纯的生物人向研究整体人、社会人方向转变,护理的专业知识结构也发生了变化,在现有的护理学专业知识基础上,还研究发展自己的理论框架、概念模式,吸收其他学科的理论,如社会学、心理学、伦理学、美学、教育学和管理学等,以构成自己的专业知识体系,更大范围地充实和促进护理学科的发展。

(二)护理学的实践范畴

1.临床护理

临床护理的服务对象是患者,工作内容包括基础护理和专科护理。

（1）基础护理：是临床各专科护理的基础，是应用护理学基本理论、基础知识和基本技术来满足患者的基本生活、心理、治疗和康复的需要，如饮食护理、排泄护理、病情观察、临终关怀等。

（2）专科护理：是以护理学及相关学科理论为基础，结合各专科患者的特点及诊疗要求，对患者实施身心整体护理，如消化内科患者的护理、急救护理等。

2.社区护理

社区护理的服务对象是社区所有人口，包括患病的人和健康的人，包括个人、家庭和社区。它以临床护理的理论、技能为基础，对社区所有成员进行疾病预防、妇幼保健、健康教育、家庭护理等工作，以帮助人们建立良好的生活方式，促进全民健康水平的提高。

3.护理教育

护理教育是我国现阶段发展最快的实践领域，也是护理学最高层次人才会聚的领域。目前，我国护理教育体系由 3 个部分组成。①基础护理学教育：包括中专、大专、本科。②毕业后护理学教育：包括岗位培训和研究生教育。③继续护理学教育：主要是为从事护理工作的在职人员提供学习新理论、新知识、新技术、新方法为目的的终身教育。

4.护理管理

护理管理是运用现代管理学的理论和方法对护理工作的各要素——人、财、物、时间、信息进行组织、计划、应用、调控等，最终达到降低成本消耗，提高质量效益的目标。系统化管理以确保护理工作正确、及时、安全、有效地开展，为患者提供完善、优质的服务。

5.护理科研

护理学的发展依赖于护理科研。护理科研指用观察、调查分析等多学科研究方法揭示护理研究对象性质、护理学发展规律，创造新的护理学知识、护理学方法和技术，最终实现提高护理学学科的科学性和应用水平的目的。

三、护理工作方式

护理工作方式是一种为了满足护理对象的护理要求，提高护理工作质量和效率，根据护理人员的工作能力和数量设计出来的不同结构的工作分配方式。在不同的历史时期，不同的社会文化背景下，受不同护理理念的影响以及工作环境、工作条件等的限制，相继出现了各种不同的护理工作方式。护理工作方式体现了不同历史时期的医学模式以及当时人们对健康的认识，主要有以下 5 种护理工作方式。

（一）个案护理

个案护理是一位护士护理一位患者，即由专人负责实施个体化护理。

护理特点：专人负责实施个体化护理；责任明确，能掌握患者的全面情况；适用于危重患者、特殊患者及临床教学的需要，但消耗人力。

（二）功能制护理

功能制护理是一种以疾病为中心的护理模式，以完成各项医嘱和常规的基础护理为主要工作内容，将日常工作任务根据工作性质机械地分配给护理人员，护士被分为"治疗护士""办公室护士""生活护理护士""巡回护士"等班次来完成护理服务。

护理特点：以完成医嘱和执行常规为主要工作内容，又以工作内容为中心分配任务，分工明确，流水作业，易于组织管理、节省人力。但是较机械，与患者交流少、较少考虑患者的心理和社会需求，护士不能全面掌握患者的情况。

（三）小组护理

小组护理以分组护理的方式对患者进行整体护理。护士分成小组进行护理活动，一般每个护理组分管10～15位患者。小组成员由不同级别的护理人员构成，各司其职，在小组长的计划、指导下提供护理服务。

护理特点：分组管理患者，各级护士各司其职，护理小组的成员可以同心协力，有较好的工作气氛。护理工作有计划、有步骤、有条理地进行，新护士分配到病区时不至于因不熟悉工作而引起情绪紧张。但是，由于每个护理人员没有确定的护理对象，会影响护理人员的责任心；整个小组的护理工作质量受小组长的能力、水平和经验的影响较大；也可能因对患者护理过程的不连续以及护理人员交替过程中的脱节而影响护理质量。

（四）责任制护理

责任制护理从以疾病为中心的护理转向了以患者为中心的护理，按照护理程序的工作方法对患者实施整体护理。护士增强了责任感，真正把患者作为"我的患者"；患者增加了安全感，具有护士是"我的护士"的归属感，使护患关系更加密切。护理工作由责任护士和辅助护士按护理程序的工作方法对患者进行全面、系统和连续的整体护理，要求责任护士从患者入院到出院均实行8小时在班，24小时负责制。由责任护士评估患者情况、制定护理计划、实施护理措施及评价护理效果，辅助护士按责任护士的计划实施护理。

护理特点：由责任护士、辅助护士按护理程序对患者进行全面、系统、连续的整体护理；能以患者为中心，掌握患者全面情况。但是，文件书写多、人员需要多，要求对患者24小时负责难以做到；责任护士之间较难相互沟通和帮助。

（五）综合护理

综合护理是一种通过有效地利用人力资源、恰当地选择并综合运用上述几种工作方式，为服务对象提供高效率、高质量、低消耗的护理服务的工作方式。

护理特点：各医疗机构可根据机构的特点和资源配备情况，选择符合自身特点的护理工作方式和流程，最终目标是促进患者康复，维持其最佳健康状态；根据患者需要，加强对护理人员的培训；要求明确不同层次人员和机构的职责与角色，既考虑了成本效益，又为护士的个人发展提供了空间和机会。

以上各种护理工作方式是有继承性的，新的工作方式总是在原有的工作方式基础上有所改进和提高。每一种护理工作方式在护理学的发展历程中都起着重要作用，各种工作方式可以综合运用。

（管俊玲）

第四节　护理学的知识体系和学习方法

一、护理学的知识体系

护理学经过100多年的发展，特别是近几十年的发展，已逐渐形成了相对稳定的知识体系，具有其独特性及科学性。它包括以下内容。

（一）基础知识

1.自然科学基知识

自然科学基知识包括生物学、数学、物理学、化学等。

2.人文社会科学基础知识

人文社会科学基础知识包括语文、社会学、政治和经济学、哲学、心理学、美学、外语、法律基础、伦理等。

3.医学基础知识

医学基础知识包括人体解剖学、人体生理学、微生物与寄生虫学、免疫学、药理学、生物化学等。

4.其他

其他包括统计学、信息学、计算机应用等。

（二）护理专业知识

1.专业基础

专业基础包括护理学导论、基础护理学、健康评估、人际沟通与护理礼仪等。

2.专科护理

专科护理包括内科护理学、外科护理学、妇产科护理学、儿科护理学、精神科护理学、急危重症护理学、耳鼻喉科护理学、老年护理学等。

3.预防保健及公共卫生方面的知识

预防保健及公共卫生方面的知识包括社区护理学、预防医学、流行病学、康复护理学等。

4.护理管理、教育及研究方面的知识

护理管理、教育及研究方面的知识包括护理管理学、护理教育学、健康教育学、护理科研等。

以上介绍的知识结构是以传统的学科课程分类的方法。目前，一些护理院校为了体现以人的健康为中心的护理理念，与国际先进护理教育接轨，采用综合课程模式，以人的生命周期设置护理专业课程。设置的课程有成人护理学、妇女与儿童护理学、老年护理学、临终关怀等。

二、护理学的学习方法

护理学具有自然学科和人文社会学科的双重属性，以及其科学性、实践性、艺术性和服务性，这就决定了护理专业的学习具有自身的特点。

（一）树立以人为本观念，注重培养求实的科学态度和慎独精神

护理服务对象是人，要求护理工作者具有以人为本的护理理念，设身处地地为患者着想，关心、体贴患者，并尽量满足患者的身心需求。同时，学会与患者沟通，建立良好的护患关系。护理学是一门实用性很强的学科，有科学的临床实践操作，护理学生在学校学习过程和临床实习过程中要培养严谨求实的科学态度，认真对待每一项操作，同时培养慎独修养，珍惜每一位患者的生命，对工作认真负责。

（二）注重护理学知识记忆方法的培养

护理学知识体系中包括许多基础内容，比如人体解剖学的结构和形态、生理功能和正常值、基础护理中"三查七对"的内容等，这些基础知识需要牢记。在护理学学习过程中常用的知识记忆方法如下。

1.有意记忆法

有明确目的或任务,凭借意志努力记忆某种材料的方法叫有意记忆。在学习护理学知识过程中,要有明确的学习目的,勤用脑想、用心记,学习时专心致志,留心把重要的内容记住。

2.理解记忆法

在积极思考达到深刻理解的基础上记忆材料的方法叫理解记忆法。在护理学学习过程中,积极思考把学习内容分成大小段落和层次,找出它们之间内在的逻辑联系而进行学习,理解越深刻,记忆越牢固。

3.联想记忆法

联想就是当人脑接受某一刺激时浮现出与该刺激有关的事物形象的心理过程。在学习护理学知识时用与该知识内容相似、相近或相反的事物容易产生联想,用联想的方法增强知识的记忆。

4.作业记忆法

通过做试题、作业,讨论汇报等检测方法,可以检验和巩固记忆。在这过程中发现自己知识薄弱的环节,复习知识、巩固知识、加强知识的记忆。

(三)注重护理实践操作的培训

护理学是一门应用性很强的学科,不仅有很系统的理论知识,还有很强的实践操作知识。所以,我们不仅要掌握理论知识,更重要的是把护理学的知识应用到临床实践操作中。由于临床实践操作直接影响患者的治疗效果,并与患者的舒适、安全密切相关,所以护理专业的学生必须要掌握过硬的护理实践操作。学好护理实践操作离不开实践学习法。实践学习法主要包括实训室学习法和临床学习法。

1.实训室学习法

实训室学习法是护理学生学习护理学重要的方法,护理学生在实训室里认真看教师示教,然后按规范的操作程序逐步反复地模拟练习,直至完全掌握每一项护理操作。

2.临床学习法

临床学习法是提高护理学生护理操作技能的一种很有效的方法。但是,临床学习的前提条件是护理学生实训室内各项技能操作已经达到教学所规定的标准要求,考核优秀。在临床学习过程中,护理学生要严格要求自己,树立良好的职业道德,认真对待每一项护理操作,虚心接受临床带教教师的指导。

通过临床学习,护理学生的护理学操作技能达到很熟练的程度,能很灵活的运用各项操作。在实践操作中,结合护理学理论知识,及时发现问题、解决问题,更牢固的掌握护理学知识。

(四)注重创造性思维能力和护理科研能力的训练

医学和护理学知识更新快,教学相对滞后,护理教师不可能在较短的时间内传授所有的知识。护理学生应学会主动学习和独立学习,学会利用图书馆、计算机网络等资源,拓展知识面,提高自学能力,在护理教学中,护理教师应以学生为主体,鼓励学生善于思考、敢于提出质疑、大胆阐述个人观点,创造利于培养学生评判性思维的学习氛围,使学生敢于提出问题、能够主动收集资料、分析问题并解决问题。

护理要适应时代需求而发展,就要有创新精神,要做科学的研究,护理学迫切需要培养具备科研能力的高层次的护理人才。多数护理学校开设了护理研究的课程,通过学习和实践护理研究的选题、查阅文献、科研设计和实施、结果评价等过程,了解科学研究的方法,培养科研的能力。

（管俊玲）

第二章

生命体征的观察与护理

第一节 瞳 孔

双侧瞳孔正常等大等圆,直径 2～5 mm。瞳孔的改变在临床上有重要意义,尤其是对神经内、外科患者。瞳孔的变化是人体生理病理状态的重要体征,有时根据瞳孔变化,可对临床某些危重疑难病症做出判断和神经系统的定位分析。

一、异常性瞳孔扩大

(一)双侧瞳孔扩大

双侧瞳孔直径持续在 6 mm 以上,为病理状态。如昏迷患者双侧瞳孔散大,对光反应消失并伴有生命体征明显变化,常为临终前瞳孔表现;枕骨大孔疝患者双侧瞳孔先缩小后散大,直径超过 6 mm,对光反应迟钝或消失;应用阿托品类药物时双侧瞳孔可扩大超过 6 mm,伴有阿托品化的一些表现;另外还见于双侧动眼神经、视神经损害,脑炎、脑膜炎、青光眼等疾病。

(二)一侧瞳孔扩大

一侧瞳孔直径＞6 mm。常见于小脑幕切迹疝,病侧瞳孔直径先缩小后散大;单侧动眼神经、视神经受损害;艾迪综合征中表现为一侧瞳孔散大,只有在暗处强光持续照射瞳孔才出现缓慢收缩,光照停止后瞳孔缓慢散大;还见于海绵窦综合征,结核性脑膜炎,眶尖综合征等多种疾病。

二、异常性瞳孔缩小

(一)双侧瞳孔缩小

双侧瞳孔直径＜2 mm。见于有机磷或镇静安眠药物中毒以及脑桥、小脑、脑室出血的患者。

(二)一侧瞳孔缩小

单侧瞳孔直径＜2 mm。见于小脑幕切迹疝的早期;由脑血管病,延髓、脑桥、颈髓病变引起的霍纳征,表现为一侧瞳孔缩小、眼裂变小、眼球内陷、伴有同侧面部少汗;另外由神经梅毒、多发性硬化眼部带状疱疹等引起的阿罗瞳孔,表现为一侧瞳孔缩小,对光反应消失,调节反射存在。

（三）两侧瞳孔大小不等

两侧瞳孔大小不等是颅内病变指征，如脑肿瘤、脑出血、脑疝等。

（四）瞳孔对光反射改变

瞳孔对光反射的迟钝或消失，常见于镇静安眠药物中毒、颅脑外伤、脑出血、脑疝等疾病，是病情加重的表现。

（陈小红）

第二节　呼　　吸

一、正常呼吸及生理性变化

（一）正常呼吸

机体不断地从外界环境摄取氧气并将二氧化碳排出体外的气体交换过程称为呼吸。它是维持机体新陈代谢和功能活动所必需的生理过程之一。一旦呼吸停止，生命也将终止。

正常成人在安静状态下呼吸是自发的，节律规则，均匀无声且不费力，每分钟 16～20 次。

（二）生理性变化

呼吸受许多因素的影响，在不同生理状态下，正常人的呼吸也会在一定范围内波动，见表 2-1。

表 2-1　各年龄段呼吸频率

年龄	呼吸频率（次/分）
新生儿	30～40
婴儿	20～45
幼儿	20～35
学龄前儿童	20～30
学龄儿童	15～25
青少年	15～20
成人	12～20
老年人	12～18

1.年龄

年龄越小，呼吸频率越快。

2.性别

同年龄的女性呼吸频率比男性稍快，如新生儿的呼吸频率约为 44 次/分。

3.运动

肌肉的活动可使呼吸系统加快，呼吸也因说话、唱歌、哭、笑以及吞咽、排泄等动作有所改变。

4.情绪

强烈的情绪变化，如害怕、恐惧、愤怒、紧张等会刺激呼吸中枢，导致屏气或呼吸加快。

5.其他

如环境温度升高或海拔增加,均会使呼吸加快、加深。

二、异常呼吸的观察

(一)频率异常

1.呼吸过速

呼吸过速指呼吸频率超过 24 次/分,但仍有规则,又称气促。多见于高热、疼痛、甲状腺功能亢进的患者。一般体温每升高 1 ℃,呼吸频率增加 3～4 次/分。

2.呼吸过慢

呼吸过慢指呼吸频率缓慢,低于 12 次/分。多见于麻醉药或镇静剂过量、颅脑疾病等呼吸中枢受抑制者。

(二)节律异常

1.潮式呼吸(陈-施呼吸)

潮式呼吸表现为呼吸由浅慢到深快达高潮后又逐渐变浅变慢,经过 5～30 秒的暂停,又重复出现上述状态的呼吸,呈潮水般涨落。发生机制:由于呼吸中枢兴奋性减弱,血中正常浓度的二氧化碳不能引起呼吸中枢兴奋,只有当缺氧严重、动脉血二氧化碳分压增高到一定程度,才能刺激呼吸中枢,使呼吸加强;当积聚的二氧化碳呼出后,呼吸中枢失去有效刺激,呼吸逐渐减弱甚至停止。多见于脑炎、尿毒症等患者,常表现呼吸衰竭。一些老年人在深睡眠时也可出现潮式呼吸,是脑动脉硬化的表现。

2.间断呼吸(比奥呼吸)

有规律地呼吸几次后,突然停止呼吸,间隔一个短时期后又开始呼吸,如此反复交替。其产生机制与潮式呼吸一样,但预后更严重,常在临终前发生。见于颅内病变或呼吸系统中枢衰竭的患者。

3.点头呼吸

在呼吸时,头随呼吸上下移动,患者已处于昏迷状态,是呼吸中枢衰竭的表现。

4.叹气式呼吸

间断一段时间后作一次大呼吸,伴叹气声。偶然的一次叹气是正常的,可以扩张小肺泡,多见于精神紧张、神经官能征患者。如反复发作叹气式呼吸,是临终前的表现。

(三)深浅度异常

1.深度呼吸

深度呼吸又称库斯莫呼吸,是一种深长而规则的大呼吸。常见于尿毒症、糖尿病等引起的代谢性酸中毒的患者。由于增加的氢离子浓度刺激呼吸感受器引起,有利于排出较多的二氧化碳调节血液中酸碱平衡。

2.浅快呼吸

呼吸浅表而不规则,有时呈叹息样。见于呼吸肌麻痹、胸肺疾病、休克患者,也可见于濒死的患者。

(四)声音异常

1.鼾声呼吸

由于气管或大支气管内有分泌物积聚,呼吸深大带鼾声。多见于昏迷或神经系统疾病的患者。

2.蝉鸣样呼吸

由于细支气管、小支气管堵塞,吸气时出现高调的蝉鸣音,多因声带附近有异物阻塞,使空气进入发生困难所致。多见于支气管哮喘、喉头水肿等患者。

(五)呼吸困难

呼吸困难是指因呼吸频率、节律或深浅度的异常,导致气体交换不足,机体缺氧。患者自感空气不足、胸闷、呼吸费力,表现为焦虑、烦躁、鼻翼翕动、口唇发紫等,严重者不能平卧。

三、呼吸的测量

(一)目的

通过测量呼吸,观察、评估患者的呼吸状况,以协助诊断,为预防、诊断、康复、护理提供依据。

(二)准备

治疗盘内备秒表、笔、记录本、棉签(必要时)。

(三)操作步骤

(1)测量脉搏后,护士仍保持诊脉手势,观察患者的胸、腹起伏情况及呼吸的节律、性质、声音、深浅,呼出气体有无特殊气味,呼吸运动是否对称等。

(2)以胸(腹)部一起一伏为1次呼吸,计数1分钟。正常情况下测30秒。

(3)将呼吸次数绘制于体温单上。

(四)注意事项

(1)尽量去除影响呼吸的各种生理性因素,在患者精神松弛的状态下测量。

(2)由于呼吸受意识控制,所以测呼吸时,不应使患者察觉。

(3)呼吸微弱或危重患者,可用少许棉花置其鼻孔前,观察棉花纤维被吹动的次数,计数1分钟。

(4)小儿、呼吸异常者应测1分钟。

(陈小红)

第三节 脉 搏

一、正常脉搏及生理性变化

(一)正常脉搏

随着心脏节律性收缩和舒张,动脉内的压力也发生周期性的波动,这种周期性的压力变化可引起动脉血管发生扩张与回缩的搏动,该搏动在浅表的动脉可触摸到,临床简称为脉搏。正常人的脉搏节律均匀、规则,间隔时间相等,每搏强弱相同且有一定的弹性,每分钟搏动的次数为60~100次(即脉率)。脉搏通常与心率一致,是心率的指标。

(二)生理性变化

脉率受许多生理性因素影响而发生一定范围的波动,随年龄的增长而逐渐减慢,到高龄时逐渐增加。

1.年龄

一般新生儿、幼儿的脉率较成人快,通常平均脉率相差 5 次/分。

2.性别

同龄女性比男性快。

3.情绪

兴奋、恐惧、发怒时脉率增快,忧郁睡眠时则慢。

4.活动

一般人运动、进食后脉率会加快,休息、禁食则相反。

5.药物

兴奋剂可使脉搏增快,镇静剂、洋地黄类药物可使脉搏减慢。

二、异常脉搏的观察

(一)脉率异常

1.速脉

速脉指成人脉率在安静状态下＞100 次/分,又称为心动过速。见于高热、甲状腺功能亢进(甲亢,由于代谢率增加而使脉率增快)、贫血或失血等患者。正常人可有窦性心动过速,为一过性的生理现象。

2.缓脉

缓脉指成人脉率在安静状态下低于 60 次/分,又称心动过缓。见于颅内压增高、病窦综合征、Ⅱ度以上房室传导阻滞,或服用某些药物(如地高辛、普尼拉明、利血平、普萘洛尔等)的患者。正常人可有生理性窦性心动过缓,多见于运动员。

(二)脉律异常

脉搏的搏动不规则,间隔时间不等,时长时短,称为脉律异常。

1.间歇脉

间歇脉指在一系列正常均匀的脉搏中出现一次提前而较弱的脉搏,其后有一较正常延长的间歇(即代偿性间歇),亦称期前收缩。见于各种器质性心脏病或洋地黄中毒的患者。正常人在过度疲劳、精神兴奋、体位改变时也偶尔出现间歇脉。

2.脉搏短绌

脉搏短绌指同一单位时间内脉率少于心率。绌脉是由于心肌收缩力强弱不等,有些心排血量少的搏动可发出心音,但不能引起周围血管搏动,导致脉率少于心率。特点为脉律完全不规则,心率快慢不一、心音强弱不等。多见于心房颤动者。

(三)强弱异常

1.洪脉

当心排血量增加,血管充盈度和脉压较大时,脉搏强大有力,称洪脉。多见于高热、甲状腺功能亢进、主动脉瓣关闭不全等患者,运动后、情绪激动时也常触到洪脉。

2.细脉

当心排血量减少,外周动脉阻力较大,动脉充盈度降低时,脉搏细弱无力,扪之如细丝,称细脉或丝脉。多见于心功能不全、大出血、主动脉瓣狭窄和休克、全身衰竭的患者,是一种危险的脉象。

3.交替脉

节律正常而强弱交替时出现的脉搏,称为交替脉。交替脉是提示左心室衰竭的重要体征。常见于高血压性心脏病、急性心肌梗死、主动脉瓣关闭不全等患者。

4.水冲脉

脉搏骤起骤落,急促而有力有如洪水冲涌,故名水冲脉。主要见于主动脉瓣关闭不全、动脉导管未闭、甲亢、严重贫血患者,检查方法是将患者前臂抬高过头,检查者用手紧握患者手腕掌面,可明显感知。

5.奇脉

在吸气时脉搏明显减弱或消失为奇脉。其产生主要与吸气时,左心室的搏出量减少有关。常见于心包腔积液、缩窄性心包炎等患者,是心脏压塞的重要的体征之一。

(四)动脉壁异常

动脉壁弹性减弱,动脉变得迂曲不光滑,有条索感,如按在琴弦上为动脉壁异常,多见于动脉硬化的患者。

三、测量脉搏的技术

(一)部位

临床上常在靠近骨骼的大动脉测量脉搏,最常用最方便的是桡动脉,患者也乐于接受。其次为颞动脉、颈动脉、肱动脉、腘动脉、足背动脉和股动脉等。如怀疑患者心搏骤停或休克时,应选择大动脉为诊脉点,如颈动脉、股动脉。

(二)测脉搏的方法

1.目的

通过测量脉搏,判断脉搏有无异常,也可间接了解心脏的情况,观察相关疾病发生、发展规律,为诊断、治疗提供依据。

2.准备

治疗盘内备秒表、笔、记录本,必要时带听诊器。

3.操作步骤

(1)洗手、戴口罩,备齐用物,携至床旁。

(2)核对患者,解释目的。

(3)协助患者取坐位或半坐卧位,手臂放在舒适位置,腕部伸展。

(4)以示指、中指、无名指的指端按在桡动脉表面,压力大小以能清楚地触及脉搏为宜,注意感知脉律、脉的强弱、动脉壁的弹性。

(5)一般情况下以30秒所测得的数值乘以2计算1分钟脉率,心脏病患者、脉率异常者、危重患者则应以1分钟记录。

(6)协助患者取舒适体位。

(7)记录:将脉搏绘制在体温单上。

4.注意事项

(1)诊脉前患者应保持安静,剧烈运动后应休息20～30分钟后再测。

(2)偏瘫患者应选择健侧肢体测量。

（3）脉搏细、弱、难以测量时，用听诊器测心率。

（4）脉搏短细的患者，应由两名护士同时测量，一人听心率，另一人测脉率，一人发出"开始""停止"的口令，记数 1 分钟，以分数式记录，即心率/脉率，若心率每分钟 120 次，脉率 90 次，即应写成120/90 次/分。

（陈小红）

第四节　血　　压

血压是指血液在血管内流动时对血管壁的侧压力。一般是指动脉血压，如无特别注明均指肱动脉的血压。当心脏收缩时，主动脉压急剧升高，至收缩中期达最高值，此时的动脉血压称收缩压。当心室舒张时，主动脉压下降，至舒末期达动脉血压的最低值，此时的动脉血压称舒张压。

一、正常血压及生理性变化

（一）正常血压

在安静状态下，正常成人的血压范围为（12.0～18.5）/（8.0～11.9）kPa，脉压为 4.0～5.3 kPa。血压的计量单位，过去多用 mmHg（毫米汞柱），后改用国际统一单位 kPa（千帕斯卡）。目前仍用 mmHg（毫米汞柱）。两者换算公式：1 kPa＝7.5 mmHg、1 mmHg＝0.1 kPa。

（二）生理性变化

在各种生理情况下，动脉血压可发生各种变化，影响血压的生理因素如下。

1.年龄

随着年龄的增长血压逐渐增高，以收缩压增高较显著。儿童血压的计算公式：

$$收缩压＝80＋年龄×2$$
$$舒张压＝收缩压×2/3$$

2.性别

青春期前的男女血压差别不显著。成年男子的血压比女性高 0.7 kPa（5 mmHg）；绝经期后的女性血压又逐渐升高，与男性差不多。

3.昼夜和睡眠

血压在上午 8～10 小时达全天最高峰，之后逐渐降低；午饭后又逐渐升高，下午 4～6 小时出现全天次高值，然后又逐渐降低；至入睡后 2 小时，血压降至全天最低值；早晨醒来又迅速升高。睡眠欠佳时，血压稍增高。

4.环境

寒冷时血管收缩，血压升高；气温高时血管扩张，血压下降。

5.部位

一般右上肢血压常高于左上肢，下肢血压高于上肢。

6.情绪

紧张、恐惧、兴奋及疼痛均可引起血压增高。

7.体重

血压正常的人发生高血压的危险性与体重增加成正比。

8.其他

吸烟、劳累、饮酒、药物等都对血压有一定的影响。

二、异常血压的观察

(一)高血压

目前基本上采用 1999 年 WHO 和国际抗高血压联盟(ISH)高血压治疗指南的高血压定义,即在未服抗高血压药的情况下,收缩压≥18.7 kPa(140 mmHg)和/或舒张压≥12.0 kPa(90 mmHg)者。95%的患者为病因不明的原发性高血压,多见于动脉硬化、肾炎、颅内压增高等,最易受损的部位是心、脑、肾、视网膜。

(二)低血压

一般认为血压低于 12.0/6.7 kPa(90/50 mmHg)且有明显的血容量不足表现如脉搏细速、心悸、头晕等,即可诊断为低血压。常见于休克、大出血等。

(三)脉压异常

脉压增大多见于主动脉瓣关闭不全、主动脉硬化等;脉压减小多见于心包积液、缩窄性心包炎等。

三、血压的测量

(一)血压计的种类和构造

1.水银血压计

水银血压计分立式和台式两种,其基本结构都包括输气球、调节空气的阀门、袖带、能充水银的玻璃管、水银槽几部分。袖带的长度和宽度应符合标准:宽度比被测肢体的直径宽20%,长度应能包绕整个肢体。充水银的玻璃管上标有刻度,范围为 0~40.0 kPa(0~300 mmHg),每小格表示 0.3 kPa(2 mmHg),玻璃管上端和大气相通,下端和水银槽相通。当输气球送入空气后,水银由玻璃管底部上升,水银柱顶端的中央凸起可指出压力的刻度。水银血压计测得的数值相当准确。

2.弹簧表式血压计

弹簧表式血压计由一袖带与有刻度 2.7~4.0 kPa(20~30 mmHg)的圆盘表相连而成,表上的指针指示压力。此种血压计携带方便,但欠准确。

3.电子血压计

电子血压计袖带内有一换能器,可将信号经数字处理,在显示屏上直接显示收缩压、舒张压和脉搏的数值。此种血压计操作方便,清晰直观,不需听诊器,使用方便、简单,但欠准确。

(二)测血压的方法

1.目的

通过测量血压有无异常,了解循环系统的功能状况,为诊断、治疗提供依据。

2.准备

听诊器、血压计、记录纸、笔。

3.操作步骤

(1)测量前,让患者休息片刻,以消除活动或紧张因素对血压的影响;检查血压计,如袖带的宽窄是否适合患者、玻璃管有无裂缝、橡胶管和输气球是否漏气等。

(2)向患者解释,以取得合作。患者取坐位或仰卧位,被侧肢体的肘臂伸直、掌心向上,肱动脉与心脏在同一水平。坐位时,肱动脉平第4肋软骨;卧位时,肱动脉平腋中线。如手臂低于心脏水平,血压会偏高;手臂高于心脏水平,血压会偏低。

(3)放平血压计于上臂旁,打开水银槽开关,将袖带平整地缠于上臂中部,袖带的松紧以能放入一指为宜,袖带下缘距肘窝2~3 cm。如测下肢血压,袖带下缘距腘窝3~5 cm。将听诊器胸件置于腘动脉搏动处,记录时注明下肢血压。

(4)戴上听诊器,关闭输气球气门,触及肱动脉搏动。将听诊器胸件放在肱动脉搏动最明显的地方,但勿塞入袖带内,以一手稍加固定。

(5)挤压输气球囊打气至肱动脉搏动音消失,水银柱又升高2.7~4.0 kPa(20~30 mmHg)后,以每秒0.5 kPa(4 mmHg)左右的速度放气,使水银柱缓慢下降,视线与水银柱所指刻度平行。

(6)在听诊器中听到第一声动脉音时,水银柱所指刻度即为收缩压;当搏动音突然变弱或消失时,水银柱所指的刻度即为舒张压。当变音与消失音之间有差异时,或危重患者,应记录两个读数。

(7)测量后,驱尽袖带内的空气,解开袖带。安置患者于舒适卧位。

(8)将血压计右倾45°,关闭气门,气球放在固定的位置,以免压碎玻璃管;关闭血压计盒盖。

(9)用分数式即收缩压/舒张压记录测得的血压值,如14.7/9.3 kPa(110/70 mmHg)。

4.注意事项

(1)测血压前,要求安静休息20~30分钟,如运动、情绪激动、吸烟、进食等可导致血压偏高。

(2)血压计要定期检查和校正,以保证其准确性,切勿倒置或震动。

(3)打气不可过猛、过高,如水银柱里出现气泡,应调节或检修,不可带着气泡测量。

(4)如所测血压异常或血压搏动听不清时,需重复测量。先将袖带内气体排尽,使水银柱降至"0",稍等片刻再行第2次测量。

(5)对偏瘫、一侧肢体外伤或手术后患者,应在健侧手臂上测量。

(6)排除影响血压值的外界因素,如袖带太窄、袖带过松、放气速度太慢测得的血压值偏高,反之则血压值偏低。

(7)长期测血压应做到四定:定部位、定体位、定血压计、定时间。

(陈小红)

第五节　体　温

体温由三大营养物质糖类、脂肪、蛋白质,氧化分解而产生。50%以上迅速转化为热量,50%贮存于三磷酸腺苷(ATP)内,供机体利用,最终仍转化为热量散发到体外。正常人体的温度是由大脑皮质和丘脑下部体温调节中枢所调节(下丘脑前区为散热中枢,下丘脑后区为产热中枢),并通过神经、体液因素调节产热和散热过程,保持产热与散热的动态平衡,所以正常人有相对恒定的体温。

一、正常体温及生理性变化

(一)正常体温

通常说的体温是指机体内部的温度,即胸腔、腹腔、中枢神经的温度,又称体核温度,较高且稳定。皮肤温度称体表温度。临床上常通过测量口温、肛温、腋温来衡量体温。在这 3 个部位测得的温度接近身体内部的温度,且测量较为方便。3 个部位测得的温度略有不同,口腔温度居中,直肠温度较高,腋下温度较低。同时在 3 个部位进行测量,其温度差一般不超过 1 ℃。这是由于血液在不断地流动,将热量很快地由温度较高处带往温度较低处,因而机体各部的温度一般差异不大。

体温的正常值不是一个具体的点,而是一个范围。机体各部位由于代谢率的不同,温度略有差异,常以口腔、直肠、腋窝的温度为标准,个体体温可以较正常的平均温度增减 0.3~0.6 ℃,健康成人的平均温度波动范围见表 2-2。

表 2-2　健康成人不同部位温度的波动范围

部位	波动范围
口腔	36.2~37.2 ℃
直肠	36.5~37.5 ℃
腋窝	36.0~37.0 ℃

(二)生理性变化

人的体温在一些因素的影响下,会出现生理性的变化,但这种体温的变化,往往是在正常范围内或是一闪而过的。

1.时间

人的体温 24 小时内的变动在 0.5~1.5 ℃,呈周期性变化,一般清晨 2~6 时体温最低,下午 2~6 时体温最高。这种昼夜的节律波动,与机体活动代谢的相应周期性变化有关。如长期从事夜间工作的人员,可出现夜间体温上升,日间体温下降的现象。

2.年龄

新生儿因体温调节中枢尚未发育完全,调节体温的能力差,体温易受环境温度影响而变化;婴幼儿由于代谢率高,体温可略高于成人;老年人代谢率较低,血液循环变慢,加上活动量减少,因此体温略低于成年人。

3.性别

一般来说,女性比男性有较厚的皮下脂肪层,维持体热能力强,故女性体温较男性高约 0.3 ℃。并且女性的基础体温随月经周期出现规律变化,即月经来潮后逐渐下降,至排卵后,体温又逐渐上升。这种体温的规律性变化与血中孕激素及其代谢产物的变化有关。

4.环境温度

在寒冷或炎热的环境下,机体的散热受到明显的抑制或加强,体温可暂时性的降低或升高。另外,气流、个体暴露的范围大小亦影响个体的体温。

5.活动

任何需要耗力的劳动或运动活动,都使肌肉代谢增强,产热增加,体温升高。

6.饮食

进食的冷热可以暂时性地影响口腔温度,进食后,由于食物的特殊动力作用,可以使体温暂时性地升高 0.3 ℃左右。

另外,强烈的情绪反应、冷热的应用以及个体的体温调节机制都对体温有影响,在测量体温的过程中要加以注意。

(三)产热与散热

1.产热过程

机体产热过程是细胞新陈代谢的过程。人体通过化学方式产热,食物氧化、骨骼肌运动、交感神经兴奋、甲状腺素分泌增多,以及体温升高均可提高新陈代谢率,从而增加产热量。

2.散热过程

机体通过物理方式进行散热。机体大部分的热量通过皮肤的辐射、传导、对流、蒸发来散热;一小部分的热量通过呼吸、尿、粪便而散发于体外。当外界温度等于或高于皮肤温度时,蒸发就是人体唯一的散热形式。

(1)辐射:是热由一个物体表面通过电磁波的形式传至另一个与它不接触物体表面的一种形式。在低温环境中,它是主要的散热方式,安静时的辐射散热所占的百分比较大,可达总热量的60%。其散热量的多少与所接触物质的导热性能、接触面积和温差大小有关。

(2)传导:是机体的热量直接传给同它接触的温度较低的物体的一种散热方法,如冰袋、冰猫的使用。

(3)对流:是传导散热的特殊形式。是指通过气体或液体的流动来交换热量的一种散热方法。

(4)蒸发:由液态转变为气态,同时带走大量热量的一种散热方法,分为不显性出汗和发汗两种形式。

二、异常体温的观察

人体的耐受热为 40.6～41.4 ℃,低于 34 ℃或高于 43 ℃,则极少存活。升高超过41 ℃,可引起永久性的脑损伤;高热持续在 42 ℃以上 24 小时常导致休克及严重并发症。所以对于体温过高或过低者应密切观察病情变化,不能有丝毫的松懈。

(一)体温过高

体温过高又称发热,是由于各种原因使下丘脑体温调节中枢产生功能障碍,产热增加而散热减少,导致体温升高超过正常范围。

1.原因

(1)感染性:病毒、细菌、真菌、螺旋体、立克次体、支原体、寄生虫等感染引起的发热最多见。

(2)非感染性:无菌性坏死物质的吸收引起的吸收热、变态反应性发热等。

2.发热分类

以口腔温度为例,按照发热的高低将发热分为以下几类。

(1)低热:37.5～38 ℃。

(2)中等热:38.1～39 ℃。

(3)高热:39.1～41 ℃。

(4)超高热:41 ℃及以上。

3.发热过程

发热的过程常依疾病在体内的发展情况而定,一般分为3个阶段。

(1)体温上升期:特点是产热大于散热。主要表现为皮肤苍白、干燥无汗,患者畏寒、疲乏,体温升高,有时伴寒战。方式为骤升和渐升。骤升指体温在数小时内升至高峰,如肺炎球菌导致的肺炎;渐升指体温在数小时内逐渐上升,数天内达高峰,如伤寒。

(2)高热持续期:特点是产热和散热在较高水平上趋于平衡。主要表现为体温居高不下,皮肤潮红,呼吸加深加快,脉搏增快并有头痛、食欲缺乏、恶心、呕吐、口干、尿量减少等症状,甚至惊厥、谵妄、昏迷。

(3)体温下降期:特点是散热增加,产热趋于正常,体温逐渐恢复至正常水平。方式为骤降和渐降。主要表现为大量出汗、皮肤潮湿、温度降低为体温骤降。老年人易出现血压下降、脉搏细速、四肢厥冷等循环衰竭的休克症状。骤降指体温一般在数小时内降至正常,如大叶性肺炎、疟疾;渐降指体温在数天内降至正常,如伤寒、风湿热等。

4.热型

将不同的时间测得的体温绘制在体温单上,互相连接就构成体温曲线。各种体温曲线形状称为热型。有些发热性疾病有特殊的热型,通过观察体温曲线可协助诊断。但需注意,药物的应用可使热型变得不典型。常见的热型有以下几种。

(1)稽留热:体温持续在39~40 ℃,达数天或数周,24小时波动范围不超过1 ℃。常见于大叶性肺炎、伤寒等急性感染性疾病的极期。

(2)弛张热:体温多在39 ℃以上,24小时体温波动幅度可超过2 ℃,但最低温度仍高于正常水平。常见于化脓性感染、败血症、浸润性肺结核、风湿热等疾病。

(3)间歇热:体温骤然升高达高峰后,持续数小时又迅速降至正常,经过1天或数天间歇后,体温又突然升高,如此有规律地反复发作。常见于疟疾。

(4)不规则热:发热不规律,持续时间不定。常见于流行性感冒、肿瘤等疾病引起的发热。

(二)体温过低

体温过低是指由于各种原因引起的产热减少或散热增加,导致体温低于正常范围,称为体温过低。当体温低于35 ℃时,称为体温不升。体温过低的原因如下。

(1)体温调节中枢发育未成熟:如早产儿、新生儿。

(2)疾病或创伤:见于失血性休克、极度衰竭等患者。

(3)药物中毒。

三、体温异常的护理

(一)体温过高

降温措施有物理降温、药物降温及针刺降温。

1.观察病情

加强对生命体征的观察,定时测量体温,一般每天测温4次,高热患者应每4小时测温1次,待体温恢复正常3天后,改为每天1~2次,同时观察脉搏、呼吸、血压、意识状态的变化;及时了解有关各种检查结果及治疗护理后病情状况。

2.饮食护理

(1)补充高蛋白质、高热量、高维生素、易消化的流质或半流质饮食,如:粥、鸡蛋羹、面汤、青菜、新鲜果汁等。

（2）多饮水，每天补充液体量 2 500～3 000 mL，必要时给予静脉滴注，以保证入量。

由于高热时热量消耗增加，全身代谢率加快，蛋白质、维生素的消耗量增加，水分丢失增多，同时消化液分泌减少，胃肠蠕动减弱，所以宜及时补充水分和营养。

3.使患者舒适

（1）安置舒适的体位让患者卧床休息，同时调整室温，避免噪声。

（2）口腔护理：每天早、晚刷牙，饭前、饭后漱口，不能自理者，可行特殊口腔护理。由于发热患者唾液分泌减少，口腔黏膜干燥，机体抵抗力下降，极易引起口腔炎、口腔溃疡，因此口腔护理可预防口腔及咽部细菌繁殖。

（3）皮肤护理：发热患者退热期出汗较多，此时应及时擦干汗液并更换衣裤和被单等，以保持皮肤的清洁和干燥，防止皮肤继发性感染。

4.心理调护

注意患者的心理状态，对体温的变化给予合理的解释，以缓解患者紧张和焦虑的情绪。

（二）体温过低

（1）保暖：①给患者加盖衣被、毛毯、电热毯等或放置热水袋，注意小儿、老年人、昏迷者，热水袋温度不宜过高，以防烫伤。②暖箱：适用于体重＜2 500 g，胎龄不足 35 周的早产儿、低体重儿。

（2）给予热饮。

（3）监测生命体征：监测生命体征的变化，至少每小时测体温 1 次，直至恢复正常且保持稳定，同时观察脉搏、呼吸、血压、意识的变化。

（4）设法提高室温：维持室温在 22～24 ℃。

（5）积极宣教：教会患者避免导致体温过低的因素。

四、测量体温的技术

（一）体温计的种类及构造

1.水银体温计

水银体温计又称玻璃体温计，是最常用的最普通的体温计。它是一种外标刻度以红线的真空玻璃毛细管。其刻度范围为 35～42 ℃，每小格 0.1 ℃，在 37 ℃刻度处以红线标记，以示醒目。体温计一端贮存水银，当水银遇热膨胀后沿毛细管上升；因毛细管下端和水银槽之间有一凹陷，所以水银柱遇冷不致下降，以便检视温度。

根据测量部位的不同可将体温计分为口表、肛表、腋表。口表的水银端呈圆柱形，较细长；肛表的水银端呈梨形，较粗短，适合插入肛门；腋表的水银端呈扁平鸭嘴形。临床上口表可代替腋表使用。

2.其他

如电子体温计、感温胶片、可弃式化学体温计等。

（二）测体温的方法

1.目的

通过测量体温，判断体温有无异常，了解患者的一般情况及疾病的发生、发展规律，为诊断、预防、治疗提供依据。

2.用物准备

（1）测温盘内备体温计（水银柱甩至 35 ℃以下）、秒表、纱布、笔、记录本。

（2）若测肛温，另备润滑油、棉签、手套、卫生纸、屏风。

3.操作步骤

（1）洗手、戴口罩，备齐用物，携至床旁。

（2）核对患者并解释目的。

（3）协助患者取舒适卧位。

（4）测体温：根据病情选择合适的测温方法。①测腋温法：擦干汗液，将体温计放在患者腋窝，紧贴皮肤屈肘、臂过胸，夹紧体温计。测量10分钟后，取出体温计用纱布擦拭，读数。②测口温法：嘱患者张口，将口表汞柱端放在舌下热窝处。嘱患者闭嘴用鼻呼吸，勿用牙咬体温计。测量3～5分钟。嘱患者张口，取出口表，用纱布擦拭并读数。③测肛温法：协助患者取合适卧位，露出臀部。润滑肛表前端，戴手套，用手垫卫生纸分开臀部，轻轻插入肛表水银端3～4 cm。测量3～5分钟并读数。用卫生纸擦拭肛表。

（5）记录：先记录在记录本上，再绘制在体温单上。

（6）整理床单位。

（7）消毒用过的体温计。

4.注意事项

（1）测温前应注意有无影响体温波动的因素存在，如30分钟内有无进食、剧烈活动、冷热敷、坐浴等。

（2）体温值如与病情不符，应重复测量，必要时做肛温和口温对照复查。

（3）腋下有创伤、手术或消瘦夹不紧体温计者不宜测腋温；腹泻、肛门手术、心肌梗死的患者禁测肛温；精神异常、昏迷、婴幼儿等不能合作者及口鼻疾病或张口呼吸者禁测口温；进热食或面颊部热敷者，应间隔30分钟后再测口温。

（4）对小儿、重症患者测温时，护士应守护在旁。

（5）测口温时，如不慎咬破体温计，应：①立即清除玻璃碎屑，以免损伤口腔黏膜。②口服蛋清或牛奶，以保护消化道黏膜并延缓汞的吸收。③病情允许者，进粗纤维食物，以加快汞的排出。

（三）体温计的消毒与检查

1.体温计的消毒

为防止测体温引起的交叉感染，保证体温计清洁，用过的体温计应消毒。

先将体温计分类浸泡于含氯消毒液内30分钟后取出，再用冷开水冲洗擦干，放入清洁容器中备用。（集体测温后的体温计，用后全部浸泡于消毒液中）。

（1）5分钟后取出清水冲净，擦干后放入另一消毒液容器中进行第二次浸泡，半小时后取出清水冲净，擦干后放入清洁容器中备用。

（2）消毒液的容器及清洁体温计的容器每周进行2次高压蒸汽灭菌消毒，消毒液每天更换1次，若有污染随时消毒。

（3）传染病患者应设专人体温计，单独消毒。

2.体温计的检查

在使用新的体温计前，或定期消毒体温计后，应对体温计进行校对，以检查其准确性。将全部体温计的水银柱甩至35 ℃以下，同一时间放入已测好的40 ℃水内，3分钟后取出检视。若体温计之间相差0.2 ℃以上或体温计上有裂痕者，取出不用。

（陈小红）

第三章

护 理 管 理

第一节 护理岗位管理

医院应当实行护理岗位管理,按照科学管理、按需设岗、保障患者安全和临床护理质量的原则,合理设置护理岗位,明确岗位职责、任职条件,健全管理制度,提高管理效率。

一、护理岗位设置

《卫生健康委员会关于实施医院护士岗位管理的指导意见》中对改革护士管理方式、护理岗位设置等方面提出了明确的要求。

(一)护理岗位设置的原则

1.以改革护理服务模式为基础

实行"以患者为中心"的责任制整体护理工作模式,在责任护士全面履行专业照顾、病情观察、治疗处置、心理护理、健康教育和康复指导等职责的基础上,开展岗位管理相关工作。

2.以建立岗位管理制度为核心

医院根据功能任务、规模和服务量,将护士从按身份管理逐步转变为按岗位管理,科学设置护理岗位,实行按需设岗、按岗聘用、竞聘上岗,逐步建立激励性的用人机制。通过实施岗位管理,实现同工同酬、多劳多得、优绩优酬。

3.以促进护士队伍健康发展为目标

遵循公平、公正、公开的原则,建立和完善护理岗位管理制度,稳定临床一线护士队伍,使医院护士得到充分的待遇保障、晋升空间、培训支持和职业发展,促进护士队伍健康发展。

4.建立合理的岗位系列框架

运用科学的方法,收集、分析、整合工作岗位相关信息,对岗位的职责、权力、隶属关系、任职资质等作出书面规定并形成正式文件,制定出合格的岗位说明书。

(二)护理岗位的设置

医院护理岗位设置分为护理管理岗位、临床护理岗位和其他护理岗位。

1.护理管理岗位

护理管理岗位是从事医院护理管理工作的岗位,包括护理部主任、副主任、科护士长、护士长和护理部干事。护理管理岗位的人员配置应当具有临床护理岗位的工作经验,具备护理管理的知识和能力。医院应当通过公开竞聘,选拔符合条件的护理人员从事护理管理岗位工作。

2.临床护理岗位

临床护理岗位是护士为患者提供直接护理服务的岗位,主要包括病房(含重症监护病房)、门诊、急诊科、手术部、产房、血液透析室、导管室、腔镜检查室、放射检查室、放射治疗室、医院体检中心等岗位。临床护理岗位含专科护士岗位和护理教学岗位。重症监护、急诊急救、手术部、血液净化等对专科护理技能要求较高的临床护理岗位宜设专科护理岗位。承担临床护理教学任务的医院,应设置临床护理教学岗位。教学老师应具备本科及以上学历、本专科5年及以上护理经验、主管护师及以上职称,经过教学岗位培训。

3.其他护理岗位

其他护理岗位是护士为患者提供非直接护理服务的岗位,主要包括消毒供应中心、医院感染管理部门、病案室等间接服务于患者的岗位。

(三)护士分层级管理

医院应当根据护士的临床护理服务能力和专业技术水平为主要指标,结合工作年限、职称和学历等,对护士进行合理分层。临床护理岗位的分级包括N0~N4,各层级护士按相应职责实施临床护理工作,并体现能级对应。

(1)医院层面依据护士学历、年资、岗位分类、工作职责、任职条件、技术职称和专业能力等综合因素,确定层级划分标准及准入条件。

(2)科室层面根据患者病情、护理难度和技术要求等要素,对责任护士进行合理分工、科学配置及分层级管理。N1~N4级护士比例原则为4∶3∶2∶1,在临床工作中可根据医院及科室的实际情况酌情调整。

注明:专业能力培训重点是指各层级护士在承担相应级别护理工作期间,应接受高一层级护士的专业能力培训,以便在该层级期满以后顺利晋升到高一层级。如N0护士准备晋升N1时,应具备N1护士的资质要求及临床能力,符合晋级条件,并接受N1级别标准的专业能力培训考核合格,方能晋升为N1级护士。

(3)护理部建立考核指标,对各层级护士进行综合考评及评定,以日常工作情况及临床护理实践能力为主要考评因素,并与考核结果相结合,真正做到多劳多得、优绩优酬,护士薪酬向临床一线风险高、工作量大、技术性强的岗位倾斜,实现绩效考核的公开、公平、公正。

二、岗位职责

(一)护理管理岗位职责

1.护理部主任职责

(1)在院长及主管副院长的领导下,负责医院护理行政、护理质量及安全、护理教学、护理科研等管理工作。

(2)严格执行有关医疗护理的法律、法规及安全防范等制度。

(3)制定护理部的远期规划和近期计划并组织实施,定期检查总结。

(4)负责全院护理人员的调配,向主管副院长及人事部门提出聘用、奖惩、任免、晋升意见。

（5）教育各级护理人员培养良好的职业道德和业务素质,树立明确的服务理念,敬业爱岗,无私奉献。

（6）加强护理科学管理。以目标为导向,以循证为支持,以数据为依据。建立护理质量评价指标,不断完善结构-过程-结果质量评价体系。

（7）建立护士培训机制,提升专业素质能力。建立"以需求为导向,以岗位胜任力为核心"的护士培训制度。制定各级护理人员的培训目标和培训计划,采取多渠道、多种形式的业务技术培训及定期进行业务技术考核。

（8）负责护生、进修护士的教学工作,创造良好的教学条件和实习环境,督促教学计划的落实,确保护理持续质量改进。

（9）组织制定护理常规、技术操作规程、护理质量考核标准及各级护理人员的岗位职责。积极开展护理科研和技术革新,引进新业务、新技术。

（10）主持护理质量管理组的工作,使用现代质量管理工具、按照现有的护理程序,做好日常质量监管。

（11）深入临床,督导护理工作,完善追踪管理机制,做到持续监测、持续分析、持续改进。

（12）定期召开护士长会议,部署全院护理工作。定期总结分析护理不良事件,提出改进措施,确保护理持续质量改进。

（13）定期进行护理查房,组织护理会诊及疑难疾病讨论,不断提高护理业务水平及护理管理质量。

（14）制定护理突发事件的应急预案并组织实施。

2.护理部副主任职责

（1）在护理部主任的领导下,负责所分管的工作,定期向主任汇报。

（2）主任外出期间代理主任主持日常护理工作。

3.科护士长职责

（1）在护理部、科主任领导下全面负责所属科室的临床护理、教学、科研及在职教育的管理工作。

（2）根据护理部工作计划制定本科室的护理工作计划,按期督促检查、组织实施并总结。

（3）负责督促本科各病房认真执行各项规章制度、护理技术操作规程。

（4）负责督促检查本科各病房护理工作质量,加强护理质量评价指标监测,利用管理工具对问题进行根本原因分析,制定对策,达到持续质量改善的效果。

（5）有计划地组织科内护理查房,疑难病例讨论、会诊等。解决本科护理业务上的疑难问题,指导临床护理工作。

（6）有计划地组织安排全科业务学习。负责全科护士培训和在职教育工作。

（7）负责组织并指导本科护士护理科研、护理改革等工作。

（8）对科内发生的护理不良事件按要求及时上报护理部,并进行根本原因分析、制定改进对策,做好记录。

4.护士长职责

（1）门诊部护士长职责:①在护理部、门诊部或科护士长领导下,负责门诊部及其管辖各科室的护理行政及业务管理。督促检查护理人员及保洁人员的岗位责任制完成情况;②负责制定门诊护理质量控制标准,督促检查护理人员严格执行各项规章制度和操作技术标准规程,认真执行各项护理常规;③根据医院和护理部总体目标,制定本部门的护理工作目标、工作计划并组织落实,定期总结;④负责护理人员的分工、排班及调配工作。负责组织护士做好候诊服务;⑤组织专科业务培训和新技术的学习,不断提高门诊护理人员的业务技术水平;⑥负责对新上岗医师、护士和实习生,进修人员介绍门诊工作情况及各项规章制度,负责实习、进修护士的教学工作;⑦落实优质护理措施,持续改进服务质量;⑧负责督促检查抢救用物、毒麻精神药品和仪器管理工作;⑨负责计划、组织候诊患者进行健康教育和季节性疾病预防宣传;⑩严格执行传染病的预检分诊和报告制度,可疑传染病患者应及时采取隔离措施,防止医院感染;⑪制定门诊突发事件的应急预案,定期组织急救技能的培训及演练,保证安全救治;⑫加强医护、后勤及辅助科室的沟通,不断改进工作;⑬建立不良事件应急预案,加强不良事件的上报管理,并落实改进对策。

(2)急诊科护士长职责:①在护理部主任和科主任领导下,负责急诊科护理行政管理及护理部业务技术管理工作;②制定和修订急诊护理质量控制标准,督促检查护理人员严格执行各项规章制度和操作技术标准规程,认真执行各项护理常规。组织实施计划,定期评价效果,持续改进急诊科护理工作质量;③根据医院和护理部总体目标,制定本部门的护理工作目标、工作计划并组织落实,定期总结;④负责急诊科护理人员的分工和排班工作;⑤督促护理人员严格执行各项规章制度和操作技术规范,加强业务训练,提高护士急救的基本理论和基本技能水平。复杂的技术要亲自执行或指导护士操作,防止发生不良事件;⑥负责急诊科护士的业务训练和绩效考核,提出考核、晋升奖惩和培养使用意见。组织开展新业务、新技术及护理科研;⑦负责护生的临床见习、实习和护士进修的教学工作,并指定有经验、有教学能力的护师或护师职称以上的人员担任带教工作;⑧负责各类物资的管理。如药品、仪器、设备、医疗器材、被服和办公用品等,分别指定专人负责请领、保管、保养和定期检查;⑨组织护士准备各种急救药品、器械,定量、定点、定位放置,并定期检查、及时补充,保持急救器材物品完好率在100%;⑩加强护理质量评价指标监测及数据的分析、评价,建立反馈机制,达到持续改善的效果;⑪建立、完善和落实急诊“绿色通道”的各项规定和就诊流程,组织安排、督促检查护理人员配合医师完成急诊抢救任务。巡视观察患者,按医嘱进行治疗护理,并做好各种记录和交接班工作;⑫加强护理质量管理,及时完成疫情统计报告,检查监督消毒隔离,保证室内清洁、整齐、安静,防止医院感染;⑬建立不良事件应急预案,加强不良事件的上报管理,并落实改进对策。

(3)病房护士长职责:①在护理部主任及科主任的领导下,负责病房的护理行政及业务管理;②根据医院和护理部的工作目标,确定本部门的护理工作目标、计划并组织实施,定期总结;③科学分工,合理安排人力,督促检查各岗位工作完成情况;④随同科主任查房,参加科内会诊、大手术和新开展手术的术前讨论及疑难病例的讨论;⑤认真落实各项规章制度和技术操作规程,加强医护合作,严防不良事件的发生;⑥参加并指导危重、大手术患者的抢救工作,组织护理查房、护理会诊及疑难护理病例讨论;⑦组织护理人员的业务学习及技术训练,引进新业务、新技术,开展护理科研。组织并督促护士完成继续医学教育计划;⑧加强护理质量评价指标监测及数据的分析、评价,建立反馈机制,达到持续改善的效果;⑨经常对护理人员进行职业道德教育,不断提高护理人员的职业素质和服务质量;⑩组织安排护生和进修护士的临床实习,督促教学老师按照教学大纲制定教学计划并定期检查落实;⑪负责各类物品、药品的管理,做到计划领取。在保证抢救工作的前提下,做到合理使用,避免浪费;⑫各种仪器、抢救设备做到定期测试和维修,保证性能良好,便于应急使用;⑬保持病室环境,落实消毒隔离制度,防止医院感染;⑭制定病房突发事件的应急预案并组织实施;⑮协调沟通医护患、后勤及辅助科室的关系,经常听取意见,不断改进工作;⑯建立不良事件应急预案,加强不良事件的上报管理,并落实改进对策。

(4)夜班总护士长职责:①在护理部领导下,负责夜间全院护理工作的组织指导;②掌握全院危重、新入院、手术患者的病情、治疗及护理情况,解决夜间护理工作中的疑难问题;③检查夜间各病房护理工作,如环境的安静、安全,抢救物品及药品的准备,陪伴及作息制度的执行情况,值班护士的仪表、服务态度;④协助领导组织并参加夜间院内抢救工作;⑤负责解决临时缺勤的护理人员调配工作,协调科室间的关系;⑥督促检查护理人员岗位责任制落实情况;⑦督促检查护理人员认真执行操作规程;⑧书写交班报告,并上交护理部,重点问题还应做口头交班。

(二)护理人员技术职称及职责

1.主任/副主任护师职责

(1)在护理部主任或护士长的领导下,负责本专科护理、教学、科研等工作。

(2)指导制订本科疑难患者的护理计划,参加疑难病例讨论、护理会诊及危重患者抢救。

(3)经常了解国内、外护理发展新动态,及时传授新知识、新理论,引进新技术,以提高专科护理水平。

(4)组织护理查房,运用循证护理解决临床护理中的疑难问题。

(5)承担高等院校的护理授课及临床教学任务。

(6)参与编写教材,组织主管护师拟定教学计划。

(7)协助护理部主任培养教学、科研高级护理人才,组织开展新业务,参与护理查房。

(8)协助护理部主任对各级护理人员进行业务培训及考核。

(9)参与护理严重事故鉴定会,并提出鉴定意见。

(10)制订科研计划并组织实施,带领本科护理人员不断总结临床护理工作经验,撰写科研论文和译文。

(11)参与护理人员的业务、技术考核,审核、评审科研论文及科研课题,参与科研成果鉴定。

(12)参与护理技术职称的评定工作。

2.主管护师职责

(1)在本科护士长的领导及主任(副主任)师的指导下,参与临床护理、教学、科研工作。

(2)完成护士长安排的各岗及各项工作。

(3)参与复杂、较新的技术操作及危重患者抢救。

(4)指导护师(护士)实施整体护理,制订危重、疑难患者的护理计划及正确书写护理记录。

(5)参加科主任查房,及时沟通治疗、护理情况。

(6)协助组织护理查房、护理会诊及疑难病例讨论,解决临床护理中的疑难问题。

(7)承担护生、进修护士的临床教学任务,制订教学计划,组织教学查房。

(8)承担护生的授课任务,指导护士及护生运用护理程序实施整体护理,做好健康教育。

(9)参与临床护理科研,不断总结临床护理经验,撰写护理论文。

(10)协助护士长对护师及护士进行业务培训和考核。

(11)学习新知识及先进护理技术,不断提高护理技术及专科水平。

3.护师职责

(1)在病房护士长的领导及主任护师、主管护师的指导下,进行临床护理及护理带教工作。

(2)参加病房临床护理实践,完成本岗任务,指导护士按照操作规程进行护理技术操作。

(3)运用护理程序实施整体护理,制订护理计划,做好健康教育。

（4）参与危重患者的抢救与护理,参加护理查房,协助解决临床护理问题。

（5）指导护生及进修护士的临床实践,参与临床讲课及教学查房。

（6）学习新知识及先进护理技术,不断提高护理业务技术水平。

（7）参加护理科研,总结临床护理经验,撰写护理论文。

4.护士职责

（1）在护士长的领导和上级护师的指导下进行工作。

（2）认真履行各岗职责,准确、及时地完成各项护理工作。

（3）严格遵守各项规章制度,认真执行各项护理常规及技术操作规程。

（4）在护师指导下运用护理程序实施整体护理及健康教育并写好护理记录。

（5）参与部分临床带教工作。

（6）学习新知识及先进护理技术,不断提高护理技术水平。

三、绩效考核

绩效考核是人力资源管理中的重要环节,是指按照一定标准,采用科学方法评定各级护理人员对其岗位职责履行的情况,以确定其工作业绩的一种有效管理方法,其考核结果可作为续聘、晋升、分配、奖惩的主要依据。建立科学的绩效评价体系是开展绩效管理的前提与基础,根据不同护理岗位的特点,使绩效考核结合护士护理患者的数量、质量、技术难度和患者满意度等要素,以充分调动广大护士提高工作水平的主动性和积极性。

（一）绩效考核重点环节

绩效考核的目的不是考核护士,而是通过"评估"与"反馈"提升护士工作表现,拓宽职业生涯发展空间。绩效考核包括 3 个重点环节。

1.工作内容和目标设定

护士长与护士就工作职责、岗位描述、工作标准等达成一致。

2.绩效评估

护士的实际绩效与设定标准（目标）比较、评分过程。

3.提供反馈信息

需要一个或多个信息反馈,与护士共同讨论工作表现,必要时共同制订改进计划。

（二）绩效考核步骤

绩效考核是一个动态循环的过程,是绩效管理中的一个环节。绩效考核的步骤如下。①绩效制度规划:包括明确绩效评估目标、构建具体评估指标、制定绩效评估标准、决定绩效评估方式;②绩效的执行:资料的收集与分析;③绩效考核与评价;④建立绩效检讨奖惩制度;⑤绩效更新修订与完善。

（三）绩效考核内容

绩效考核的内容包括德、能、勤、绩 4 个方面。

1.德

德即政治素质、思想品德、工作作风、职业道德等。

（1）事业心:具有强烈的事业心及进取精神,爱岗敬业、为人师表,模范地遵守各项规章制度,认真履行职责。

（2）职业道德:具有良好的职业道德,热心为患者服务,能认真履行医德、医风等各项规定。

（3）团结协作：能团结同志并能协调科室间、部门间、医护间的工作关系。

2.能

能即具备本职工作要求的知识技能和处理实际工作的能力。

（1）专业水平：精通本专业的护理理论，了解本专业国内护理现状和发展动态，有较强的解决实际问题能力和组织管理能力。

（2）专业技能：熟练掌握本岗技能，具有解决疑难问题的能力，并能指导护士的技术操作。

（3）科研能力：科研意识强，能独立承担科研课题的立项任务，开展或引进护理新技术、新业务。

（4）教学能力：具有带教或授课能力，能胜任院内、外授课任务及指导培养下级护士的能力。

3.勤

工作态度、岗位职责完成情况、出勤及劳动纪律等。

4.绩

工作效率和效益、成果、奖励及贡献等。绩能综合体现德、能、勤3个方面，应以考绩为主。

（四）绩效考核类型

绩效考核不仅局限于管理者对下属绩效的评价，还应采取多种考核方式，以取得良好的评价效果。

1.按层次分类

（1）上级考核：较理想的上级考核方式是每位护理人员由上一级管理人员来考核其表现，即逐级考核。这种方式便于评价护理人员的整体表现，反映评价的真实性和准确性。

（2）同级评价：同级的评价是最可靠的评价资料来源之一，因为同级间工作接触密切，对每个人的绩效彼此间能全面了解。通过同级评价可以增加护理人员之间的信任，提高交流技能，增加责任感。这种方式考评结果比较可信。

（3）下级评价：对管理者的评价可以直接由下级提供管理者的行为信息。为避免护理人员在评议上级时所产生的顾虑，可采取不记名的形式进行"民意测验"，其结果比较客观、准确。

（4）自我评价：自我评价法是护理人员及管理人员根据医院或科室的要求定期对自己工作的各方面进行评价。这种方式有利于他们自觉提高自己的品德素质、临床业务水平和管理能力，增强工作的责任感。其结果还可用来作为上级对下级评价的参考，从而减少被考评者的不信任感。

（5）全方位评价：全方位评价是目前较常采用的一种评价方法，这种方法提供的绩效反馈资料比较全面。评价者可以是护理人员在日常工作中接触的所有人，如上级、下级、同事、患者、家属等，但实施起来比较困难。

2.按时间分类

（1）日常考核：护理人员个人和所在部门或科室均应建立日常考核手册。个人手册应随时记录个人业绩，包括业务活动、护理缺陷等情况。科室或部门应建立护理人员绩效考核手册，随时对员工的表现、护理质量、护理缺陷、突出的业绩予以记录。

（2）定期考核：定期考核为阶段性考核，可以按周、月、半年、年终等阶段进行考核，便于全面了解员工情况，激励员工的积极性。

(五)绩效考核方法

1.表格评定法

表格评定法是绩效考核中最常见的一种方法。此方法是把一系列的绩效因素罗列出来,如工作质量、业务能力、团结协作、出勤率、护理不良事件等制成表格,最后可用优、良、中、差来表示。此方法利于操作,便于分析和比较。

2.评分法

将考核内容按德、能、勤、绩的具体标准规定分值,以分值的多少计算考核结果。

3.评语法

评语法是一种传统的考绩方法。指管理者对护理人员的工作绩效用文字表达出来,其内容、形式不拘一格,便捷易行。但由于纯定性的评语难免带有评价者的主观印象,因此难以做到准确评价和对比分析。

4.专家评定法

专家评定法即外请专家与本单位的护理管理者共同考评,采用此方法护理专家既能检查、指导工作,又可交流工作经验且比较公正、专业。

(六)绩效考评反馈

绩效考评反馈是绩效考评的一种非常重要的环节,它的主要任务是让被考评者了解、认可考评结果,客观地认识自己的不足,以改进工作,提高护理质量。

1.书面反馈

书面反馈即对考核结果归纳、分析,以书面报告或表格的形式反馈给科室或当事人。

2.沟通反馈

沟通反馈即当面反馈,开始先对被评考人的工作成绩进行肯定,然后提出一些不足、改进意见及必要的鼓励。

（潘红蕾）

第二节　护理质量标准管理

一、护理质量标准的基本概念

(一)标准和标准化的概念

1.标准的概念

标准指的是判定事物的准则,是技术工作与管理工作的依据。标准是一种权威性规定,具有约束力,是医疗护理质量的保护性和促进性因素。

2.标准化的概念

标准化通常是指制订标准、贯彻标准及修订标准的整个过程。标准化有多种形式,例如简化、系列化、统一化、组合化等。

(二)标准化管理

标准化管理指的是在护理管理中比较全面、系统地将标准化贯穿于管理全过程的一种管理手段或方法。它将标准付诸实践,并在理论与实践的过程中不断深化。因此,标准化管理的显著特点是要吸收最新的管理理论和方法,实施科学的管理,进行标准化建设。

(三)护理质量标准化管理

护理质量标准指的是在护理质量管理过程中,以标准化的形式,按照护理工作内容及特点、流程、管理要求、护理人员及服务对象的特点,以患者满意为最高标准,制定护理人员严格遵循和掌握的护理工作准则、规定、程序和方法。要搞好护理质量标准化管理,必须制定科学的、适合本医院护理工作的质量标准。

二、护理质量标准的制定原则

(一)目的性原则

针对不同目的,制定不同种类的质量标准。标准要符合我国医院护理质量主要评价指标和等级医院标准。标准应反映患者的需求,体现以患者为中心的指导思想,无论是直接或间接为患者服务的项目,都应当以此为原则。

(二)系统性原则

全面质量管理体现了系统性和统一性的原则。应当从整体着眼,使部分服从整体。护理质量标准必须服从于国家性标准,服从于地方性标准、省级标准、地区或市级标准、本单位标准。

(三)科学性原则

科学是反映自然、社会、思维等客观规律的分科知识体系。标准的科学性就是必须符合护理质量管理规律和发展规律,要积极地贯彻执行、检查评价的科学管理方法。

(四)实用性原则

标准的制定必须结合实践,具有实际使用的价值,各类指标要能测量和控制,符合临床实际,如果指标太高、太低或复杂、烦琐,不但浪费人力、物力,而且不能长久坚持,起不到监控的作用。

三、制定质量标准的要求和程序

(一)制定标准的基本要求

1.科学可靠

标准的内容应体现科学性、先进性和实用性,不但有利于学科发展、管理水平提高,而且可以从客观实际出发,按照现有人力、物力,制定通过努力能够达到的标准,标准中的技术指标、参数要科学可靠。

2.准确明了

标准的内容要通俗易懂、简洁明了,用词要准确,能用数据的标准尽量用数据来表达。

3.符合法规

标准的内容要符合相关法律、法令和法规,标准要与现行的上级有关标准协调一致,标准中的名词和术语要规范统一。

4.相对稳定

标准一经审订,就具有严肃性和法规作用,大家都必须按照执行,所以,制定标准时必须要慎重,要有群众基础,要有相对的稳定性,不能朝令夕改。但标准要随着科学技术的发展而变化,所以需要进行适时的修订。

(二)制定标准的程序

(1)确定标准项目,成立制定小组:选择熟悉此项目护理质量要求的资深护理人员组成标准制定小组。

(2)制定标准草案:编写小组成员在充分了解本单位的情况和国内外现状的前提下制定出科学、先进、实用的标准草案。

(3)标准草案的试运行:标准草案制定后,要在部分相关科室或单位试运行,征求意见,对分歧意见要进行分析研究,协商修正草案,最后确定标准,必要时送上级主管部门审批。

(4)批准和发布:按照标准的级别和审批的权限,将标准报相应的主管部门批准后,由批准机关将标准编号发布,并明确标准的实施日期,组织各单位或各科室贯彻执行。在执行过程中发现问题,可向主管部门反映,以利修订。

四、护理质量标准的意义和重要性

(一)护理质量标准的意义

护理质量标准是衡量护理质量的准则,是质量管理的依据,没有标准就不可能有质量管理。标准化是医院科学管理的基础,也是进行全面质量管理的重要环节。所以,应将医院护理工作各部分的质量要求及检查评定制度定出具有先进性、科学性、合理性、实用性的标准,只有形成标准化体系,才能达到真正的质量管理。

(二)护理质量标准的重要性

护理质量标准的重要性主要表现在以下3个方面。

(1)护理质量标准是了解护理工作正常进行的重要手段,它明确了护理人员在护理技术活动中应当遵循的技术准则和程序方法,规范了护理人员的职责,使各项护理工作有章可循,是质量管理活动的依据和准则。

(2)护理质量标准是护理服务质量的保证和促进因素。医院严格的护理质量标准对护理人员的服务提出了要求,达到标准的过程本身就是保证质量的过程。它可有效减少护理工作中的过失行为,提高工作效益,减少人力、物力等资源浪费,从而提高护理质量。

(3)护理质量标准可促进护理业务技术水平的提高,有助于护理教学和科研工作的开展,是护理教学和科研的重要依据。它明确了护理人员的业务培训目标,对于促进护理学科的发展和提高护理人员的整体素质具有重要意义。

五、常用的护理质量标准

(一)各项制度标准要求

1.值班、交接班制度

(1)护士必须实行24小时轮流值班制,服从护士长排班,不得私自更动班次。

(2)值班人员必须坚守岗位,遵守劳动纪律,工作中做到"四轻、十不",即说话轻、走路轻、操作轻、开关门轻;不擅自离岗外出、不违反护士仪表规范、不带私人用物入工作场所、不在工作区吃东西、不接待私人会客和打私人电话(非急事)、不做私事、不打瞌睡或闲聊、不与患者及探陪人员争吵、不接受患者礼物、不利用工作之便谋私利。

(3)勤巡视,严密观察、了解病室动态及患者的病情变化与心理状态,及时准确地完成各项治疗护理工作。

（4）必须在交班前完成本班各项工作,写好各项记录,处理好用过的物品,为下个班次做好用物准备。

（5）按时交接班,接班者应提前15分钟到科室,对患者逐个进行床旁病情交接班和用物交接班,未交接清楚,交班者不得离开岗位,接班时发现的问题由交班者负责。

（6）认真执行"十不交接":衣着穿戴不整齐不交接;危重患者抢救时不交接;患者出、入院或死亡、转科未处理好不交接;皮试结果未观察、未记录不交接;医嘱未处理不交接;床边处置未做好不交接;物品数目不清楚不交接;清洁卫生未处理好不交接;没为下班工作做好用物准备不交接;交班报告未完成不交接。

2.查对制度

（1）医嘱要做到班班查对,下一班查上一班,查对后签全名。

（2）执行一切医嘱均要严格执行"三查七对"。

（3）麻醉药用后登记并保留安瓿备查。

（4）药品使用前要检查药物标签、批号和失效期,瓶盖及药瓶有无松动与裂缝,药液有无变色与沉淀。

（5）给药前,询问患者有无过敏史。

（6）输血要有2人核对,并严格检查血液质量。

（7）使用无菌物品,要检查包装是否严密,无菌日期及无菌效果是否达到要求。

3.抢救制度

（1）各科室必须根据情况设有抢救室或抢救车、抢救箱。

（2）抢救室内物品齐全,严格管理,一切用物做到"四固定、三及时"。

（3）各类抢救仪器功能良好,器械完好备用,抢救用物分项配套齐全,随时处于完好备用状态。

（4）急救车上物品齐备,放置有序,无过期变质,数目相符。

（5）人人都能熟练掌握常用抢救知识、技能、急救药物和各抢救仪器的使用。

（6）抢救患者时指挥得力,分工明确,配合默契,有条不紊。

（7）准确执行医嘱,口头医嘱要复述核实后才能执行。

（8）各项记录清楚完善,记录及时。

（9）终末料理及消毒符合要求,一切用物及时补充与还原。

（二）护理管理工作质量标准

管理是保证质量的关键,只有严格的管理才会有高水平的质量。护理管理长期以来实行护理部主任、科护士长、护士长三级负责制,有严格的质量管理标准,最主要的标准有护理部工作质量标准、科护士长工作质量标准、病室护士长工作质量标准等。

1.护理部工作质量标准

（1）在院长领导下,负责全院的护理管理工作,严格督促执行全院各科护理常规,检查指导各科室落实各项护理工作制度,定期向主管院长汇报工作。

（2）明确各类人员职责分工,建立定期部务会议制度,研究安排检查工作。

（3）制定全院护理年工作计划、在职护士培训计划、新护士上岗培训计划,护理工作年终总结,半年工作小结。

（4）定期检查护理工作质量,每次有检查小结,有质量分析,有整改措施。

（5）组织全院护理人员业务技术培训，拟订、落实在职护士业务培训计划。专人负责和组织开展护理科研和新业务、新技术、科研立项，每年≥2项。

（6）注意护士素质培养，开展职业道德教育每年≥2次，做好护士思想政治工作，关心护士生活。

（7）主持召开全院护士长会议，并形成例会制度，对科护士长工作每季度检查1次。

（8）制定安全防范措施，加强安全检查，定期分析安全隐患，杜绝护理差错事故的发生。

（9）落实教学任务，明确带教老师职责，保质、保量完成教学、实习、进修工作。

2.科护士长工作质量标准

（1）熟悉职责，有年计划、月安排、周工作重点，并组织实施。

（2）每月召开1次护士长会，内容明确具体。

（3）有计划地到所负责的病室参加下列工作：每周参加晨会≥2次；每周参加科主任查房1次；每季度组织业务学习1次；每周检查病室护理工作3次。

（4）亲自实践和指导危重患者的护理和新业务、新技术的开展。

（5）做好科内护理人员临时调配，协调各病室间的关系。

（6）每月检查护士长工作1次，每年综合考核护士长工作1次。

（7）经常向护理部汇报工作，做好沟通，贯彻、落实护理部各项工作。

3.病室护士长工作质量标准

（1）科室工作有年计划、月安排、周重点，每周在晨会上有工作小结。

（2）有切实可行的岗位职责，有日常检查考核办法，有奖惩措施，每月进行工作质量讲评。

（3）护理人员排班科学合理，充分满足患者需要，保证医疗护理安全。

（4）有差错疏忽及投诉登记本，无漏报、隐瞒现象，发生差错、事故及时上报，积极处理，认真进行差错分析，有处理意见，有整改措施。

（5）科室内部团结协作，科室间关系良好，关心同事，并协助解决实际问题。

（6）严格执行各项规章制度和操作规程，不断健全专科护理常规。

（7）每周深入病房了解患者及家属的需要和征求意见1次，每月召开工休座谈会1次，针对意见有改进措施。

（8）贯彻落实上级各项指令性工作。

（9）每月定期组织科内护士业务学习和护理查房；参加危重患者病案讨论和死亡病例讨论；每年"三基"考核2次。

（10）妥善安排实习、进修人员带教工作。

（三）护理工作质量标准

临床护理是对患者进行直接护理最重要的内容，质量高低会直接影响到患者的康复，主要包括护士素质、护理安全、消毒隔离、基础护理、护理记录等内容。

1.护士素质量标准

（1）尊重患者，态度和蔼，执行保护性医疗制度，患者对护理工作满意度≥95%。

（2）认真履行岗位职责，责任护士对患者做到"十知道"（床号、姓名、诊断、职业、文化程度、家庭状况、心理状况、饮食、治疗和护理）。

（3）遵守院纪院规，遵守劳动纪律。

（4）仪表端庄，举止大方，待人礼貌、热情，着装符合要求。

(5)对患者实施针对性的心理护理及健康教育。

(6)保持慎独的态度,严格执行规章制度和操作规程。

(7)积极参加业务学习、论文撰写和科研工作,完成规定的教学任务。

2.护理安全质量标准

(1)有医疗安全防范的制度和措施,护士与护士长签订安全责任状。

(2)麻醉药管理做到"五专"(专人、专柜、专锁、专处方、专登记本),有交接班记录,有使用登记。

(3)抢救车用物齐全,摆放合理,呼吸机、监护仪等抢救仪器性能良好。

(4)有青霉素过敏抢救专用盒,无过期失效药品和用物,过敏性与非过敏性药物分开放置,药物过敏患者床头挂醒目标志。

(5)严格执行护理操作规程和无菌操作原则。

(6)坚持"三查七对",护理事故发生率为0,护理差错发生率≤1/(年・百张床)。

(7)注意护士自身安全,出现意外纠纷,及时报警并采取防范措施。

(8)氧气、吸引等装置保持完好,有用氧"四防"标志。

(9)病房安全通道通畅,灭火器完好,做好安全知识宣教。

3.消毒隔离质量标准

(1)有预防医院感染的制度和措施,严格遵守无菌操作原则,操作前后洗手。

(2)每月定时对工作人员手、无菌物品、空气、物体表面、消毒液进行细菌学监测,超标有整改措施和复查记录。

(3)消毒、灭菌方法正确,灭菌合格率100%。

(4)病床湿扫,一床一毛巾一消毒,床头桌抹布一桌一巾一消毒。

(5)无菌物品放置在无菌专用柜,无过期失效。

(6)实行一人一针一管一消毒,止血带每人一根,用后消毒,垫巾、隔巾一人一用一消毒。

(7)无菌溶液注明开瓶日期,并在有效期内使用,氧气湿化瓶、呼吸机管道等按规定时间更换、消毒。

(8)室内清洁整齐,定期消毒和开窗通风,严格区分无菌区、清洁区和污染区,有专用的卫生工具。

(9)感染伤口和特殊感染的器械、布类及用物等要按规定严格处理,垃圾分类按要求处理(黄色——医用垃圾、黑色——生活垃圾、红色——放射性垃圾)。

(10)出院或死亡患者,做好床单位终末消毒。

4.基础护理质量标准

(1)病房环境整洁、安静、空气新鲜无异味。

(2)患者口腔、头发清洁无臭味,衣服和床单整洁无污迹,皮肤清洁无压痕,外阴清洁,无长胡须、长指(趾)甲。

(3)床周边物品摆放有序,无杂物。

(4)患者体位正确,症状与病情相符,情绪稳定无心理障碍。

(5)患者基本生活需要落实到位,各种管道护理正确,无护理并发症(压疮、烫伤、冻伤、坠床、足下垂、输液外漏等)。

(6)用药准确安全,床头药物过敏标志醒目,特殊患者保护措施到位(神志不清者、小孩有护栏），床头卡与患者情况相符。

（7）经常巡视病房，了解患者动态，责任护士对患者情况要做到"十知道"。

（8）做好健康教育，患者知道护士长、负责护士、负责医师的名字，知道住院注意事项，患者对自身疾病、用药情况、卧位、饮食、休息、活动、检查的注意事项基本了解。

5.护理记录质量标准

护理记录包括体温单、医嘱单、护理记录单、病室交班本等。各项记录要做到：格式符合要求，项目填写齐全，记录及时准确，用医学术语、措辞精练，字体端正易辨认，页面清洁、不涂改。

（1）体温单：楣栏项目逐项填写齐全、准确。手术后数天连续填写至术后第七天；测量的时间、次数符合病情规定的要求；体温单的绘制做到点圆、线直、大小粗细及颜色深浅一致，页面清洁；40～42 ℃体温线上及底栏各项目填写正确并符合要求。

（2）护理记录单：楣栏填写符合规定要求，页码准确；首页开始，应简述病情或手术情况，病情的处置及效果；按医嘱或病情需要，及时、准确地记录每个时段患者的生命体征、用药治疗效果、护理措施和病情变化，要求记录完整。交班时应做一次清楚扼要的小结，并签全名；液体出入水量按要求记录，并进行 24 小时总结；患者病故或出院都应有最后的护理小结；记录的时间与病情的记录要准确无误，不能与医师记录矛盾，不能有主观臆断内容，真实、客观地反映病情，避免医疗纠纷隐患；护理记录书写合格率≥95％。

（四）特殊专科护理质量标准

特殊专科很多，常把病室之外的科室都视为特殊专科，如手术室、急诊室、供应室、产房婴儿室、重症监护病房、门诊、血液透析室等。这些科室除具备共性的护理质量要求外，还具备一些特殊的质量要求。现举例介绍手术室、急诊室、供应室特有的护理质量标准。

1.手术室护理质量标准

（1）手术室环境随时都必须做到：清洁、整齐、安静、布局合理，严格区分限制区、半限制区、非限制区。

（2）严格遵守各项手术室制度，如查对制度、接送制度、手术器械制度、敷料清点制度、标本保存制度、交接班制度、参观制度等，并有记录可查。

（3）严格执行无菌技术操作规程，无菌手术感染率≤0.5％。

（4）有严格的消毒隔离制度，并认真执行，每月对空气、无菌物品、工作人员手和物体表面、消毒液、高压锅进行细菌学监测。

（5）无菌手术与有菌手术分室进行，在特殊情况下，应先做无菌手术后再做有菌手术，隔离手术间门口挂隔离牌，术后用物按隔离性质进行严格消毒处理。

（6）严格洗手制度，手术室人员外出必须更换外出鞋、衣，外出的推车有清洁、消毒措施。

（7）手术室人员半年一次体检，咽拭子培养阳性及皮肤化脓感染者不进手术间。

（8）巡回护士根据手术需要，摆好患者体位，注意患者的舒适和安全，做好各项准备，主动、及时地配合手术及抢救工作。

（9）洗手护士要了解手术步骤，熟练地配合手术，并与巡回护士一起认真地查对患者、手术部位、器械敷料、手术标本等，保证术后伤口内无遗留物，确保手术安全。

2.急诊室护理质量标准

（1）具备救死扶伤的精神，责任心强，业务水平高，熟悉各科室常见急性病的治疗原则和抢救常规，严密观察病情，及时配合抢救，必要时要进行初步应急处理。

（2）做好急诊登记，分诊准确。如发现传染病应立即隔离，并做好消毒工作和疫情报告。

（3）服务态度良好，时间观念强，工作安排有序，应做到接诊患者快、治疗抢救快、医护配合好。

（4）有抢救组织，有抢救预案，如遇大批外伤或中毒患者来院时，能立即组织抢救，并向有关领导汇报。

（5）抢救物品和药品随时保持齐全、完好状态，不准外借，使抢救用品完好率达100％。

（6）做好抢救室及留观室患者的各项护理工作，无护理不当引发的并发症，做到观察室管理病室化。

3.供应室工作质量标准

（1）布局合理，符合污－净－无菌－发放路线原则，三区线路不交叉、不逆行。

（2）有健全的制度和职责，有物品洗涤、包装、灭菌、存放、质量监测、保管等质量要求，并认真执行。

（3）各类设备配置符合要求，供应品种、数量满足医院工作需要。

（4）所供应的物品均写明灭菌日期，无过期物品，每天对消毒灭菌用物进行质量检测，灭菌质量合格率达100％。

（5）坚持做到下送、下收，下送、下收物品不混装、不互相污染，方便临床。

（6）各种物品管理做到账物相符、分类放置。借物手续齐全，有统计月报制度，数据真实可靠。

（7）环境清洁、整齐有序，定时进行空气消毒，每月对空气、无菌物品、工作人员手及物体表面、消毒液、灭菌锅进行细菌学监测，确保医疗护理安全。

六、临床科室护理质量管理流程

由于临床科室护理质量管理是医院护理质量管理的基础环节，一般情况下，由病区护士长和护理骨干组成的病区三级护理质控小组负责。主要有如下步骤。

（一）成立护理质量控制小组

质量控制小组简称质控小组，小组人员相对固定，分工明确。一般设立组长1人、组员4～5名，组长由护士长担任，组员由责任组长、护理骨干、带教组长、高年资护士组成。质控小组负责制定科室年度护理质量监控计划、监控形式及整改意见，根据要求，每天、每周或每月进行科室护理质量自我检查和考评。月底由护士长核定成绩，并结合护理部、科护士长及医院专项护理质量小组检查的结果在全科护士会上总结讲评，分析本科存在的实际问题，提出改进意见或建议，落实奖惩，以促进质量持续改进。

（二）组织学习护理质量标准

病区护士长组织全科护士认真学习医院护理质量标准，要求每位护士熟记并通过自行组织的考核。

（三）建立自查制度和奖惩制度

建立完整的自查和奖惩制度。质量小组成员按照分工定期检查各项护理质量指标的达标情况，小组成员间各自负责又相互合作，做到重点突出、标准统一、量化评分、奖惩分明。

（四）跟班检查

护士长根据跟班者情况或近期护理工作的特点，有重点地跟班。在跟班过程中，主要了解护士掌握工作的熟练程度和完成质量,指出存在问题或不足,提出改进意见,必要时进行示范教学。对于科室存在的共性问题、重点问题,应重点讲评。为便于观察分析质量发展的趋势和改进效果,科室可建立专门的"跟班登记本",记录跟班的各项检查指标及其分值,被跟班者的姓名,跟班的时间、班次、讲评意见等。

(五)不定期检查

护理部主任、质管干事和科护士长可通过跟班检查对科室护理工作质量进行检查。检查的重点是新护士长、代理护士长及工作繁忙、存在隐患多的科室等。检查内容为护士长的行政管理、业务技术、护理教学和护理查房等全面护理工作的完成质量。

(六)问卷调查和自评

护士长可通过问卷调查了解患者对科室护理质量的满意度,问卷可以在患者住院期间即时发放,也可以在患者出院后以邮寄形式发放。问卷设计可参照护理部的满意度调查表,同时也应采纳科室医技类人员的意见或建议。护士长也可通过问卷调查对科室护理工作进行自评,由每位护士配合填写自评表。通过满意度调查和自评,护士长可以对科室的护理质量有一个全面的了解,能及时发现问题、完善管理。

(七)每月召开护士会分析讲评

护士长每月组织护士或护理骨干召开护理质量分析会,护士长在会上根据跟班检查的结果、自查的结果、护理部专项护理质量检查小组和护士长例会通报的情况等进行分析讲评,重点讲评科室护理工作的完成质量、存在问题、整改意见及奖惩情况,并布置下个月的工作任务和要求。

(八)完善科内管理制度

实施改进措施后,科室的护理质量如能改善并实现达标,护士长应当将改进措施列为科内的管理制度继续执行。

（潘红蕾）

第三节　医院感染与护理管理

护理工作在医院感染管理中具有本身的特殊性和重要性。国内外调查结果显示,医院感染中有30%～50%与不恰当的护理操作及护理管理有关。因此,加强研究护理程序、护理技术和医院感染的发生规律,以及它们之间的相互关系,探索预防、控制感染的理论与方法,用有效的护理操作技术,最大限度地降低医院感染的发生率,是本节阐述的目的。

一、护理操作与防止感染的关系

护理管理是医院管理系统中的主要组成部分。在总系统的协调下,相关的护理部门运用科学的理论和方法,在医院内实行各种消毒灭菌和隔离措施。完善的护理管理机制通常以质量管理为核心、技术管理为重点、组织管理为保证。护理质量的核心则是医院感染控制的水平。在预防和控制医院感染的全过程中,护理指挥系统起着决定性的作用。护理人员及护理管理者,应该成为预防和控制医院感染的主力。

预防感染措施的执行常常首先涉及护理人员。要做好实质性护理,离不开消毒、灭菌和隔离技术，而且，一般来说，护理人员接受的控制感染的基本教育和训练比医师要多。在多数情况下，患者的一些病情变化首先发现的往往是护士。一旦发现患者有严重感染的危险时，当班护士有权对患者实行隔离。这种责任要求护士对一些疾病及其隔离的必要条件，必须有较全面的知识和理念，并要随着疾病谱的变化、疾病传播和流行的特点，制定出相应的隔离措施。比如，100多年前提出的"类目隔离"发展至今已有7种方法（严密隔离、呼吸道隔离、抗酸杆菌隔离、接触隔离、肠道隔离、引流物-分泌物隔离、血液-体液隔离），以后又发展为以疾病为特点的隔离；20世纪80年代末期进一步提出全面血液和体液隔离，亦称屏障护理；20世纪90年代初发展为"体内物质隔离"。在此基础上于20世纪90年代中期形成了"普遍性预防措施"，到了20世纪90年代后期又迅速地发展为今天的"标准预防"。

以最简单而常做的试体温为例来说，曾有报道，由于直肠体温表擦拭不净、消毒不彻底，造成新生儿沙门菌感染迅速扩散，6周内就有25例新生儿感染。经过实行隔离患儿、彻底消毒体温计和停止直肠测温（改用腋表）等综合管理和护理措施，感染才得以控制。

点眼药这一简单而常见的护理操作，亦可能造成眼部的严重感染。国外有报道说，因点眼药造成感染的发生率可高达44%。滴眼药除可导致铜绿假单胞菌传播外，还会引起黄杆菌污染。曾有报道，给新生儿洗眼后发生脑膜炎；用无色杆菌污染的水洗眼和湿润暖箱造成6名早产婴儿死亡。

大量的事实充分说明，严格认真地执行消毒、灭菌、无菌操作和隔离技术，是预防医院感染的重要保证。护理人员既然是主力，在任何治疗和护理行动中都必须坚持这一观点。欧美各国多数医院管理机构都认为，没有预防感染的护士，就无法推动和贯彻防止医院感染的各种措施。因此，英国在1958年率先任命了医院感染监控护士。

随着人们对感染与护理关系的认识日益深入，各有关护理管理和护理教育部门相继把防止感染问题列入迫切的议事日程，作为护理质量控制的必要指标来抓。这既是摆在护理工作者面前的一个亟待解决的重要课题，也是全体护理人员的光荣任务和神圣职责。

综上所述，护理人员必然是医院感染管理中的主力。有关机构总结了感染监控工作的经验与教训，认为一个合格的感染监控护士，应该扮演着多种重要角色：专职者（掌握病原体特征及其传播途径，并有针对性地加以有效预防和控制）、执行者（理论与实际并重，不仅掌握清洁、消毒、灭菌理论与方法，并能付诸实践，严格地执行无菌操作技术与隔离方法，有效地控制医院感染的发生）、监察者（督促全院医护人员行动一致，互相提醒）、教育者（指导卫生员、护工及探访者等非专业人员，普及有关疾病传播和预防交叉感染等知识）、发现者（高度警惕、密切观察，及时发现感染者及引起感染的潜在危险因素，并尽快予以控制）、研究者（研究医院感染的发生、发展规律，探讨针对感染的预防控制措施）和保护者（既是患者健康的保护神，又必须保护工作人员免受感染）。集7个角色于一身，这充分说明监控护士的突出作用，同时也描绘出他们所担负的职责与任务的分量。

二、加强护理管理与减少医院感染

按卫生健康委员会1988年建立健全医院感染管理组织的文件精神，护理部主任（或总护士长）必须是医院感染管理委员会的主要成员之一，积极参加该委员会的组织、管理、计划和决策等各项重要活动。护理部必须将感染管理委员会的各项计划、决策列为本部门的日常基础工作，并及时付诸实施和督促执行。护理部有责任教育广大护理人员提高对医院感染危害的认识，贯彻消毒、灭菌、隔离和合理使用抗生素等各项预防措施,并担负起有关防止感染的组织、领导、培训、考核、评价、科研和调查等工作。如有必要,护理系统应该主动和独立地制定出行之有效的预防措施,并建立严格的控制感染管理制度,层层落实把关,从而最大限度地避免因护理管理失误而引发医院内感染。

(一)加强组织领导与健全监督检查

医院的感染管理是一个复杂的系统工程,护理管理则是该系统的重要子系统,它的运行状况会直接影响整个医院感染管理的质量与水平。为了实现预防和控制医院感染这个大目标,必须建立健全组织,并实施科学而有效的管理。护理部要在医院感染管理委员会的指导下,组织本系统中有关人员成立预防医院感染的消毒隔离管理小组,由护理部主任或副主任(或总护士长)担任组长,成员应包括部分科护士长和病房护士长。组成感染管理的护理指挥系统,负责制定预防医院感染的近期和远期计划,并提出相应的具体要求,明确职责与任务。无论近期或远期计划均应从实际出发,并有一定群众基础,以利实施和执行。切实可行的预防感染计划是严格护理管理的关键一步。它既是护理质量评定的标准和检查、考核、评比的依据,又是防止感染发生的保障。

护理指挥系统应当充分发挥它的组织作用及计划、处理和控制医院感染的职能,通过计划安排、定期检测、随时抽查或深入第一线等途径,了解情况,以此衡量和评定各科室的护理管理现状和质量,并根据所获得的各方面的信息及时处理存在的问题,或做出相应的调整,使医院感染的各项预防措施持续处于良好的运行状态。这个系统必须使组织中的成员都能发挥他们的聪明才智,为实现组织目标而共同努力奋斗,用有限的资源获得最大的预防控制感染的效果。

感染管理的护理系统还应对全院护理人员进行消毒、灭菌、无菌操作和隔离技术的教育,进行合理使用抗菌药物、正确配制和选择合适溶酶、观察用药后的反应,以及各种标本的正确留取及运送等有关预防感染的培训,并根据实际需要及时实施考核、检查、纠错等工作。要定期进行无菌操作的达标率和消毒灭菌合格率等的统计,了解护理人员被利器刺伤甚或遭受感染的情况,以及住院患者的感染发生率等,分析原因,及时向有关部门提出警示并做好宣传教育工作等。它还必须建立感染发生的报告制度,除法定传染病按规定报告外,其他医院感染均应由各病区护士长(或监控护士)上报护理部及医院感染管理专职人员,特别是发生多种耐药菌株,如耐甲氧西林的金黄色葡萄球菌、耐万古霉素的金黄色葡萄球菌、耐万古霉素肠球菌等感染;输血和输液反应及输血后肝炎等需要立即报告,同时应实施有效的相应隔离。一旦发生感染暴发流行,护理部的主管者应迅速到达发病现场进行调查,第一时间获得资料,并同医院感染管理专职人员协力探讨原因,采取相应的对策及改进消毒灭菌方法和隔离措施。

在医院感染暴发流行时,必须及时调整防止感染的计划。这时感染管理的惯性运行应过渡到调度运行或控制运行状态。但是,全院统一的清洁卫生、消毒隔离、监测检查和无菌操作等各种规章制度应保持相对稳定,这一点亦正是制度与计划的不同之处。切实可行的计划与严格的管理制度不但可提高质量和效率,而且是使整个护理工作处于良好状态的保证。此外,护理系统还应制定统一的消毒隔离、无菌操作等护理质量检查标准和具体要求,如对肌内注射、静脉注射、留置针、呼吸机的应用、留置尿管等操作规定统一的操作程序及质量标准,并要根据标准进行训练和强化要求,使具体操作规范化和质量标准化。每季度应进行抽查,以切实达到预防医院感染的目的。

(二)改善建筑布局与增添必要设备

医院感染管理工作的好坏与医院重点部门的建筑布局和设备的关系比较密切,所以在条件允许的情况下,应根据需要适当改造或改建不适于预防感染的旧建筑,增添必要的专用设备。例如,在无菌手术室和大面积烧伤病房及大剂量化疗、骨髓移植病房安装空气净化装置;医院中心供应室三区(污染区、清洁区与无菌区)划分清楚,区与区之间有实际屏障,人流、物流由污到洁,保证不逆行,清洗污染物品逐步由手工操作过渡到机械化操作,使之达到保证清洗干净又不污染或损伤操作者;淘汰不合格的压力蒸汽灭菌器,应用预真空压力蒸汽灭菌器,保证灭菌质量;根据医院功能及灭菌要求,考虑购置环氧乙烷灭菌器,以保证畏热、怕湿仪器的灭菌质量;增加基础医疗设备,如持物钳、器械罐、剪刀、镊子等基础器械的备份,以保证有充足的灭菌及周转时间,确保医疗安全。在供应室的三区内部设有足够的洗手池及清洁干燥的肥皂与毛巾,以保证工作人员及时洗手。在重点病房及注射室、重症监护病房、儿科病房等部门的进出口旁安装洗手池、脚踏式的开关,以保证医务人员在护理患者前后,能充分地洗手而防止交叉感染。在综合医院设立传染病房时,应建立独立的护理单元,并按传染病医院要求合理布局,按传染病管理法严格管理;严格区分清洁区、半污染区和污染区,以及加强污物、污水的无害化处理。

(三)加强教育培训与提高人员素质

提高工作质量的原动力来自教育。不断进行针对性的教育与专业培训是搞好医院感染管理的基础。因此,护理部必须从教育入手,与感染管理专职人员密切配合,根据当时的具体情况,对各级人员进行消毒、隔离技术等的培训。只有人人都了解预防医院感染的意义、具体要求和实施方法,才能使预防感染的各项计划和措施变为群众的愿望和行动,才能切实控制或防止感染的发生。

对于从事医院感染管理人员的知识结构的要求主要有两方面:其一是严密的消毒、隔离、无菌操作及其他预防或控制措施的技术方法,以及合理使用抗生素等,这可按照一定的规章制度,通过严格的专业培训来实现;其二是有关的微生物学、卫生学、流行病学等基础知识,这需要加强经常性的学习,不断拓宽知识面才能达到。其中尤其重要的是提高工作人员的专业素质,使他们掌握并熟知各种感染性疾病的先兆特征及其潜伏期,早期预测和推断交叉感染发生的可能性,并采取相应的措施。早期识别对防止感染的发生最为有效,因为患者最具有传染性威胁的时间往往是患病的最初阶段,如果能及早采取必要的措施,就能迅速控制疾病传播,达到事半功倍的效果。否则,一旦感染扩散开来,就会出现不可收拾的局面。从这个意义上来讲,医院感染预防和管理教育的对象应该不仅仅限于传染科的医务人员,而是医院的全体,只是教育的内容和程度有所选择和区别。

定期进行在职教育或轮训和考评,是促进护理常规落实的好办法。值得一提的是,实践已反复证明,有关护士长和监控护士的思想作风、业务技术和组织管理能力与医院感染的发生率有密切关系,因此医院感染的管理机构和护理指挥系统必须紧紧抓住对他们的教育。通常,可以通过有计划的专业培训、参观学习、经验交流及定期举办专题讨论会等形式来提高他们的业务素质和管理水平。护士长和监控护士应该善于利用组织查房、消毒和隔离操作、小讲课、定期考评等途径来指导所属护理人员的工作,从而保证医院感染预防和管理的质量。对于各级护理人员(特别是新调入的),除培养他们严格执行各项消毒隔离制度的习惯外,还必须加强个人卫生管理。如保持工作服、工作帽、口罩及各种器具等清洁和合理使用等。

2000年卫生健康委员会下发的医院感染管理规范中也明确规定,各级人员均要有计划地参加医院感染专业和职业道德的培训,新调入人员不少于3个学时、一般工作人员每年不少于6个学时、专职人员每年不少于15个学时的培训。

（四）强化高危人群和重点部门的感染管理

医院是各种疾病患者聚集的地方，其免疫防御功能都存在不同程度的损伤或缺陷。同时，患者在住院期间又由于接受各种诊疗措施，如气管插管、动静脉插管、留置导尿管、手术、放射治疗（以下简称放疗）、化疗、内镜检查和介入治疗等，进一步降低了他们的防御功能。加之医院病原菌种类繁多、人员密集，增加了患者的感染机会。因此，为了控制医院感染的发生，医护人员必须对人体的正常防御能力有一定的了解，还要熟悉降低或损伤宿主免疫功能的各种因素，以便采取相应措施，提高宿主的抵抗力。同时，还应对医院感染所涉及的各类微生物，对于常见致病菌和机会致病菌的种类、形态、耐药力、致病力及对药物的敏感性等应有一个清楚的认识，以便有针对性地对有传染性的患者进行有的放矢的隔离与治疗，对环境及医疗器械进行有效的消毒、灭菌，从而降低医院感染的发生率。

老年患者由于免疫功能低下，抗感染能力减弱，尤其是有疾病并处于卧床不起的老年人，由于呼吸系统的纤毛运动和清除功能下降、咳嗽反射减弱，导致防御功能失调，易发生坠积性肺炎。而且这类患者的尿道多有细菌附着，导管中铜绿假单胞菌、大肠埃希菌、肠球菌分离率高，也可能成为医院感染的起因。对于抗菌药物的应用，无论用于治疗还是用于预防，均应持慎重态度，并坚持定期做感染菌株耐药性监测，以减少耐药菌株的产生。

对住院的老年患者，必须特别加强生活护理，做好患者口腔和会阴的卫生。协助患者进行增加肺活量的训练，促进排痰和胃肠功能恢复。用于呼吸道诊疗的各种器械要做到严格消毒。工作人员在护理老年患者前后均应认真洗手，保持室内环境清洁、空气新鲜，严格探视制度及消毒隔离制度。

幼儿处于生长发育阶段，免疫系统发育尚不成熟，对微生物的易感染性较高，尤其是葡萄球菌、克雷伯杆菌、鼠伤寒沙门菌、致病性大肠埃希菌和柯萨奇病毒等感染，较易在新生儿室暴发流行。因此，预防医院感染要针对小儿的特点，制订护理和管理计划。加强基础护理，注意小儿的皮肤清洁及饮食卫生，更主要的是从组织活动和环境改善方面进行考虑，除严格执行各种消毒、隔离的规章制度外，还要求工作人员上班前一定要做好个人卫生。进入新生儿室要换鞋，接触新生儿前一定要洗手，并做好对环境卫生的监测。工作人员出现传染性疾病时，应及时治疗、休息，传染期应调离新生儿室，以免发生交叉感染。

重症监护病房是医院感染的高发区，患者的明显特点是病情危重而复杂：①多数患者都是因其他危重疾病继发感染（包括耐药菌株的感染）后转入重症监护病房；②各种类型休克、严重的多发性创伤、多脏器功能衰竭、大出血等患者，其身心和全身营养状况均较差，抗感染能力低。严重创伤、重大手术等常导致全身应激反应，进而出现抗细菌定植能力及免疫功能下降；③患者多数较长时期使用各类抗菌药物，细菌的耐药性均较强；④强化监护所使用的各种介入性监察、治疗，如机械通气、动脉测压、血液净化、静脉高营养、留置导尿管、胃肠引流等都可能为细菌侵入机体和正常菌群移位提供有利条件；⑤患者自理能力缺乏或丧失，因而十分依赖护理人员，与护理人员频繁接触往往会增多发生交叉感染的机会。

为了做好重症监护病房医院感染的预防工作，除从设计和设备上给予关注外，必须制定一系列防止感染的管理制度。此外，还应强调从业人员素质的提高，有高度责任心者才能做好重症监护病房的工作，从而降低重症监护病房患者医院感染的发生率。预防重症监护病房医院感染的原则应是提倡非介入性监护方法，尽量减少介入性血流动力学监护的使用频率。对患者施行必要的保护性医疗措施，提高患者机体的抵抗力。特别应预防下述各类型感染。

1.预防下呼吸道感染

因为这类感染易于发生,而且对危重患者威胁较大。在具体实践中应认真做好以下各项。

(1)对昏迷及气管插管的患者,必须加强口腔护理。

(2)掌握正确的吸痰技术,以免损伤呼吸道黏膜及带入感染细菌。

(3)严格按七步洗手要求,应用流动水、脚踏式或感应式开关、一次性擦手纸巾认真地洗手。根据需要定期或不定期进行手部细菌监测,切断通过手的传播途径。

(4)做好吸入性治疗器具的消毒,阻断吸入感染途径,如湿化瓶及导管要按照卫生健康委员会规范严格终末消毒、干燥保存,用时加无菌水,连续使用时每天更换无菌水;使用中的呼吸机管道系统应及时清除冷凝水,必要时定期或不定期更换、消毒。

(5)积极寻找有效手段,阻断患者的胃-口腔细菌逆向定植及误吸,不用 H_2 受体拮抗剂,慎用抗酸药,以免胃内 pH 升高,而细菌浓度增高,以致促成内源性感染的发生。可用硫糖铝保护胃黏膜,防止应激性溃疡;带有胃管的患者,应选择半卧位,并应保持胃肠道通畅。若有胃液潴留,应及时吸引,防止胃液倒流而误吸;术后麻醉尚未恢复之前,应使患者处于侧卧位,严格监护,若有痰液应及时吸出等措施防止误吸。

(6)做好病室的清洁卫生,及时消除积水和污物,铲除外环境生物储源,保持空气洁净及调节适宜的温湿度,定期清洗空调系统。

(7)加强基础护理,对患者进行有关预防下呼吸道感染的教育,指导患者进行深呼吸训练和有效咳嗽训练,鼓励患者活动,对不能自主活动的患者应协助其活动,定时翻身拍背,推广使用胸部物理治疗技术。

(8)监护室内尽量减少人员走动,隔离不必要人员入室,室内禁止养花,以防真菌感染。

(9)进入重症监护病房 的人员(包括探视人员)都要严格按制度更换清洁的外衣和鞋子,洗手,必要时戴口罩,严禁有呼吸道感染者入内。

(10)建立细菌监测、感染情况的登记上报制度,定期分析细菌的检出情况,对感染部位、菌种、菌型及耐药性、感染来源和传播途径,以及医务人员的带菌情况均应做好记录,以便制定针对性的控制措施。

2.防止血管相关性感染

危重患者往往需要进行介入性的监护、治疗或诊查,而作为医护人员必须贯彻世界卫生组织的安全注射的 3 条标准,即接受注射者安全、注射操作者安全、环境安全,还应特别注意下列各点。

(1)采用各种导管应有明确指征,总的来讲要提倡非介入性方法,尽量减少介入性损伤。

(2)对患者实行保护性措施,提高其自身抵抗力,介入性操作容易破坏皮肤和黏膜屏障,能不用时应立即终止。

(3)置入时除了严格的无菌技术外,还应注意选择合适的导管,如选择口径相宜、质地柔软而光洁的导管,以及置管者具备熟练的穿刺、插管技术,从而避免发生血小板黏附及导管对腔壁的机械性损伤。

(4)加强插管部位的护理及监测,留置导管的时间不宜过长,导管入口部位保持清洁,可选用透明敷料,以便于随时监察,一旦发现局部感染或全身感染征象应立即拔除导管,并做相应的处理。

(5)做好消毒、隔离,严格的洗手和无菌操作是预防介入性感染的最基本的重要措施。

（6）配制液体及高营养液时应在洁净环境中进行，配制抗癌药及抗菌药时应在生物洁净操作台上进行，确保患者、工作人员及环境安全。

（7）介入性操作中使用的一次性医疗用品必须有合格证件，符合卫生健康委员会的有关要求，严防使用过期、无证产品，确保患者安全等。

3.重症监护病房患者感染

重症监护病房患者多为手术后带有切口，而本身的抵抗力又很弱，伤口愈合较慢，所以要求特别注意预防手术部位及切口感染。

（1）防止切口感染的最有效对策是严格的无菌操作，不用无抗菌能力的水冲洗切口，并对疑有感染的切口做好标本留取，及时送检。

（2）缩短患者在监护室滞留的时间。

（3）选用吸附性很强的伤口敷料，敷料一旦被液体渗透要立即更换，以杜绝细菌穿透并清除有利于细菌的渗液和避免皮肤浸渍。

（4）尽量采用封闭式重力引流。

（5）更换敷料前洗手，处理不同患者之间也要洗手，即使处理同一个患者不同部位的伤口之间也应清洁双手。

（6）保持重症监护病房室内空气清洁，尽量减少人员流动，避免室内污染等。

三、护理人员感染的防护

医院的工作人员直接或间接与患者和传染性污物接触，可以从患者获得感染，也可以把所得的感染或携带的病原体传给患者，并能在患者及工作人员之间传播，甚至扩散到社会上去。因此，对工作人员进行感染管理，不仅关系到他们自身的健康，而且也有益于全院患者及其家属，甚至社会。

在医院众多职工中，护理人员接触患者最多，每天需要处理各种各样的感染性体液和分泌物，可以说是处于各种病原菌包围之中，时刻受到感染的威胁，因此必须加强护理人员的自我防护与感染管理。

（一）加强对护理人员的感染管理

对护理人员感染的监测既是职业性健康服务和预防感染的重要环节，也是医院感染监控及管理系统中的重要组成部分。对护理人员应定期进行全面体格检查，建立健康状况档案，了解受感染的情况，以便采取针对性的预防措施。

在医院中，许多科室和工作环节对职工具有较高的感染危险性，尤其是护理人员在调入或调离某一部门时，都应进行健康检查，查明有无感染，感染的性质，是否获得免疫力等，并做好详细记录。在此基础上，进一步探讨这个部门的感染管理工作，明确改进目标，制定相应的预防感染措施。

（二）提高护理人员自我防护意识

护理人员在进行手术、注射、针刺、清洗器械等操作时，极易被锐利的器械刺伤。人体的皮肤黏膜稍有破损，在接触带病毒的血液、体液中就有被感染的危险性。国内有医院调查发现，外科及治疗室的护士在工作中约有 70% 被医疗器械损伤过，美国的一项调查报告表明，703 例的医务人员的感染 100% 与接触感染性的血液、体液有关，这其中有 95% 与利器刺伤相关。因此，处置血液和血液污染的器械时应戴手套或采用不直接接触的操作技术，谨慎地处理利器，严防利器刺伤。一旦被利器刺伤必须立即处理,挤血并冲洗伤口、清创、消毒、包扎、报告和记录、跟踪监测,尽量找到可能感染的病原体种类证据,以便根据病原学的特点阻断感染。护理人员手上一旦出现伤口,就不要再接触患者血液和体液。对于从事有可能被患者体液或血液溅入眼部及口腔黏膜内的操作者,应强调戴口罩及佩戴护目镜,在供应室的污染区还应佩戴耳塞,穿防护衣、防护鞋等。在进行化学消毒时,应注意通风及戴手套,消毒器必须加盖,防止环境污染带来的危害。

(三)做好预防感染的宣传教育

护理人员在工作中双手极易被病原菌污染。有些护士往往只注意操作后洗手,而忽视了操作前同样需要洗手;有的护理人员本身就是病原携带者,或由于长期接触大量抗菌药物已经改变了鼻咽部的正常菌群,成为耐药细菌的储菌源。这些病原体可通过手或先污染环境和物品,继而导致患者感染。因此,护理人员必须养成良好的卫生习惯,尤其要强化洗手意识,对一切未经训练的新工作人员,应给予预防感染的基本操作技术培训,并结合各种形式(如板报、壁画、警示等)的宣传教育。

(四)强化预防感染的具体措施

患有传染性疾病的护理人员,为防止感染扩散,应在一定时期内调离直接治疗或护理患者的岗位,并在工作中做好避免交叉感染的各项措施。对从事高危操作的工作人员,如外科医师、监护病房护士及血液透析工作人员等均应进行抗乙肝的免疫接种。被抗原阳性血液污染的针头等锐利器械刺破皮肤或溅污眼部、口腔黏膜者,应立即注射高效免疫球蛋白,以防感染发生。同时,还应加强对结核病的防治,以及在传染病流行期或遭受某种传染物质污染后,及时为护理人员进行各种相应的免疫接种,如乙肝疫苗、流感疫苗等。

四、严格病房管理和做好健康教育

护理人员往往是各级医院健康教育的主要力量。为了取得患者主动配合治疗和协作,对于医院所实行的每一项制度、每一项护理操作的目的与要求,都应该做好必要的宣传教育。例如,管理好病房秩序、控制患者的陪护率、减少病房的人流量等各项措施,实际上都是为了控制病房内的洁净度,这对保护住院患者的医疗安全和减少感染机会都能收到良好的效果。在实践中,只要把问题说清楚,必然会得到患者的理解和配合。

护理人员向患者进行宣传教育的方式应该多种多样,如通过个别指导、集体讲解、电教、录像、展览、广播和画册等,向患者传播预防疾病及控制医院感染等知识。教会患者及其家属、探访者养成接触患者前洗手的习惯。对于需要隔离的患者,特别要讲清隔离的目的和意义,以及不随意去其他病房的好处。这样做不但能在一定程度上解除患者的心理负担,而且能促进他们主动自觉地配合医护人员遵守隔离、消毒等制度,使之安全而顺利地度过隔离期。

五、建立健全规章制度

医院感染管理工作的成功与否,在很大程度上取决于切合实际情况而又行之有效的规章制度。各种规章制度绝大多数是前人在长期实践中,经过反复验证的经验和教训的总结,是客观规律的反映,可作为各项工作的准则或检查评价的依据。

通常,与医院感染的预防和管理相关的规章制度主要有清洁卫生制度、消毒隔离制度、监测制度、无菌操作制度、探视陪住制度,以及供应室的物品消毒灭菌管理制度等。尤其是对发生感染可能因素较多的科室,如手术室、产房、婴儿室、换药室、治疗室、重症监护病房和新生儿病房等要害部门的各方面规章制度,更应认真制订和严格执行,在执行过程中不断修正、充实和完善。另外,还必须重视患者入院、住院和出院3个阶段工作,实施相关的各项要求,以及做好疫源的随时消毒、终末消毒和预防性消毒。这样才能通过重点管理促进整体预防措施的贯彻执行,逐步达到预防工作和管理制度规范化,确保患者和医务人员的健康和安全。

六、消毒措施的贯彻与落实

消毒是预防感染传播的基本手段之一,能否防止或控制感染的扩散往往取决于消毒工作的质量。在任何一个医疗机构里,各种消毒管理规章制度的执行和各项具体消毒措施的落实,涉及诸多方面,但其中某些环节必须予以特别关注。

(一)专人负责

每一护理单元应设医院感染监控护士,在护士长和医院感染管理专职人员的领导下,负责督促检查本病区的消毒隔离制度及无菌操作的执行情况。护士还必须完成规定的各项消毒灭菌效果的检测工作,并按要求做好记录。在本病区发生医院感染甚至暴发流行时,监控护士要及时上报护理部及医院感染管理机构,并协助感染管理部门做好感染情况调查和分析,有针对性地提出有效的控制方案及措施。

(二)定期消毒

不论有无感染发生,各类用具都应根据具体情况和实际需要设有固定的消毒灭菌时间,不能任意更改,一旦发现感染,还应增加消毒次数。除定期消毒的用具外,对某些物品还必须做好随时消毒、预防性消毒和终末消毒。例如,餐具应每餐消毒;便器一用一消毒;患者的床单每天清洁、消毒;被褥、枕头和床垫按规定进行终末消毒等。

(三)按时检查

根据不同对象,建立定期检查制度,按需要明确规定年、季、月、周、日的检查重点(全面检查或抽查)。划定感染管理机构、护理部、科护士长和病房护士长分级检查的范围、内容和要求,做到每项制度有布置必有检查。对于大多数项目的检查,如洗手的要求、口罩的带菌情况、空气的含菌量和物体表面的污染程度等,必须按卫生健康委员会颁布的《消毒管理办法》《医院消毒技术规范》中的各项规定贯彻执行。通过定期和不定期的检查和监测,得出科学的数据,说明现状或存在的感染潜在因素,找出消毒隔离等实施过程中的薄弱环节,采取针对性的改进措施,进一步完善各项规章制度。

(四)定期监测

为了确保消毒灭菌的有效性,对某些项目应定期做好监测。例如,对消毒液的有效成分与污染程度,含氯消毒剂中有效氯的性能及各种消毒液的细菌培养等,必须按时做出分析与鉴别。由于革兰阴性菌可能在化学消毒液中存活并繁殖,因此不能用消毒液来储存无菌器械。按常规监测消毒的效果,并根据所得结果提出需要调整消毒剂的种类、浓度及使用方法等建议。对于压力蒸汽灭菌器还必须定期进行生物化学检测。病区的治疗室、换药室、手术室、婴儿室、产房和重症监护病房等重点单位,除定期监测外,根据医院感染的流行情况,必要时应随时进行空气、物表、工作人员手等环节微生物监测,并按卫生健康委员会《医院感染管理规范(试行)》《医院消毒技术规范》中的要求对测得的结果进行分析、控制。

(潘红蕾)

第四节 门诊护理管理

一、门诊护士服务规范

(一)护士仪表

(1)护士仪表端庄文雅,淡妆上岗,给人以亲切、纯洁、文明的形象。

(2)工作衣帽干净、整洁,勤换洗,正确佩戴胸牌(左上方)。

(3)头发保持清洁、整齐,短发前不遮眉,后不过领,长发者需盘起。

(4)保持手部清洁,不留长指甲,不涂指甲油。

(5)穿护理部、门诊部统一发放的白色鞋子和肤色袜子,并保持鞋子、袜子清洁无破损,不穿高跟鞋、响声鞋。

(6)饰物:上班期间不佩戴首饰。

(7)外出期间着便装,不穿工作服进食堂就餐或出入其他公共场所。

(二)文明服务规范

(1)仪表端庄、整洁,符合医院职业要求,挂胸牌上岗。准时到岗,不擅离工作岗位,不聚堆聊天,专心工作。

(2)接待患者态度亲切,服务热心。有问必答,使用普通话,首问负责制,主动服务,语言规范。

(3)预检护士熟悉普通、专科、专家门诊出诊时间,为患者提供正确的预检服务。

(4)巡回护士站立服务,根据就诊患者人数,及时进行引导和疏导服务,并保持两次候诊秩序良好。

(5)对政策照顾对象,按政策要求予以照顾就诊。

(6)对老、弱、残、孕等行动不便患者提供迎诊服务及搀扶服务和陪诊服务。

(7)各楼层免费提供饮用水和一次性水杯,并实行其他便民服务措施。

(8)发现问题主动联系相关部门,尽可能为患者提供方便,帮助解决问题,不推卸责任,不推诿患者,构建和谐医患关系。

(9)尊重患者的人格与权利,尊重其隐私,保守医密。

(10)注重自我修养,树立为患者服务意识,展现良好的医德、医风和精益求精的职业风范。

(11)以不同形式开展健康教育,如讲座、咨询等。

(12)接待患者和服务对象时,使用礼貌用语,语言坦诚亲切,带有安慰性的讨论,电话热线等,为患者提供健康教育服务。

(三)护士礼貌用语

(1)护士与人交谈时要保持稳定情绪和平和心态,做到自然大方。

(2)牢记和熟练运用服务用语"九声九字",不对患者使用"四语"。①"九声":问候声、欢迎声、致谢声、征询声、应答声、称赞声、祝贺声、道歉声、送别声。②"九字":您好、欢迎、谢谢、对不起。③"四语":蔑视语、烦躁语、否定语、斗气语。

二、门诊护理工作质量标准

（1）护士岗位要求：仪表端庄，挂胸牌上岗，准时到岗，不擅离岗位。

（2）对患者态度亲切，服务热情，不生硬、不推诿。

（3）主动服务，语言规范，有问必答，首句普通话，首问负责制，无患者投诉。

（4）患者就诊服务流程为预检、挂号、候诊、就诊。

（5）预检护士挂号前10分钟开始预检。护士熟悉普通、专科、专家门诊时间。正确分诊，做到"一问、二看、三检查、四分诊、五请示、六登记"。对传染病患者及时分诊隔离。

（6）巡回护士站立服务，根据就诊人数，及时进行疏导，并根据工作安排，进行健康教育。

（7）候诊区环境整洁，就诊秩序良好，有两次候诊流程。

（8）各诊室内环境整洁，秩序良好，单人诊室内一医一患；多人诊室内诊台、诊察床有遮隔设施、诊察床单位整洁，患者使用后及时更换。

（9）治疗室清洁、整洁，物品放置有序，标识清楚，严格按《医院消毒隔离质量标准》工作。医用垃圾分类正确。

（10）各楼层有便民服务措施，对政策照顾对象按政策照顾就诊。对病重、老、弱、残、孕和行动不便者提供迎诊服务、陪诊服务和搀扶服务。免费提供饮用水和一次性水杯。

三、门诊预检分诊管理

（1）预检护士由资深护士担任，同时具有高度的责任心。严格遵守卫生管理法律、法规和有关规定，认真执行临床技术操作规范及有关工作制度。

（2）患者来院就诊，预检护士严格按照"一看、二问、三检查、四分诊、五请示、六登记"原则，正确分诊。

（3）根据《中华人民共和国传染病防治法》有关规定，预检护士对来就诊患者预先进行有关传染病方面的甄别、检查与分流。发现传染病或疑似传染病患者，通知专科医师到场鉴别，排除者到相应普通科就诊；疑似者发放口罩、隔离衣等保护用具，专人护送到特定门诊，并对接诊区进行消毒处理。由特定门诊预检护士按要求通知医务处、防保科、门诊办公室，并做好传染病登记工作。

（4）如遇患者病情突变急需抢救时，预检护士立即联系医师就地抢救，同时联系急诊，待病情许可，由专人护送至急诊。

（5）遇突发事件，预检护士立即通知医务处、护理部、门诊办公室，按相关流程启动应急预案。

四、发热门诊管理

（1）在门诊部和急诊室设立预检分诊处，在醒目处悬挂清晰的发热预检标识。急诊室预检工作实行24小时值班制，做好患者信息登记。经预检查出体温超过37℃的发热患者，由预检处的工作人员陪送到发热门诊。

（2）发热门诊相对独立，并有明显标识，配有专用诊室、留观室、抢救设施、治疗室、放射线摄片机、检验室、厕所。

（3）发热门诊设有双通道，工作人员和患者从不同路径出入发热门诊。有明确的清洁、半污染和污染区划分，设置有效屏障，安装非接触式洗手装置。

（4）医师和护士须经过专业培训,合格后方可上岗。

（5）医务人员须准时上岗,24 小时均按排班表落实。不擅自离岗,不以任何理由延误开诊。如确有特殊情况,必须提前一天向医务部及门诊部请假,由医务部安排其他人员。

（6）坚持首诊负责制,对每个发热患者必须首先进行详细的流行病学资料收集及认真检查,根据流行病学资料、症状和体征、实验室检查和肺部影像学检查综合判断进行临床诊断,避免漏诊。

（7）严格执行疫情报告制度,一旦出现可疑患者,在第一时间内进行隔离观察、治疗（一人一室一消毒）,并立即向医务科报告。遇有疑难病症,及时会诊,以免延误病情。

（8）确诊或疑似病例必须立即按程序上报,6 小时内报当地疾病控制中心,并同时填写传染病疫情报告卡,不得延误或漏报。

（9）严格执行交接班制度,并做好患者信息登记及转运交接记录。

（10）医务人员在岗时做好个人防护,接触患者（含疑似患者）后,及时更换全套防护物品。

（11）进入发热门诊就诊患者应在医务人员指导下做好相应防护。

（12）诊室保证通风良好和独立的空调系统,每天常规进行空气消毒、定时消毒地面、物品表面。患者离去后立即进行终末消毒处理。

（13）医务人员防护、设备消毒、污染物品处理等,按卫生健康委员会统一文件执行。

五、肠道门诊管理

（1）认真学习《中华人民共和国传染病防治法》及有关肠道传染病业务知识,按要求完成培训。

（2）认真填写门诊日志。对前来就诊的腹泻患者建立肠道门诊卡,并逐例按腹泻患者专册登记项目要求登记,每天核对。专卡、专册、登记册保存 3 年。

（3）做好肠道传染病的登记工作。按规定时间向防保科报出传染病报告卡,并做好交接记录。疑似或确诊甲类传染病立即电话报告防保科。

（4）每月填写肠道门诊月报表交防保科、卫生防疫站,并留存 1 份。

（5）肠道门诊对就诊患者认真询问腹泻病史、流行病史及进行必须体征、粪常规检查,做到"有泻必采,有样必检"。对可疑对象进行霍乱弧菌培养。对确诊或疑似细菌性痢疾病者及重点职业（幼托儿童保育员、饮食从业人员、水上作业人员、与粪便接触从业人员）腹泻患者需进行细菌性痢疾培养。

（6）发现食物中毒、集体性腹泻病例（3 例以上,含 3 例）,立即电话报告卫生防疫站和卫生监督所。

（7）加强肠道门诊日常消毒隔离工作,严格按消毒隔离规范及肠道门诊医院感染管理制度执行,防止医院内感染发生。对患者呕吐物、粪便和检后标本,以及被污染物品、场所及废弃物应立即进行相应消毒隔离处理。对重症腹泻患者立即隔离,防止疾病蔓延、扩散。

六、门诊换药室、治疗室管理

（1）换药室、治疗室的布局合理,清洁区、污染区分区明确,标志清楚。

（2）环境清洁、干燥,有专用清洁工具,每天 2 次清洁地面。如有脓、血、体液污染,及时用 2 000 mg/L 含氯消毒液擦拭消毒。

（3）护士按各自岗位职责工作，无关人员不得入内。

（4）严格执行无菌技术操作规程，每次操作前后洗手。各种治疗、护理及换药操作按清洁伤口、感染伤口分区域进行，无菌物品必须一人一用，换药时要戴手套。

（5）无菌物品按消毒日期前后顺序使用，摆放整齐，有效期为 2 周，梅雨季节为 1 周。使用后的器械、换药用具等物品，统一送供应室处理。置于无菌罐中的消毒物品（棉球、纱布等）一经打开，使用时间最长不超过 24 小时，提倡使用小包装。疑似过期或污染的无菌物品需重新消毒，不得使用。

（6）治疗车上物品应摆放有序，上层为清洁区，下层为污染区。车上应备有快速手消毒液或消毒手套。

（7）破伤风、气性坏疽、铜绿假单胞菌、传染性等特殊伤口应在特殊感染换药室进行。使用一次性换药器具。换药后敷料及换药器具放入带有警示标识的双层黄色垃圾袋，换药室进行紫外线空气消毒，地面用 2 000 mg/L 含氯消毒液擦拭。

（8）污染敷料和使用过的一次性医疗废弃物丢入黄色垃圾袋，由专人收取、处理并交接登记。

（9）换药室、治疗室每天紫外线进行空气消毒，做好记录。

（10）每天开窗通风，保持空气流通。

七、入院处管理

入院处是医院的一个特殊窗口，是住院患者必经的中间环节，与医院其他部门有着纵横交错的联系。为确保患者的合法权利，提高入院处的服务质量，制定下列管理规范。

(一)常规工作规范

（1）每天上班即与各病区办公室护士或护士长联系当天出院情况，了解床位调整，确定收治床位。按流程为已有确定床位的患者办理全套入院手续。

（2）接受患者入院登记，填写入院须知（兼入院通知单）并交给患者。对于要办理特殊手续患者作重点指导。

（3）普通患者住院采取预约制，按照时间先后顺序处理；在入院通知单上告知住院需等待及办理入院时所需要携带的相关证件和日常生活必需品；对急诊或有紧急需求患者，优先安排入院。

（4）按照当天床位情况，尽早安排。及时通知患者入院，使患者有较充裕的准备时间。

（5）热情接待登记患者，如无床位，做好解释工作，帮助患者了解入院手续。

（6）热情接待患者的查询（来电、来人），耐心听取患者倾诉。对患者及家属提出的疑问耐心解释，做到有问必答。

（7）加强与各科医师及病区护士联系，根据登记患者的男女比例及时调整床位。

（8）每天整理各科入院登记卡，对于登记时间较长的入院登记卡要定期处理、清理。

(二)办理登记流程

（1）患者首先在门诊或急诊挂号、就诊。

（2）医师评估患者疾病后，对于符合收治标准的患者开具入院登记卡，入院处按相关规定安排入院。

（3）核对医师在入院登记卡上填写的基本信息、科别、疾病诊断、医师签名、入院前相关内容告知等。项目无遗漏，由患者或其家属签名确认，并在入院卡上填写联系电话。

（4）入院处工作人员收下住院卡,认真填写入院须知(兼入院通知单),交给患者,并告知患者相关内容;等候入院电话通知,办理入院手续时带好相关证件、预付款、物品。

（三）办理入院流程

（1）患者接到电话通知后,持入院通知单到入院处办理入院手续,同时出示门诊就医磁卡(医保卡)、门诊病历本,患者本人必须到院。

（2）入院处收回入院通知单,电脑登录患者信息(姓名、性别、诊断及病区等),复印患者本次入院的门诊病历,并置于住院病历中。

（3）患者到财务窗口交住院预付款,并正确填写入院凭证上的基本信息(姓名、现住址、联系电话、联系人姓名等)。

（4）患者须出示身份证(医保卡)、入院登记卡、入院凭证,由工作人员电脑输入上述详细信息并打印病案首页、床头卡及腕带。

（5）完成入院登记手续,按照相关规定使患者安全进入病区。如行动不便、病情较重或沟通困难,由入院处工作人员护送至病区,并与病区护士做好交接手续。

八、特需门诊管理

特需门诊是医院为满足患者特殊需求而开设的门诊。除了具备普通门诊的功能之外,更着重于为患者提供优质的一条龙服务,减少就诊中间环节,缩短候诊时间。挂号、就诊、交费、取药等环节均有专人指引、陪伴,过程相对快捷、方便,为患者提供更温馨、舒适的就诊服务。

（一）严格的专家准入条件

特需门诊专家应是副高级以上卫生技术职称并经医院聘任的有长期临床工作经验的医师。医院建立专家准入制,由门诊办公室和所属科室双重审核,根据专业特长、学术成就、科研成果及同行认可,确认专家资格,方可准入。

（二）特需门诊的规范管理

1.环境管理

特需门诊要有较好的环境,候诊时应有较大的空间。环境布置要人性化,候诊室有绿植、软硬候诊椅、饮水机、一次性水杯、中央空调,并设有健康教育栏和多媒体健康宣教;专家介绍栏展出专家照片、简历,公开专家技术职称、专业特长及诊治范围,有利于患者择医,为患者创造一个温馨的就医环境。

2.诊室管理

开设独立的、符合有关规定的诊室,严格一医一患,制定具体的接诊时间,由专人负责各诊室的管理。

3.挂号管理

特需门诊的挂号由计算机统一进行,登记姓名、性别、年龄、地址、就诊时间、科别等,防止专家号被倒卖,损害患者利益。同时,开展实名制预约挂号服务,可以定人、定时,使患者有计划就诊。

4.专家管理

（1）要求专家保证出诊时间,请假需提前3个工作日。严格执行工作制度及医疗质量控制标准,做到首诊负责制,合理检查与用药,杜绝人情方、大处方。对就诊人数实行定额管理,以保证特需门诊的诊疗质量。

(2)对违反相应规定的医务人员严肃处理,以保证患者权利。

5.护理人员管理

仪表端庄、举止优美;资深护士业务能力强,具有全科知识,准确分诊;及时解决各类问题,发现和化解矛盾,合理安排就诊,保证就诊的有序进行。

九、门诊患者及家属健康教育规划

门诊健康教育是通过有计划、有组织、有系统的信息传播和行为干预,促使患者及家属自觉地采纳有益于健康的行为和生活方式,消除或减轻影响健康的危险因素,预防疾病、促进健康、提高生活质量。

(一)门诊健康教育的目的

通过健康教育稳定患者情绪,维持良好医疗程序。同时,让患者获得卫生保健知识,树立健康观念,自愿采纳有利于健康的行为和生活方式。

(二)门诊健康教育的服务对象

门诊患者及家属。

(三)门诊健康教育的策略

(1)因人、因病实施健康教育,并将健康教育伴随医疗活动的全过程。在就诊过程中,护士随时与患者进行交谈,针对不同需求,进行必要而简短的解释、说明、指导、安慰。

(2)健康教育内容精练、形式多样,具有针对性和普遍性。

(四)门诊健康教育的形式

1.语言教育方法

健康咨询、专题讲座、小组座谈等。

2.文字教育方法

卫生标语、卫生传单、卫生小册子、卫生报刊、卫生墙报、卫生专栏、卫生宣传画等。

3.形象化教育方法

图片、照片、标本、模型、示范、演示等。

4.电化教育方法

广播、投影、多媒体等。

(五)门诊健康教育的方法

1.接诊教育

在分诊过程中通过与患者交流,了解心理、识别病情的轻重缓急,安排患者就诊科室。

2.候诊教育

护士对候诊患者进行健康知识宣教,设置固定的健康教育课程,内容以常见病、多发病、流行病的防治知识为主,形式多样、内容精炼、语言通俗易懂。通过健康教育安定患者情绪,向患者及家属传播卫生科学常识及自我保健措施。

（潘红蕾）

第四章

神经外科护理

第一节　神经外科管道技术及护理

在整个外科领域中,神经外科的手术风险、术后并发症和病残率最高,这是由于中枢神经系统的组织结构和其生理功能的重要性与复杂性所决定的。颅内留置引流管,就像一个窗口,由此可以了解颅内变化,对于观察病情有着非常重要的意义。

一、颅脑的解剖特点

神经系统分为中枢部和周围部,中枢部包括脑和脊髓,也称中枢神经系统,周围部是指脑和脊髓以外的神经成分,包括脑神经、脊神经和内脏神经,又称周围神经系统。为了便于理解神经外科的管道置放的位置,下面重点叙述颅脑的解剖。

(一)头皮

头皮组织由表及里分5层:表皮、皮下组织、帽状腱膜层、腱膜下疏松结缔组织和颅骨骨膜。头皮的血供较丰富、皮下组织有致密的纤维隔,其内血管断裂不易回缩,因此切开头皮或头皮裂伤后出血较多。

(二)颅骨

颅骨是保护脑部的坚硬骨骼,由八块颅骨围成颅腔,分别是枕骨、蝶骨、筛骨、额骨各一块,顶骨、颞骨各两块,正常情况下起到保护脑组织的作用。当颅内出血形成血肿或脑组织肿胀使颅内体积增大时,颅骨的完整性便成为有害的因素,造成颅内高压,压迫脑组织,威胁人的生命。

(三)脑膜

脑膜是包围在大脑外的一层保护膜,且延伸至脊髓。由外至内分别是硬脑膜、蛛网膜和软脑膜。

1.硬脑膜

硬脑膜为厚而坚韧的一层纤维膜,连接蛛网膜之外而紧贴于颅骨骨膜上,其功能是保护大脑和脊髓。硬脑膜在颅骨的某些部位反折成褶形成大脑镰,分隔两侧大脑半球,形成小脑幕,分隔大脑和小脑。颅底骨折时,易撕破硬脑膜和蛛网膜,造成脑脊液外漏。

2.蛛网膜

蛛网膜是一层贴在硬脑膜的深面、无血管的、具有防水性的透明薄膜,围绕着整个中枢神经系统。蛛网膜和软脑膜之间的腔隙叫蛛网膜下腔,腔内充满脑脊液,此处更富有脑内大多数血管,血管分支穿过软脑膜到达脑内,供应血液。蛛网膜下腔在某些地方腔隙较大,称为池。重要的池有小脑延髓池和终池,后者位于脊髓下端至第二骶椎,是临床常用的穿刺部位。

3.软脑膜

紧贴在脑和脊髓的表面,为一柔软富有血管的黏膜层。在第三脑室和第四脑室的顶及侧脑室的内侧壁,软脑膜和脑室上皮相贴,并和其中所含血管共同突入脑室形成脉络丛,它是产生脑脊液的地方(图 4-1)。

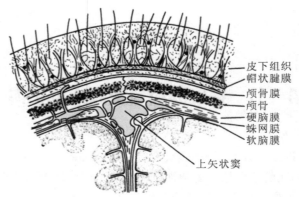

图 4-1　头皮、颅骨和脑膜

（四）脑脊液

(1)脑脊液是无色透明的液体,充满脑室和蛛网膜下腔,总量 100～200 mL。

(2)脑脊液保护着脑部组织和脊髓,大脑组织可在脑脊液中自由地浮动。

(3)脑脊液的形成与循环:①脑脊液由脑室中的脉络丛分泌。②脑脊液流经侧脑室、室间孔进入第三脑室,再经中脑水管进入第四脑室,在此第四脑室与脊柱的中心管连接。③自第四脑室有通往蛛网膜下腔的开口,脑脊液可流经整个脊髓和脑部。④正常的脑脊液循环是脑脊液不断产生又回到血液的流动过程,它保持着一定的颅内压。

(4)脑脊液循环如发生障碍,可发生脑积水,引起颅内压增高。

(5)脑脊液中含有少量蛋白质、淋巴细胞和一定量的氯化物。当颅内发生病变时,这些物质的含量可发生改变,脑脊液也由透明变为混浊,因此脑脊液检查有助于颅内疾病的诊断。

（五）脑血管

1.脑的动脉

来源于颈内动脉和椎动脉,供给大脑的血液。

(1)颈内动脉发出眼动脉后分支供给脑部血液。其主要分支有大脑前动脉、大脑中动脉和后交通动脉。

(2)两侧椎动脉合成基底动脉,供给小脑和脑干的血液,主要分支有小脑下后动脉、小脑下前动脉、小脑上动脉和小脑后动脉。

(3)大脑动脉环由小脑后动脉、后交通动脉、颈内动脉、大脑前动脉和前交通动脉在脑底吻合成环状,也称为脑底动脉环或 Willis 环,有调节血流的作用。

2.脑的静脉

不与动脉伴行,可分为浅静脉和深静脉两种。

(1)浅静脉位于大脑表面,收集大脑皮质来的血液,其中最大的分支是大脑中静脉。

(2)深静脉收集大脑深部来的血液,合成一个短粗的干,称为大脑大静脉。

(3)静脉血流由上到下,先流至大静脉窦,再流至颈静脉。大脑的静脉主要是汇集来自脑部的血液,是硬脑膜窦内静脉血的主要来源。

(六)脑组织

脑组织可分为大脑、间脑、脑干和小脑四大部分,其中脑干包括中脑、脑桥和延髓。

1.大脑

(1)大脑是脑部最大的部分,可分为两个半球,它们的表面布满深浅不同的沟,沟与沟之间的隆起称回,每一个半球都有三条比较深而恒定的沟,即外侧沟、中央沟和顶枕沟。

(2)每一个半球均有大脑皮质形成的一个表层膜,大脑皮质的主要脑叶有额叶、顶叶、颞叶、枕叶和岛叶。

(3)侧脑室为大脑半球内的腔,左右对称,内有脉络丛分泌脑脊液,脑脊液经左右两室间孔流入第三脑室。

2.间脑

间脑分为上丘脑、丘脑、后丘脑、底丘脑和下丘脑。间脑的室腔为第三脑室,向下连接中脑水管,向上经室间孔连接侧脑室。

3.小脑

上方隔着小脑幕与枕叶相邻,前方是脑桥和延髓。其主要功能是保持躯体平衡,调节肌张力和协调随意运动。

4.脑干

(1)自上而下由中脑、脑桥、延髓组成。脑桥和延髓背面与小脑相连,它们之间的室腔为第四脑室。

(2)脑神经核除嗅神经、视神经外,其余皆位于脑干内。

(3)在脑神经核与其余一些核团以及纤维束以外的区域,有许多胞体和纤维交错排列称为脑干网状结构。它负责调节肌紧张;维持大脑皮质的兴奋性水平;调节各种内脏活动和脊髓的其他运动。

(4)脑干损伤的特点:意识障碍、去皮质强直、同侧脑神经麻痹及对侧偏瘫、两侧瞳孔极度缩小。

二、硬膜下引流管的护理

(一)适应证

(1)急慢性硬膜下血肿或积液者,经开颅或钻孔引流手术后,通过引流管将颅内的血肿或积液引流出来。

(2)硬膜下脓肿或脑脓肿者,行脓肿清除或穿刺引流术,通过引流管引流出脓液。

(3)颅内大量积气者,通过引流管引出气体,降低颅内的压力,减轻患者的头痛。

(4)颅内疾病行开颅手术,在关颅前因各种原因未缝合脑膜者,如减压手术和颅后窝手术,通过放置引流管达到引流残留血液的目的。

(二)置管方法

1.开颅手术时置管

依次切开头皮、颅骨及硬脑膜,清除血肿或摘除肿瘤,止血后关闭颅腔,硬膜下放置引流管一根,缝扎固定于头皮上,切口处引出,外接引流袋(图4-2)。

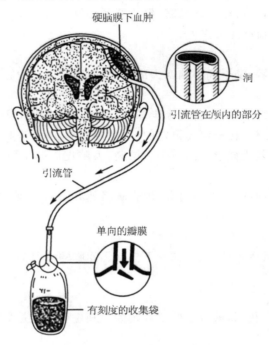

图 4-2　清除血肿后硬膜下置管引流

2.血肿钻孔引流时置管

切开头皮,在额、顶骨钻两个直径1.5～2 cm的骨窗,十字形切开硬脑膜,随着慢性或亚急性硬膜下血肿自引流管引流后,经两个引流管用大量生理盐水冲洗引流残余血肿,外接引流袋(图4-3)。

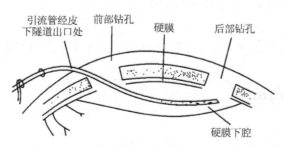

图 4-3　慢性硬膜下血肿钻孔引流

3.脑脓肿穿刺引流时置管

切开头皮,在靠近脓肿的部位钻开颅骨;切开硬脑膜,穿刺脓肿,抽出脓液,并反复多次用含有庆大霉素的生理盐水冲洗脓腔;放置引流管,缝合创口;外接引流袋。

（三）护理

1.体位

（1）开颅手术后的患者，麻醉清醒后取半卧位或抬高床头 15°～30°，以利于颅内静脉回流，减轻脑水肿。若全麻未清醒或呈昏迷状态，则取健侧卧位或仰卧位头偏向一侧。

（2）慢性硬膜下血肿钻孔引流术后，为利于脑组织复位和血肿腔闭合，采取头低脚高位或去枕平卧位，引流袋低于伤口悬吊于床头下面，有利于保护伤口和引流液排出。

2.躁动不安或昏迷的患者

使用约束带约束四肢，防止活动或翻身时，拉脱引流管。当患者下床活动时应暂时夹闭引流管，以防止过度引流或引流液逆流。

3.观察并记录引流液的颜色和引流量

引流液通常呈浅红色；若为暗红色提示陈旧性血肿；引流液呈鲜红色提示有活动性出血；引流液过浅或无色时，提示为脑脊液；引流液中有黄色黏液，提示脑内脓液；颅内积气者，引流管内则有气泡引出。

4.为预防发生感染

需保持引流管通畅和伤口处敷料干燥。若引流物突然变少，可能为引流管阻塞，用手指顺着引流袋轻轻按压即可；若伤口处敷料渗湿，应随时更换。每天还应在无菌条件下更换引流袋一次，应避免引流液倒流，并用无菌纱布包裹接口处，必要时留取引流液进行细菌培养或药敏试验。

5.拔管

（1）拔管指征：①慢性硬膜下血肿钻孔引流术的患者，于术后 3～5 天引流液减少时拔除引流管；②脑脓肿行穿刺引流的患者，经反复向脓腔内注入药物冲洗，检查证实脓腔闭合后再拔除引流管；③多数患者于术后 24～48 小时拔除引流管。

（2）拔管方法：先拔低位引流管，并用手指紧压导管在皮下行经的通道，以免空气逸入颅内。如果在高位引流管处，还有空气存在，可用注射器轻轻抽吸，边抽边退，因低位导管已经拔出，不会再将空气吸入，待引流管完全拔除后，立即结扎缝合伤口，最后用消毒敷料覆盖。

（四）健康教育

（1）术后 1 周内绝对卧床休息，避免长时间交谈、探视。

（2）注意保持引流管通畅，防止管道受压、扭曲、折叠或脱落。

（3）按医嘱继续服用药物，特别是抗癫痫的药物不得擅自停服、漏服或改服其他药。

（4）清醒无吞咽困难者应进食高热量、高蛋白质、高维生素、易消化的食物。吞咽困难或持续昏迷者，细心鼻饲饮食，以保证营养的供给。

（5）出院指导：保持情绪稳定，养成良好生活习惯，定期复查，如有头痛、呕吐、神志改变、原肢体功能下降等应及时就诊。

三、硬膜外引流管的护理

（一）适应证

（1）硬膜外血肿。

（2）颅内疾病行开颅手术，在脑膜缝合后，需要放置引流管引流残留血液。

（二）置管方法

开颅手术时置管：逐层切开头皮、颅骨和硬脑膜，清除血肿或摘除肿瘤，严密止血后关闭颅腔。缝合或修补硬脑膜,硬膜外放置引流管一根,缝扎固定于头皮上,切口处引出,外接引流袋。

(三)护理

1.体位

全麻未清醒或昏迷状态时,取侧卧位或仰卧位头偏向一侧;麻醉清醒后取半卧位或平卧抬高床头15°～30°,以利于颅内静脉回流,减轻脑水肿。

2.固定和保护引流管

引流袋低于切口悬吊于床头下,以利于引流液的顺利排出。引流管长度适宜,防止活动或翻身时拉脱。

3.观察并记录引流液的颜色和引流量

正常引流液呈浅红色,若为鲜红色,则表示尚有活动性出血。

4.保持引流管通畅和伤口敷料干燥

每天在无菌条件下更换引流袋1次,用无菌纱布包裹接口处,预防感染。

5.拔管

(1)拔管指征:术后24～48小时,引流液逐渐减少时可拔除引流管。

(2)拔管方法:注意切口处有无脑脊液漏出,要挤出皮下积液,待引流管完全拔除后,结扎缝合孔口,用消毒敷料覆盖。

(四)健康教育

(1)术后1周内绝对卧床休息,避免长时间交谈、探视。

(2)注意保持引流管通畅,防止管道受压、扭曲、折叠或脱落。

(3)按医嘱继续服用药物,特别是抗癫痫的药物不得擅自停服、漏服或改服其他药。

(4)清醒无吞咽困难者应进食高热量、高蛋白质、高维生素、易消化的食物。吞咽困难或持续昏迷者,细心鼻饲饮食,以保证营养的供给。

(5)定期复查,如有头痛、呕吐、神志改变、肢体功能下降等应及时就诊。

四、脑室引流术及其管道护理

脑室引流术是经颅骨钻孔或锥孔行脑室穿刺放入引流管,将超过正常容量的脑脊液排出脑室外,以降低颅内压力的技术。常用于急性颅内高压的治疗,动态观察脑积水,颅底脑脊液漏口。

(一)适应证及目的

(1)侧脑室、丘脑、第二脑室或第三脑室、脑桥小脑角等处的肿瘤以及颅内动脉瘤患者,手术后放置导管行脑室或脑池或瘤腔外引流,有助于控制颅内压,也可引出血性脑脊液以减轻头痛、预防恶心、呕吐、发热反应和脑血管痉挛,防止脑室系统阻塞。

(2)因颅内压升高而威胁生命,患者出现昏迷、一侧或双侧瞳孔散大、呼吸困难时,如急性脑积水,需紧急做脑室引流以缓解颅内压增高。

(3)进行脑室内治疗,如向脑室内注入抗生素控制感染,或向脑池内注入尿激酶溶解血块,防治脑血管痉挛。

(4)向脑室内注入阳性对比剂行脑室造影,或注入靛胭脂1 mL(或酚红1 mL),动态观察交通性或梗阻性脑积水,以及颅底脑脊液漏的漏口。

(二)禁忌证

(1)凝血障碍或血小板计数减少者。

（2）血管通路处有血管畸形等实质性病变，穿刺可能引起出血者。

（3）中线过度偏移，脑室外引流术可能会导致脑移位加重者。

（4）硬膜下积脓或脑脓肿患者，穿刺可使感染向脑内扩散者。

（5）弥散性脑肿胀或脑水肿，脑室受压缩小，引流很难奏效者。

（6）严重颅内高压，视力低于0.1者，穿刺需谨慎，因突然减压有失明的危险。

（三）物品准备

（1）小切开包1个、骨钻、腰穿针、无菌手套、1％利多卡因5～10 mL。

（2）引流管、无菌引流袋、注射器、管夹、三通。

（3）0.5％活力碘、75％乙醇、无菌纱布、棉签。

（四）置管方法

1.置管前准备

常规剃毛、消毒、铺巾、戴手套、穿手术衣。

2.麻醉

局部以1％利多卡因麻醉。

3.不同的穿刺部位及穿刺方法

（1）脑室前角穿刺：仰卧，眉间中点向后10～12 cm（或发际后2.5 cm），中线旁2.5 cm处矢状切开头皮直至颅骨（紧急情况下以颅锥直接钻孔），用手摇钻钻孔，切开硬脑膜，腰穿针与大脑镰平行，向双侧外耳道假想连线穿刺，深达4～5 cm即到脑室前角，拔出管芯见脑脊液流出，再留置硅胶导管引流。

（2）脑室枕角穿刺：枕外隆凸上4 cm，中线旁开3 cm处切开头皮并钻孔，切开硬脑膜，穿刺针头指向同侧眼眶外缘，穿刺深达4～5 cm即进入侧脑室后角。

（3）脑室颞角穿刺：在耳轮最高点以上1 cm处做皮肤小切口，钻孔并切开硬脑膜后，穿刺针垂直刺入4～5 cm即进入侧脑室颞角。

（4）幼儿前囟穿刺：在前囟两外角（距中线1.5～2 cm），针头垂直刺入深3～4 cm即可穿入到脑室。

4.放置引流管

穿刺成功后，放置引流管，缝合头皮，用丝线将引流管固定于头皮上，防止引流管脱出。

5.接上引流袋

无菌纱布包裹引流管接口处，以外耳道为参照点，设置固定引流的水平高度（图4-4）。

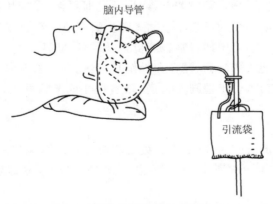

脑内导管

引流袋

图 4-4　脑室外引流袋放置的高度

(五)注意事项

(1)脑室穿刺具有一定的危险性,容易发生并发症,应严格掌握适应证。

(2)一般选择非优势侧半球,离病变部位较远处穿刺。

(3)穿刺必须遵循一定方向,当针头刺入脑实质以后,切勿更改方向,穿刺宜缓慢进行,掌握好深度,过深可能误伤脑干或脉络丛而引起出血。针头如遇阻力可略微捻转,不可强行刺入。

(4)穿刺点或穿刺方向不正确均可能导致穿刺困难,当多次更改方向穿刺,仍未能到达脑室时,应放弃穿刺或再做对侧脑室穿刺。

(5)穿刺成功后,应缓慢放出脑脊液,一次放脑脊液不宜过多,减压太快可引起硬脑膜下、硬脑膜外或脑室内出血。

(六)护理

1.术前准备

常规备皮,除紧急情况外,术前需禁食 6 小时,术前半小时肌内注射苯巴比妥 0.1 g。

2.脑室引流袋的固定

术后早期,引流袋先置于颅骨钻孔水平,后期再放置于床头的下面,引流管的最高点仍应高于脑室15~20 cm。保持颅内压在 1.96~2.45 kPa(200~250 mmH$_2$O),防止过度引流,颅内压骤降引起硬膜下血肿。

3.密切观察

观察患者的意识、四肢活动、瞳孔对光反射变化及生命体征,有无剧烈头痛、频繁呕吐,以判断颅内压情况。

4.观察引流装置

(1)患者头部活动应适当受限,保持引流管通畅,无扭曲、打折、脱出。

(2)控制脑脊液引流量,以每天不超过 500 mL 为宜。如有颅内感染,引流量可相应增加,但应该注意水电解质平衡。

(3)观察脑脊液的性质、颜色。如脑脊液中有大量鲜血,或血性脑脊液由浅变深,提示有脑室内出血。如引流液由清亮变浑浊,伴体温升高,可能发生颅内感染,及时报告医师。

(4)每天定时更换引流袋,并记录 24 小时引流量。

5.并发症的观察及护理

(1)脑室内感染:①严格遵守无菌操作,对暴露在头皮外端的导管及接头,每天用 75％乙醇消毒 3 次,并用无菌纱布覆盖,伤口敷料若有渗湿,应立即更换;②应用抗生素预防感染;③搬动患者时,应先夹闭引流管,防止颅内压急剧波动。防止脑室外引流管与引流袋接头处脱落。若有脱落者,应严格消毒后再连接;④定期行脑脊液检查,做细菌培养。

(2)出血和移位:①限制头部活动,翻身和操作时,避免牵拉引流管;②对躁动者用约束带约束四肢;③密切观察病情变化,若出现剧烈头痛、频繁呕吐或癫痫发生,立即行 CT 检查;④必要时需手术重置导管。

6.拔管

(1)拔管指征:脑室引流时间为 3~7 天。拔管前应先抬高引流袋或夹闭引流管 24 小时,观察无颅内压增高的表现时,可予拔管。如出现颅内压增高症状,应立即放低引流袋或开放引流管继续引流,并告知医师。

(2)拔管方法:先夹闭引流管,防止管内液体逆流入脑室而引起感染。注意切口处有无脑脊液漏出,要挤出皮下积液,待引流管完全拔除后,立即缝合伤口,最后用消毒敷料覆盖。

7.拔管后观察

观察患者的神志、瞳孔及体温的变化。伤口处按时换药,并保持头部敷料干燥及床单、枕套的清洁。

(七)健康教育

(1)行脑室外引流前,应向患者或家属说明其目的及注意事项,以取得配合。

(2)嘱患者引流术后卧床休息 3 天,若病情稳定可适当活动,下床时应暂时夹闭引流管,以防引流过度。

(3)告诉患者引流过度的表现有出汗、心搏过速、头痛、恶心等,如出现上述反应,立即告诉医护人员,以便及时采取措施。

五、侧脑室－腹腔分流术及其管道护理

侧脑室-腹腔分流是将一条柔软的分流导管,一端放在脑室内,另一端置入腹腔内,使脑室内多余的脑脊髓液沿导管安全地流入腹腔,以达到分流脑脊液、降低颅内压的目的。

(一)适应证

各种类型的梗阻性及交通性脑积水。

(二)禁忌证

(1)颅内或腹腔内感染者,或脑部－腹部隧道途经之处有炎症者。

(2)腹水或腹腔内粘连者。

(3)妊娠妇女。

(4)脑室或腹腔内有新鲜出血或近期有出血者。

(5)脑脊液中蛋白含量过高,达 500 mg/L。

(三)物品准备

(1)分流导管:要求质地柔软,刺激性小。

(2)颅骨钻、探条、带芯导管针。

(3)尖刀、7 号丝线、止血钳、无菌纱布。

(4)分流泵。

(四)置管方法

在无菌条件下按序连接脑室-腹腔分流管,在体外试验其功能正常后,以外耳道上 7 cm,乳突后 3 cm 为中心点,做一个由额部向枕部的 4 cm 的横切口,用乳突撑开器撑开。颅骨钻孔,彻底止血。用止血钳通过切口向耳后帽状腱膜下层分离,使之形成一耳后皮下腔隙。用湿纱布保护切口。

在腹正中剑突下 2 cm 处切一小切口并分离至皮下。用皮下长通条在皮下向头部切口方向探道,直到头部切口皮肤的帽状腱膜下层。

在头部切口处,用 7 号双丝线结扎通条头部的尖端。抽出通条,使丝线位于皮下通道内,用丝线结扎腹腔管,将进入腹腔内裂孔端导管用纱布或棉垫包扎,以保持洁净避免污染。由头部抽出丝线,此时分流管已位于头、颈、胸部皮肤下的隧道内(图 4-5A)。

将腹腔内的分流管预留 15～20 cm,剪去多余的部分,并将管与分流泵的腹腔端相接,用丝线结扎牢固。

电凝颅孔中心硬膜,切一个 2 mm 大小的裂孔,并电凝硬膜、软脑膜至脑实质,使之成为一连续密闭的腔隙,使硬膜外腔不与蛛网膜下腔相通。

用中心带导针的脑室管向对侧额角方向的脑组织进针,穿刺深度为术前所测颅骨至脑室的距离,抽出导针,此时可见有脑脊液流出,用小止血钳夹住脑室管末端,阻止脑脊液继续外流。继续向脑室内送管,使脑室管端沿脑室壁向前滑行至预定深度。松开止血钳,观察是否有脑脊液流出。向外抽出 3～5 cm,剪去多余的引流管,并接到引流泵的脑室端并用丝线结扎。提起帽状腱膜,向皮瓣腔下送分流泵,同时在腹部向下拉腹腔管,在头部向下送脑室管。最后使分流泵正好位于耳后皮下腔内。

检查分流管通畅情况 于耳后皮肤处向下按压分流泵,观察腹腔管端的裂隙处是否有脑脊液向外飞溅,分流泵是否可以自动复位。用双手在颈两侧向内按压颈部,以阻止颈静脉回流,此时可见腹腔管端裂孔处有脑积液如泪珠样滴出,证明各管道通畅。

延长腹部切口切至腹膜时夹住腹膜,并切一个 2～3 mm 的切口,确定为腹腔后,向腹腔内缓慢送腹腔管,勿扭曲打折(图 4-5B,图 4-5C)。

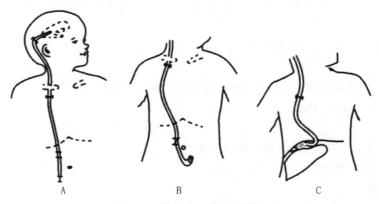

图 4-5　侧脑室－腹腔分流术

最后缝合及包扎头部及腹部切口,避免缝针时意外割断分流管。

(五)护理

1.术前准备

头部、颈部、胸部及腹部的手术区备皮;术前禁食 6 小时,禁饮 4 小时;准备好穿刺物品。

2.术后体位

全麻未清醒或昏迷状态则取侧卧位或仰卧位头偏向一侧;麻醉清醒后取半卧位或平卧抬高床头15°～30°,有利于颅内静脉回流,减轻脑水肿。

3.保持伤口敷料干燥

如有渗液及时更换。

4.分流泵

按压耳后皮下的分流泵,每天 2～3 次。

5.观察患者

观察患者的神志、瞳孔、生命体征的变化,注意颅内高压症状有无改善。若出现剧烈头痛、频繁呕吐,应及时汇报并详细记录。

6.神志清楚的患者

术后 6 小时可给予流质饮食。

7.并发症的观察及护理

(1)感染:引起感染的原因是多方面的,如分流管及术中无菌技术不严格,暴露时间过久等。应注意体温监测,若术后体温持续升高至 38 ℃以上,血常规中粒细胞增加至$(12\sim20)\times10^9$,隧道路径区红肿压痛,则说明有感染发生。轻者可行短期抗炎治疗,如炎症继续发展,必须及时拔除分流管以控制炎症。术后反应性低热,一般在 1 周后消失。

(2)腹痛:如果术中或术后伤及内脏等可发生急腹症征象,需及时查清原因予以妥善处理。应注意观察有无腹痛、腹胀等症状。

(3)分流管堵塞:分流管堵塞、扭曲、回缩、打折、压扁、腹腔端被大网膜包裹,均可导致引流不畅。应反复挤压泵,尽力使之通畅。否则需打开伤口,重新调整导管。

(六)健康教育

(1)术后 1 周内绝对卧床休息,1 周后可逐渐下床活动。

(2)注意保持内引流通畅,每天起床前和临睡前按压分流泵两次。

(3)按医嘱继续服用药物,特别是抗癫痫的药物不得擅自停服、漏服或改服其他药。

(4)清醒无吞咽困难者应进食高热量、高蛋白质、高维生素、易消化的食物。吞咽困难或持续昏迷者,细心鼻饲饮食,以保证营养的供给。

(5)出院指导:保持情绪稳定,养成良好生活习惯,定期复查,如有头痛、呕吐、神志改变、原肢体功能下降等应及时就诊。

六、经颅骨钻孔侧脑室穿刺及压力监测

颅内压是指颅内容物对颅腔所产生的压力,常用脑脊液的压力来代表。正常成人颅内压为 $0.69\sim1.96$ kPa($70\sim200$ mmH$_2$O),儿童为 $0.49\sim0.98$ kPa($50\sim100$ mmH$_2$O)。颅内压监护就是将导管或微型压力传感器探头安置于颅腔内,导管与压力传感器的另一端和颅内压监护仪连接,将颅内压的压力动态变化转化为电信号,显示于示波屏或数字仪上,以便随时监测颅内压的一种技术。在做颅内压监测前必须先做脑脊液引流术,临床常用的脑脊液引流途径有经侧脑室、硬脑膜下、蛛网膜下腔、硬脑膜外等四条途径,下面分别讲述。

侧脑室穿刺后将导管经充满肝素盐水的延长管与压力传感器相连可监测颅内压,它是最精确可靠的颅内压监测法。

(一)适应证

(1)颅内压监测。

(2)颅内高压时控制脑脊液引流减压。

(二)禁忌证

严重脑水肿、颅内出血或占位性病变,可使侧脑室变窄、变形或移位,难以将导管插入侧脑室内。

(三)物品准备

(1)小切开包 1 个、骨钻 1 只、18～20 号腰穿针 1 根、5 号聚乙烯导管 1 根。

(2)三通 1 个、长短延长管各 1 条、镊子、无菌纱布、无菌手套。

(3)0.5%活力碘、乙醇、胶布。

（4）无菌试管和普通试管若干。

（四）方法

1.置管

（1）常规备皮、消毒、铺巾、戴手套、穿手术衣。

（2）以 2％利多卡因局部麻醉，然后在眼眶上方冠状缝处切开皮肤、皮下组织。

（3）以骨钻钻开颅骨内外板。

（4）在钻孔处以 20 号针头刺开硬脑膜，然后改用 18～20 号有芯腰穿针头向着外眦方向前进，每前进 0.5 cm 即取出针芯一次以观察有无脑脊液流出。当有脑脊液流出时即停止进针，其深度依年龄而定，一般为 3～5 cm。

（5）取出穿刺针头，用 5 号聚乙烯导管灌满生理盐水沿着原穿刺针经过的途径插入侧脑室。导管进入侧脑室的标志是：①导管内原来静止的液体呈搏动性；②放低导管位置脑脊液可自管腔内流出；③抬高导管位置液体可流入侧脑室。

（6）缝合皮肤皮下一针，用丝线固定导管，无菌敷料覆盖伤口。

2.测压

（1）将引流管经三通与压力传感器相连，传感器系统预先注液排气。

（2）将传感器导线插入监护仪，屏幕上会出现颅内压数据及波形。

（3）调整传感器位置。传感器上垂直三通的顶点应与室间孔在同一水平，即眉末端与耳郭顶端连线中点。

（4）关闭与引流袋连接的三通，开放传感器上与患者连接的三通即可直接在荧光屏上读出颅内压的数值。通常在 20～30 分钟后，数据趋于稳定。

（5）根据颅内压高低调节报警范围及颅内压波幅。

（6）压力过高时将与引流袋连接的三通打开或降低引流袋的高度，以控制脑脊液的流出速度。

七、蛛网膜下腔螺栓引流及压力监测

（一）物品准备

（1）蛛网膜下腔螺栓 是用不锈钢制成的特殊中空螺栓（图 4-6）。

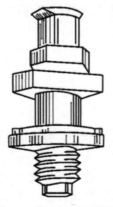

图 4-6　蛛网膜下腔螺栓

（2）特制钻头：钻头的螺纹与螺栓螺纹一致。

（3）螺丝：与螺栓配套使用。

（4）其他：孔巾、注射器、2％利多卡因、手术刀、缝线、持针器、20号腰穿针头。

（二）方法

（1）备皮、消毒、铺巾、戴手套、穿手术衣。

（2）以2％利多卡因局部麻醉后，在冠状缝前做一与冠状缝平行的长1～2 cm的横切口。切口横越瞳孔中线，深达骨膜。

（3）用牵引器牵开皮肤，用骨钻在瞳孔中线处钻孔使其穿透额骨内外板直抵硬脑膜。

（4）拔出钻头，沿钻孔放入蛛网膜下腔螺栓，将螺栓旋转前进直至螺栓上的硅垫与骨外板接触。

（5）取下螺栓芯，用20号腰穿针通过螺栓孔，刺破硬脑膜放出脑脊液以确保蛛网膜下腔与外界相通。

（6）借测压导管将螺栓与压力传感器相接（图4-7）。

（7）缝合切口并固定螺栓及导管（图4-8）。

八、腰椎穿刺术及护理

腰椎穿刺术主要用于中枢神经系统炎症、肿瘤、外伤、脑血管疾病的诊断和治疗，并能动态地观察病情。

（一）适应证

（1）发热、神志改变、出现脑膜刺激征或疑有脑膜炎、脑炎。

（2）疑有蛛网膜下腔出血。

（3）疑有颅内转移性肿瘤或白血病。

（4）气脑造影或碘油造影。

（5）鞘内给药。

（二）禁忌证

（1）有明显颅内压增高者，可促使脑疝发生。

（2）穿刺局部有软组织或脊柱化脓感染或结核。

（3）颅底骨折有脑脊液漏者，可增加逆行感染的机会。

（4）休克、呼吸循环衰竭、躁动不安者。

（5）凝血障碍及抗凝治疗期间。

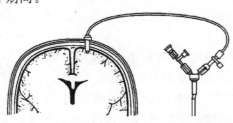

图4-7　蛛网膜下腔螺栓引流及压力监测

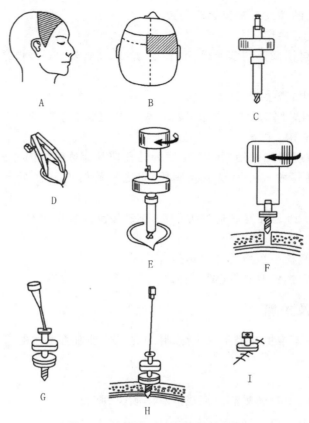

图 4-8　蛛网膜下腔螺栓置入步骤

(三)物品准备

(1)腰穿包:穿刺针、无菌手套、玻璃测压管。

(2)治疗盘:0.5%活力碘、75%乙醇、棉签、胶布、2%普鲁卡因或2%利多卡因。

(3)急救药品:20%甘露醇、洛贝林、尼可刹米等。

(4)清洁小瓶或试管3~4个,需做培养者,准备无菌试管。

(5)根据需要备鞘内注射药物。

(四)操作方法

(1)核对患者姓名,向患者解释穿刺目的,用屏风遮挡患者。

(2)协助患者取侧卧位,背部和床面垂直,头颈部前倾,抱膝,使腰椎部后凸、椎间隙增宽,以利进针。

(3)定穿刺点:选腰椎3~4或4~5间隙做好标记。

(4)常规皮肤消毒、铺巾、戴无菌手套、局部麻醉。

(5)术者用左手指尖紧按住2个棘突间隙的皮肤凹陷,右手持穿刺针,于穿刺点下刺入皮下,使针垂直于背平面,或略向头端倾斜缓慢推进,当感到压力突然减低时,针已穿过硬脊膜,再进少许即进入蛛网膜下腔,成人进针深度4~6 cm。

(6)拔出针芯,放出数滴脑脊液,接三通接头和测压管,可见脑脊液在测压管内随呼吸波动,记录脑脊液压力。

（7）取下测压管，用无菌试管接脑脊液 2～4 mL 送检，必要时鞘内注射药物或行药物灌洗。

（8）插入针芯，拔出穿刺针，穿刺点用 0.5％活力碘消毒后覆盖无菌纱布，用胶布固定。

（9）新生儿可用头皮针穿刺测压。

（五）护理

（1）术前做普鲁卡因皮试，过度紧张、躁动、精神症状及小儿患者遵医嘱予以镇静剂。

（2）帮助患者维持有效体位，防止断针等意外发生。

（3）放液时不宜过快。侧卧位腰椎的正常压力为 0.69～1.76 kPa（70～180 mmH$_2$O），流速为 40～50 滴/分。压力超过 1.96 kPa（200 mmH$_2$O），或流速超过 50 滴/分，提示有颅内压增高，可遵医嘱使用脱水剂。

（4）观察脑脊液的性质。正常脑脊液为无色透明液体。血色或粉红色脑脊液常见于穿刺损伤或椎管、颅内有出血性病变。区别方法：用三管连续接取脑脊液，如果管中红色依次变淡，最后转清，则为穿刺损伤出血；如三管皆为均匀一致的血色，则为出血性病变。

（5）穿刺过程中密切观察患者面色、脉搏、呼吸、意识，如有异常及时报告给操作者，采取应对措施。

（6）术毕及时送检脑脊液标本，以免影响检查结果。

（7）术后患者去枕平卧 4～6 小时，防止穿刺后低颅内压性头痛。

（8）保护穿刺处敷料，防止潮湿、污染和脱落。

（六）健康教育

（1）术前向患者及家属说明腰椎穿刺的目的、过程、配合方法及术中可能出现的意外，取得同意后签字。

（2）术前嘱患者排空大小便。

（3）术后 24 小时不宜沐浴，以免感染。

（陈小红）

第二节 脊 髓 损 伤

脊髓损伤为脊柱骨折或骨折脱位的严重并发症。损伤高度以下的脊神经所支配的身体部位的功能会丧失。直接与间接的外力对脊柱的重击是造成脊髓损伤的主要原因，常见的原因有交通事故、枪伤、刀伤、自高处跌落，或是被掉落的东西击中脊椎，以及现在流行的一些水上运动，诸如划水、冲浪板、跳水等，也都可能造成脊髓损伤。

一、护理评估

（一）病因分析

脊髓损伤是一种致残率高、后果严重的疾病，直接或间接暴力作用于脊柱和脊髓皆可造成脊髓损伤，间接暴力损伤比较常见，脊髓损伤的节段常发生于暴力作用的远隔部位，如从高处坠落，两足或臀部着地，或暴力作用于头顶、肩背部，而脊椎骨折发生在活动度较大的颈部和腰骶部，造成相应部位的脊髓损伤。脊柱骨折造成的脊髓损伤可分为屈曲型损伤、伸展型损伤、纵轴型损伤和旋转型损伤。

(二)临床观察

1.脊髓性休克期

脊髓损伤后,在损伤平面以下立即出现肢体的弛缓性瘫痪,肌张力减低,各种感觉和反射均消失,病理反射阴性,膀胱无张力,尿潴留,大便失禁,低血压[收缩压降至 9.3～10.7 kPa(70～80 mmHg)]。脊髓休克是损伤平面以下的脊髓节段失去高级中枢调节的结果,一般持续 2～4 周,再合并压疮或尿路感染时持续时间还可延长。

2.完全性的脊髓损伤

在损伤平面以下,各种感觉均消失,肢体弛缓性瘫痪,深浅反射均消失,括约肌功能也消失,经 2～4 周脊髓休克过后,损伤平面以下肌张力增高,腱反射亢进,病理反射阳性,出现总体反射,即受刺激时,髋、膝关节屈曲,两下肢内收,腹肌收缩,反射性排尿和阴茎勃起等,但运动、感觉和括约肌功能无恢复。

3.不完全性的脊髓损伤

在脊髓休克消失后,可见部分感觉、运动和括约肌功能恢复,但肌张力仍高,腱反射亢进,病理反射可为阳性。

4.脊髓瘫痪

(1)上颈段脊髓损伤:膈肌和肋间肌瘫痪,呼吸困难,四肢瘫痪,死亡率很高。

(2)下颈髓段损伤:两上肢的颈髓受损节段神经支配区,呈下运动神经元损害的表现,该节段支配的肌肉萎缩,呈条状感觉减退区,二头肌或三头肌反射减退;即上肢可有下神经元和上神经元 2 种损害症状同时存在,而两下肢为上运动神经元损害,表现为痉挛性截瘫。

(3)胸段脊髓损伤:有一清楚的感觉障碍平面,脊髓休克消失后,损伤平面以下、两下肢呈痉挛性瘫痪。

(4)胸腰段脊髓损伤:感觉障碍平面在腹股沟韧带上方或下方,如为第 11～12 胸椎骨折,脊髓为腰段损伤,两下肢主要呈痉挛性瘫痪;第 1～2 腰椎骨折,脊髓骶节段和马尾神经上部损伤,两下肢主要呈弛缓性瘫痪,并由于直肠膀胱中枢受损,大小失禁,不能建立膀胱反射性,直肠括约肌松弛,大便也失禁。

(5)马尾神经损伤:第 3～5 腰椎骨折,马尾神经损伤大多为不全性,两下肢大腿以下呈弛缓性瘫痪,尿便失禁。

(三)辅助诊断

1.创伤局部检查

了解损伤的原因,分析致伤方式,检查局部有无肿胀,压痛,有无脊柱后突畸形,棘突间隙是否增宽等。

2.神经系统检查

急诊患者反复多次检查,及时发现病情变化。

(1)感觉检查:以手接触患者损伤平面以下的皮肤,如患者有感觉,为不完全性脊髓损伤,然后分别检查触觉、痛觉、温冷觉和深部感觉,划出感觉障碍的上缘,并定时复查其上缘的变化。

(2)运动检查:了解患者肢体有无随意运动,记录肌力的等级,并重复检查,了解肌力变化的情况。

(3)反射检查:脊髓横断性损伤,休克期内所有深浅反射均消失,经 2～4 周休克消失后,腱反射亢进,病理反射阳性。

(4)括约肌功能检查:了解尿潴留和尿失禁,必要时做膀胱测压。肛门指诊,检查括约肌能否收缩或呈弛缓状态。

3.X 线检查

检查脊柱损伤的水平和脱位情况,较大骨折位置及子弹或弹片在椎管内滞留位置及有无骨折,并根据脊椎骨受损位置估计脊椎受损的程度。

4.CT 检查

可显示骨折部位,有无椎管内血肿。

5.MRI 检查

是目前对脊柱脊髓检查最理想的手段,不仅能直接看到脊髓是否有损伤,还能够判定其损伤的程度、类型及治疗后的估计。同时可清晰地看到椎间盘以及脊椎损伤压迫脊髓的情况。

二、常见护理问题

(一)肢体麻痹及下半身瘫痪

因脊髓完全受损的部位不同,故肢体麻痹的范围也不同。

(1)第 4 颈椎以上损伤,会引起完全麻痹,即躯干和四肢麻痹。

(2)第 1 胸椎以上损伤,会引起不完全麻痹,上肢神经支配完全,但躯干稳定力较差,下肢完全麻痹。

(3)第 6 胸椎以下受伤,会造成下半身瘫痪。

(二)营养摄入困难

(1)在脊髓受损后 48 小时之内,胃肠道系统的功能可能会减弱。

(2)脊髓损伤后,患者可能会出现消化功能障碍,以致患者对食物的摄取缺乏耐力,易引起恶心、呕吐,且摄入的食物也不易消化吸收。

(三)排泄问题

1.排尿功能障碍

(1)尿潴留:在脊髓休克期膀胱括约肌功能消失,膀胱无收缩功能。

(2)尿失禁:脊髓休克过后,损伤平面以下肌张力增高,膀胱中枢受损不能建立反射性膀胱,尿失禁。

2.排便功能障碍

由于脊髓受损,直肠失去反射,以致大便排出失去控制或不由自主地排出大便,而造成大便失禁。

(四)焦虑不安

患者在受伤后,突然变成下半身麻痹或四肢瘫痪,患者会出现伤心、失望及抑郁等心理反应,而不能面对现实,或对医疗失去信心。

三、护理目标

(1)护士能及时观察患者呼吸、循环功能变化并给予急救护理。

(2)患者知道摆放肢体良肢位的重要性。

(3)患者有足够的营养供应。

（4）患者能规律排尿。

（5）减轻焦虑。

（6）预防并发症。

四、护理措施

（一）做好现场急救护理

对患者迅速及较准确地作出判断，有无合并伤及重要脏器损伤，并根据其疼痛、畸形部位和功能障碍情况，判断有无脊髓损伤及其性质、部位。对颈段脊髓损伤者，首要是稳定生命体征。高位脊髓损伤患者，多有呼吸浅、呼吸困难，应配合医师立即气管切开，气管内插管。插管时特别注意，有颈椎骨折时，头部制动，绝对不能使头颈部多动；气管插管时，宜采用鼻咽插管，借助纤维喉镜插管。

（二）正确运送患者，保持脊柱平直

现场搬运患者时至少要三人蹲在患者一侧，协调一致平起，防止脊柱扭转屈曲，平放在硬板单架上。对有颈椎骨折者，有一人在头顶部，双手托下颌及枕部，保持轻度向头顶牵引，颈部中立位，旁置沙袋以防扭转。胸腰段骨折者在胸腰部垫一软垫，切不可一人抱腋下，另一人抱腿屈曲搬动，而致脊髓损伤加重。

（三）定时翻身，给予适当的卧位

（1）脊髓损伤患者给其提供硬板床，加用预防压疮的气垫床。

（2）翻身时应采用轴线翻身，保持脊柱呈直线，2人动作一致，防止再次脊髓损伤。每隔2小时翻身1次。

（3）仰卧位：患者仰卧位时髋关节伸展并轻度外展。膝伸展，但不能过伸。踝关节背屈，脚趾伸展。在两腿之间可放一枕头，可保持髋关节轻度外展。肩应内收，中立位或前伸，勿后缩。肘关节伸展，腕背屈约45°。手指轻度屈曲，拇指对掌。患者双上肢放在身体两侧的枕头上，肩下垫枕头要足够高，确保两肩部后缩，也可将两枕头垫在前臂或手下，使手的位置高于肩部，可以预防重力性肿胀。

（4）侧卧位：髋膝关节屈曲，两腿之间垫上软枕，使上面的腿轻轻压在下面的枕头上。踝背屈，脚趾伸展。下面的肩呈屈曲位，上肢放于垫在头下和胸背部的两个枕头之间，以减少肩部受压。肘伸展，前臂旋后。上面的上肢也是旋后位，胸壁和上肢之间垫一枕头。

（四）供给营养

（1）在脊髓损伤初期，先给患者静脉输液，并插入鼻胃管以防腹胀。

（2）观察患者肠蠕动情况，当肠蠕动恢复后，可经口摄入饮食。

（3）给予高蛋白质、高维生素、高纤维素的食物，以及足够的水分。

（4）若患者长期卧床不动，应限制含钙食物的摄取，以防泌尿道结石。

（5）若患者有恶心、呕吐，应注意防止患者发生吸入性肺炎。

（五）大小便的护理

（1）脊髓损伤后最初几天即脊髓休克期，膀胱呈弛缓性麻痹，患者出现急性尿潴留，应立即留置导尿管引流膀胱的尿液，导尿采用密闭式引流，使用抗反流尿袋。随时保持会阴部的清洁，每天消毒尿道口，定期更换导尿管，以防细菌感染。

（2）患者出现便失禁及时处理，并保持肛周皮肤清洁、干燥无破损，在肛周涂皮肤保护剂。患

者出现麻痹性肠梗阻或腹胀时,给予患者脐周顺时针按摩。可遵医嘱给予肛管排气或胃肠减压,必要时给予缓泻剂,使用热水袋热敷脐部。

(3)饮食中少食或不食产气过多的食物,如甜食、豆类食品等。指导患者食用含纤维素多的食物。鼓励患者多饮用热果汁。

(4)训练患者排便、排尿功能恢复。对痉挛性神经性膀胱患者的训练是:定时饮用一定数量的水,使膀胱充盈,定时开放导尿管,引流膀胱内尿液。也可定期刺激膀胱收缩排出尿液,如轻敲患者的下腹部(耻骨上方)、用手刺激大腿内侧,以刺激膀胱收缩。间歇性导尿,即 4 小时导尿 1 次,这种方法可以使膀胱有一定的充盈,形成对排尿反应的生理刺激,这种冲动传到脊髓的膀胱中枢,可促进逼尿肌的恢复。

训练患者排便,应先确定患者患病前的排便习惯,并维持适当的高纤维素饮食与水分的摄取,以患者的习惯,选择一天中的一餐后,进行排便训练,因患者饭后有胃结肠反射,可在患者臀下垫便盆,教导患者有效地以腹部压力来引发排便,如无效,则可戴手套,伸入患者肛门口刺激排便,或再加甘油灌肠,每天固定时间训练。

(六)做好基础护理

患者脊髓受损后可出现四肢瘫或截瘫,生活自理能力缺陷,其一切生活料理均由护理人员来完成。每天定时翻身,变换体位,观察皮肤,保护皮肤完整性。保持床单位的平整。

(七)做好呼吸道管理

(1)$C_{1\sim4}$ 受损者,膈神经、横膈及肋间肌的活动均丧失,并且无法深呼吸及咳嗽,为了维持生命,而行气管切开,并使用呼吸机辅助呼吸。及时吸痰保持呼吸道通畅。

(2)在损伤后 48 小时应密切观察患者呼吸形态的变化,呼吸的频率和节律。

(3)监测血氧饱和度及动脉血气分析的变化,以了解其缺氧的情况是否加重。

(4)在病情允许的范围内协助患者翻身,并指导患者深呼吸与咳嗽,以预防肺不张及坠积性肺炎等并发症。

(八)观察神经功能的变化

(1)观察脊髓受压的征象,在受伤的 24～36 小时,每隔 2～4 小时就要检查患者四肢的肌力,肌张力、痛触觉等,以后每班至少检查 1 次。并及时记录患者感觉平面、肌张力、痛温触觉恢复的情况。

(2)检查发现患者有任何变化时,应立即通知医师,以便及时进行手术减压。

(九)脊髓手术护理

1.手术前护理

(1)观察脊髓受压的情况,特别注意维持患者的呼吸。

(2)观察患者脊柱的功能,以及活动与感觉功能的丧失或恢复情况。

(3)做好患者心理护理,解除患者的恐惧、忧虑和不安的心理。

(4)遵医嘱进行术前准备,灌肠排除肠内粪便。可减少手术后的肿胀和压迫。

2.手术后护理

(1)手术后搬运患者时,应保持患者背部平直,避免不必要的震动、旋转、摩擦和任意暴露患者;如为颈椎手术,则应注意颈部的固定,戴颈托。

(2)颈部手术后,应该去掉枕头平卧。必要时使用沙袋固定头部,保持颈椎平直。

(3)观察患者的一般情况,如皮肤的颜色、意识状况、定向力、生命体征以及监测四肢运动、肌力和感觉。

（4）颈椎手术时，由于颈部被固定，不能弯曲。常使口腔的分泌物不易咳出，应及时吸痰保持呼吸道的通畅。

（5）观察伤口敷料是否干燥，有无出血、有无液体自伤口处渗出，观察术后应用止痛泵的效果。

（十）颅骨牵引患者护理

（1）随时观察患者有无局部肿胀或出血的情况。

（2）由于颅骨牵引，时间过长枕部及肩胛骨易发生压疮，可根据情况应用减压贴。

（3）定期检查牵引的位置、功效是否正确，如有松动，及时报告医师。

（4）牵引时使用便器要小心，不可由于使用便器不当造成牵引位置、角度及功效发生改变。

（十一）预防并发症护理

脊髓损伤后常发生的并发症是压疮、泌尿系统感染和结石、肺部感染、深静脉血栓形成和肢体挛缩。

1.压疮

定时评估患者皮肤情况采用诺顿评分，护士按照评分表中五项内容分别打分并相加总分＜14分，可认为患者是发生压疮的高危人群，必须进行严格的压疮预防。可应用气垫床，定时翻身缓解患者的持续受压，对于危险区域的皮肤应用减压贴、透明贴、皮肤保护剂赛肤润，保持床单位平整、清洁，每班加强检查。

2.肺部护理

鼓励患者咳嗽，压住胸壁或腹壁辅助咳嗽。不能自行咳痰者进行气管内吸痰。变换体位、进行体位引流，雾化吸入。颈段脊髓损伤者，必要时行气管切开，辅助呼吸。

3.防深静脉血栓形成

深静脉血栓形成常发生在伤后10～40天，主要原因是血流缓慢。临床表现为下肢肿胀、胀痛、皮肤发红，也可肢体温度降低。防治的方法有患肢被动活动，穿预防深静脉血栓的弹力袜。定期测下肢周径，发现肿胀，立即制动。静脉应用抗凝剂，也可行彩色多普勒检查，证实为血栓者可行溶栓治疗，可用尿激酶或东凌克栓酶等。

4.预防痉挛护理

痉挛是中枢神经系统损害后出现的以肌肉张力异常增高为表现的综合征，痉挛可出现在肢体整体或局部，也可出现在胸、背、腹部肌肉。有些痉挛对患者是有利的，比如股四头肌痉挛有助于患者的站立和行走，下肢肌痉挛有助于防止直立性低血压，四肢痉挛有助于防止深静脉血栓形成。但严重的肌痉挛会给患者带来很大的痛苦，妨碍自主运动的恢复，成为功能恢复的主要障碍。痉挛在截瘫患者常表现为以伸肌张力异常增高的痉挛模式，持续的髋、膝、踝的伸展，最后出现跟腱缩短，踝关节旋前畸形及内收肌紧张。患者从急性期开始采用抗痉挛的良肢体位摆放，下肢伸肌张力增高将下肢摆放为屈曲位。对肢体进行主动运动和被动运动，主动运动：做痉挛肌的拮抗肌适度的主动运动，对肌痉挛有交替性抑制作用。被动运动与按摩：进行肌肉按摩，或温和地被动牵张痉挛肌，可降低肌张力，有利于系统康复训练。冷疗或热疗可使肌痉挛一过性放松。水疗温水浸浴有利于缓解肌痉挛。

（十二）康复护理

（1）在康复医师的指导下，给予患者日常生活活动训练，使患者能自行穿脱衣服，进食、盥洗、大小便、沐浴及开关门窗,电灯、水龙头等改善患者自我照顾的能力。

（2）按照运动计划做肢体运动。颈椎以下受伤的患者,运用各种支具下床行走。

（3）指导患者及家属如何把身体自床上移到轮椅或床边的便器上。

（4）教导患者使用辅助的运动器材,例如轮椅、助行器、手杖来加强自我照顾能力。

（十三）健康教育

患者和家属对突然遭受到脊髓外伤所带来的四肢瘫或截瘫事实不能接受,患者和家属都比较紧张,因此对患者和家属的健康教育就非常重要。

（1）教导患者需保持情绪稳定,向患者简单的解释所有治疗的过程。

（2）鼓励家属参加康复治疗活动。

（3）告知患者注意安全,以防发生意外。

（4）教导运动计划的重要性,并能切实执行。

（5）教导家属能适时给予患者协助及心理支持,并时常给予鼓励。

（6）教导患者及家属,重视日常生活的照顾,预防并发症。

（7）定期返院检查。

五、评价

对脊髓损伤的患者,在提供必要的护理措施之后,应进行下列评价。

（1）患者的脊柱是否保持平直。

（2）患者的呼吸功能和循环功能,是否维持在正常状态。

（3）是否提供足够的营养。

（4）是否为患者摆放良肢位,定时为患者翻身。

（5）患者的大小便排泄功能是否已经逐渐恢复正常,是否已经提供必要的协助和训练。

（6）患者是否经常保持皮肤清洁干燥,皮肤是否完整无破损。

（7）患者的运动、感觉、痛温触觉功能是否逐渐恢复。

（8）对脊髓手术的患者,是否提供了完整的手术前及手术后的护理。

（9）对患者是否进行了健康教育,患者接受的程度如何,是否掌握。

（10）对实施颅骨牵引的患者,是否提供了必要的牵引护理。

（11）在护理患者过程中是否避免了并发症的发生。

（12）患者及家属是否能够接受脊髓损伤这种心理冲击,是否提供了心理护理。

（陈小红）

第三节　面肌痉挛

面肌痉挛是指以一侧面神经所支配的肌群不自主地、阵发性、无痛性抽搐为特征的慢性疾病。抽搐多起于眼轮匝肌,从一侧眼轮匝肌很少的收缩开始,缓慢由上向下扩展到半侧面肌,严重者可累及颈肩部肌群。抽搐为阵发性、不自主痉挛,不能控制,情绪紧张、过度疲劳可诱发或加重病情。开始抽搐较轻,持续仅几秒,之后抽搐逐渐延长至几分钟,频率增多,严重者致同侧眼不能睁开,口角向同侧歪斜,严重影响身心健康。女性患者多见,左侧多见,通常在青少年出现,神经外科常用手术方法为微血管减压术。

一、护理措施

(一)术前护理

1.心理护理

充分休息,减轻心理负担,消除心理焦虑,并向患者介绍疾病知识、治疗方法及术后患者的康复情况,以及术后可能出现的不适和应对办法,使患者对手术做好充分的准备。

2.饮食护理

营养均衡,可进食高蛋白质、低脂肪、易消化食物。

3.术前常规护理

选择性备皮(即术侧耳后向上、向下、向后各备皮约 5 cm,尤其适用于长发女性,可以很好地降低因外貌改变造成的不良心理应激)、配血、灌肠、禁食、禁水。

(二)术后护理

(1)密切观察生命体征、意识、瞳孔变化。

(2)观察有无继发性出血。

(3)保持呼吸道通畅,如有恶心、呕吐,去枕头偏向一侧,及时清除分泌物,避免吸入性肺炎。

(4)饮食:麻醉清醒 4 小时后且不伴恶心、呕吐,由护士亲自喂第一口水,观察有无呛咳,防止误吸。术后第一天可进流食,逐渐过渡至正常饮食。鼓励营养均衡,并适当摄取汤类食物,多饮水,以缓解低颅内压症状。

(5)体位:去枕平卧 4～6 小时,患者无头晕、恶心、呕吐等不适主诉,在主管医师协助下给患者垫薄软枕或毛巾垫。如术后头晕、恶心等明显低颅内压症状,要遵医嘱去枕平卧 1～2 天。术后 2～3 天可缓慢坐起,如头晕不适,立即平卧,反复锻炼至症状消失,在他人搀扶下可下床活动,注意避免跌倒。

(6)观察有无颅内感染、切口感染。观察伤口敷料,监测体温 4 次/天,了解有无头痛、恶心等不适主诉。

(7)手术效果观察:评估术后抽搐时间、强度、频率。部分患者术后面肌痉挛会立即消失,部分患者需要营养受损的神经,一段时间后可消失。

(8)对患者进行健康宣教,告知完全恢复需要 3 个月时间,加强护患配合。

(9)术后并发症护理。①低颅内压反应:因术中为充分暴露手术视野需放出部分脑脊液,所以导致颅内压降低。术后根据情况去枕平卧 1～3 天,如恶心、呕吐,头偏向一侧,防止误吸。每天补液 1 500～2 000 mL,并鼓励患者多进水、汤类食物,促进脑脊液分泌。鼓励床上活动下肢,防止静脉血栓形成。②脑神经受累:因手术中脑神经根受损可致面部感觉麻木,不完全面瘫。不完全面瘫者注意口腔和眼部卫生,眼睑闭合不全者予抗生素软膏涂抹,饭后及时清理口腔,遵医嘱给予营养神经药物,并做好细致解释,健康指导。③听力下降:因术中损失相邻的听神经,所以导致同侧听力减退或耳聋。密切观察,耐心倾听不适主诉,及时发现异常。遵医嘱使用营养神经药物,并注意避免使用损害听力的药物,保持安静,避免噪声。

(三)健康指导

(1)避免情绪激动,去除不安、恐惧、愤怒、忧虑等不利因素,保持心情舒畅。

（2）饮食清淡,多吃含水分、含纤维素多的食物;多食蔬菜、水果。忌烟、酒及辛辣刺激性强的食物。

（3）定期复查病情。

二、主要护理问题

（1）知识缺乏:与缺乏面肌痉挛相关疾病知识有关。

（2）自我形象紊乱:与不自主抽搐有关。

（3）有出血的可能:与手术有关。

（4）有体液不足的危险:与体液丢失过多有关。

（5）有感染的危险:与手术创伤有关。

（陈小红）

第四节 颅脑损伤

颅脑损伤是暴力直接或间接作用于头部引起颅骨及脑组织的损伤。可分为开放性颅脑损伤和闭合性颅脑损伤。颅底骨折可出现脑脊液耳漏、鼻漏。脑干损伤时可出现意识障碍、去大脑强直,严重时发生脑疝危及生命。颅脑损伤的临床表现为意识障碍、头痛、恶心、呕吐、癫痫发作、肢体瘫痪、感觉障碍、失语及偏盲等。重度颅脑损伤以紧急抢救、纠正休克、清创、抗感染及手术为主要治疗方法。

一、颅脑损伤的分型

目前国际上通用的是格拉斯哥昏迷量表方法,是1974年英国一些学者设计的一种脑外伤昏迷评分法,经改进后被推广,现成为国际上公认评判脑外伤严重程度的准绳,统一了对脑外伤严重程度的目标标准(表4-1)。根据格拉斯哥昏迷量表对昏迷患者检查睁眼、言语和运动反应进行综合评分。正常总分为15分,病情越重,积分越低,最低3分。总分越低表明意识障碍越重,伤情越重。总分在8分以下表明已达昏迷阶段。

表 4-1 脑外伤严重程度目标标准

项目	记分	项目	记分	项目	记分
睁眼反应		言语反应		运动反应	
正常睁眼	4	回答正确	5	按吩咐动作	6
呼唤睁眼	3	回答错乱	4	刺痛时能定位	5
刺痛时睁眼	2	词句不清	3	刺痛时躲避	4
无反应	1	只能发音	2	刺痛时肢体屈曲	3
		无反应	1	刺痛时肢体伸直	2
				无反应	1

我国的颅脑损伤分型大致划分为：轻型、中型、重型(其中包括特重型)。轻型 13～15 分，意识障碍时间在 30 分钟内；中型 9～12 分，意识模糊至浅昏迷状态，意识障碍时间在 12 小时以内；重型 5～8 分，意识呈昏迷状态，意识障碍时间＞12 小时；特重型 3～5 分，伤后持续深昏迷。

（一）轻型（单纯脑震荡）

（1）原发意识障碍时间在 30 分钟以内。

（2）只有轻度头痛、头晕等自觉症状。

（3）神经系统和脑脊液检查无明显改变。

（4）可无或有颅骨骨折。

（二）中型（轻的脑挫裂伤）

（1）原发意识障碍时间不超过 12 小时。

（2）生命体征可有轻度改变。

（3）有轻度神经系统阳性体征，可有或无颅骨骨折。

（三）重型（广泛脑挫伤和颅内血肿）

（1）昏迷时间在 12 小时以上，意识障碍逐渐加重或有再昏迷的表现。

（2）生命体征有明显变化，即出现急性颅内压增高症状。

（3）有明显神经系统阳性体征。

（4）可有广泛颅骨骨折。

（四）特重型（有严重脑干损伤和脑干衰竭现象者）

（1）伤后持续深昏迷。

（2）生命体征严重紊乱或呼吸已停止者。

（3）出现去大脑强直，双侧瞳孔散大等体征者。

二、重型颅脑损伤的护理

（一）卧位

依患者伤情取不同卧位。

（1）低颅内压患者适合取平卧，如头高位时则头痛加重。

（2）颅内压增高时，宜取头高位，以利颈静脉回流，减轻颅内压。

（3）脑脊液漏时，取平卧位或头高位。

（4）重伤昏迷患者取平卧、侧卧与侧俯卧位，以利口腔与呼吸道分泌物向外引流，保持呼吸道通畅。

（5）休克时取平卧或头低卧位，时间不宜过长，避免增加颅内淤血。

（二）营养的维持与补液

重型颅脑损伤的患者由于创伤修复、感染和高热等原因，机体消耗量增加，维持营养及水电解质平衡极为重要。

（1）伤后 2～3 天一般予以禁食，每天静脉输液量 1 500～2 000 mL，不宜过多或过快，以免加重脑水肿与肺水肿。

（2）应用脱水剂甘露醇时应快速输入。

（3）出血性休克的患者宜先输血。严重脑水肿患者先用脱水剂后酌情输液，补液须缓慢限制入液量，以免脑水肿加重。

（4）脑损伤患者输浓缩人血清清蛋白质与血浆,既能增高血浆蛋白,也有利于减轻脑水肿。

（5）长期昏迷,营养与水分摄入不足,可输氨基酸、脂肪乳剂、间断小量输血。

（6）准确记录出入量。

（7）颅脑伤可致消化吸收功能减退,肠鸣音恢复后,可用鼻饲给予高蛋白质、高热量、高维生素和易于消化的流质,常用混合奶（每1 000 mL所含热量约4.6 kJ）或要素饮食用输液泵维持。

（8）患者吞咽反射恢复后,即可试行喂食,开始少量饮水,确定吞咽功能正常后,可喂少量流质饮食,逐渐增加,使胃肠道功能逐渐适应,防止发生消化不良或腹泻。

（三）呼吸系统护理

（1）保持呼吸道通畅,防止缺氧、窒息及预防肺部感染。

（2）氧疗:术后（或入监护室后）常规持续吸氧3～7天,中等浓度吸氧（氧流量2～4 L/min）。

（3）观察呼吸音和呼吸频率、节律并准确描述记录。

（4）深昏迷或长期昏迷、舌后坠影响呼吸道通畅者,早期行气管切开术。

（5）做好切开后护理,监护室做好空气消毒隔离,保持一定温度和湿度（温度22～25 ℃,相对湿度约60%）。

（6）吸痰要及时,按无菌操作,吸痰要充分和有效,动作要轻,防止损伤支气管黏膜,一次性吸痰管可防止交叉感染。一人一盘,每吸一次戴无菌手套,气管内滴入稀释的糜蛋白酶＋生理盐水＋庆大霉素有利于黏稠痰液的排出。

（7）做好给氧,辅助呼吸:呼吸异常,可给氧或进行辅助呼吸,呼吸频率每分钟少于9次或超过30次,血气分析氧分压过低,二氧化碳分压过高,呼吸无力以及呼吸不整等都是呼吸异常之征象。通过吸氧及浓度调整,使PaO_2维持在1.3 kPa以上,$PaCO_2$保持在3.3～4.0 kPa代谢性酸中毒者静脉补充碳酸氢钠,代谢性碱中毒者可用静脉补生理盐水给予纠正。

（四）颅内伤情监护

重点是防治继发病理变化,在颅内血肿清除后脑水肿是颅脑损伤后最突出的继发变化,伤后48～72小时达到高峰,采用甘露醇或呋塞米＋清蛋白,每6小时1次交替使用。

（1）意识的判断。①清醒:回答问题正确,判断力和定向力正确。②模糊:意识朦胧,可回答简单话但不一定确切,判断力和定向力差,伤员呈嗜睡状。③浅昏迷:意识丧失,对痛刺激尚有反应、角膜、吞咽反射和病理反射均尚存在。④深昏迷:对痛的刺激已无反应,生理反射和病理反射均消失,可出现去脑强直、尿潴留或充溢性失禁。如发现伤员由清醒转为嗜睡或躁动不安,或有进行性意识障碍重时,可考虑有颅内压增高表现,可能有颅内血肿形成,要及时采取措施。应早行CT扫描确定是否颅内血肿。对原发损伤的程度和继发性损伤的发生、发展均是最可靠的指标。避免过度刺激和连续护理操作,以免引起颅内压持续升高。

（2）严密观察瞳孔（大小、对称、对光反射）变化,病情变化往往在瞳孔细微变化中发现:如瞳孔对称性缩小并有颈项强直、头剧痛等脑膜刺激征,常为伤后出现的蛛网膜下腔出血,可做腰椎穿刺放出1～2 mL脑脊液证实。如双侧瞳孔针尖样缩小、光反应迟钝,伴有中枢性高热,深昏迷则多为脑桥损害。如瞳孔光反应消失、眼球固定,伴深昏迷和颈项强直,多为原发性脑干伤。伤后伤侧瞳孔先短暂缩小继之散大,伴对侧肢体运动障碍,则往往提示伤侧颅内血肿。如一侧瞳孔进行性散大,光反射逐渐消失,伴意识障碍加重、生命体征紊乱和对侧肢体瘫痪,是脑疝的典型改变。如瞳孔对称性扩大、对光反射消失则伤员已濒危。

（3）生命体征对颅内继发伤的反映,以呼吸变化最为敏感和多变。颅脑损伤对呼吸功能的影响主要有：①脑损伤直接导致中枢性呼吸障碍。②间接影响呼吸道发生支气管黏膜下水肿出血、意识障碍者，呼吸道分泌物不能主动排出、咳嗽和吞咽功能降低，引起呼吸道梗阻性通气障碍。③可引起肺部充血、淤血、水肿和神经源性肺水肿致换气障碍，伤后脑细胞脆弱，血氧供给不足将加重脑细胞损害，呼吸功能障碍是颅脑外伤最常见的死亡原因，加强呼吸功能的监护对脑保护是至关重要的。

（4）护理操作时避免引起颅内压变化，头部抬高 30°，保持中位，避免前屈、过伸、侧转（均影响脑部静脉回流），避免胸腹腔压升高，如咳嗽、吸痰、抽搐（胸腹腔内压增高可致脑血流量增高）。

（5）掌握和准确执行脱水治疗，颅脑外伤的病员在抢救治疗中，常用的脱水剂有甘露醇，该药静脉快速注射后，血中浓度迅速增高，产生一时性血中高渗压，将组织间隙中水分吸入血管中，由于脱水剂在体内不易代谢，仍以原形经肾脏排泄而利尿能使组织脱水。颅脑外伤使用脱水剂后，可明显降低颅内压力，一般注射后 10 分钟可产生利尿，2～3 小时血中达到高峰，维持 4～6 小时。甘露醇脱水静脉滴注时要求 15～30 分钟滴完，必要时进行静脉推注，及时准确收集记录尿量。

（五）消化系统护理

重型颅脑损伤对消化系统的影响，一般认为可能有两个方面：一是由于交感神经麻痹使胃肠血管扩张、淤血，同时又由于迷走神经兴奋使胃酸分泌增加，损害胃黏膜屏障，导致黏膜缺血，局部糜烂。二是重型颅脑损伤均有不同程度缺氧，胃肠道黏膜也受累，缺氧水肿，影响胃肠道正常消化功能。对消化道功能监护主要是观察和防治胃肠道出血和腹泻，尤其是亚低温状态下，伤员胃肠道蠕动恢复慢。伤后几天内应放置胃管，待肠鸣音恢复后给予胃肠道营养。

重型颅脑损伤，特别是丘脑下部损伤的患者，可并发神经原性应激性胃肠道出血。出血之前患者多有呼吸异常、缺氧或并发肺炎、呃逆，随之出现咖啡色胃液及柏油样便，多次大量柏油便，可导致休克和衰竭。在处理上，要改善缺氧，稳定生命体征，记录出血情况，禁食，药物止血，如给予西咪替丁、酚磺乙胺、氨甲苯酸、云南白药等。必要时胃内注入少量肾上腺素稀释液，对止血有帮助。同时采取抗休克措施、输血或血浆，注意水电解质平衡，对于便秘 3 天以上者可给缓泻剂，润肠剂或开塞露，必要时戴手套掏出干结大便块。

（六）五官护理

（1）注意保护角膜，由于外伤造成眼睑闭合不全，故要防止角膜干燥坏死。一般可戴眼罩，眼部涂眼药膏，必要时暂时缝合上下眼睑。

（2）脑脊液漏及耳漏，宜将鼻、耳血迹擦净，禁用水冲洗、禁加纱条、棉球填塞。患者取半卧位或平卧位多能自愈。

（3）及时做好口腔护理，清除鼻咽与口腔内分泌物与血液。用 3% 过氧化氢溶液或生理盐水或 0.1% 呋喃西林清洗口腔 4 次/天，长期应用多种抗生素者，可并发口腔真菌，发现后宜用制霉菌素液每天清洗 3～4 次。

（七）皮肤护理

昏迷及长期卧床，尤其是衰竭患者易发生压疮，预防要点如下。

（1）勤翻身，至少 1 次/2 小时翻身，避免皮肤连续受压，采用气垫床、海绵垫床。

（2）保持皮肤清洁干燥，床单平整，大小便浸湿后随时更换。

（3）交接班时，要检查患者皮肤，如发现皮肤发红，只要避免再受压即可消退。

（4）昏迷患者如需应用热水袋，一定按常规温度 50 ℃，避免烫伤。

（八）泌尿系统护理

（1）留置导尿管，每天冲洗膀胱 1～2 次，每周更换导尿管。

（2）注意会阴护理，防止泌尿系统感染，观察有无尿液含血，重型颅脑伤者每天记尿量。

（九）血糖监测

高血糖在脑损伤 24 小时后发生较为常见，它可进一步破坏脑细胞功能，因此对高血糖的监测防治也是必需的。监测方法应每天采血查血糖，应用床边血糖监测仪和尿糖试纸监测血糖和尿糖 4 次/天，脑外伤术后预防性应用胰岛素 12～24 U 静脉滴注，每天 1 次。

护理要点是：①正确掌握血糖、尿糖测量方法；②掌握胰岛素静脉点滴的浓度，每 500 mL 液体中不超过 12 U，滴速＜60 滴/分。

（十）伤口观察与护理

（1）开放伤或开颅术后，观察敷料有无血性浸透情况，及时更换，头下垫无菌巾。

（2）注意是否有脑脊液漏。

（3）避免伤口患侧受压。

（十一）躁动护理

颅脑伤急性期因颅内出血，血肿形成，颅内压急剧增高，常引起躁动。此外，缺氧、休克兴奋期、尿潴留、膀胱过度膨胀、脑外伤恢复期也可有躁动。对患者躁动应适当将四肢加以约束，防止自伤、防止坠床，分析躁动原因针对原因加以处理。

（十二）高热护理

颅脑损伤患者出现高热时，急性期体温可达 38～39 ℃，经过 5～7 天逐渐下降。

（1）如体温持续不退或下降后又高热，要考虑伤口、颅内、肺部或泌尿系统并发感染。

（2）颅内出血，尤其脑室出血也常引起高热。

（3）因丘脑下部损伤发生的高热可以持续较长时间，体温可高达 41 ℃，部分患者因高热不退而死亡。

高热处理：①一般头部枕冰袋或冰帽，酌用冬眠药；②小儿及老年人应着重预防肺部并发症；③长期高热要注意补液；④冬眠低温是治疗重型颅脑伤、防治脑水肿的措施，也用于高热时；⑤目前我们采用亚低温，使患者体温降至 34 ℃左右，一般 3～5 天可自然复温；⑥冰袋降温时要外加包布，避免发生局部冻伤；⑦在降温时，观察患者需注意区别药物的作用与伤情变化引起的昏迷。

（十三）癫痫护理

颅骨凹陷骨折、急性脑水肿、蛛网膜下腔出血、颅内血肿、颅内压增高、高热等均可引起癫痫发作，应注意以下几点。

（1）防止误吸与窒息，有专人守护，将患者头转向一侧，上下牙之间加牙垫防舌咬伤。

（2）自动呼吸停止时，应即行辅助呼吸。

（3）大发作频繁，连续不止，称为癫痫持续状态，可造成脑缺氧而加重脑损伤，一旦发现应及时通知医师做有效的处理。

（4）详细记录癫痫发作的形式与频度以及用药剂量。

（5）癫痫持续状态用药，常用地西泮、冬眠药、苯妥英钠。

（6）癫痫发作和发作后不安的患者，要倍加防范，避免坠床而发生意外。

（十四）亚低温治疗的护理

亚低温治疗重型颅脑伤是近几年临床开展的有效新方法。大量动物实验研究和临床应用结果都表明，亚低温对脑缺血和脑外伤具有肯定的治疗效果，但亚低温保护的确切机制尚不十分清楚，可能包括以下几个方面。①降低脑组织氧耗量，减少脑组织乳酸堆积；②保护血-脑屏障，减轻脑水肿；③抑制内源性毒性产物对脑细胞的损害作用；④减少钙离子内流，阻断钙对神经元的毒性作用；⑤减少脑细胞结构蛋白破坏，促进脑细胞结构和功能修复；⑥减轻弥漫性轴索损伤，弥漫性轴索损伤是导致颅脑伤死残的主要病理基础，尤其是脑干网状上行激活系统轴索损伤是导致长期昏迷的确切因素；

亚低温能显著地控制脑水肿，降低颅内压，减少脑组织细胞耗能，减轻神经毒性产物过度释放等。目前临床常用半导体冰毯制冷与药物降温相结合方法，使患者肛温一般维持在 30～34 ℃，持续 3～10 天。

亚低温治疗状态下护理要点如下。①生命体征监测：亚低温状态下会引起血压降低和心率缓慢，护理工作中应该严密观察伤员心率、心律、血压等，尤其是儿童和老年患者以及心脏病、高血压伤员应该重视，采用床边监护仪连续监测；②降温毯置于患者躯干部，背部和臀部皮肤温度较低，血循环减慢，容易发生压疮，每小时翻身一次，避免长时间压迫，血运减慢而发生压疮；③防治肺部感染。亚低温状态下，伤员自身抵抗力降低，气管切开后较易发生肺部感染。加强翻身叩背、吸痰，呼吸道冲洗时将冲洗液吸净是关键护理措施；

（十五）精神与心理护理

不论伤情轻重，患者都可能对脑损伤存在一定的忧虑，担心今后的工作能否适应、生活是否受影响。护士对患者从机体的代偿功能和可逆性多做解释，给患者安慰和鼓励，以增强自信心。对饮食、看书等不宜过分限制，早期锻炼有利康复。因器质性损伤引起失语、瘫痪者，宜早期进行训练与功能锻炼。

（十六）康复催醒治疗的护理

目前认为颅脑伤患者伤后持续昏迷 1 个月以上为长期昏迷。长期昏迷催醒治疗应包括：预防各种并发症、使用催醒药物，减少或停用苯妥英钠和巴比妥类药物，交通性脑积水外科治疗等。

高压氧是目前用于长期昏迷患者催醒的行之有效的方法之一，颅脑伤昏迷患者一旦伤情平稳，应该尽早接受高压氧治疗，疗程通常过 30 天左右。对于高热、高血压、心脏病和活动性出血的昏迷患者应该慎用此类治疗以防发生意外。

长期昏迷的正规康复治疗包括早期和后期康复治疗。早期康复治疗是指患者在伤后住院期间由医护人员所进行的康复治疗；后期康复治疗指是患者出院后转至康复中心，在康复体疗、心理等方面的医护人员指导下进行的康复训练和治疗。康复治疗的原则如下。

（1）从简单基本功能训练开始循序渐进。

（2）放大效应：例如收录机音量适当放大，选用大屏幕电视机、放大康复训练器材和生活用具，选择患者喜爱的音像带等。

（3）反馈效应：在整个训练康复过程中，医护人员要经常给患者鼓励、称赞和指导性批评。有条件时将患者整个康复治疗过程进行录像定期放给患者看，使其感到康复的过程中，神经功能较前逐渐恢复，增强自信心。

（4）替代方法：若患者不能行走则教会患者如何使用各种辅助工具行走。

（5）重复训练，是在相当长的康复训练过程中，既要让患者反复训练以促进运动功能重建，又要不断改进训练方法和器材,才能不使患者产生厌倦情绪。迄今已经有大量随机双盲前瞻性临床观察结果表明,正规康复治疗对重型颅脑伤患者运动神经功能恢复较未接受正规康复治疗患者明显。早期(<35 天)较晚期(>35 天)开始正规康复治疗的患者神经功能恢复快一倍以上。对正规康复治疗伤后 7 天内开始与 7 天以上开始者进行评分,前者明显高于后者。一般情况下,早期康复治疗疗程 1~3 个月,重残颅脑伤患者需要 1~2 年。

目前临床治疗颅脑伤患者智能障碍的主要药物包括三大类:儿茶酚胺类、胆碱能类和智能增强剂。近年来发现神经节苷脂和促甲状腺释放激素对颅脑伤患者智能的恢复也有促进作用。

颅脑伤患者伤后智能障碍主要临床表现为记忆力障碍、语言障碍和计数能力障碍。记忆力障碍主要包括视觉记忆力障碍、听觉记忆力障碍、空间记忆力障碍和颞叶定向障碍,语言障碍主要包括阅读理解障碍、失认症、失写症、语言理解障碍、发音和拼音障碍等。近年来采用智能训练和药物结合治疗颅脑伤患者智能障碍已受到人们重视。智能康复训练加药物治疗有助于颅脑伤患者的智能恢复。然而,智能康复训练应与体能康复训练同期进行。目前我们的智能康复训练主要包括仪器工具训练、反复操作程度训练以及帮助记忆力的技巧训练等。

康复期伤病员需加强心理护理:对于轻型伤员应鼓励尽早自理生活、防止过度依赖医护人员。要鼓励他们树立战胜伤病的信心,清除"脑外伤后综合征"的顾虑。脑外伤后综合征是指脑外伤后患者所出现的临床精神神经症或主诉,主要包括头痛、眩晕、记忆力减退、软弱无力、四肢麻木、恶心、复视和听力障碍等。应该向伤员做适当解释,让伤员知道有些症状属于功能性的,可以恢复。对于遗留神经功能残疾伤员的今后生活工作问题,偏瘫失语的锻炼等问题,应该积极向伤员及家属提出合理建议和正确指导,帮助伤员恢复,鼓励伤员面对现实、树立争取完全康复的信心。

(陈小红)

第五节 脑 疝

当颅腔内某分腔有占位性病变时,该分腔的压力大于邻近分腔,脑组织由高压力区向低压力区移位,导致脑组织、血管及脑神经等重要结构受压或移位,产生相应的临床症状和体征,称为脑疝。

根据移位的脑组织及其通过的硬脑膜间隙和孔道,可将脑疝分为以下常见的 3 类:①小脑幕切迹疝,又称颞叶疝,为颞叶的海马回、钩回通过小脑幕切迹被推移至幕下;②枕骨大孔疝,又称小脑扁桃体疝,为小脑扁桃体及延髓经枕骨大孔被推挤向椎管内;③大脑镰下疝,又称扣带回疝,一侧半球的扣带回经镰下孔被挤入对侧分腔(图 4-9)。

脑疝是颅内压增高的危象和引起死亡的主要原因,常见的有小脑幕切迹疝和枕骨大孔疝。

一、病因和发病机制

(1)外伤所致各种颅内血肿,如硬膜外血肿、硬膜下血肿及脑内血肿。

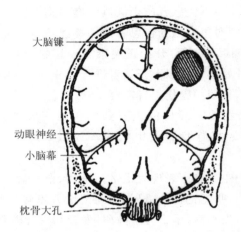

图 4-9　大脑镰下疝(上)、小脑幕切迹疝(中)、枕骨大孔疝(下)

（2）颅内脓肿。

（3）颅内肿瘤尤其是颅后窝、中线部位及大脑半球的肿瘤。

（4）颅内寄生虫病及各种肉芽肿性病变。

（5）医源性因素,对于颅内压增高患者,进行不适当的操作如腰椎穿刺,放出脑脊液过多过快,使各分腔间的压力差增大,则可促使脑疝形成。

发生脑疝时,移位的脑组织在小脑幕切迹或枕骨大孔处挤压脑干,使脑干受压移位导致其实质内血管受到牵拉,严重时基底动脉进入脑干的中央支可被拉断而致脑干内部出血,出血常为斑片状,有时出血可沿神经纤维走行方向达内囊水平。同侧的大脑脚受到挤压会造成病变对侧偏瘫,同侧动眼神经受到挤压可产生动眼神经麻痹症状。钩回、海马回移位可将大脑后动脉挤压于小脑幕切迹缘上致枕叶皮层缺血坏死。移位的脑组织可致小脑幕切迹裂孔及枕骨大孔堵塞,使脑脊液循环通路受阻,颅内压增高进一步加重,形成恶性循环,使病情迅速恶化。

二、临床表现

（一）小脑幕切迹疝

（1）颅内压增高:剧烈头痛,进行性加重,伴躁动不安,频繁呕吐。

（2）进行性意识障碍:由于阻断了脑干内网状结构上行激活系统的通路,随脑疝的进展,患者出现嗜睡、浅昏迷、深昏迷。

（3）瞳孔改变:脑疝初期由于患侧动眼神经受刺激导致患侧瞳孔变小,对光反射迟钝;随病情进展,患侧动眼神经麻痹,患侧瞳孔逐渐散大,直接和间接对光反射均消失,并伴上睑下垂及眼球外斜;晚期,对侧动眼神经因脑干移位也受到推挤时,则出现双侧瞳孔散大,对光反射消失,患者多处于濒死状态(图 4-10)。

（4）运动障碍:钩回直接压迫大脑脚,锥体束受累后,病变对侧肢体肌力减弱或麻痹,病理征阳性(图 4-11)。脑疝进展时可致双侧肢体自主活动消失,严重时可出现去皮质强直状,这是脑干严重受损的信号。

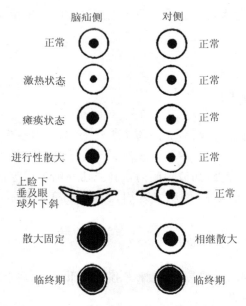

图 4-10　一侧颞叶钩回疝引起的典型瞳孔变化

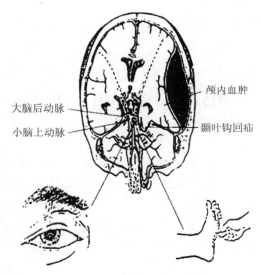

图 4-11　脑疝与临床病症的关系

动眼神经受压导致:同侧瞳孔散大,上睑下垂及眼外肌瘫痪;锥体束
受压导致:对侧肢体瘫痪,肌张力增加,腱反射活跃,病理反射阳性

(5)生命体征变化:若脑疝不能及时解除,病情进一步发展,则患者出现深昏迷,双侧瞳孔散大固定,血压骤降,脉搏快弱,呼吸浅而不规则,呼吸、心跳相继停止而死亡。

(二)枕骨大孔疝

枕骨大孔疝是小脑扁桃体及延髓经枕骨大孔被挤向椎管中,又称小脑扁桃体疝。由于颅后窝容积较小,对颅内高压的代偿能力也小,病情变化更快。患者常有进行性颅内压增高的临床表现:头痛剧烈,呕吐频繁,颈项强直或强迫头位;生命体征紊乱出现较早,意识障碍、瞳孔改变出现较晚。因脑干缺氧,瞳孔可忽大忽小。由于位于延髓的呼吸中枢受损严重,患者早期即可突发呼吸骤停而死亡。

三、治疗要点

关键在于及时发现和处理。

(一)非手术治疗

患者一旦出现典型的脑疝症状,应立即给予脱水治疗,以缓解病情,争取时间。

(二)手术治疗

确诊后,尽快手术,去除病因,如清除颅内血肿或切除脑肿瘤等;若难以确诊或虽确诊但病变无法切除者,可通过脑脊液分流术、侧脑室外引流术或病变侧颞肌下、枕肌下减压术等降低颅内压。

四、急救护理

(1)快速静脉输入甘露醇,山梨醇,呋塞米等强效脱水剂,并观察脱水效果。

(2)保持呼吸道通畅,吸氧。

(3)准备气管插管盘及呼吸机,对呼吸功能障碍者,行人工辅助呼吸。

(4)密切观察呼吸、心跳、瞳孔的变化。

(5)紧急做好术前特殊检查及术前准备。

(陈小红)

第六节　脑　出　血

脑出血是指原发于脑实质内的出血,主要发生于高血压和动脉硬化的患者。脑出血多发生于 55 岁以上的老年人,多数患者有高血压史。常在情绪激动或活动用力时突然发病,出现头痛、呕吐、偏瘫及不同程度昏迷等。

一、护理措施

(一)术前护理

(1)密切监测病情变化,包括意识、瞳孔、生命体征变化及肢体活动情况,定时监测呼吸、体温、脉搏、血压等,发现异常(瞳孔不等大、呼吸不规则、血压高、脉搏缓慢),及时报告医师立即抢救。

(2)绝对卧床休息,取头高位,15°～30°,头置冰袋可控制脑水肿,降低颅内压,利于静脉回流。吸氧可改善脑缺氧,减轻脑水肿。翻身时动作要轻,尽量减少搬动,加床挡以防坠床。

(3)神志清楚的患者谢绝探视,以免情绪激动。

(4)脑出血昏迷的患者 24～48 小时禁食,以防止呕吐物反流致气管造成窒息或吸入性肺炎,以后按医嘱进行鼻饲。

(5)加强排泄护理:若患者有尿潴留或不能自行排尿,应进行导尿,并留置导尿管,定时更换尿袋,注意无菌操作,每天会阴冲洗 1～2 次,便秘时定期给予通便药或食用一些粗纤维的食物,嘱患者排便时勿用力过猛,以防再出血。

(6)遵医嘱静脉快速输注脱水药物,降低颅内压,适当使用降压药,使血压保持在正常水平,防止高血压引起再出血。

(7)预防并发症:①加强皮肤护理,每天擦澡 1～2 次,定时翻身,每 2 小时翻身 1 次,床铺干净平整,对骨隆突处的皮肤要经常检查和按摩,防止发生压力性损伤。②加强呼吸道管理,保持口腔清洁,口腔护理每天 1～2 次;患者有咳痰困难,要勤吸痰,保持呼吸道通畅;若患者呕吐,应使其头偏向一侧,以防发生误吸。③急性期应保持偏瘫肢体的生理功能位。恢复期应鼓励患者早期进行被动活动和按摩,每天2～3 次,防止瘫痪肢体的挛缩畸形和关节的强直疼痛,以促进神经功能的恢复,对失语的患者应进行语言方面的锻炼。

(二)术后护理

1.卧位

患者清醒后抬高床头 15°～30°,以利于静脉回流,减轻脑水肿,降低颅内压。

2.病情观察

严密监测生命体征,特别是意识及瞳孔的变化。术后 24 小时内易再次脑出血,如患者意识障碍继续加重、同时脉搏缓慢、血压升高,要考虑再次脑出血可能,应及时通知医师。

3.应用脱水剂的注意事项

临床常用的脱水剂一般是 20％甘露醇,滴注时注意速度,一般 20％甘露醇 250 mL 应在 20～30 分钟输完,防止药液渗漏于血管外,以免造成皮下组织坏死;不可与其他药液混用;血压过低时禁止使用。

4.血肿腔引流的护理

注意引流液量的变化,若引流量突然增多,应考虑再次脑出血。

5.保持出入量平衡

术后注意补液速度不宜过快,根据出量补充入量,以免入量过多,加重脑水肿。

6.功能锻炼

术后患者常出现偏瘫和失语,加强患者的肢体功能锻炼和语言训练。协助患者进行肢体的被动活动,进行肌肉按摩,防止肌肉萎缩。

(三)健康指导

1.清醒患者

(1)应避免情绪激动,去除不安、恐惧、愤怒、忧虑等不利因素,保持心情舒畅。

(2)饮食清淡,多吃含水分、含纤维素多的食物;多食蔬菜、水果。忌烟、酒及辛辣、刺激性强的食物。

(3)定期测量血压,复查病情,及时治疗可能并存的动脉粥样硬化、高脂血症、冠心病等。

(4)康复活动。①应规律生活,避免劳累、熬夜、暴饮暴食等不利因素,保持心情舒畅,注意劳逸结合。②坚持适当锻炼。康复训练过程艰苦而漫长(一般为 1～3 年,长者需终身训练),需要信心、耐心、恒心,在康复医师指导下,循序渐进、持之以恒。

2.昏迷患者

(1)昏迷患者注意保持皮肤清洁、干燥,每天床上擦浴,定时翻身,防止压力性损伤形成。

(2)每天坚持被动活动,保持肢体功能位置。

（3）防止气管切开患者出现呼吸道感染。

（4）不能经口进食者,应注意营养液的温度、保质期以及每天的出入量是否平衡。

（5）保持大小便通畅。

（6）定期高压氧治疗。

二、主要护理问题

（1）疼痛:与颅内血肿压迫有关。

（2）生活自理能力缺陷:与长期卧床有关。

（3）脑组织灌注异常:与术后脑水肿有关。

（4）有皮肤完整性受损的危险:与昏迷、术后长期卧床有关。

（5）躯体移动障碍:与出血所致脑损伤有关。

（6）清理呼吸道无效:与长期卧床所致的机体抵抗力下降有关。

（7）有受伤的危险:与术后癫痫发作有关。

（陈小红）

第七节　脑动静脉畸形

脑动静脉畸形是指脑血管发育障碍引起的脑局部血管数量和结构异常,并对正常脑血流产生影响。动静脉畸形是一团异常的畸形血管,其间无毛细血管,常有一支或数支增粗的供血动脉,引流动脉明显增粗曲张,管壁增厚,内为鲜红动脉血,似动脉,故称之为静脉的动脉化。动静脉畸形引起的继发性病变有出血、盗血。手术为治疗脑动静脉畸形的根本方法,目的在于减少或消除脑动静脉畸形再出血的机会,减轻盗血现象。手术方法包括血肿清除术、畸形血管切除术、供应动脉结扎术、介入栓塞术。

一、护理措施

（一）术前护理

（1）患者要绝对卧床,并避免情绪激动,防止畸形血管破裂出血。

（2）监测生命体征,注意瞳孔变化,若双侧瞳孔不等大,表明有血管破裂出血的可能。

（3）排泄的管理:向患者宣教合理饮食,嘱其多食富含纤维素的食物,如水果、蔬菜等,以防止便秘。观察患者每天粪便情况,必要时给予开塞露或缓泻剂。

（4）注意冷暖变化,以防感冒后用力打喷嚏或咳嗽诱发畸形血管破裂出血。

（5）注意安全,防止患者癫痫发作时受伤。

（6）危重患者应做好术前准备,如剃头。若有出血,应进行急诊手术。

（二）术后护理

（1）严密监测患者生命体征,尤其注意血压变化,如有异常立即通知医师。

（2）给予患者持续低流量氧气吸入,并观察肢体活动及感觉情况。

（3）按时予以脱水及抗癫痫药物,防止患者颅内压增高或癫痫发作。

（4）如有引流,应保持引流通畅,并观察引流量、颜色及性质变化。短时间内若引流出大量血性物质,应及时通知医师。

（5）如果患者癫痫发作,应保持呼吸道通畅,并予以吸痰、氧气吸入,防止坠床等意外伤害,用床挡保护并约束四肢,口腔内置口咽通气导管,配合医师给予镇静及抗癫痫药物。

（6）长期卧床、活动量较少的患者,应注意其肺部情况,及时给予拍背,促进有效咳痰,防止发生肺部感染,还须定期拍胸部 X 线片,根据胸片有重点有选择性地进行拍背。

（7）术后应鼓励患者进食高蛋白质食物,以增加组织的修复能力,保证机体的营养供给。

（8）清醒患者保持头高位（床头抬高 30°）,以利血液回流,减轻脑水肿。

（9）准确记录出入量,保证出入量平衡。

（10）对有精神症状的患者,适当给予镇静剂,并注意患者有无自伤或伤害他人的行为。

（11）给予患者心理上的支持,使其对疾病的痊愈有信心,从而减轻患者的心理负担。

（三）健康指导

（1）定期测量血压,复查病情,及时治疗可能并存的血管病变。

（2）保持大小便通畅。

二、主要护理问题

（1）脑出血:与手术伤口有关。

（2）脑组织灌注异常:与脑水肿有关。

（3）有受伤的危险:与癫痫发作有关。

（4）疼痛:与手术创伤有关。

（5）睡眠型态紊乱:与疾病产生的不适有关。

（6）便秘:与术后长期卧床有关。

（7）活动无耐力:与术后长期卧床有关。

（陈小红）

第八节　脑　膜　瘤

脑膜瘤起源于蛛网膜内皮细胞,脑室内脑膜瘤来自脑室内脉络丛,也可来自硬脑膜成纤维细胞和软脑膜细胞。脑膜瘤是仅次于胶质瘤的颅内肿瘤,是良性肿瘤。发病率为 19.2％,居第二位,女性多于男性,约 2∶1,发病高峰年龄在 45 岁。脑膜瘤在儿童期极少见,仅占儿童期颅内肿瘤的 0.4％～4.6％,16 岁以下发病率不足 1.3％。近年因 CT 及 MRI 的普遍应用,脑膜瘤发现率增高,特别是老年人群,偶尔会有无症状脑膜瘤和多发性脑膜瘤,可合并胶质瘤、垂体瘤和动脉瘤,但较罕见。

一、专科护理

（一）护理要点

密切观察患者疼痛的性质,在做好心理护理和安全防护的同时,注意观察患者生命体征的变化。

（二）主要护理问题

（1）急性疼痛：与颅内压增高及开颅手术创伤有关。

（2）焦虑：与疾病引起的不适、家庭经济条件及担心预后有关。

（3）有受伤害的危险：与癫痫发作有关。

（4）营养失调：低于机体需要量，与术中机体消耗及手术前后禁食、禁水有关。

（5）有皮肤完整性受损的危险：与患者意识障碍或肢体活动障碍有关。

（6）潜在并发症：颅内感染。

（三）护理措施

1.一般护理

病室空气流通，光线充足，温湿度适宜，保证安静、有序、整洁、安全的诊疗修养环境。对颅内压增高患者需绝对卧床休息，给予日常生活护理。

2.对症护理

（1）急性疼痛的护理：针对因颅内压增高引起的疼痛，在患者发病早期疼痛多为发作性头痛，随着病情的进展，头痛可表现为持续性头痛，且较为剧烈，应给予脱水、激素等治疗使颅内压增高的症状得到改善，从而缓解头痛症状。对于术后疼痛的患者，应协助患者取头高位，耐心倾听患者的感受，指导患者进行深呼吸。

（2）心理护理：护士态度和蔼，具有亲和力，与患者进行有效沟通，增强其安全感和对护理人员的信任感。针对患者及家属提出的问题应运用专业技术知识进行耐心解释，用通俗易懂的语言介绍有疾病相关知识、术前术后注意事项，解除其思想顾虑，乐观接受手术。

（3）有受伤害的危险护理：因肿瘤长期压迫可出现不同程度的肢体麻木、步态不稳、平衡功能障碍、视力下降、甚至癫痫发作，应保证患者安全。加设床挡，防止患者坠床，必要时给予约束带护理；对步态不稳的患者，外出要专人陪伴；对于听力、视力障碍的患者，要加强生活护理，防止因行动不便而发生意外。

（4）营养失调的护理：患者由于颅内压增高及频繁呕吐，脱水治疗，可导致营养不良和水电解质紊乱，从而加大手术风险。因此，术前应给予营养丰富、易消化、高蛋白质、高热量饮食，或静脉补充营养液，以改善患者的全身营养状况。

（5）有皮肤完整性受损危险的护理：对因肢体活动障碍而长期卧床患者，应注意定时翻身，预防压疮发生。对伴有癫痫发作的患者，使用约束带护理时应连续评估其被约束部位皮肤状况，如有红肿情况应解除约束，加强专人陪护。

（6）潜在并发症的观察与护理：护士在协助医师为患者头部敷料换药时，应遵循无菌操作原则，观察伤口渗血、出血情况。病室内每天开窗通风，保持病室空气清新。实行探视及陪伴管理制度，勿将学龄前儿童带入病室。

二、健康指导

（一）疾病知识指导

1.概念

脑膜瘤是起源于脑膜及脑膜间隙的衍生物，多来自蛛网膜细胞及含蛛网膜成分组织。其病因及发病机制不清,可能与内外环境因素有关。脑膜瘤约占颅内肿瘤的 20%,良性居多。生长较为缓慢,病程较长,出现早期症状平均约为 2.5 年,甚至可达十余年。

2.临床表现

颅内脑膜瘤多位于大脑半球矢状窦旁,邻近的颅骨会有增生或被侵蚀的迹象,因部位不同各具临床特点,但均有颅内压增高及局灶性体征。

(1)颅内压增高症状:颅内压增高表现为持续性、阵发性加剧头痛,晨起加重。疾病早期可有间断阵发性头痛,随病程推移头痛时间可延长,间隔时间缩短或变成持续性头痛;病情严重者呕吐呈喷射状,与饮食关系不大而与头痛剧烈程度有关,视盘水肿可有典型的眼底所见,但患者多无明显自觉症状。一般只有一过性视力模糊、色觉异常或短暂视力丧失。

(2)局灶性症状:肿瘤压迫位置的不同,产生的局灶性症状有所不同。大脑凸面脑膜瘤、矢状窦旁脑膜瘤、大脑镰旁脑膜瘤经常表现为癫痫发作、偏瘫及精神症状等;颅底脑膜瘤引起三叉神经痛,后期出现视神经萎缩、视野缺损、肢体运动障碍及精神症状;鞍结节脑膜瘤可表现为视力障碍、头痛等症状,下丘脑受累可表现为多饮、多尿、嗜睡等症状;蝶骨嵴脑膜瘤可表现为病变侧眼球突出、眼球活动障碍、头痛、癫痫、失语等。

3.脑膜瘤的诊断

具有重要参考价值的检查项目包括颅脑平片、CT、MRI 和报告减影血管造影。因其发病缓、病程长,不同部位脑膜瘤可有不同的临床表现。如成年人伴有慢性疼痛、精神改变、癫痫、一侧或双侧视力减退甚至失明、共济失调或有局限性颅骨包块时,应考虑脑膜瘤的可能性。眼底检查发现慢性视盘水肿或呈继发性萎缩。

4.脑膜瘤的处理原则

(1)手术治疗:脑膜瘤首选手术全切除。因大部分脑膜瘤为良性肿瘤,有完整的包膜,大多可完整切除。对于恶性脑膜瘤术后和不能完全切除的脑膜瘤,可进行部分切除配合放疗,以延长肿瘤复发的时间。

(2)放射治疗:对于不能接受手术治疗的患者,可以考虑采用放射治疗。放射治疗主要针对次全切除的肿瘤及非典型性、恶性脑膜瘤。

(3)立体定向放射外科治疗:立体定向放射外科治疗技术在两年内对肿瘤的生长控制率非常高,特别是对年龄较大、肿瘤位置较深的患者是一种相对安全和有效的治疗方法。但其相关并发症在一定程度上是不可逆的,主要包括急性放射反应,可表现为头痛、头晕、恶心、呕吐、癫痫发作等;脑神经损伤,可累及动眼神经、视神经、三叉神经等放射性水肿,常表现为头痛、头晕。

5.预后

绝大多数脑膜瘤为良性,预后较好。脑膜瘤术后 10 年生存率为 43%～78%,但恶性脑膜瘤较易复发,辅助以放射治疗或伽马刀治疗,预后仍较差。

(二)饮食指导

(1)宜食抗肿瘤食物,如小麦、薏苡仁、荸荠、海蜇、芦笋、海带等。

(2)宜食具有保护脑血管作用的食物,如芹菜、荠菜、茭白、向日葵籽等。

(3)宜食具有防治颅内高压作用的食物,如玉米须、赤豆、核桃仁、紫菜、鲤鱼、鸭肉、海带、蟹等。

(4)宜食具有保护视力的食物,如菊花、荠菜、羊肝、猪肝等。

(5)合理进食,保持良好的饮食习惯。注意低盐饮食,防止由于钠离子在机体潴留而引起血压升高,限制烟酒、辛辣等刺激性食物的摄入。

(6)合并糖尿病患者应选用少油少盐的清淡食品,菜肴烹调多用蒸、煮、凉拌、涮、炖、等方式。注意进食规律,定时、定量,两餐之间要间隔 4~5 小时。

(三)预防指导

(1)患者应遵医嘱合理使用抗癫痫药物及降压药物,口服药应按时服用,不可擅自减药、停药。如服用丙戊酸钠缓释片每天用量应根据患者的年龄和体重计算。对孕妇、哺乳期妇女、明显肝功能损害者应禁止使用,严禁击碎服用;糖尿病患者严格按医嘱用药,及时按血糖情况调节胰岛素剂量,用药后按计划进食,避免饮食习惯的较大改变。

(2)注意合理饮食及饮食卫生,避免致癌物质进入体内。进行有规律锻炼,提高免疫系统功能,增强抵抗力,起到预防肿瘤作用。

(四)日常生活指导

(1)指导患者建立合理的生活方式,保证睡眠充足,注重个人卫生,劳逸结合。

(2)积极治疗原发病,保持心态平和、情绪稳定。

三、循证护理

随着医疗技术的不断提高,神经导航下显微手术切除病灶是治疗脑膜瘤的主要方法。由于瘤体生长部位的特殊性,手术及预后均存在风险,因此做好患者围术期的病情观察与护理,以及预防并发症是术后康复的关键。有学者对 48 例鞍结节脑膜瘤患者围术期护理中发现,通过在术后严格记录 24 小时尿量,对中枢性高热患者采用冰毯和冰帽物理降温能够促进患者病情恢复。有学者对 35 例脑膜瘤术后患者进行持续颅内压监测的研究结果显示,持续颅内压监测能够准确观察动态颅内压变化,有利于指导临床实践。

(一)晨间护理

1.目的

通过晨间护理观察和了解病情,为诊疗和调整护理计划提供依据;及时发现患者存在的健康问题,做好心理护理和卫生指导;促进身体受压部位的血液循环,预防压疮及肺炎等并发症;保持病床和病室的整洁。

2.护理措施

对不能离床活动、病情较轻的患者,鼓励其自行洗漱,包括刷牙、梳头;用消毒毛巾湿式扫床;根据清洁程度,更换床单,整理床单位。对于病情较重,不能离床活动的患者,如危重、高热、昏迷、瘫痪,年老体弱者,应协助患者排便,帮助其刷牙、漱口;病情严重者给予口腔护理,洗脸、洗手、梳头,协助翻身并检查全身皮肤有无受压变红;与患者交谈,了解睡眠情况及有无病情变化,鼓励患者增强战胜疾病的信心并给予心理护理;根据室温适当开窗通风。

(二)晚间护理

1.目的

为患者创造良好的睡眠条件。

2.护理措施

(1)避免环境不良刺激;注意床铺的平整,棉被厚薄适宜,枕头高低适中;注意调节室温和光线,在室内通风换气后可酌情关闭门窗,放下窗帘;查房时动作轻柔。

(2)协助患者梳头、洗漱及用热水泡脚;睡前协助患者排尿。

(3)采取有效措施,尽量减少因疾病带给患者的痛苦与不适,如解除咳嗽、腹胀、尿潴留等不适,取舒适体位。

(陈小红)

第九节　脑　动　脉　瘤

脑动脉瘤是局部动静脉异常改变产生的脑动静脉瘤样突起,好发于组成脑底动脉环(Willis动脉环)的大动脉分支或分叉部。因为这些动脉位于脑底的脑池中,所以动脉瘤破裂出血引起动脉痉挛、栓塞及蛛网膜下腔出血等症状。其主要见于中年人。脑动脉瘤的病因尚未完全明了,但目前多认为与先天性缺陷、动脉粥样硬化、高血压、感染、外伤有关。临床表现为突然头痛、呕吐、意识障碍、癫痫样发作、脑膜刺激征等。以手术治疗为主,常采用动脉瘤栓塞术、开颅动脉瘤夹闭术及穿刺栓塞动脉瘤。

一、护理措施

(一)术前护理

(1)一旦确诊,患者需绝对卧床,暗化病室,减少探视,避免一切外来刺激。情绪激动、躁动不安可使血压上升,增加再出血的可能,适当给予镇静剂。

(2)密切观察生命体征及意识变化,每天监测血压2次,及早发现出血情况,尽早采取相应的治疗措施。

(3)胃肠道的管理:合理饮食,勿食用易导致便秘的食物;常规给予口服缓泻剂如酚酞、麻仁润肠丸,保持排便通畅,必要时给予低压缓慢灌肠。

(4)尿失禁的患者,应留置导尿管。

(5)患者避免用力打喷嚏或咳嗽,以免增加腹压,反射性的增加颅内压,引起脑动脉瘤破裂。

(6)伴发癫痫者,要注意安全,防止发作时受外伤;保持呼吸道通畅,同时给予吸氧,记录抽搐时间,遵医嘱给予抗癫痫药。

(二)术后护理

(1)监测患者生命体征,特别是意识、瞳孔的变化,尽量使血压维持在一个个体化的稳定水平,避免血压过高引起脑出血或血压过低致脑供血不足。

(2)持续低流量给氧,保持脑细胞的供氧。观察肢体活动及感觉情况,与术前对比有无改变。

(3)遵医嘱给予甘露醇及甲泼尼龙泵入,减轻脑水肿;或泵入尼莫地平,减轻脑血管痉挛。

(4)保持引流通畅,观察引流液的色、量及性质,如短时间内出血过多,应通知医师及时处理。

(5)保持呼吸道通畅,防止肺部感染及压力性损伤的发生。

(6)避免情绪激动及剧烈活动。

(7)手术恢复期应多进高蛋白质食物,加强营养,增强机体的抵抗力。

(8)减少刺激,防止癫痫发作,尽量将癫痫发作时的损伤减到最小,装好床挡,备好抢救用品,防止意外发生。

(9)清醒患者床头抬高 30°,利于减轻脑水肿。

(10)准确记录出入量,保证出入量平衡。

(11)减轻患者心理负担,加强沟通。

(三)健康指导

(1)定期测量血压,复查病情,及时治疗可能并存的血管病变。

(2)保持大小便通畅。

(3)其他指导。①应规律生活,避免劳累、熬夜、暴饮暴食等不利因素,保持心情舒畅,注意劳逸结合。②坚持适当锻炼。康复训练过程艰苦而漫长(一般为 1～3 年,长者需终身训练),需要信心、耐心、恒心,在康复医师指导下,循序渐进、持之以恒。

二、主要护理问题

(1)脑出血:与手术创伤有关。

(2)脑组织灌注异常:与脑水肿有关。

(3)有感染的危险:与手术创伤有关。

(4)睡眠型态紊乱:与疾病创伤有关。

(5)便秘:与手术后卧床有关。

(6)疼痛:与手术损伤有关。

(7)有受伤的危险:与手术可能诱发癫痫有关。

(8)活动无耐力:与术后卧床时间长有关。

(陈小红)

第十节 垂 体 腺 瘤

垂体腺瘤是发生于腺垂体的良性肿瘤。如果肿瘤增大,压迫周围组织,则出现头痛、视力减退、视野缺损、上睑下垂及眼球运动功能障碍等压迫症状。治疗一般以手术为主,也可行药物和放射治疗。手术治疗包括开颅垂体瘤切除术和经口鼻或经单鼻蝶窦垂体瘤切除术。垂体瘤患者有发生垂体卒中的可能。垂体卒中为垂体肿瘤内突然发生出血性坏死或新鲜出血。典型症状为突然头痛,在 1～2 天眼外肌麻痹、视觉障碍、视野缺损及进行性意识障碍等。如发生上述情况应按抢救程序及时进行抢救。

一、护理措施

(一)术前护理

1.预防手术切口感染

为预防手术切口感染,经蝶窦垂体腺瘤切除术患者应在术前 3 天常规口服抗生素,用复方硼酸溶液漱口,用呋麻液滴鼻,每天 4 次,每次双侧鼻腔各 2～3 滴,滴药时采用平卧仰头位,使药液充分进入鼻腔。

2.皮肤准备

经蝶窦手术患者需剪鼻毛,应动作轻稳,防止损伤鼻黏膜致鼻腔感染。近来多采用电动鼻毛修剪器,嘱患者自行予以清理,再由护士检查有无残留鼻毛,此法提高了患者的舒适度,更易于接受,亦便于护士操作。观察有无口鼻疾病,如牙龈炎、鼻腔疖肿等。如有感染存在,则改期手术。

3.物品准备

备好奶瓶(有刻度标记,并预先在奶嘴上剪好"+"字开口,以准确记录入量,便于患者吸吮)、咸菜、纯橙汁、香蕉、猕猴桃等含钾、钠高的食物。

4.术前宣教

向患者讲解有关注意事项,消除恐惧,取得配合。

(二)术后护理

(1)卧位未清醒时,取平卧位,头偏向一侧,清醒后拔除气管插管。无脑脊液鼻漏应抬高床头15°～30°。有脑脊液鼻渗/漏者,一般去枕平卧3～7天,具体时间由手术医师决定,床头悬挂"平卧"提示牌。

(2)患者术后返回病室时,需经口吸氧。先将氧流量调至2～3 L/min,再将吸氧管轻轻放入患者口腔中并用胶布将管路固定于面部,防止不慎脱落。及时吸除口腔及气管插管的内分泌物,维持呼吸道通畅。

(3)生命体征的监测:麻醉清醒前后应定时测量生命体征,特别注意观察瞳孔的对光反射是否恢复。

(4)拔除气管插管指征及方法:①双侧瞳孔等大(或与术前大小相同);②瞳孔对光反射敏感;③呼之能应、可遵医嘱做简单动作;④将口腔内分泌物吸除干净;⑤术中无特殊情况;⑥拔除气管插管时,患者应取平卧位头偏向一侧,抽出气囊中的空气,嘱患者做吐物动作,顺势将插管迅速拔出(目前此项操作多在手术室恢复室完成)。

(5)伤口护理:如无脑脊液鼻漏者,术后3天左右拔除鼻腔引流条,用呋麻液滴鼻,每天4次,每次2～3滴,防止感染。如有鼻漏,术后5～7天拔除鼻腔引流条。拔除鼻腔引流条后勿用棉球或纱布堵塞鼻腔。

(6)口腔护理:如经口鼻蝶窦入路手术,口腔内有伤口,应每天做口腔护理,保持口腔内的清洁。由于术后用纱条填塞鼻腔止血,患者只能张口呼吸,易造成口腔干燥、咽部疼痛不适,此时,应用湿纱布盖于口唇外,保持口腔湿润,减轻不适,必要时可遵医嘱予以雾化吸入或用金喉健喷咽部。

(7)术后并发症的护理。

脑出血:常在术后24～48小时发生,当患者出现意识障碍(昏睡或烦躁)、瞳孔不等大或外形不规则、视物不清、视野缺损、血压进行性升高等症状时,提示有颅内出血可能,应及时通知医师,必要时做急诊CT或行急诊手术。如未及时发现或采取有效措施,将出现颅内血肿、脑疝甚至危及患者生命。

尿崩症和/或水电解质紊乱:由于手术对神经垂体及垂体柄有影响,术后一过性尿崩发生率较高,表现为大量排尿,每小时尿量200 mL以上,连续2小时以上,此即为尿崩症。需监测每小时尿量,准确记录出入量,合理经口、经静脉补液,必要时口服抗利尿剂如醋酸去氨升压素(弥凝),或静脉泵入垂体后叶素控制尿量,保持出入量平衡。水电解质紊乱则可由手术损伤下丘脑或尿崩症致大量排尿引起,易造成低血钾等水、电解质紊乱,临床上每天晨监测血电解质情况,及时给予补充。

脑脊液鼻漏:由于术中损伤鞍隔所致,常发生于术后 3～7 天,尤其是拔除鼻腔填塞纱条后,观察患者鼻腔中有无清亮液体流出。因脑脊液含有葡萄糖,可用尿糖试纸粉色指示端检测,阳性则提示有脑脊液鼻漏(如混有血液时,也可呈现假阳性,需注意区分)。此时,患者应绝对卧床,去枕平卧 2～3 周。禁止用棉球、纱条、卫生纸填塞鼻腔,以防逆行感染。

垂体功能低下:由机体不适应激素的变化引起,常发生于术后 3～5 天。患者可出现头晕、恶心、呕吐、血压下降等症状。此时,应先查血钾浓度,与低血钾相鉴别。一般用生理盐水 100 mL＋琥珀酸氢化可的松 100 mg 静脉滴注后可缓解。

(三)健康指导

(1)出院后患者可以正常进食,勿食刺激性强的食物及咖啡、可乐、茶类。

(2)患者应适当休息,通常 1～3 个月后即可正常工作。

(3)出现味觉、嗅觉减退多为暂时的,无须特殊处理,一般自行恢复。痰中仍可能带有血丝,如果量不多,属于正常情况,不需处理。

(4)注意避免感冒,尽量少到人员密集的公共场所,如超市、电影院。

(5)如果出现下列情况要考虑肿瘤复发,及时复查。一度改善的视力视野再次障碍;肢端肥大症患者血压、血糖再次升高;库欣病或者脸色发红,皮肤紫纹不消退或者消退后再次出现,血压升高。

(6)如出院后仍需继续服用激素,应遵医嘱逐渐减少激素用量,如出现厌食、恶心、乏力等感觉,可遵医嘱酌情增加药量。甲状腺激素可遵医嘱每 2 周减量一次,在减量过程中,如果出现畏寒、心悸、心率缓慢等情况,可根据医嘱,酌情增加药量。

(7)如果出现厌食、恶心、乏力、畏寒、心悸等症状,应考虑到垂体功能低下,应及时到当地医院就诊或回手术医院复查。

(8)如果每天尿量超过 3 000 mL,应考虑多尿甚至尿崩症可能。应及时去当地医院诊疗或回手术医院复查。

(9)出院后应定期复查,复查时间为术后 3 个月、半年和一年。

二、主要护理问题

(一)潜在并发症

(1)窒息:与术后麻醉未醒,带有气管插管有关。

(2)出血:与手术伤口有关。

(3)脑脊液鼻漏:与手术损伤鞍隔有关。

(4)垂体功能低下:与手术后一过性的激素减低有关。

(二)有体液不足的危险

与一过性尿崩有关。

(三)生活自理能力部分缺陷

与卧床及补液有关。

(四)有皮肤完整性受损的危险

与长期平卧有关。

（陈小红）

第十一节　神经胶质瘤

神经胶质瘤是颅内最常见的恶性肿瘤,发生于神经外胚层。神经外胚层发生肿瘤包括两类,分别为神经间质细胞形成的胶质瘤和神经元形成的神经细胞瘤。神经胶质瘤占全部脑肿瘤的33.3%~58.6%,以男性较多见,特别在多形性胶质母细胞瘤、髓母细胞瘤中男性明显多于女性。各类型胶质瘤各有其好发年龄,如星形细胞瘤多见于壮年,多形性胶质母细胞瘤多见于中年,室管膜瘤多见于儿童及青年,髓母细胞瘤大多发生在儿童。

一、专科护理

(一)护理要点

在观察患者病情变化的同时,针对患者情绪状态的变化给予心理护理,对癫痫持续状态的患者给予安全护理,同时对长期卧床的患者应避免压疮的发生。

(二)主要护理问题

(1)有皮肤完整性受损的危险与患者意识障碍或肢体活动障碍长期卧床有关。

(2)慢性疼痛与肿瘤对身体的直接侵犯、压迫神经及心理因素有关。

(3)有受伤害的危险与术前或术后癫痫发作有关。

(4)有窒息的危险与癫痫发作有关。

(5)营养失调:低于机体需要量与患者频繁呕吐及术后患者无法自主进食有关。

(6)活动无耐力与偏瘫、偏身感觉障碍有关。

(7)无望感与身体状况衰退和肿瘤恶化有关。

(三)护理措施

1.一般护理

将患者安置到相应病床后,责任护士向患者进行自我介绍,并向患者介绍同病室的病友,以增强患者的安全感和对医护人员的信任感。进行入院护理评估,为患者制定个性化的护理方案。

2.对症护理

(1)有皮肤完整性受损的危险的护理:由于长期卧床,神经胶质瘤患者存在皮肤完整性受损的危险,易发生压疮。护士应使用压疮危险因素评估量表进行评估后,再采取相应的护理措施,从而避免压疮的产生。出现中枢性高热的患者应适时给予温水浴等物理降温干预;营养不良或水代谢紊乱的患者在病情允许的情况下给予高蛋白质和富含维生素的饮食;保持床铺清洁、平整、无褶皱。

(2)慢性疼痛的护理:对疼痛的时间、程度、部位、性质、持续性和间断性、疼痛治疗史等进行详细的评估,做好记录并报告医师。当疼痛位于远端或躯干的某些部位时,应遵医嘱给予止痛药物。注意观察药物的作用和变态反应并慎用止疼剂和镇静剂,以免掩盖病情。神经外科患者应慎用哌替啶,因其可导致焦虑、癫痫等。引起慢性疼痛的原因不仅包含患者的躯体因素,还有其心理方面的因素,护士应运用技巧分散患者的注意力以减轻疼痛,如放松疗法、想象疗法、音乐疗法等。

(3)有受伤害的危险的护理:术前对有精神症状的患者,适当应用镇静剂及抗精神病药物如地西泮、苯巴比妥、水合氯醛等,病床两侧加护栏以防止患者坠床;对躁动的患者要避免不良环境的刺激,保持病室安静,适当陪护,同时加强巡视,防止患者自伤及伤人;对皮质运动区及附近部位的手术以及术前有癫痫发作的患者,术后要常规给予抗癫痫药物进行预防用药。

(4)有窒息危险的护理:胶质瘤患者在癫痫发作期间可对呼吸产生抑制,导致脑代谢需求增加,引起脑缺氧。若忽视对癫痫持续状态的处理,可产生窒息或永久性神经功能损害。在癫痫发作时,应迅速让患者仰卧,将压舌板垫在其上下牙齿间以防舌咬伤。将患者头偏向一侧,清理口腔分泌物,保持气道通畅。

(5)营养失调的护理:患者由于颅内压增高及频繁呕吐,可导致营养不良和水电解质失衡,从而降低患者对手术的耐受力,并影响组织的修复,增加手术的危险性。因此,术前应给予营养丰富、易消化的高蛋白质、高热量饮食,或静脉补充营养液,以改善患者的全身营养状况。鼓励其多进食富含纤维素的食物,以保持大便通畅,对于术后进食困难或无法自主进食的患者应给予留置胃管,进行鼻饲饮食,合理搭配,制定饮食方案。

(6)活动无耐力的护理:胶质瘤术后患者可能产生偏瘫、偏身感觉障碍等症状,从而导致患者生活自理能力部分缺陷。护士应鼓励患者坚持自我照顾的行为,协助其入浴、如厕、起居、穿衣、饮食等生活护理,指导其进行肢体功能训练,提供良好的康复训练环境及必要的设施。

(7)无望感的护理:对于恶性胶质瘤的患者,随着病程的延长及放疗、化疗,病痛的折磨常让患者产生绝望。护士应对疾病为患者带来的痛苦表示同情和理解,并采用温和的态度和尊重患者的方式为其提供护理,帮助其正确应对。鼓励患者回想过去的成就,从而证明他的能力和价值,增强其战胜疾病的信心。

(四)护理评价

(1)患者未发生压疮。

(2)患者疼痛有所缓解,能够掌握缓解疼痛的方法。

(3)患者在住院期间安全得到保障。

(4)患者癫痫症状得到控制。

(5)患者营养的摄入能够满足机体的需要。

(6)患者肢体能够进行康复训练。

(7)患者情绪稳定,能够配合治疗与护理。

二、健康指导

(一)疾病知识指导

1.概念

神经胶质瘤又称胶质细胞瘤,简称胶质瘤,是来源于神经上皮的肿瘤。可分为髓母细胞瘤、多形性胶质母细胞瘤、星形细胞瘤、少突胶质瘤、室管膜瘤等。其中,多形性胶质母细胞瘤恶性程度最高,病情进展很快,对放疗、化疗均不敏感;髓母细胞瘤也为高度恶性,好发于 2～10 岁儿童,多位于颅后窝中线部位,常占据第四脑室、阻塞导水管而引发脑积水,对放射治疗较敏感;少突胶质细胞瘤占神经胶质瘤的 7%,生长速度较慢,分界较清,可手术切除,但术后往往复发,需要进行放疗及化疗;室管膜瘤约占 12%,术后需放疗及化疗;星形细胞瘤在胶质瘤当中最常见,占40%,恶性程度比较低,生长速度缓慢,呈实质性者与周围组织分界不清,常不能彻底切除,术后容易复发。

2.临床表现

可表现为颅内占位性病变引起的颅内压增高症状,如头痛、呕吐、视盘水肿等,或者因为肿瘤生长部位不同而出现局灶性症状,如偏瘫、失语、感觉障碍等。部分肿瘤患者有精神及癫痫症状,表现为性格改变、注意力不集中、记忆力减退、癫痫大发作或局限性发作等。

3.神经胶质瘤的辅助诊断

主要为颅脑 CT、MRI、EEG 等。

4.神经胶质瘤的处理原则

由于颅内肿瘤浸润性生长,与脑组织间无明显边界,难以做到手术全部切除,一般给予综合疗法,即手术后配合以放疗、化疗、分子靶向治疗及免疫治疗等,通常可延缓肿瘤复发,延长患者生存期。对于复发恶性胶质瘤,局部复发推荐再次手术或者放疗、化疗;如果曾经接受过放疗不适合再放疗者,推荐化疗;化疗失败者,可改变化疗方案;对于弥漫或多灶复发的患者,推荐化疗和/或分子靶向治疗。

(1)手术治疗:胶质瘤患者以手术治疗为主,即在最大限度保存正常神经功能的前提下,最大范围安全切除肿瘤病灶。但对不能实施最大范围安全切除肿瘤的患者,酌情采用肿瘤部分切除术,活检术或立体定向穿刺活检术,以明确肿瘤的组织病理学诊断。胶质瘤手术治疗的目的在于:①明确诊断;②减少肿瘤负荷,改善辅助放疗和化疗的结果;③缓解症状,提高患者的生活质量;④延长患者的生存期;⑤为肿瘤的辅助治疗提供途径;⑥降低进一步发生耐药性突变的概率。

(2)放射治疗:放射线作用于细胞后会将细胞杀死。高级别胶质瘤属于早期反应组织,对放射敏感性相对较高,同时又由于肿瘤内存在部分乏氧细胞,较适合进行多次分割放疗使得乏氧细胞不断氧化并逐步被杀死。目前美国国立综合癌症网络发布的胶质瘤指南、欧洲恶性胶质瘤指南及国内共识均将恶性胶质瘤经手术切除后 4 周开始放射治疗作为恶性胶质瘤综合治疗的标准方法。

(3)化学治疗:利用化疗可以进一步杀死实体肿瘤的残留细胞,有助于提高患者的无进展生存时间及平均生存时间。

(4)分子靶向治疗:即在细胞分子水平上,针对已经明确的致癌位点(该位点可以是肿瘤细胞内部的一个蛋白分子,也可以是一个基因片段),来设计相应的治疗药物。药物进入体内会特异地选择致癌位点相结合发生作用,使肿瘤细胞特异性死亡,而不会波及肿瘤周围的正常组织细胞的一种治疗方法。

(5)免疫治疗:免疫疗法可以通过激发自身免疫系统来定位和杀灭胶质瘤细胞。目前在胶质瘤免疫治疗方面虽然取得了一些进展,但所有的免疫治疗方案在临床试验中均不能完全清除肿瘤。尽管这种治疗方法有各种不足,但由于免疫治疗可以调动人体自身的免疫系统,产生特异性抗肿瘤免疫反应,其理论上是较理想的胶质瘤治疗方法。

5.神经胶质瘤的预后

随着影像诊断技术的发展、手术理念和设备的进步、放疗技术的日益更新以及化疗药物的不断推出,胶质瘤患者的预后得到了很大的改善。但神经胶质瘤侵袭性很强,目前仍无确切有效的治愈手段,特别是恶性胶质瘤,绝大多数患者预后很差,即使采取外科手术、放疗及化疗等综合疗法,5 年生存率约 25%。

(二)饮食指导

(1)合理进食,保持良好的饮食习惯。注意低盐饮食,防止由于钠离子在机体潴留而引起血压升高,进而导致颅内压升高。

(2)增加纤维素类食物的摄入,如蔬菜、水果等,减少便秘发生,必要时可口服缓泻剂,促进排便。

(3)对胶质瘤术后的患者,除一般饮食外,可多食营养脑神经的食品,如酸枣仁、桑椹、白木耳、黑芝麻等。避免食用含有致癌因子的食物,如腌制品、发霉的食物、烧烤、烟熏类食品等。

(三)预防指导

(1)通过向患者提供有关疾病的康复知识,以提高患者自我保健的意识。

(2)为预防胶质瘤患者癫痫发作,应遵医嘱合理使用抗癫痫药物。口服药应按时服用,不可擅自减量、停药。若患者以往没有接受过化疗,可给予替莫唑胺口服,防止肿瘤复发。剂量为 $200\ mg/(m^2 \cdot d)$,28 天为一个周期,连续服用 5 天;若患者以往接受过其他方案化疗,建议患者起始量为 $150\ mg/(m^2 \cdot d)$,28 天为一个周期,连续服用 5 天。

(四)日常生活指导

(1)指导患者建立良好的生活习惯,鼓励患者日常活动自理,树立恢复健康的信心。

(2)指导患者要保持心情舒畅,避免不良情绪刺激。家属要关心体贴患者,给予生活照顾和精神支持,避免因精神因素引起病情变化。

三、循证护理

胶质瘤是常见的颅内肿瘤,流行病学调查结果显示,尽管世界各地胶质瘤发病率存在差异,但就整体而言,其发病率约占原发脑肿瘤的一半,且近年来有不断上升的趋势。目前以手术治疗为主,同时配合其他手段如放射治疗、化学治疗、免疫治疗等,因此对胶质瘤的围术期的观察与护理及术后并发症的护理显得尤为重要。研究结果显示对观察组 30 例脑胶质瘤患者进行中西医结合护理,包括鼓励患者饮用蜂蜜水,花生衣煮水,化疗次日饮用当归、何首乌、灵芝炖乌鸡汤,使用耳穴贴等,效果显著。有学者对 60 例脑胶质瘤患者间质内化疗的护理研究中提到化疗前要帮助患者增强战胜疾病的信心,并取得家属的配合,发挥社会支持系统的作用。在对免疫治疗脑胶质瘤患者的研究结果中显示,术后 4～5 天要警惕颅内感染的发生,护士需监测患者的体温变化;在疫苗稀释液回输时,可能发生过敏性休克,因此输注时要有10～15 分钟的观察期,同时要控制滴速,观察期的滴速应为每分钟 10～20 滴,观察期结束后如无不适可调至每分钟 30～40 滴,输注完毕后应观察 4～6 小时后方可离院;免疫治疗过程中要注意观察患者是否有肌无力及关节疼痛发生,如有则应及时停止治疗或调整治疗方案。

中枢神经系统损伤的患者基础营养需求原因如下:①代谢率增高;②蛋白质需要量增加;③脂肪需要量增加。

中枢神经系统损伤时,患者的代谢反应过度。多数研究者证明,昏迷患者在安静状态下的代谢消耗是正常基础代谢率的 120%～250%。此时的机体为满足高代谢的能量需求,葡萄糖异生和肝清蛋白的合成显著增加,蛋白质、糖类和脂肪的利用增加。增加蛋白质和脂肪的利用不仅导致营养供给困难,加速禁食患者的营养不良。对于神经系统受损的患者,需要营养成分的比例发生改变,对蛋白质和脂肪热量的需要增多,而对糖类的需要相对减少。

(陈小红)

第十二节 神经鞘瘤

神经鞘瘤是由周围神经的神经鞘所形成的肿瘤。主要来源于背侧神经根,腹侧神经根多发神经纤维瘤。神经鞘瘤占成人硬脊膜下肿瘤的 25%,绝大多数肿瘤表现为单发,在椎管各节段均可发生。发病高峰期为 40～60 岁,性别无明显差异。约 2.5% 的硬脊膜下神经鞘瘤是恶性的,其中至少一半为神经纤维瘤。恶性神经鞘瘤预后较差,存活期常不超过 1 年。

一、专科护理

(一)护理要点
密切观察患者生命体征及心理变化,注意做好患者皮肤护理及康复功能锻炼。

(二)主要护理问题
(1)有误吸的危险:与疾病引起的呕吐、饮水呛咳等有关。

(2)营养失调:低于机体需要量,与患者头痛、呕吐、进食呛咳、吞咽困难等因素引起的营养摄入不足有关。

(3)体象紊乱:与面肌瘫痪、口角歪斜有关。

(4)感知觉紊乱:听觉:与长期肿瘤压迫有关。

(5)慢性疼痛:与长期肿瘤压迫有关。

(6)潜在并发症:角膜溃疡、口腔黏膜改变、面部出现带状疱疹、平衡功能障碍等。

(三)护理措施

1.一般护理

嘱患者取头高位,床头抬高 15°～30°,保持室内环境安静、室温适宜,尽量减少不良因素刺激,保证患者充足睡眠。在住院期间,保证患者安全,并指导进行适当的功能锻炼。

2.对症护理

(1)有误吸危险的护理。①定时为患者进行翻身叩背,促进痰液排出。痰液黏稠者,可进行雾化吸入治疗,稀释痰液。不能自行排出痰液者,应及时给予气管插管或气管切开术,必要时给予机械辅助通气。②为防止误吸,在患者床旁准备吸引装置;对于昏迷患者应取下义齿,及时清除口腔分泌物及食物残渣;患者进食时宜采取端坐位、半坐卧位或健侧卧位,并根据吞咽功能的评定选取适宜的食物如糊状食物,以防误咽、窒息。③出现呛咳时,应使患者腰、颈弯曲,身体前倾,下颌抵向前胸,以防止食物残渣再次进入气管;发生窒息时,嘱患者弯腰低头,治疗者在肩胛骨之间快速连续拍击,使残渣排出。④如患者吞咽、咳嗽反射消失,可给予留置胃管。

(2)营养失调的护理。①提供良好的进食环境,食物营养搭配合理,促进患者食欲。②可选择质地均匀,不宜松散,易通过咽和食管的食物。舌运动受限、协调性欠佳者,应避免高黏稠度食物;舌力量不足者,应避免大量糊状食物;营养失调者,必要时给予静脉补充能量,改善全身营养状况,以提高患者对手术的耐受能力。

(3)体像紊乱的护理。①患者由于出现面肌痉挛或口角歪斜等症状,担心疾病影响自身形象,易出现焦虑、抑郁等负性情绪,护士应鼓励患者以积极的心态面对疾病。巨大神经鞘瘤术后并发症包括面瘫、失明、吞咽困难等,护士应支持和鼓励患者,针对其顾虑问题进行耐心解释。嘱患者放松,进行深呼吸,减缓紧张感。②了解患者的心理状态及心理需求,有针对性地因人施教,告知患者疾病的相关知识及预后效果,使患者对治疗过程充满信心。护理人员操作时要沉着冷静,以增加患者对医护人员的信任感,从而配合医疗和护理措施的顺利进行。③为患者提供安静的休养环境。根据国际噪音标准规定,白天病区的噪声不应超过 38 dB。医护人员应做到走路轻、说话轻、操作轻、关门轻。对于易发出响声的椅脚应钉橡胶垫,推车的轮轴、门窗铰链应定期滴注润滑油,夜间护理操作时尽量集中进行,减少接打电话、使用呼叫器次数,加强巡视病房,认真执行患者探视陪护管理制度。④护理人员在护理过程中,态度和蔼可亲,贯穿服务人性化、操作规范化、语言温馨化、关怀亲切化、健教个性化、沟通技巧化、满意最大化的护理理念,使患者身心愉悦,消除消极情绪。护理人员能够以幽默诙谐、通俗易懂的语言与患者及家属进行沟通,对于情绪低落、抑郁的患者,应鼓励患者树立战胜疾病的信心。

(4)感知觉紊乱的护理。①患者出现听力下降或失聪时,护士应教会患者自我保护听力功能的方法,如避免长时间接触监护仪器、人员话语、人员流动等各种噪声,尽量减少噪声的干扰,指导患者学习唇语和体语。②使患者能够保持轻松愉快的良好心态。如果经常处于急躁、恼怒的状态,会导致体内自主神经失去正常的调节功能,使内耳器官发生缺血,出现水肿和听觉障碍,加重病情。③按摩耳垂前后的处风穴(在耳垂与耳后高骨的凹陷处)和听会穴(在耳屏前下方,下颌关节突后缘凹陷处),可增加内耳的血液循环,起到保护听力的作用。④用药时应尽量避免使用耳毒性药物,如庆大霉素、链霉素、卡那霉素、新霉素等,易引起耳中毒而损害听力。⑤指导患者不宜用耳勺等挖耳朵,易碰伤耳道而引起感染。耳道有痒感时,可用甘油棉签擦拭或口服 B 族维生素、维生素 C 和鱼肝油。⑥减少使用耳机、电子产品等。⑦听神经鞘瘤手术治疗后,患者听力会逐渐好转,与患者沟通时宜站在听力较好的一侧,并掌握沟通音量。必要时使用肢体语言,如眼神、手势等进行沟通。

(5)慢性疼痛的护理。①评估患者的行为、社会交往方面、经济方面、认知和情绪、对家庭的影响等方面的表现,及时了解患者思想动向,找出其受困扰问题,有针对性地进行帮助解决。②指导患者使用合适的无创性镇痛措施,如松弛术、皮肤刺激疗法(冷敷、热敷、按摩、加压、震动)、分散注意力的方法等,还可介绍一些其他的技术,如气功、生物反馈等。③选用止痛剂时,评估并决定最佳的用药途径,如口服、肌内注射、静脉给药或肛门推注等;观察用药后反应及止痛效果,可对服药前的疼痛程度与服药后进行对比,选择合适药物。④对于慢性疼痛,应鼓励患者及家属勿过分担心和焦虑,树立战胜疾病的信心。⑤协助患者在疼痛减轻时,进行适量运动。

(6)潜在并发症的观察与护理。

角膜炎、角膜溃疡:由于面神经、三叉神经损伤而致眼睑闭合不全、角膜反射减弱或消失、瞬目动作减少及眼球干燥,如护理不当可导致角膜炎、角膜溃疡,严重者甚至失明。护士应检查患者面部的痛、温、触觉是否减退或消失,观察角膜反射有无减弱或消失;对于眼睑闭合不全者可使用棉质、透气性好的眼罩保护眼球,或者用蝶形胶布将上、下眼睑黏合在一起,必要时行上、下眼睑缝合术;白天按时用氯霉素眼药水滴眼,晚间睡前用四环素或金霉素眼膏涂于上、下眼睑之间,以保护角膜;指导患者减少用眼和户外活动,外出时戴墨镜保护。

面部出现带状疱疹:是由于潜伏在三叉神经内的病毒被激发,活化后可沿感觉神经通路到达皮肤,引起该神经区病毒感染所致面部带状疱疹。感染部位为鼻部、口角、唇边等处,应予镇痛抗病毒处理,局部保持干燥。患处涂抹抗病毒药膏,保持未破水疱干燥清洁,禁止用手搔抓,以免并发细菌感染及遗留瘢痕;加强消毒隔离,防止交叉感染;遵医嘱使用抗病毒及增强免疫力的药物,疱疹一般可在2周内消退。带状疱疹患者饮食须注意少吃油腻食物;禁止食用辛辣食物,如酒、生姜、羊肉、牛肉及煎炸食物等;少吃酸涩、收敛制品,如豌豆、芡实、石榴、芋头、菠菜等;多进食豆制品、鱼、蛋、瘦肉等富含蛋白质的食物及新鲜的瓜果蔬菜,增强机体抵抗能力。

平衡功能障碍:患者术后易出现步行困难或行走偏向等感觉异常症状,护理人员在护理过程中应嘱患者勿单独外出,防止摔伤;给予必要的解释和安慰,加强心理护理;保持病区地面清洁,如地面潮湿应设置警惕标识,清除障碍物;指导患者进行平衡功能训练时应循序渐进,从卧位开始,站立平衡及行走训练,增进患者康复的信心。

3.围术期的护理

(1)术前练习。①咳嗽训练:指导患者做深呼吸,吸气时间长于呼气时间,要自然、缓慢,闭声门,然后缓缓用力咳嗽,避免用力过猛引起疼痛;进行有效咳嗽可增加肺通气量,预防术后坠积性肺炎的发生。②排尿训练:让患者放松腹部及会阴部,用温热毛巾敷下腹部或听水声,用温开水清洗会阴等,反复练习,直至可床上排尿。③翻身训练:为患者讲解轴线翻身的方法、操作程序及注意事项,使患者能够术后良好配合。

(2)术前准备:术前常规头部备皮并检查头部是否有皮囊炎、头皮是否有损伤,修剪指甲,更换衣裤,条件允许情况下进行沐浴。术前睡眠差及心理紧张者,遵医嘱给予镇静剂。

(3)术后体位:术后6小时内取去枕平卧位,搬动患者时注意保持脊柱水平位。每1~2小时翻身一次,注意保持头与身体的水平位。

(4)营养和补液:为增强机体抵抗力,鼓励多食蔬菜及水果,多饮水,保持大便通畅。

(5)伤口护理:巡视病房过程中注意观察伤口有无渗出、感染征象,保持伤口敷料完整,进行交接班记录。如术后3~7天出现局部搏动性疼痛,皮肤潮红、肿胀、压痛明显,并伴有体温升高,应及时通知医师,提示有感染征象。

(6)创腔引流管护理:肿瘤切除后常需在创腔内放置引流管,以便引流脑内的血性液体及组织碎屑、小血细胞凝集块等。应保持引流管通畅,准确观察量、颜色并及时记录。

二、健康指导

(一)疾病知识指导

1.概念

神经鞘瘤是发生于硬膜下各段椎管的单发肿瘤。起源于神经膜细胞,电镜下大体上表现为光滑球形肿物悬挂于脊神经上且与之分离,而不是使神经增粗。

2.主要的临床症状

神经鞘瘤是局部软组织包块,病程发展缓慢,早期可无症状,待包块长大后,局部有酸胀感或疼痛。触摸或者挤压包块时有麻痹或触电感,并向肢体远端放射。

3.神经鞘瘤的诊断

临床上可综合特殊染色体和免疫学检查、凝血常规、血常规、尿常规、生化、电测听、CT、MRI、电生理检查等进行确诊。

4.神经鞘瘤的处理原则

(1)手术治疗:一旦定位诊断明确,应尽早手术切除。

(2)放射治疗:凡病理回报为恶性肿瘤者均可在术后行放射治疗,以提高治疗效果和生存质量。

（3）化学治疗：脂溶性烷化剂如卡莫司汀治疗有一定的疗效，转移癌（腺癌、上皮癌）则应用环磷酰胺、甲氨蝶呤等。

5.神经鞘瘤的预后

由于手术入路的不断改进和显微外科技术的普遍应用，进入 20 世纪以来，神经鞘瘤的手术效果显著提高。至 20 世纪 90 年代，神经鞘瘤的手术全切除率已达 90%，死亡率已降至 0～2%，直径 2 cm 以下的神经鞘瘤面神经功能保留率达 86%～100%，2 cm 以上的肿瘤面神经保留率在36%～59%。

（二）饮食指导

（1）高蛋白质（鸡、鱼、蛋、奶等）、高维生素、高热量、高纤维素（韭菜、芹菜等）饮食。

（2）鼓励患者少量多餐，制定饮食计划，保持进餐心情愉快，增强机体耐受能力。

（三）用药指导

（1）患者服用化疗药物期间，注意观察患者有无恶心、头痛、疲乏、直立性低血压、脱发等变态反应。

（2）静脉输注化疗药物时，不可随意调节滴速。

（3）经常巡视病房，观察输液部位血管、皮肤情况，防止药液外渗。

（四）日常生活指导

（1）鼓励患者保持乐观向上态度，加强自理能力。

（2）根据气温变化增减衣物，注意保暖。

三、循证护理

查阅相关文献发现，目前对神经鞘瘤护理方面的研究多关注脑神经及周围神经鞘瘤的围术期护理，其中以听神经鞘瘤较为多见。有学者将临床护理路径应用在神经鞘瘤患者的护理中，其研究发现应用临床护理路径可明显缩短平均住院时间，减低诊疗费用，使患者得到最佳医疗护理服务。在应用临床路径时仍需考虑如果假设的标准临床路径与实际过程出现偏离，则应修改临床路径，因此对于临床护理路径在神经外科的应用仍需不断总结经验，继而修订完善路径，扩大使用病种，使其更广泛地应用于临床。

（陈小红）

第五章

心外科护理

第一节　心脏瓣膜病

　　心脏瓣膜病是由反复风湿性心脏病发作,发生心脏瓣膜及其附属结构(腱索、乳头肌)病变,导致瓣膜狭窄或关闭不全的瓣膜功能异常,产生血流动力学障碍。瓣膜病是我国最常见的心脏病之一,在成人心血管病中,本病约占40%,多见于20～40岁青壮年。最常受累是二尖瓣,其次为主动脉瓣,后者常与二尖瓣病损同时存在,称联合瓣膜病。瓣膜病常见有二尖瓣狭窄,呈二尖瓣面容,可出现呼吸困难、咳嗽、咳痰、发绀等表现;二尖瓣关闭不全先出现的左心衰竭表现是活动能力差、虚弱无力、心悸;主动脉瓣狭窄可出现劳力性呼吸困难和劳力缺血性心绞痛,突发性晕厥是另一严重症状;主动脉瓣关闭不全可表现为活动后的呼吸困难、端坐呼吸或夜间阵发呼吸困难,还可表现为活动后的胸痛、晕厥。

　　手术治疗主要包括瓣膜修复术和人工瓣膜置换术。内科治疗以预防心功能受损和抗心律失常、抗感染治疗为主。对狭窄病变可行经皮球囊瓣膜成形术介入治疗。

一、术前护理常规

　　(1)病情观察:密切观察病情变化,认真听取患者主诉。观察患者有无心绞痛、晕厥、左心衰竭、呼吸困难、咳嗽、发绀等症状;加强巡视,以防发生猝死。

　　(2)改善心功能:遵医嘱给予强心、利尿、补钾、扩血管治疗,根据患者病情及药液性质调节输液速度,观察用药后变态反应,准确记录出入量。

　　(3)改善呼吸功能:戒烟限酒。加强呼吸功能锻炼,预防呼吸道感染。心力衰竭、肺动脉高压者给予氧气吸入,改善机体供氧状态。

　　(4)加强营养支持:指导患者进食高营养、高蛋白质、高维生素、低盐、低脂、易消化饮食,每餐合理搭配,提高食欲,改善患者全身营养状况。

　　(5)注重心理护理:针对患者的病情、性格、心理反应给予安慰和心理疏导,帮助患者树立战胜疾病的信心。

　　(6)做好瓣膜置换术相关知识的健康教育　如术前适应行为训练,包括上呼吸机手法训练、咳嗽训练、深呼吸运动等;抗凝知识及其重要意义;限制钠盐及液体摄入;进行饮食宣教,讲解少食多餐的必要性;预防感冒、控制肺部感染的重要性。

二、术后护理常规

(1)维持稳定的血流动力学:早期监测中心静脉压、动脉压、肺动脉压等,根据监测指标及病情遵医嘱补充血容量,调整正性肌力药物及扩血管药物,维护心功能。控制输液速度和量,预防发生肺水肿、左心衰竭。

(2)呼吸功能监护与护理:严格遵守呼吸机使用原则及注意事项,加强呼吸道的管理,定时翻身、拍背、吸痰,保证供氧,并观察痰液颜色、性质、量,预防肺部并发症。

(3)维持电解质平衡:瓣膜置换术后每天监测血钾情况,低血钾易造成心律失常,一般血清钾维持在 $4 \sim 5$ mmol/L,静脉补钾时要选择深静脉,补钾后及时复查血钾。

(4)引流液的观察:术后保持引流管的通畅,注意引流液的颜色、量及性质。如引流液过多,应考虑是否鱼精蛋白中和肝素不足。注意观察有无心脏压塞的征象,如出现心率快、血压低、静脉压高、尿量少等应及时通知医师。

(5)观察肢体末梢皮肤颜色、温度变化,及时保暖。测量体温1次/4小时,体温过高时遵医嘱给予降温处理,观察效果。

(6)并发症观察及护理。①瓣周瘘:是瓣膜置换术后一种少见而严重的并发症。术后重点评估心功能状态,监测并控制感染。注意观察尿色、尿量,如长期为血红蛋白尿应及时报告医师,同时注意碱化尿液,防止肾衰竭。②心律失常:密切观察患者的心电示波及心电图变化,及早发现并纠正引发严重室性心律失常的诱因,如心肌缺血缺氧、低钾等。保持静脉通畅,备好抢救物品及药品。③出血:术后应用抗凝治疗期间根据化验结果调整用药量。密切注意出血倾向(血尿、牙龈出血、皮肤黏膜出血等),必要时减用或暂停抗凝药,但尽量避免用凝血类药。④栓塞及中枢神经并发症:加强巡视,严密观察意识、瞳孔、肢体疼痛、皮肤颜色的改变和肢体活动情况等。发现异常情况及时通知医师,及时发现,及时治疗。⑤感染性心内膜炎:术前合理使用抗生素,术后严格无菌操作,监测体温,可疑患者进行多次重复血培养,使用抗生素时严格掌握用量及时间。

(7)健康指导。①养成良好生活习惯,避免紧张,保持心情舒畅。②加强营养,不宜吃太咸的食物,适当限制饮水,避免加重心脏负担。③预防感冒及呼吸道感染,不乱用抗生素。④增强体质,术后应休息半年,保持适当的活动量,避免活动量过大和劳累,如感到劳累、心慌气短,马上停止活动,继续休息。⑤在医师指导下按时服用抗凝、强心、利尿、抗心律失常药物,并注意观察药物作用及变态反应,观察有无出血情况等,准确记录出入量。⑥合并心房颤动或有血栓病史的患者告知其突然出现胸闷憋气等不适症状时,及时就医。⑦定期门诊复查心电图、超声、胸部 X 线片及血化验。

(彭　帅)

第二节　发绀型先天性心脏病

发绀型先天性心脏病是指从右心房、右心室或肺动脉系统向左心房、左心室或主动脉系统分流的一种心脏病,即患者的未氧合静脉血经心脏畸形进入体循环中,临床表现为皮肤或口唇发绀、乏力、蹲踞、杵状指（趾）。此类先天性心脏病较复杂，如法洛四联症、肺动脉瓣闭锁、右心室双出口、大动脉转位、艾森曼格综合征等，其发绀程度随活动量增加而加重。法洛四联症为最常见的复杂发绀型先天性心脏病，手术治疗方法分为姑息手术（体-肺动脉转流术）、根治手术。内科辅助治疗处理贫血、缺氧发作等。

一、术前护理常规

（1）病情观察：观察患儿情绪、精神、面色、发绀、呼吸、脉率、脉律、血压等。

（2）重症患儿绝对卧床，监测生命体征；根据病情严格掌握活动量，持续评估缺氧情况，按需吸氧，评价吸氧效果；患儿应有专人看护，避免剧烈活动及哭闹诱发急性缺氧。预防上呼吸道感染，保持环境安静。

（3）增加营养，防止脱水，适量增加饮水量；控制每餐进食量，预防便秘。

（4）针对不同年龄的患儿采取怀抱、引逗、爱抚、轻拍等方法，使之产生亲切感和安全感，得到心理上的满足，以配合手术。

二、术后护理常规

（1）病情观察：监测各种生命指标，并准确记录。①使用呼吸机辅助呼吸时，严密观察呼吸机的工作情况及各项参数指标，做好气道管理。②持续监测血流动力学变化，每 15～30 分钟观察记录 1 次，平稳后可改为 1～2 小时 1 次，准确记录出入量。③监测肢体末梢皮肤颜色、温度变化，及时保暖。测量体温 1 次/4 小时，体温过高时遵医嘱给予降温处理，观察效果。④定时血气分析，观察电解质、乳酸及酸碱代谢情况，及时纠正酸中毒。

（2）管路维护：①每天评估各个管路脱管风险，每班测量置管深度或管路外露长度，妥善固定。保持通畅，避免打折、移位、脱出。观察置管处皮肤有无红肿、淤血、渗出等。②胸腔引流管：观察引流液的性质、量。术后 4 小时内每 15～20 分钟挤压引流管 1 次，若有血性引流液 2～4 mL/(kg·h)，连续 2 小时以上，立即通知医师查找原因，对症处理。③导尿管：准确记录尿量、性质。评估留置必要性，病情允许尽早拔除。④有深静脉置管者：严格执行无菌操作，按时维护管路，保持管路通畅，使用过程中防止堵塞、打折、脱出，避免导管相关性感染的发生。

（3）并发症的观察与护理。①灌注肺：为法洛四联症根治术后严重并发症，临床主要表现为急性进行性呼吸困难、发绀、血痰或血水痰和难以纠正的低氧血症。应用呼吸机辅助呼吸时，根据血气结果调整呼吸机参数，注意气道内压，及时吸出气道内分泌物。严格控制入量，静脉输入清蛋白或血浆，维持胶体渗透压在正常范围内，加强利尿，维持尿量＞1 mL/(kg·h)。②低心排血量综合征：临床表现为心率加快、血压下降、中心静脉压升高、肢端发凉、苍白、发绀等。术后及时补充血容量及血管活性药物，中心静脉压维持在 0.98 kPa 以上。持续镇静。③心律失常：术后监测血钾浓度，过高或过低及时纠正；连接心电监护，观察患者心律有无房性期前收缩、室性期前收缩、房室传导阻滞，如有异常及时通知医师。

（4）健康指导。①遵医嘱服用强心利尿剂，并注意观察尿量。②术后 3 个月内避免剧烈活动，不可过度劳累，避免发生心力衰竭。③加强营养供给，多进食高蛋白质、高热量、高维生素饮食，以利生长发育。④注意气候变化，避免呼吸道感染。⑤定期门诊复查。

（彭　帅）

第三节　非发绀型先天性心脏病

非发绀型先天性心脏病是指从左心房、左心室或主动脉系统向右心房、右心室或肺动脉系统分流,不造成未氧合的静脉血分流至体循环系统,产生左右两心室的异常交通,为最常见的先天性心内畸形之一。无发绀现象,简称为"左向右分流"型先天性心脏病。由于心内畸形存在,造成血液左向右分流,引起肺循环血量增加,易患呼吸道感染,且肺炎不易治愈。主要有房间隔缺损、室间隔缺损、部分型肺静脉畸形引流、主动脉缩窄、动脉导管未闭等。目前临床多采用介入治疗和手术治疗,手术治疗方法有房间隔缺损修补术、室间隔缺损缝合或修补术、动脉导管结扎术、动脉导管切断缝合术等。

一、术前护理常规

(1)病情观察:监测患者的生命体征,观察患者的发育、营养、面色、情绪等。

(2)积极预防和控制呼吸道感染,预防感冒。

(3)饮食:加强营养支持,指导患者进食高热量、高蛋白质及富含维生素的食物,增强机体抵抗力。

(4)加强对大分流者心功能的维护;合并心功能不全者,应用强心、利尿、扩血管等药物治疗,记录出入量。

二、术后护理常规

(1)病情观察:密切观察生命体征,观察心律、心率变化,定期或连续描记心电图,发现异常及时报告医师。监测血压变化,遵医嘱及时调整降压药速度,防止血压骤降。更换药液时操作要迅速准确,避免因药液中断引起血压波动保持静脉通路畅通,备好抢救药品及物品。

(2)监测肢体末梢皮肤颜色、温度变化,及时保暖。4小时测量1次体温,体温过高时遵医嘱给予降温处理,观察效果。

(3)保持呼吸道通畅,合并肺动脉高压者适当延长机械通气时间,协助咳嗽、排痰,给予雾化吸入,防止肺感染。

(4)执行胸腔闭式引流护理常规:保持引流管的通畅,注意引流的速度、性质、量,若引流过快、颜色鲜红、管壁发热,考虑胸腔内是否有活动性出血,积极协助医师准备二次开胸止血。

(5)并发症观察及护理。①残余分流:常由闭合不严密或组织缝线撕脱而引起。听诊有无残余分流的心脏杂音,超声彩色多普勒检查可明确诊断,残余分流量大,应立即再行修补。②喉返神经损伤:注意患者有无声音嘶哑、进水呛咳现象,防止饮水误吸诱发肺部感染。③假性动脉瘤形成:多发生于术后两周左右,临床表现为发热不退,咳嗽、咯血,有收缩期杂音出现,胸部X线片示上纵隔增宽,肺动脉端突出呈现块状影,应考虑是否为假性动脉瘤,嘱患者卧床休息,避免活动,并给予祛痰、缓泻剂,防止剧烈咳嗽或排便用力而使胸膜腔内压剧烈升高导致假性动脉瘤破裂。一旦确诊,应紧急采取手术治疗。④心律失常:为房间隔缺损、室间隔缺损术后常见并发症。观察患者心率、心律变化,出现房室传导阻滞或心率减慢时及时通知医师,维持电解质在正常范围,维护好起搏器的功能。

（6）健康指导：①动脉导管未闭术后患者积极进行左上肢的功能锻炼,避免失用综合征。②逐步增加活动量,术后 3 个月内不可过度劳累,以免发生心力衰竭。③加强营养支持,以利生长发育。④注意气候变化,避免呼吸道感染。⑤定期门诊随访。

（彭 帅）

第四节 主动脉内球囊反搏

主动脉内球囊反搏是将带有气囊的导管插至降主动脉,借助主动脉内球囊反搏而机械辅助循环。气囊内充氦气或二氧化碳气体,其膨胀和萎缩与心脏舒张和收缩同步。当气囊充气时,提高舒张期灌注,增加冠状动脉血流量;放气时,降低后负荷,减少心肌耗氧,增加心排血量。主要适用于冠心病急性心功能不全术前给予支持者、心源性休克经药物治疗无效者、严重顽固性心律失常者、心脏手术重症低心排血量综合征及不能脱离心肺机者;有以上适应证并存在以下应用指征：多巴胺用量 $> 20\ \mu g/(kg \cdot min)$,或并用两种升压药且血压仍下降者;心脏指数 $< 2.0\ L/(min \cdot m^2)$;平均动脉压 $< 6.65\ kPa$;左心房压 $> 2.66\ kPa$;中心静脉压 $> 1.47\ kPa$;尿量 $< 30\ mL/h$;末梢循环差（手足潮湿、发凉）。

一、护理措施

（一）插管前护理

（1）观察患者病情变化、监测生命体征。

（2）插管部位严格消毒。

（3）准备用物并检查机器。

（二）插管后护理

（1）观察心电图及反搏机波形,气囊充气在 T 波之后,放气在 P 波之前。

（2）抗凝治疗患者应观察局部切口或穿刺部位有无出血、渗血及血肿。

（3）保证导管通畅：连接通畅,避免打折、扭曲,妥善固定;导管内无血液反流,保证持续压力套装的压力维持在 40.0 kPa（300 mmHg）以上;及时冲洗管道,严防空气进入,造成动脉栓塞。

（4）防止感染：严格无菌操作;观察穿刺处有无红肿、渗血,遵医嘱应用抗生素;导管留置期间如患者发生高热、寒战,应立即拔除导管,并留取导管尖端做细菌学培养。

（5）并发症护理：密切观察患者术后足背动脉的搏动、皮肤温度及血液供应情况;测量腿围,观察有无肢体肿胀和静脉回流受阻,以尽早发现下肢有无缺血情况;一旦发现异常,立即采取保温、被动活动肢体等措施。

（6）拔管护理：患者病情稳定,血流动力学各项指标正常,可在逐渐减少反搏次数后考虑拔管,动脉导管拔除后按压 30 分钟加压包扎,用 1.0～1.5 kg 沙袋压迫 6～8 小时,同时观察肢体温度、颜色及足背动脉搏动情况。

（7）基础护理：做好生活护理,保证患者皮肤及床单位的清洁;股动脉导管置入侧肢体制动,保持伸直,严禁弯曲,必要时用约束带保护;翻身时应保持置入侧下肢与身体成一直线,翻身不宜超过 40°；营养支持，适当按摩肢体，进行被动活动，应用气垫床以预防压疮。

二、主要护理问题

（1）有心排血量减少的危险：与球囊或泵功能障碍有关。

（2）有受伤的危险：与穿刺有关。

（3）躯体移动障碍：与插管制动有关。

（彭　帅）

第五节　主动脉瘤及主动脉夹层

主动脉夹层是指主动脉腔内的血液从主动脉内膜撕裂处进入主动脉中膜，使中膜分离，并沿主动脉长轴方向扩展，使主动脉壁呈两层或多层分离状态。发病率随年龄增长而增加，50～70 岁达到高峰，男性多于女性。根据时间分为急性、慢性和亚急性；发病在 2 周之内为急性，2 个月之上为慢性，2 周至 2 个月为亚急性。此病病因很复杂，主要与高血压、遗传因素和结缔组织代谢异常、损伤、妊娠、某些先天性心血管疾病等有关。其主要的症状。①疼痛：临床 90% 患者有剧烈疼痛，多为撕裂样或刀割样疼痛，呈持续性，难以忍受，有濒死感；②瘤体压迫症状：可引起呼吸困难、声音嘶哑、上腔静脉压迫综合征、下咽困难；③高血压：患者常有高血压，即使休克，也有面色苍白、冷汗、周围性发绀等表现，仍可表现为高血压；④脏器缺血表现：30% 患者可发生主动脉分支的阻塞，导致脏器缺血，可表现在神经系统、四肢、肾脏及胃肠；⑤破裂表现：患者可出现心脏压塞、休克、胸痛、呼吸困难、心悸、胸腔积血和呕血等；⑥主动脉瓣关闭不全表现：患者可出现急性左心衰竭，有严重的呼吸窘迫、胸痛、咳粉红色泡沫痰等症状。通常是通过手术切除动脉瘤并用适当大小的人造血管替换修复。全心肺转流术对升主动脉瘤切除是必要的，部分心肺转流术以支持动脉瘤远端的血液循环对降主动脉瘤切除来说是合理的。主动脉弓部的动脉瘤也可成功地切除，但该手术过程较复杂，而且危险性很高，不仅要切除动脉瘤，有些患者还要再植所有的头臂血管。

一、护理措施

（一）术前护理

（1）每天严密监测患者血压，控制血压在正常范围，防止瘤体破裂引起死亡，收缩压在 13.3～16.0 kPa(100～120 mmHg)，舒张压在 8.0 kPa(60 mmHg)左右，控制病变发展。

（2）根据血压，适当给予口服或经静脉泵入降压药。

（3）绝对卧床：防止活动引起血压增高导致的动脉瘤破裂。

（4）减少增加腹内压的因素：如咳嗽、打喷嚏、便秘等。

（5）镇静、镇痛：给予相应的对症治疗，避免血压升高。

（6）心理护理：消除患者的紧张情绪，防止情绪紧张而引起的血压升高。解除患者和家属的恐惧心理，增强战胜疾病的信心。

（二）术后护理

（1）严密监测生命体征变化：严格控制患者的血压,监测中心静脉压及体温的变化。

（2）严格无菌操作,避免人工血管感染。

（3）体位：平卧位,减轻血流对吻合口的冲击。

（4）注意下肢供血情况：检查下肢动脉搏动情况,观察有无继发性血栓形成,有无疼痛、皮肤苍白、皮温降低、感觉迟钝、运动障碍缺血症状。

（5）引流管的护理：保持引流管通畅,并妥善固定,保持胸腔闭式引流的密闭,观察引流液的性质、颜色和量,注意有无出血。

（6）及时给予镇痛剂。

（三）健康指导

（1）术后3个月内避免体力劳动,避免剧烈活动或引起血压升高的活动（抬重物、用力排便）,控制体重。

（2）避免情绪波动,注意生活规律,养成良好的睡眠习惯,睡前进行放松训练,防止睡眠紊乱,每天睡眠不少于8小时。

（3）戒烟戒酒。

（4）保持排便通畅,多食低盐、低脂、粗纤维的食物。

（5）按时服药,控制血压；监测血压,定期复查,以观察有无夹层动脉瘤的复发及主动脉瘤的形成等。

二、主要护理问题

（1）潜在并发症：出血、多器官功能障碍综合征。

（2）疼痛：与动脉瘤及其突然撕裂有关。

（3）自理能力缺陷：与绝对卧床有关。

（4）组织灌注异常：与高血压或血管壁缺陷有关。

（5）知识缺乏：与缺乏疾病及其防护知识有关。

（6）有心排血量减少的危险：与动脉瘤导致的血管狭窄有关。

（7）恐惧：与担心动脉瘤破裂出血、担心手术效果有关。

（8）知识缺乏：与不了解出院保健知识有关。

（彭　帅）

第六节　心脏肿瘤

心脏肿瘤颇为少见,其中原发性肿瘤更为罕见,转移性肿瘤为原发性肿瘤的20～40倍。原发性心脏肿瘤大多为良性,其中又以心房黏液瘤为主。

心房黏液瘤是常见的心脏良性肿瘤,多数附着在房间隔卵圆窝附近,发生在左心房者约占3/4,发生在右心房者约占1/4,同时累及几个房室者极为罕见。黏液瘤虽为良性,但如切除不彻底可复发,微瘤栓可发生远处种植,引起再发。瘤组织脱落可引起回流栓塞。瘤体活动严重阻塞瓣孔可发生昏厥,甚至突然死亡。临床表现为心悸、气短、端坐呼吸、晕厥、心脏杂音(舒张期、收缩期、双期)随体位改变而变化。脑动脉栓塞症状为偏瘫、昏迷、失语等。肺动脉栓塞可发生休克、呼吸困难、胸痛、咯血等。

右心房与下腔静脉平滑肌瘤是指原发于该处的平滑肌瘤,十分少见,其表现与心脏下腔静脉其他良性肿瘤相同。临床表现为循环障碍而发生心慌、气短、肝大、尿少、腹水、下肢水肿、胸腔积液、心脏杂音等,类似右心功能不全,也是 Budd-Chiari 综合征的一种类型。

一、护理措施

(一)术前护理

(1)严格卧床休息,术前忌剧烈活动,变换体位速度要慢,不能过急,采取平卧位与右侧卧位交替,遵医嘱做好术前准备。

(2)确定手术时机:心脏黏液瘤虽然为良性肿瘤,但如不及时处理,易使瘤体突然阻塞二尖瓣口,造成患者突然死亡,或因肿瘤破碎,碎片脱落栓塞周围血管而使患者致残。有死亡威胁、反复发作的动脉栓塞者,心功能不全者,应进行强心、利尿治疗,改善心功能,尽早手术或急诊在低温体外循环下手术,摘除心腔内肿瘤,防止并发症的发生。有慢性心力衰竭表现,身体衰弱,夜间不能平卧、端坐呼吸、肝大、腹水、下肢水肿的患者,应在排除其他因素,积极控制心力衰竭,待病情平稳后安排手术治疗。

(3)饮食护理:心脏黏液瘤和右心房与下腔静脉平滑肌瘤患者均应忌烟、酒及辛辣刺激性食物;忌肥腻、油煎、霉变、腌制食物;忌羊肉、胡椒、姜、桂皮等温热性食物;禁食桂圆、红枣、阿胶、蜂王浆等热性、凝血性和含激素成分的食品。

(二)术后护理

(1)该病患者病程较长,心脏手术后的心肌缺血再灌注损伤,心肌保护不良,均能引起心肌收缩力下降,使心功能进一步受损,出现心力衰竭。

(2)要特别注意有无瘤栓栓塞征象,遇有肢体栓塞,要积极取栓,脑栓塞要积极进行对症、支持治疗。

(3)心脏黏液瘤术后注重低心排血量综合征的处理,即须补足血容量,进行强心、利尿、调整血压治疗,必要时宜早行主动脉内球囊反搏或左、右心辅助循环。心律失常则须纠正电解质紊乱,使用合适的抗心律失常药物,安装临时或永久心脏起搏器。

(4)右心房与下腔静脉平滑肌瘤:右心房的肿瘤细胞质中有雌激素受体存在,雌激素在本病的发生、发展和复发中有重要作用,因此,术后应适当应用抗雌激素制剂,如他莫昔芬等,对防止肿瘤复发,尤其对肿瘤未能完全切除的患者有一定的治疗价值。

(三)健康指导

出院后应逐渐增加活动量,加强营养,保持大小便通畅,预防感冒,定期来院复查,因心房黏液瘤有复发的可能,如出现心悸、气促、昏厥和发热等不适,应及时回院就诊。

二、主要护理问题

(1)有气体交换受损的危险:与机械通气有关。

(2)有低心排血量的危险:与心肌收缩力低下有关。

（3）电解质紊乱：与体外循环有关。

（4）潜在并发症：心律失常、出血、右心功能不全、下腔静脉阻塞综合征。

（5）焦虑：与担心手术效果有关。

（6）知识缺乏：与不了解疾病原因及出院保健知识有关。

（彭 帅）

第六章

泌尿外科护理

第一节 尿道结石

尿道结石是泌尿外科常见急症之一,但临床比较少见,且多以男性为主。大多数来自肾和膀胱。有尿管狭窄、尿道憩室及异物存在亦可致尿道结石,多数尿道结石位于前尿道。女性只有在有尿道憩室、尿道异物和尿道阴道瘘等特殊情况下才出现。男性尿道结石中,结石多见于前列腺部尿道,球部尿道,会阴尿道的阴茎阴囊交界处后方和舟状窝。女性尿道结石分原发性和继发性两种,传统认为尿道结石常继发于膀胱结石,多见于儿童与老年人。

一、临床表现

(一)症状

1.疼痛

疼痛一般是钝性的,但也可能是锐利的,并常放射至阴茎龟头。原发性尿道结石常是逐渐长大,或位于尿道憩室内,早期可无疼痛症状。继发性结石多是上尿路排石排入尿道时,突然嵌入尿道内,常常突然感到局部剧烈疼痛及排尿痛。

2.排尿紊乱

尿道结石的典型症状为排尿困难,点滴状排尿,尿线变细或分叉,射出无力,有时骤然出现尿流中断,并有强烈尿意,阻塞严重时出现残余尿和尿潴留,出现充盈性尿失禁。有时可出现急迫性尿失禁。也可伴尿痛,重者可发生急性尿潴留及会阴部剧烈疼痛。

3.血尿及尿道分泌物

急症患者常有终末血尿或初始血尿,或排尿终末有少许鲜血滴出,伴有剧烈疼痛。慢性患者或伴有尿道憩室者,尿道口可有分泌物溢出,结石对尿道的刺激及尿道壁炎症溃疡,亦可出现脓尿。

(二)体征

前尿道结石可在结石部位扪及硬结,并有压痛,后尿道结石应通过直肠指诊扪及后尿道部位的硬结。

二、辅助检查

(一)金属尿道探杆检查

在结石部位能探知尿道梗阻和结石的粗糙摩擦感。

(二)尿道镜检查

能直接观察到结石,肯定尿道结石的诊断,并可发现尿道并发症。

(三)X 线检查

X 先检查是尿道结石的主要诊断依据,因为绝大部分尿道结石是 X 线阳性结石,平片检查即可显示结石阴影和结石的部位、大小、形状。应行全尿路平片检查以明确有无上尿路结石。

(四)尿道造影检查

目前由于内镜的发展及普及,尿道造影已很少应用。大多数辅助检查尿路有无他病变。

三、诊断要点

详细询问病史,尿道结石患者过去多有肾绞痛史及尿道排石史,当患者突然感到排尿困难、尿流中断、排尿时尿道刺痛时应考虑尿道结石的可能。与尿道狭窄、尿道息肉、异物等鉴别。尿道狭窄虽有排尿困难,但其排尿时无疼痛及尿中断现象,X 线平片无阳性结石影像。但尿道息肉无肾绞痛及排石史,尿道镜及尿道造影可以区别。尿道异物一般有外伤史及异物塞入史,临床上不难诊断。

四、治疗原则

治疗原则为尽快取出结石,解除痛苦,改善急性情况后再考虑纠正形成结石的原因。

五、临床护理

详见本章中肾结石的临床护理内容。

(彭 帅)

第二节 肾 结 石

肾结石也称尿路结石,结石病是现代社会最常见的疾病之一,并在古代已有所描述。肾结石男性发病率是女性的 3 倍。肾结石发病高峰年龄为 20～30 岁,手术虽可以去除结石,但结石形成的趋势往往是终身的。

一、病因

肾结石形成原因非常复杂,人们对尿石症发病机制的认识仍未完全明了,可能包括的危险因素有外界环境、职业因素和泌尿系统因素等。

(一)外界环境

外界环境包括自然环境和社会环境、气候和地理位置等,而社会环境包括社会经济水平和饮食习惯等。相关研究表明结石病的季节性变化很可能与温度有关,通过出汗导致体液丧失,进而促进结石形成。

(二)个体因素

种族遗传因素、饮食习惯、职业因素、代谢性疾病等。其中职业环境中暴露于热源和脱水同样是结石病的危险因素。水分摄入不足可导致尿液浓缩,结石形成的概率增加。大量饮水导致尿量增多,可显著降低易患结石患者的结石发病率。

(三)泌尿系统因素

泌尿系统因素包括肾损伤、感染、泌尿系统梗阻、异物等。梗阻可以导致感染和结石形成,而结石本身也是尿中异物,会加重梗阻与感染程度,所以两者会相互促进疾病发展程度。

上述因素最终都导致人类尿液中各种成分过饱和、滞留因素和促进因素的增加等机制,进而导致肾结石形成。

二、分类

泌尿系统结石最常见的成分是钙,以草酸钙为主,多在肾脏和膀胱处形成。肾结石按照结石晶体的成分,主要分为 4 类,即钙结石、感染性结石、尿酸结石和胱氨酸结石。

三、临床表现

(一)症状

1.疼痛

肾结石最常见的症状是肾绞痛,经常突然起病,这通常是结石阻塞输尿管引起的。最常见的是从腰部开始,可辐射到腹股沟。肾盂内大结石和肾盏结石可无明显临床症状,患者活动后会出现上腹或腰部钝痛。40％～50％的肾结石患者有腰痛的症状,发生的原因是结石造成肾盂梗阻。通常可表现为腰部酸胀、钝痛。

2.血尿

绝大多数尿路结石患者存在血尿,通常为镜下血尿,少数也可见肉眼血尿。常常在腰痛后发生。有时患者活动后出现镜下血尿是上尿路结石的唯一临床表现,但当结石完全阻塞尿路时也可以没有血尿。血尿产生的原因是结石移动或结石对集合系统的损伤。血尿的多少取决于结石对尿路黏膜损伤程度大小。

3.发热

由于结石、梗阻和感染可互相促进,所以肾结石造成梗阻可继发或加重感染,出现腰痛伴高热、寒战。出现脓尿的患者很少见,若出现需要行尿培养,检测是否存在尿路感染。结石继发急性肾盂肾炎或肾积脓时可有畏寒、发热、寒战等全身症状出现。

4.无尿和急性肾功能不全

双侧肾结石、功能性或解剖孤立肾结石阻塞导致尿路急性梗阻,可以出现无尿和急性肾后性肾功能不全的症状。

(二)体征

肾结石典型体征是患侧肾区叩击痛。患者脊肋角和腹部压痛也可不明显,一般不伴有腹部肌紧张。肾结石慢性梗阻时引起巨大肾积水,这时可出现腹部包块。

四、辅助检查

(一)实验室检查

1.血常规检查

肾绞痛时可伴血白细胞计数短时轻度增高。结石合并感染或发热时,血中白细胞计数可明显增高。结石导致肾功能不全时,可有贫血表现。

2.尿液检查

常能见到肉眼或镜下血尿;脓尿很少见,伴感染时有脓尿、感染性尿路结石患者应行尿液细菌培养;尿液分析也可测定尿液 pH、钙、磷、尿酸、草酸等。

(二)影像学检查

1.超声检查

肾钙化和尿路结石都可通过超声诊断,可显示结石梗阻引起的肾积水及肾实质萎缩等。可发现尿路平片不能显示的小结石和 X 线透光结石,当肾脏显示良好时,超声还可检测到 5 mm 的小结石。超声作为无创检查应作为首选影像学检查,适合于所有患者包括肾功能不全患者、孕妇、儿童以及对造影剂过敏者。

2.X 线检查

由于大约 90%尿路结石不透 X 线,腹部 X 线片对于怀疑尿路结石的患者,是一种非常有用的检查。

3.尿路平片

尿路平片是《CUA 尿路结石诊疗指南》推荐的常规检查方法,尿路平片上结合可显示出致密影。尿路平片可初步判断肾结石是否存在,以及肾结石的位置、数目、形态和大小,并且可以初步地提示结石的化学性质。

4.CT 检查

螺旋 CT 平扫对肾结石的诊断准确、迅速。有助于鉴别不透光的结石、肿瘤、凝血块等以及了解有无肾畸形。

5.内镜检查

内镜检查包括经皮肾镜、软镜、输尿管和膀胱镜检查。通常在尿路平片未显示结石时,静脉尿路造影有充盈缺损不能确诊时,借助于内镜可以明确诊断和进行治疗。

6.肾盂造影像

可以确定透 X 线结石的存在,可以确诊引起患者形成结石的解剖部位。

五、诊断要点

任何评估之前都应先明确是否有与结石复发有关的代谢性疾病。至少应进行筛选性评估,包括远端肾小管性酸中毒、原发性甲状旁腺功能亢进症、痛风体质等疾病。只有明确了相关疾病才可以从根本上纠正治疗。

尿路结石与腹膜后和腹腔内病理状态引起的症状相似,所以应与急腹症进行全面的鉴别诊断,其中包括急性阑尾炎异位或未被认识的妊娠,卵巢囊肿蒂扭转等,体检时应注意检查有无腹膜刺激征。

六、治疗原则

肾结石治疗的总体原则是:解除疼痛和梗阻、保护肾功能、有效祛石、治疗病因、预防复发。由于约80%的尿路结石可自发排出,因此可能没必要进行干预,有时多饮水就能自行排出结石。其他结石的性质、形态、大小部位不同,患者个体差异等因素,治疗方法的选择和疗效也大不相同。因此,对尿石症的治疗应该实施患者个体化治疗,通常需要各种方法综合治疗,来保证治疗效果。

(一)病因治疗

少数患者能找到结石成因如甲状旁腺功能亢进症(主要是甲状旁腺瘤),只有积极治疗原发病防止尿路结石复发;尿路梗阻的患者,需要解除梗阻,这样可以避免结石复发,因此此类患者积极治疗病因即可。

(二)非手术治疗

1.药物治疗

结石<0.6 cm且表面光滑、结石以下尿路无梗阻时可采用药物排石治疗。多选择口服α受体阻滞剂(如坦索罗辛)或钙通道阻滞剂。尿酸结石选用枸橼酸氢钾钠,碳酸氢钠碱化尿液。口服别嘌醇及饮食调节等方法治疗也可取得良好的效果。

2.增加液体摄入量

机械性多尿可以预防有症状结石的形成和滞留,每天饮水2 000～3 000 mL,尽量保持昼夜均匀。限制蛋白、钠摄入,避免草酸饮食摄入和控制肥胖都可防止结石的发病概率。

(三)微创碎石

1.体外冲击波碎石

体外冲击波碎石(extracorporeal shock wave lithotripsy,ESWL)通过X线或超声对结石进行定位,利用高能冲击波聚焦后作用于结石,将结石粉碎成细沙,然后通过尿液排出体外。实践证明它是一种创伤小、并发症少、安全有效的非侵入性治疗,大多数上尿路结石可采用此方法治疗。ESWL碎石术后可能形成"石街"。引起患者的腰痛不适,也可能合并继发感染,患者病程也将相应延长。

2.经皮肾镜碎石取石术

经皮肾镜碎石取石术(percutaneous nephrolithotomy,PCNL)是通过建立经皮肾操作通道,击碎结石并同时通过工作通道冲出结石及取出肾结石。本手术通常在超声或X线定位下操作,在肾镜下取石或碎石。较小的结石通过肾镜用抓石钳取出,较大的结石将结石粉碎后用水冲出。

3.输尿管肾镜取石术

输尿管肾镜取石术(ureteroscope lithotripsy,URL)适用于中、下段输尿管结石,泌尿系统平片不显影结石,因结石硬、停留时间长、患者自身因素(肥胖)而使用ESWL困难者,也可用于ESWL治疗所致的"石街"。下尿路梗阻、输尿管狭窄或严重扭曲等不宜采用此法。

(四)开放手术

由于ESWL及内镜技术的普遍开展,现在上尿路结石大多数已不再开放手术。

七、临床护理

(一)评估要点

1.术前评估

(1)健康史:了解患者基本情况,包括年龄、职业、生活环境、饮食饮水习惯等。

(2)相关因素:了解患者的既往史和家族史;有无可能引起结石的相关疾病如泌尿系统梗阻、感染和异物史,有无甲状旁腺功能亢进症、肾小管酸中毒等。了解用药史如止痛药物、钙剂等药物的应用情况。

(3)心理和社会支持状况:结石复发率较高,患者可能产生焦躁心理,故应了解患者及家属对相关知识的掌握程度和多治疗的期望,及时了解患者及家属心理状况。

2.术后评估

(1)术后恢复:结石排出、尿液引流和切口愈合情况,有无尿路感染。

(2)肾功能状态:梗阻解除程度,肾功能恢复情况,残余结石对泌尿系统功能的影响。

(二)护理诊断(问题)

1.疼痛

与疾病、排石过程、损伤及平滑肌痉挛有关。

2.尿形态异常

与结石或血块引起梗阻及术后留置导尿管有关。

3.潜在并发症

血尿、感染、结石导致阻塞、肾积水。

4.部分生活自理缺陷

与疾病及术后管道限制有关。

5.焦虑

与患者担心疾病预后有关。

6.知识缺乏

缺乏疾病预防及治疗相关知识。

(三)护理目标

(1)患者自述疼痛减轻,舒适感增强。

(2)患者恢复正常的排尿功能。

(3)患者无相关并发症发生,若发生能够得到及时发现和处理。

(4)患者了解相关疾病知识及预防知识。

(5)患者能满足相关活动需求。

(四)护理措施

1.缓解疼痛

(1)观察:密切观察患者疼痛的部位及相关生命体征变化。

(2)休息:发作期患者应卧床休息。

(3)镇痛:指导患者采用分散注意力、安排适当卧位、深呼吸、肌肉放松等非药物性方法缓解疼痛,不能缓解时,舒缓疼痛。

2.促进排石

鼓励非手术治疗的患者大量饮水,每天保持饮水量在 2 000 mL 以上,在病情允许的情况下,下床运动,适当做些跳跃、改变体位的活动以促进结石排出。手术治疗后患者均可出现血尿,嘱患者多饮水,以免出现血块进而堵塞尿路。

3.管道护理

(1)若患者有肾造瘘管,遵医嘱夹闭数小时开放,应保持通畅并妥善固定,密切观察引流性质及量。

(2)留置导尿管应保持管路通畅,观察排石情况。

(3)留置针妥善固定,保持补液的顺利进行。

4.体外冲击波碎石的护理

采用体外冲击波碎石的患者,在碎石准备前告知接受治疗前三天忌食产气性食物,治疗前一天服用缓泻剂,手术当天早晨禁饮食。碎石后应注意观察结石排出效果,协助患者采取相应体位(一般采取侧卧位,肾下盏取头低位),饮水量在 3 000 mL 以上,适当活动促进结石排出。

5.并发症观察、预防和护理

(1)血尿:观察血尿变化情况。遵医嘱应用止血药物。肾实质切开者,应绝对卧床 2 周,减少出血机会。

(2)感染:①加强护理观察。监测患者生命体征,注意观察尿液颜色和性状。②鼓励患者多饮水,也有利于感染的控制。③做好创腔引流管护理。患者留置肾盂造瘘管时应注意观察记录并妥善固定,保持通畅。开放性手术术后除注意相应管路护理外还应注意伤口护理,避免感染。④有感染者,遵医嘱应用抗菌药控制感染。

(五)健康教育

根据结石成分、代谢状态及流行病学因素,坚持长期预防,对减少或延迟结石复发十分重要。

1.饮食

大量饮水以增加尿量,稀释尿液,减少晶体沉积。成人保持每天尿量在 2 000 mL 以上,尤其是睡前及半夜饮水,效果更好。饮食以清淡易消化饮食为主,可根据结石成分调整饮食种类如含钙结石者宜食用含纤维丰富的食物;含草酸量高,避免大量摄入动物蛋白质、精制糖和动物脂肪等;尿酸结石者不宜食用动物内脏、豆制品等。

2.活动与休息

病情允许的情况下适当活动,注意劳逸结合。

3.解除局部因素

尽早解除尿路梗阻、感染、异物等因素,可从根本上避免结石形成。

4.药物成分

根据结石成分,应用药物降低有害成分、碱化或酸化尿液,预防结石复发。鼓励长期卧床者适当进行功能锻炼,防止骨脱钙,减少尿钙含量。

5.定期复查

术后 1 个月门诊随访。以后 3 个月至半年复查排泄性尿路造影。

(彭　帅)

第三节　输尿管结石

输尿管结石是泌尿系统结石中的常见疾病,发病年龄多为 20～40 岁,男性略高于女性。其发病率高,约占上尿路结石的 65%。其中 90% 以上为继发性结石,即结石在肾内形成后降入输尿管。原发于输尿管的结石较少见。通常会合并输尿管梗阻、憩室等其他病变。所以输尿管结石的病因与肾结石基本相同。从形态上看,由于输尿管的塑形作用,结石进入输尿管后常形成圆柱形或枣核形,亦可由于较多结石排入,形成结石串俗称"石街"。

一、解剖

输尿管位于腹膜后间隙,上接肾脏下连膀胱,是一根细长的管道结构。输尿管全长在男性为 27～30 cm,女性为 25～28 cm。解剖学上输尿管的三个狭窄部将其分为上、中、下三段:①肾盂输尿管连接部;②输尿管与髂血管交叉处;③输尿管的膀胱壁内段,此三处狭窄部常为结石停留的部位。除此之外,输尿管与男性输精管或女性子宫阔韧带底部交叉处以及输尿管与膀胱外侧缘交界处管径较狭窄,也容易造成结石停留或嵌顿。结石最易停留或嵌顿的部位是输尿管的上段,约占全部输尿管结石的 58%,其中又以第 3 腰椎水平最多见;而下段输尿管结石仅占 33%。在结石下端无梗阻的情况下,直径≤0.4 cm 的结石约有 90% 可自行降至膀胱随尿流排出,其他情况则多需要进行医疗干预。

二、临床表现

(一)症状

1.疼痛

上中段结石引起的输尿管疼痛为一侧腰痛,疼痛性质为绞痛,输尿管结石可引起肾绞痛或输尿管绞痛,典型表现为阵发性腰部疼痛并向下腹部睾丸或阴唇部放射。

2.血尿

90% 的患者可出现镜下血尿也可有肉眼血尿,前者多见。血尿多发生在疼痛之后,有时是唯一的临床表现。输尿管结石急性绞痛发作时,可出现肉眼血尿。血尿的多少与结石对尿路黏膜的损伤程度有关。输尿管完全梗阻时也可无血尿。

3.恶心、呕吐

输尿管结石引起尿路梗阻时,使输尿管管腔内压力增高管壁局部扩张痉挛或缺血,由于输尿管与肠有共同的神经支配而导致恶心呕吐常等胃肠道症状。

(二)体征

结石可表现为肾区和胁腹部压痛和叩击痛,输尿管走行区可有深压痛;若伴有尿外渗时,可有腹膜刺激征。输管结石梗阻引起不同程度的肾积水,可触到腹部包块。

三、辅助检查

(一)实验室检查

1.尿液检查

尿常规检查可见尿中红细胞,伴感染时有脓细胞。感染性尿路结石患者应行尿液细菌培养。肾绞痛有时可发现晶体尿,通过观察结晶的形态可以推测结石成分。

2.血液检查

当输尿管绞痛可导致交感神经高度兴奋,机体出现血白细胞计数升高;当其升到 $13 \times 10^9/L$ 以上则提示存在尿路感染。血电解质、尿素和肌酐水平是评价总肾功能的重要指标。

3.24 小时尿分析

主要用于评估结石复发危险性较高的患者,是目前常用的一种代谢评估技术。

4.结石分析

结石成分分析可以确定结石的性质,是诊断结石病的核心技术,也是选择溶石和预防疗法的重要依据。

(二)影像学检查

1.超声检查

超声是一种简便无创的检查方法,是目前最常用的输尿管结石的筛查手段。能同时观察膀胱和前列腺,寻找结石形成诱因及并发症。

2.螺旋 CT 检查

螺旋 CT 对结石的诊断能力最高,能分辨出 0.5 mm 以上任何成分的结石,准确测定结石大小。

3.尿路平片检查

尿路平片可以发现 90% 非 X 线透光结石,能够大致地确定结石的位置、形态、大小和数目,并且通过结石影的明暗初步提示结石的化学性质。因此作为结石检查的常规方法。

4.静脉尿路造影检查

静脉尿路造影(intravenous urography,IVU)应该在尿路平片的基础上进行,有助于确认结石在尿路上的位置、了解尿路解剖、发现有无尿路异常等。可以显示平片上不能显示的 X 线阴性结石,同时可以显示尿路的解剖结构,对发现尿路异常有重要作用。

5.逆行尿路造影检查

逆行尿路造影很少用于上尿路结石的初始诊断,属于有创性的检查方法,不作为常规检查手段。

6.放射性核素肾显像检查

放射性核素检查不能直接显示泌尿系统结石,主要用于确定分侧肾功能。提供肾血流灌注、肾功能及尿路梗阻情况等,因此对手术方案的选择以及手术疗效的评价具有一定的价值。

四、诊断要点

尿路结石应该与急腹症进行全面鉴别诊断。输尿管结石的诊断应包括:①结石部位数目、大小、形态、成分等;②并发症的诊断;③病因学的评估。通过对病史症状的和体检后发现,具有泌尿系统结石或排石病史,出现右眼或镜下血尿或运动后输尿管绞痛的患者应进一步检查确诊。

五、治疗原则

目前治疗输尿管结石的主要方法有保守治疗(药物治疗和溶石治疗)、体外冲击波碎石、输尿管镜、经皮肾镜碎石术开放及腔镜手术。

(一)保守治疗

1.药物治疗

临床上多数尿路结石需要通过微创的治疗方法将结石粉碎并排出体外,少数比较小的尿路结石,可以选择药物排石。使用的排石药物为 α_1 受体阻滞剂如坦索罗辛等,排石治疗期间应保证有足够的尿量,每天需饮水 2 000～3 000 mL。双氯芬酸钠可以缓解症状并减轻输尿管水肿,有利于排石治疗。钙通道阻滞剂及一些中医中药对排石也有一定的效果。

2.溶石治疗

我国在溶石治疗方面处于领先地位。如胱氨酸结石:口服枸橼酸氢钾钠或碳酸氢钠片,以碱化尿液,维持尿液 pH 在 7.0 以上,帮助结石治疗。

3.微创手术

主要有体外冲击波碎石、经皮肾镜碎石取石术、输尿管肾镜取石术等。

(1)体外冲击波碎石:详见本章肾结石内容。

(2)经皮肾镜碎石取石术:详见本章肾结石内容。

(3)输尿管肾镜取石术(ureteroscope lithotripsy,URL):和肾结石基本相同但在治疗输尿管上段结石的过程中发现,碎石后石块容易回流至肾盂,导致术后需要再行经皮取石术,所以现在临床通常会采取输尿管镜拦截网固定下采用钬激光碎石技术治疗输尿管上段结石。

(二)开放手术治疗

随着 ESWL 及腔内治疗技术的发展,目前上尿路结石行开放手术治疗的比例已显著减少,逐渐被腹腔镜手术取代。

六、临床护理

详见本章肾结石的临床护理内容。

(彭　帅)

第四节　膀　胱　结　石

膀胱结石是较常见的泌尿系统结石,好发于男性,男女比例约为 10∶1,膀胱结石的发病率有明显的地区和年龄差异。总的来说,在经济不发达地区,膀胱结石以婴幼儿为常见,主要由营养不良所致。

一、病因

膀胱结石分为原发性和继发性两种。原发性膀胱结石多发于男性,与营养不良有关。继发性膀胱结石主要继发于下尿路梗阻、膀胱异物等。

（一）营养不良

婴幼儿原发性膀胱结石主要发生于贫困饥荒年代,营养缺乏,尤其是动物蛋白摄入不足是其主要原因。

（二）下尿路梗阻

下尿路梗阻时,如良性前列腺增生、膀胱颈部梗阻、尿道狭窄、先天畸形、膀胱膨出、憩室、肿瘤等,均可使小结石和尿盐结晶沉积于膀胱而形成结石。

（三）膀胱异物

医源性的膀胱异物主要有长期留置的导尿管、被遗忘取出的输尿管支架管、不被机体吸收的残留缝线、膀胱悬吊物等,非医源性异物如子弹头、发卡、电线、圆珠笔芯等。均可作为结石的核心而使尿盐晶体物质沉积于其周围而形成结石。

（四）尿路感染

继发于尿液潴留及膀胱异物的感染,尤其是分泌尿素酶的细菌感染,由于能分解尿素产生氨,使尿 pH 升高,使尿磷酸钙、铵和镁盐的沉淀而形成膀胱结石。

（五）其他

临床手术后也可能导致膀胱结石发生如肠道膀胱扩大术、膀胱外翻-尿道上裂等。

二、病理生理

膀胱结石的继发性病理改变主要表现为局部损害、梗阻和感染。膀胱结石如表面光滑且无感染者,在膀胱内存在相当长时间,也不会造成膀胱壁明显的病理改变。由于结石的机械性刺激,膀胱黏膜往往呈慢性炎症改变。光滑且无感染者,继发感染时,可出现滤泡样炎性病变、出血和溃疡,膀胱底部和结石表面均可见脓苔。晚期可发生膀胱周围炎,使膀胱和周围组织粘连,甚至发生穿孔。膀胱结石易堵塞于膀胱出口、膀胱颈及后尿道,导致排尿困难。

三、临床表现

（一）症状

1.疼痛

疼痛可为下腹部和会阴部钝痛,亦可为明显或剧烈疼痛,常因活动和剧烈运动而诱发或加剧。膀胱结石的典型症状为排尿突然中断,疼痛放射至远端尿道及阴茎头部,伴排尿困难和膀胱刺激症状。由结石刺激膀胱底部黏膜而引起,常伴有尿频和尿急,排尿终末时疼痛加剧。

2.血尿

膀胱壁由于结石的机械性刺激,可出现血尿,并往往表现为终末血尿。尿流中断后再继续排尿亦常伴血尿。

3.其他

因排尿费劲,腹压增加,可并发脱肛。若结石位于膀胱憩室内,可仅有尿路感染的表现。少数患者,重时发生急性尿潴留。

（二）体征

体检时下腹部有压痛。结石较大和腹壁较薄弱时,在膀胱区可触及结石。较大结石也可经直肠腹壁双合诊被触及。

四、辅助检查

(一)实验室检查

实验室检查可发现尿中有红细胞或脓细胞,伴有肾功能损害时可见血肌酐、尿素氮升高。如并发感染可见白细胞,尿培养可有细菌生长。

(二)影像学检查

1.超声检查

检查能发现膀胱及后尿道,强光团及声影,还可同时发现膀胱憩室良性前列腺增生等。

2.X 线检查

X 线平片亦是诊断膀胱结石的重要手段,结合 B 超检查可了解结石大小、位置、形态和数目,怀疑有尿路结石可能还需做泌尿系统平片及排泄性尿路系平片及排泄性尿路造影。

3.CT 检查

所有膀胱中结石在 CT 中都为高密度,且 CT 可明确鉴别肿瘤钙化和结石。

4.膀胱镜检查

膀胱镜检查是最确切的诊断方法,可直接观察膀胱结石的大小、数目和形状,同时还可了解有无前列腺增生、膀胱颈纤维化、尿道狭窄等病变。但膀胱镜检查属于有创操作,一般不做常规使用。

五、诊断原则

膀胱结石的诊断,主要是根据病史、体检、B 超、X 线检查,必要时做膀胱镜检查。但需要注意引起结石的病因如良性前列腺增生、尿道狭窄等前尿道结石可沿尿道扪及,后尿道结石经直肠指检可触及,较大的膀胱结石可经直肠-腹壁双合诊被扪及。虽然不少患者可根据典型症状,如疼痛的特征,排尿时突然尿流中断和终末血尿,作出初步诊断。但这些症状绝非膀胱结石所独有。

六、治疗

治疗应根据结石体积大小选择合适的治疗方法。膀胱结石的治疗应遵循两个原则,一是取出结石,二是去除结石形成的病因。一般来说,直径<0.6 cm,表面光滑的膀胱结石可自行排出体外。绝大多数膀胱结石均需行外科治疗,方法包括体外冲击波碎石术、内腔镜手术和开放性手术。

(一)体外冲击波碎石术

小儿膀胱结石多为原发性结石,可首选体外冲击波碎石术;成人原发性膀胱结石≤3 cm 者亦可以采用体外冲击波碎石术。

(二)内腔镜手术

几乎所有类型的膀胱结石都可以采用经尿道手术治疗。在内镜直视下经尿道碎石是目前治疗膀胱结石的主要方法,可以同时处理下尿路梗阻病变。目前常用的经尿道碎石方式包括机械碎石、液电碎石、气压弹道碎石、超声碎石、激光碎石等。

(三)开放性手术

随着腔内技术的发展,目前采用开放手术取石已逐渐减少,开放手术取石不应作为膀胱结石的常规治疗方法,仅适用于需要同时处理膀胱内其他病变或结石体积>4 cm 时使用。膀胱结石采用手术治疗,并应同时治疗病因。膀胱感染严重时,应用抗生素治疗;若有排尿,则应先留置导尿管,以利于引流尿液及控制感染。

七、临床护理

详见本章肾结石的临床护理内容。

(彭　帅)

第五节　尿 道 损 伤

尿道损伤是泌尿外科常见的急症,多见于男性。男性尿道以尿生殖膈为界,分为前、后两段。前尿道损伤多发生于尿道球部,常因会阴部骑跨伤所致;后尿道损伤多发生于尿道膜部,多为骨盆骨折时尿生殖膈突然移位所致。依照尿道损伤程度可分为尿道挫伤、尿道裂伤、尿道球部断裂和尿道膜部断裂等4种病理类型。尿道损伤的典型症状为尿道出血、排尿困难或尿潴留。尿道损伤若早期处理不及时或处理不当,极易形成尿道狭窄。尿道损伤的主要处理原则包括紧急抗休克、解除尿潴留,尿道挫伤及轻度裂伤者不需要特殊治疗;尿道断裂者需行手术治疗,前尿道裂伤者行经会阴尿道修补或断端吻合术,后尿道损伤做耻骨上高位膀胱造瘘或尿道会师复位术。

一、常见护理诊断(问题)

(一)组织灌注量改变

与创伤、骨盆骨折引起的大出血有关。

(二)排尿困难

与外伤导致的尿道损伤有关。

(三)潜在并发症

感染、出血、尿道狭窄等。

二、护理措施

(一)紧急处理

1.积极抗休克治疗

(1)快速输液、输血,镇静、止痛。

(2)如伴骨盆骨折,应及时进行骨折复位固定,减少骨折端的活动,防止血管的进一步损伤。

2.解除急性尿潴留

(1)对尿道损伤患者应先尝试导尿,以确定尿道是否连续或完整,导尿成功后至少留置导尿管 4 周。

(2)如无法插入导尿管,则应行膀胱穿刺造瘘术。

（二）非手术治疗的护理

1.密切观察病情

监测患者的神志、脉搏、呼吸、血压、体温、尿量、腹肌紧张度、腹痛、腹胀等的变化,并详细记录。

2.感染的预防与护理

（1）嘱患者勿用力排尿,因可引起尿外渗而导致周围组织的继发感染。

（2）保持伤口的清洁、干燥,敷料渗湿时应及时更换。

（3）遵医嘱应用抗菌药物,并鼓励患者多饮水,以起到稀释尿液、自然冲洗尿路的作用。

（4）早期发现感染征象:尿道断裂后血、尿外渗容易导致感染,表现为伤处肿胀,搏动性疼痛,体温升高。如发现异常表现,应立即通知医师处理。若患者体温升高、伤口处疼痛并伴有血白细胞计数和中性粒细胞比例升高、尿常规示有白细胞时,多提示有感染,应及时通知并协助医师处理。

3.密切观察病情

监测患者的神志、脉搏、呼吸、血压、体温、尿量、腹肌紧张度、腹痛、腹胀等的变化,并详细记录。

4.骨盆骨折患者注意事项

骨盆骨折者须卧硬板床,勿随意搬动,以免加重损伤。

5.做好术后护理

做好膀胱造瘘术后患者的护理。

（三）手术治疗的护理

1.术前准备

对有手术指征者,做好各项术前准备。

2.术后护理

（1）病情观察:观察患者生命体征,尿量、尿液颜色和性质。

（2）饮食护理:术后禁食,待肛门排气后进流质饮食,逐渐过渡到普食,饮食要注意营养丰富;嘱患者多饮水,保持24小时尿量＞2 000 mL,达到生理性膀胱冲洗的作用。

（3）引流管（导尿管、膀胱造瘘管）护理:①妥善固定,保持导尿管及膀胱造瘘管引流通畅;②观察引流液的量、颜色、性状;③引流袋的位置切勿高于膀胱区,以防止尿液逆行导致感染;④置管时间与拔管:膀胱造瘘管留置时间需酌情决定,拔管前夹管试行排尿;根据具体手术方式,导尿管需留置7～10天,必要时可延长2～3周;尿道会师术者,留置时间4～8周。

（四）术后并发症的观察与护理

1.吻合口出血

除了术中因止血不彻底和局部感染外,术后阴茎勃起、海绵体充血是导致吻合口出血的重要原因。

（1）观察:引流液是否为血性,切口是否有出血或渗血。

（2）护理:术后应遵医嘱给予口服雌激素或镇静药物,抑制阴茎勃起,同时保持大便通畅。

2.吻合口感染

（1）观察:注意观察尿道吻合口疼痛情况及体温变化。若术后早期局部疼痛逐渐加重、切口肿胀发红、体温持续升高不降,提示吻合口感染。

（2）护理：留置导尿管者，做好尿道口护理 2 次/天；保持手术切口清洁、干燥；加强损伤局部的护理，严格无菌操作；遵医嘱合理使用抗菌药物。若发生吻合口感染，适当拆除伤口缝线，延期拔出引流管；若局部积液、积血或形成脓肿，则应及时切开引流。

3.尿道狭窄

局部感染和尿瘘均可导致尿道狭窄，尤其是后尿道损伤时。

（1）观察：若患者出现排尿困难、排尿时间延长、尿液分叉、尿线变细、射程变短甚至呈滴沥状等表现时，应考虑发生尿道狭窄的可能。

（2）护理：拔除导尿管后要密切观察患者排尿情况，必要时定期做尿道扩张术。

三、健康教育

（一）尿道狭窄的自我观察及预防

（1）自我观察：排尿是否有困难，排尿时间是否有延长，尿液性状是否发生改变等。

（2）预防：遵医嘱定期行尿道扩张术，以避免尿道狭窄导致的排尿困难（尿道扩张间隔时间依次为1周、2周、1个月、3个月、6个月），特殊情况一般需在 3～6 个月后再次手术。

（二）性功能障碍

患者可行心理性勃起的训练加辅助治疗。

（三）复诊

定期行 X 线检查，观察有无尿道狭窄；若发生排尿困难，应及时来医院就诊。

（四）注意事项

（1）多饮水，特别是带膀胱造瘘管及定期尿道扩张的患者，大量饮水可起到生理性膀胱冲洗的作用，预防尿路感染。

（2）尿道狭窄患者定期行尿道扩张术是治疗的关键。

（彭　帅）

第六节　肾　损　伤

肾脏是实质性器官，左右各一，形似蚕豆。肾脏表面光滑，活体时呈红褐色。肾脏为腹膜后器官，解剖位置隐蔽，其前后内外均有良好的保护，不易受到损伤。但由于肾实质脆弱、包膜薄，对来自腰部、背部、下胸或上腹部受到的暴力打击也会引起损伤。肾损伤常是严重多发性损伤的一部分。肾损伤占腹部损伤的 8%～10%，占全部损伤的 1%～5%。根据美国报道的数据，全球每年肾损伤发生数量大约为 20 万例。肾损伤多见于 20～40 岁男性，男女比例约为 3：1。儿童肾脏相对成人大且位置低，肾周围的保护作用较弱，肾创伤的发生率较高。

一、病因

按损伤病因的不同，可分为开放性损伤、闭合性损伤、医源性损伤和自发性肾破裂。

（一）开放性损伤

因刀刃、弹片、枪弹等锐器致伤，损伤复杂而严重，常伴有胸、腹部等其他组织器官损伤。

(二)闭合性损伤

因直接暴力或间接暴力所致。直接暴力引起的闭合性损伤往往是钝性外力直接撞击腹部、腰部或背部造成的肾实质损伤,如撞击、跌打、挤压、肋骨骨折或横突骨折等。

(三)医源性损伤

医源性损伤是指在疾病诊断或治疗过程中发生的肾损伤,如经皮肾穿穿刺活检、肾造瘘、经皮肾镜碎石术、体外冲击波碎石等医疗操作有可能造成不同程度的肾损伤。

(四)自发性肾破裂

无明显外伤情况下突然发生的肾损伤,如巨大肾积水、肾肿瘤、肾结核或肾囊性疾病等,有时肾区受到轻微的创伤,即可造成严重的"自发性"肾破裂。

二、分型

按肾损伤所致的病理改变,肾损伤分为轻度肾损伤和重度肾损伤。目前国内外都普遍采用美国创伤外科协会的创伤分级系统,能够对肾损伤进行精确分度(表 6-1)。

表 6-1　美国创伤外科协会肾损伤分级

分级	类型	表现
Ⅰ	挫伤	镜下或肉眼血尿,泌尿系统检查正常
	血肿	包膜下血肿,无实质损伤
Ⅱ	挫伤	肾实质裂伤深度不超过 1.0 cm,无尿外渗
	血肿	局限于腹膜后肾区的肾周血肿
Ⅲ	裂伤	肾实质裂伤深度超过 1.0 cm,无集合系统破裂或尿外渗
Ⅳ	裂伤	肾损伤贯穿肾皮质、髓质和集合系统
	血管损伤	肾动脉、静脉主要分支损伤伴出血
Ⅴ	裂伤	肾脏碎裂,肾盂输尿管连接部损伤
	血管损伤	肾门血管撕裂、离断伴肾脏无供血

注:对于Ⅲ级损伤,如双侧肾损伤,应评级为Ⅳ级。

(一)轻度肾损伤

Ⅰ~Ⅱ级为轻度肾损伤,包括:①包膜下血肿;②浅表肾脏裂伤;③肾挫伤。轻度肾损伤一般不产生肾脏以外的血肿,无尿外渗。大多数患者属此类损伤,一般不需手术治疗。

(二)重度肾损伤

Ⅲ~Ⅴ级为重度肾损伤,包括:①肾实质损伤;②肾血管损伤。

三、临床表现

肾损伤的临床表现与损伤类型和程度有关,有时同一肾脏可同时存在多种病理分型损伤。在合并其他器官损伤时,轻度肾损伤的症状有时不易被察觉。

(一)症状

1.休克

由于创伤和失血引起,多发生于重度肾损伤。尤其合并其他脏器损伤时,因创伤和出血常发生休克,可危及生命。

2.血尿

血尿是提示泌尿系统损伤最重要的指标。肾损伤 80% 以上的患者出现血尿。肾挫伤时血尿轻微,重度肾实质损伤更容易出现肉眼血尿。血尿的严重程度与肾损伤程度并不一致。如肾盂输尿管连接部的破坏、肾蒂血管断裂、肾动脉血栓形成、肾盂破裂、输尿管断裂、血凝块阻塞输尿管时,血尿轻微不明显,甚至无血尿。血尿和休克同时存在往往提示肾损伤。

3.疼痛

往往是受到外伤后的第一症状,一般情况下疼痛部位和程度与受伤部位和程度是一致的。因肾包膜张力增高、肾周围软组织损伤可表现为患侧肾区或腰腹部疼痛,可出现钝痛。血块通过输尿管时,可出现肾绞痛。尿液、血液渗入腹腔或合并腹部脏器损伤时,可出现全腹痛和腹膜刺激症状。

4.发热

肾损伤所致血肿、尿外渗易继发感染,造成肾周脓肿或化脓性腹膜炎,引起发热等伴全身中毒症状。

(二)体征

肾周围尿外渗及血肿可使局部肿胀,可形成腰腹部肿块,有明显触痛和肌肉强直,随着病情的进展,肿块有逐渐增大的趋势。

四、辅助检查

(一)实验室检查

1.血液检查

血常规检查时发现血红蛋白和血细胞比容持续降低提示有活动性出血。若血中粒细胞计数增多则提示有感染。

2.尿液检查

尿常规检查时可见大量红细胞。血尿为诊断肾损伤的重要依据,伤后的几次排尿由于输尿管血块堵塞可出现暂时性血尿消失的现象,因此应注意收集伤后第一次排尿进行检测。若肾组织损伤时可释放大量乳酸脱氢酶,尿中含量可增高。

(二)影像学检查

1.X 线平片

严重的肾脏裂伤、肾脏粉碎性裂伤或肾盂破裂时,可见肾影像模糊不清、腰大肌影像不清晰等,还可发现脊柱、肋骨骨折等现象。

2.B 超检查

能提示肾损伤的部位,有无肾内、包膜下和肾周血肿、尿外渗,其他器官损伤及对侧肾等情况。B 超是常用的筛选和评价肾损伤的便捷检查,可用于对造影过敏者和不能接受 X 线检查的患者,其应用广泛。

3.CT 检查

对肾周血肿及尿外渗范围的判断能力均优于静脉尿路造影,可作为肾损伤的首选检查。CT为重度肾损伤患者是否能采用非手术治疗提供更多信息,避免过多的开放手术导致肾切除的风险。

4.MRI 检查

MRI 诊断肾损伤的作用与 CT 类似,但可以提供肾脏解剖精细细节,对血肿的显示比 CT 更具特征性,只有在造影剂过敏情况下才考虑使用 MRI。

5.其他检查

静脉尿路造影可以显示肾脏实质的外形,更为重要的是可以显示肾脏的缺失情况以及分肾功能。肾动脉造影是作为一种辅助的影像学方法。逆行肾盂造影用于 CT 不能排除肾脏集合系统损伤、肾盂输尿管交接部撕裂的患者。这些检查在临床上一般不作为首选。

五、诊断要点

通过 CT、B 超、MRI 等检查指标可以确诊肾损伤的部位、程度、有无尿外渗以及对侧肾情况。

六、治疗原则

肾损伤的治疗与损伤程度直接相关。轻微肾挫伤时一般症状较轻微,经短期休息可以自行康复,大多数患者属此类损伤。大多数肾部分裂伤可行非手术治疗,仅有少数需手术治疗。

(一)保守治疗

单纯性或轻度肾损伤,如无严重的出血或休克,一般采用保守治疗。

(1)绝对卧床休息 2~4 周,待病情稳定、尿常规正常后才能允许患者离床活动。一般损伤后 4~6 周肾部分裂伤才逐渐愈合,过早过多离床活动,可能导致再度出血。保守治疗恢复后在 2~3 个月内不宜参加体力劳动或竞技运动。

(2)定时观察生命体征的变化,注意腰、腹部肿块范围有无增大和血尿进展情况,观察每次排出的尿液颜色深浅的变化。必要时进行影像学检查或复查,对肾损伤是否出现进展或合并症进行临床判断和救治。

(3)及时补充血容量和热量,维持水、电解质平衡,保持足够尿量,必要时输血。

(4)应用镇静、止痛、止血和解痉剂。

(5)因伤后组织脆弱或局部血肿,尿外渗易发生感染,因此应适量应用抗生素预防和抗感染。

(二)手术治疗

1.开放性肾损伤

几乎所有开放性肾损伤的患者都要施行手术探查,特别是枪伤或从前面进入的锐器伤,需经腹部切口进行手术包括清创、缝合及引流,并探查腹部脏器有无损伤。

2.闭合性肾损伤

一旦确定为严重肾部分裂伤、肾破裂及肾蒂血管损伤需尽早经腹进行手术。若损伤患者在保守治疗期间发生:①经抗休克治疗后,生命体征仍未改善,提示有内出血;②血尿逐渐加重,血红蛋白和血细胞比容继续降低;③腰、腹部肿块明显增大;④有腹腔脏器损伤可能。这些情况需要及时实施手术治疗。

3.医源性肾损伤

根据损伤程度及时在原有手术基础上改变手术方式,及时进行治疗,以免延误最佳治疗时机。

七、临床护理

(一)评估要点

1.术前评估

(1)健康史:了解患者的年龄、性别、职业等;了解受伤既往史,包括受伤的原因、时间、地点、部位,受伤至就诊期间的病情发生哪些变化及就诊前采取的急救措施有哪些。

(2)身体状况:局部有无腰、腹部疼痛,肿块和血尿等情况,有无腹膜炎的症状与体征;患者的生命体征、尿量及尿色的变化情况,有无休克征象;辅助检查,血、尿常规检查结果的动态情况,影像学检查有无发现异常。

(3)心理-社会状况:患者及家属对伤情的认知度、对突发事故及预后的心理承受力、对治疗费用的承受力、对疾病治疗的知晓度。

2.术后评估

伤口愈合情况,引流管是否通畅;有无出血、感染等并发症。

(二)护理诊断(问题)

1.焦虑与恐惧

与外伤打击、害怕手术和患者担心疾病发展及预后不良有关。

2.舒适的改变

与疼痛、血尿、体位受限等有关。

3.有皮肤完整性受损的危险

与术后活动受限有关。

4.组织灌流量改变

与肾裂伤、肾蒂裂伤或其他脏器损伤引起的大出血有关。

5.自理能力缺陷

与疼痛、活动受限有关。

6.知识缺乏

缺乏相关的护理知识。

7.潜在并发症

缺乏肾脏损伤相关知识。感染、出血。

(三)护理目标

(1)患者恐惧与焦虑程度减轻,情绪稳定,配合治疗及护理。

(2)患者不适感减轻或消失。

(3)患者皮肤完好,无压疮发生。

(4)患者的有效循环血量得以维持。

(5)患者基本生活需要得以满足。

(6)患者及家属了解或掌握肾损伤的相关知识。

(7)术后未发生并发症,或并发症得到及时发现和处理。

(四)护理措施

1.术前护理

(1)心理护理:术前做好患者的心理护理尤为重要,主动关心、安慰患者及其家属,稳定情绪,减轻焦虑与恐惧。耐心向患者及家属讲解肾损伤的病情发展情况、主要的治疗以及护理措施,鼓励患者及家属积极配合各项治疗及护理工作,尽量减轻患者及家属的心理负担。

(2)术前准备:有手术指征者,在抗休克治疗的同时,紧急做好各项术前准备。①完善相关检查:心电图、X线片、B超、CT。②完成血液及体液检查:血常规、血生化、凝血功能试验、尿常规等。③采血样、备血,做好术中用血准备。④遵医嘱带患者术中用药。⑤做好术前处置:术区备皮,术前灌肠。告知患者术前禁食禁饮6小时以上。⑥戴好腕带,遵医嘱进行术前补液。⑦与手术室人员进行患者、药物等相关信息核对后,送患者进入手术室。

2.术后护理

(1)病情观察:①了解麻醉及手术方式、切口、引流情况等,持续心电血压血氧监测、吸氧,定时记录测量的心率、血压、血氧饱和度、呼吸数值,并观察其变化。②观察各管道情况及护理保持引流管通畅、妥善固定、防止滑脱,定时挤压引流管,避免折叠、扭曲、受压而导致引流不畅。观察引流液颜色、性质和量的变化。保持导尿管通畅,观察尿液的颜色、性质、量的变化,若血尿颜色逐渐加深,说明出血加重,及时通知医师。留置导尿管的患者,做好导尿管护理,每天至少2次会阴护理。③做好患者的基础护理,保持患者皮肤清洁、干燥,定时翻身,做好口腔护理、会阴护理、皮肤护理等工作。④动态监测血红蛋白和血细胞比容变化,以判断出血情况。⑤感染的预防及护理,保持伤口清洁、干燥,敷料渗湿后及时更换。定时观察患者的体温和血白细胞计数,判断有无继发感染。⑥维持体液平衡、保证组织有效灌流量,合理安排输液种类,以维持水、电解质及酸碱平衡。

(2)饮食护理:①术后当天,肛门排气前,患者保持禁食禁饮。②术后第一天,一般患者会出现肛门排气,患者可流质饮食,先少量饮水,若无腹胀等不适,可少量多餐,如出现腹胀等不适立即停止进食。③肛门排气后2～3天,患者可行半流质饮食逐渐过渡至普食,少量多餐,以不引起腹胀等不适为宜。注意进食营养丰富、易消化的粗纤维食物,保持大便通畅,避免便秘。

(3)体位与活动:①患者麻醉清醒前,取平卧位,头偏向一侧。②患者麻醉清醒后,一般术后6小时后可采取患侧卧位或半卧位,以便减轻腹胀,有利于伤口引流和机体恢复。③肾修复术、肾部分切除:绝对卧床休息1～2周,以平卧位为主,鼓励患者行肢体主动运动,健侧卧位与平卧位交替。术后2周后,肾修复术、肾部分切除患者,待病情稳定、血尿消失后可床旁坐或沿床沿活动,逐渐增加活动量,避免再度出血。

(4)健康宣教:①嘱患者多食高蛋白质、高热量、高纤维、易消化、粗纤维的食物,多饮水、忌辛辣刺激食物,保持排便通畅。②适当活动,避免劳累。肾修复术、肾部分切除患者出院3个月内避免剧烈运动和重体力劳动。③自我监测,观察尿液颜色、性质及量,若有异常情况,需及时就诊。④行肾切除术后的患者须注意保护健肾,防止外伤,尽量不使用对肾功能有损害的药物,如氨基糖苷类抗生素等,最好在医师指导下用药。⑤定期复查肾功能、尿常规、B超等。

(五)护理评价

通过治疗与护理,患者是否存在以下情况。

(1)恐惧与焦虑程度减轻,情绪稳定,配合治疗及护理。

(2)不适感减轻或消失。

(3)皮肤完好,无压疮发生。

(4)有效循环血量得以维持。

(5)基本生活需要得以满足。

（6）了解或掌握肾损伤的相关知识。

（7）术后未发生并发症,或并发症得到及时发现和处理。

（彭　帅）

第七节　膀　胱　损　伤

一、概述

膀胱深藏在骨盆内,排空后肌肉层厚,一般不易受伤。膀胱充盈时伸展至下腹部高出耻骨联合,若下腹部遭到暴力打击,易发生膀胱损伤。骨盆骨折的骨折断端可以刺破膀胱;难产时,胎头长时间压迫可造成膀胱壁缺血性坏死。一般分为闭合性损伤、开放性损伤和医源性损伤。

二、病因和临床表现

(一)闭合性损伤

膀胱空虚时位于骨盆深处受到周围组织保护,不易受外界暴力损伤。当膀胱膨胀时,因膀胱扩张且高出耻骨联合,下腹部受到暴力时,如踢伤、击伤和跌伤等可造成膀胱损伤,骨盆骨折的骨折断端可以刺破膀胱;难产时,胎头长时间压迫可造成膀胱壁缺血性坏死。

(二)开放性损伤

其多见于火器伤,常合并骨盆内其他组织器官的损伤。

(三)手术损伤

膀胱镜检查、尿道扩张等器械检查可造成膀胱损伤。盆腔和下腹部手术,如疝修补、妇科恶性肿瘤切除等易致膀胱损伤。

(四)挫伤

挫伤是指膀胱壁保持完整,仅黏膜或部分肌层损伤,膀胱腔内有少量出血,无尿外渗,不引起严重后果。

(五)破裂

膀胱破裂可分两种类型。

1.腹膜外破裂

破裂多发生在膀胱前壁的下方,尿液渗至耻骨后间隙,沿筋膜浸润腹壁或蔓延到腹后壁,如不及时引流,可发生组织坏死、感染,引起严重的蜂窝织炎。

2.腹膜内破裂

多发生于膀胱顶部。大量尿液进入腹腔可引起尿性腹膜炎。大量尿液积存于腹腔有时需与腹水鉴别。

(六)尿瘘

膀胱与附近脏器相通可形成膀胱阴道瘘或膀胱直肠瘘等。发生瘘后,泌尿系统容易继发感染。

（七）出血与休克

骨盆骨折合并大出血，膀胱破裂致尿外渗及腹膜炎，伤势严重，常有休克。

（八）排尿困难和血尿

膀胱破裂后，尿液流入腹腔或膀胱周围，有尿意，但不能排尿或仅排出少量血尿。

三、护理评估

评估患者受伤的时间、地点、暴力性质、部位，临床表现、合并伤、尿外渗、感染，特殊检查结果。

（一）临床表现

膀胱挫伤因范围仅限于黏膜或肌层，故患者仅有下腹不适、少量终末血尿等。一般在短期内症状可逐渐消失。膀胱破裂则有严重表现，临床症状依裂口大小、位置及其他器官有无损伤而不同。腹膜内破裂会引起弥漫性腹膜刺激症状，如腹部膨胀、压痛、肌紧张、肠蠕动音降低和移动性浊音等。膀胱与附近器官相通形成尿瘘时，尿液可从直肠、阴道或腹部伤口流出，往往同时合并泌尿系统感染。

1.腹痛

尿外渗及血肿引起下腹部剧痛，尿液流入腹腔则引起急性腹膜炎症状。伴有骨盆骨折时，耻骨处有明显压痛。尿外渗和感染引起盆腔蜂窝织炎时，患者可有全身中毒表现。

2.尿瘘

贯穿性损伤可有体表伤口、直肠或阴道漏尿。闭合性损伤在尿外渗感染后破溃，也可形成尿瘘。膀胱与附近脏器相通可形成膀胱阴道瘘或膀胱直肠瘘等。发生瘘后，泌尿系统容易继发感染。

（二）辅助检查

根据外伤史及临床体征诊断并不困难。凡是下腹部受伤或骨盆骨折后，下腹出现疼痛、压痛、肌紧张等征象，除考虑腹腔内脏器损伤外，也要考虑到膀胱损伤的可能性。当出现尿外渗、尿性腹膜炎或尿瘘时，诊断更加明确。怀疑膀胱损伤时，应做进一步检查。

1.导尿术

如无尿道损伤，导尿管可顺利放入膀胱，若患者不能排尿液，而导出尿液为血尿，应进一步了解是否有膀胱破裂。可保留导尿管进行注水试验，抽出量比注入量明显减少，表示有膀胱破裂。

2.膀胱造影

经导尿管注入碘化钠或空气，摄取前后位及斜位 X 线片，可以确定膀胱有无破裂，以及破裂部位及外渗情况。

3.膀胱镜检查

对于膀胱瘘的诊断很有帮助，但当膀胱内有活跃出血或当膀胱不能容纳液体时，不能采用此项检查。

4.排泄性尿路造影

如怀疑有上尿道损伤，可考虑采用此项检查，以了解肾脏及输尿管情况。

（三）护理问题

1.疼痛

与损伤后血肿和尿外渗及手术切口有关。

2.潜在并发症

出血,与损伤后出血有关。

3.有感染的危险

与损伤后血肿、尿外渗及免疫力低有关。

4.恐惧、焦虑

与外伤打击、担心预后不良有关。

(四)护理目标

(1)患者主诉疼痛减轻或能耐受。

(2)严密观察患者出血情况,如有异常出血,及时通知医师。

(3)在患者住院期间不发生因护理不当造成的感染。

(4)患者主诉恐惧、焦虑心理减轻。

四、护理措施

(一)生活护理

(1)满足患者的基本生活需要,做到"七洁"。

(2)做好引流管护理:①妥善固定、保持通畅。②准确记录引流液量、性质。③保持尿道口清洁,定期更换尿袋。

(3)多饮水,多食易消化食物,保持排便通畅。

(二)心理护理

(1)损伤后患者恐惧、焦虑,担心预后情况。护士主动向患者介绍康复知识,介绍相似病例,鼓励患者树立信心、配合治疗,减少焦虑。

(2)从生活上关心、照顾患者,满足基本生活护理,使其感到舒适。

(3)加强病房管理,创造整洁安静的休养环境。

(三)治疗及护理配合

膀胱挫伤无须手术,通过支持疗法、适当休息、充分饮水、给予抗菌药物和镇静药在短期内即可痊愈。

1.紧急处理

膀胱破裂是一种较严重的损伤,常伴有出血和尿外渗,病情严重,应尽早施行手术。护士需协助做好手术前的各项相关检查和护理,积极采取抗休克治疗,如输液、输血、镇静及止痛等各项措施(图 6-1)。

2.保守治疗的护理

患者的症状较轻,膀胱造影显示少量尿外渗,可从尿道插入导尿管持续引流尿液,可以采取保守治疗,保持尿液引流通畅,预防感染。

(1)密切观察生命体征,及时发现有无持续出血,观察有无休克发生。

(2)保持尿液引流通畅,及时清除血块,防止阻塞膀胱,观察并记录 24 小时尿的色、质、量。妥善固定尿管。

(3)适当休息、充分饮水,保证每天尿量 3 000 mL 以上,以起到内冲洗的作用。

(4)注意观察体温的变化,警惕有无盆腔血肿、感染。观察腹膜刺激症状。

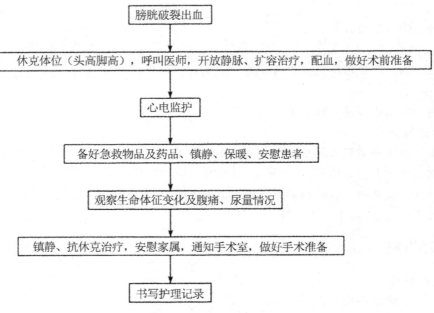

图 6-1　膀胱破裂抢救流程图

3.手术治疗的护理

膀胱破裂伴有出血和尿外渗,病情严重,须尽早施行手术。

(1)按外科术前准备进行备皮、备血、术前检查。

(2)开放静脉通道,观察生命体征。

(3)准确填写手术护理记录单,与手术室护士认真交接。

(4)术后监测生命体征,并详细记录。

(5)按医嘱正确输入药物,掌握液体输入的速度,保持均匀输入。

(6)保持各种管路通畅,并妥善固定,防止脱落。定期更换引流袋。

(7)观察伤口渗出情况,及时更换敷料,遵守无菌操作原则。

(8)保持排便通畅,避免增加腹压,有利于伤口愈合。术后采取综合疗法,使患者获得充分休息、足够营养、适当水分,纠正贫血,控制感染。

五、健康教育

(1)讲解引流管护理的要点,如防止扭曲、打折,保持引流袋位置低于伤口及尿管,防止尿液反流。

(2)拔除尿管前要训练膀胱功能,先夹管训练 1～2 天,拔管后多饮水,达到冲洗尿路预防感染的目的。

(3)卧床期间防止压疮、肌肉萎缩,进行功能锻炼。

(彭　帅)

第七章

神经内科护理

第一节 癫 痫

癫痫是多种原因导致的脑部神经元高度同步化异常放电所引起的临床综合征,临床表现具有发作性、短暂性、重复性和刻板性的特点。临床上每次发作或每种发作的过程称为痫性发作。

一、病因和发病机制

(一)病因

癫痫不是独立的疾病,而是一组疾病或综合征。引起癫痫的病因非常复杂,根据病因学不同,癫痫可分为三大类。

1.症状性癫痫

由各种明确的中枢神经系统结构损伤和功能异常引起,如脑肿瘤、脑外伤、脑血管病、中枢神经系统感染、寄生虫、遗传代谢性疾病、神经系统变性疾病等。

2.特发性癫痫

病因不明,未发现脑部有足以引起癫痫发作的结构性损伤或功能异常,可能与遗传因素密切相关。

3.隐源性癫痫

病因不明,但临床表现提示为症状性癫痫,现有的检查手段不能发现明确的病因。其占全部癫痫的 $60\%\sim70\%$。

(二)发病机制

癫痫的发病机制非常复杂,至今尚未能完全了解其全部机制,但发病的一些重要环节已被探知。

1.痫性放电的起始

神经元异常放电是癫痫发病的电生理基础。

2.痫性放电的传播

异常高频放电反复通过突触联系和强化后的易化作用诱发周边及远处的神经元的同步放

电,从而引起异常电位的连续传播。

3.痫性放电的终止

目前机制尚未完全明了。

二、临床表现

(一)痫性发作

1.部分性发作

部分性发作包括以下几种。①单纯部分性发作:常以发作性一侧肢体、局部肌肉节律性抽动或感觉障碍为特征,发作时程短。②复杂部分性发作:表现为意识障碍,多有精神症状和自动症。③部分性发作继发全面性发作:上述部分性发作后出现全身性发作。

2.全面性发作

这类发作起源于双侧脑部,发作初期即有意识丧失,根据其临床表现的不同,可分为以下几种。

(1)全面强直-阵挛发作:以意识丧失、全身抽搐为主要临床特征。早期出现意识丧失、跌倒,随后的发作过程分为三期:强直期、阵挛期和发作后期。发作过程可有喉部痉挛、尖叫、心率增快、血压升高、瞳孔散大、呼吸暂停等症状,发作后各项体征逐渐恢复正常。

(2)失神发作:典型表现为正常活动中突然发生短暂的意识丧失,两眼凝视且呼之不应,发作停止后立即清醒,继续原来的活动,对发作没有丝毫记忆。

(3)强直性发作:多在睡眠中发作,表现为全身骨骼肌强直性阵挛,常伴有面色潮红或苍白、瞳孔散大等症状。

(4)阵挛性发作:表现为全身骨骼肌阵挛伴意识丧失,见于婴幼儿。

(5)肌阵挛发作:表现为短暂、快速、触电样肌肉收缩,一般无意识障碍。

(6)失张力发作:表现为全身或部分肌肉张力突然下降,造成张口、垂颈、肢体下垂甚至跌倒。

3.癫痫持续状态

癫痫持续状态指一次癫痫发作持续30分钟以上,或连续多次发作致发作间期意识或神经功能未恢复至通常水平。可见于各种类型的癫痫,但通常是指全面强直-阵挛发作持续状态。可因不适当地停用抗癫痫药物或治疗不规范、感染、精神刺激、过度劳累、饮酒等诱发。

(二)癫痫综合征

特定病因引发的由特定症状和体征组成的癫痫。

三、辅助检查

(1)脑电图检查:脑电图检查是诊断癫痫最有价值的辅助检查方法,典型表现是尖波、棘波、棘-慢或尖-慢复合波。

(2)血液检查:通过血糖、血常规、血寄生虫等检查,可了解有无低血糖、贫血、寄生虫病。

(3)影像学检查:应用数字减影血管造影、CT、MRI等检查可发现脑部器质性病变,为癫痫的诊断提供依据。

四、治疗要点

目前癫痫治疗仍以药物治疗为主,药物治疗应达到3个目的:①控制发作或最大限度地减少发作次数;②长期治疗无明显变态反应;③使患者保持或恢复其原有的生理、心理和社会功能状态。

(一)病因治疗

去除病因,避免诱因。如全身代谢性疾病导致癫痫的应先纠正代谢紊乱,睡眠不足诱发癫痫的要保证充足的睡眠,对于颅内占位性病变引起者首先考虑手术治疗,对于脑寄生虫病行驱虫治疗。

(二)发作时治疗

立即让患者就地平卧,保持呼吸道通畅,及时给氧;防止外伤,预防并发症;应用药物预防再次发作,如地西泮、苯妥英钠等。

(三)发作间歇期治疗

合理应用抗癫痫药物,常用的抗癫痫药物有地西泮、氯硝西泮、卡马西平、丙戊酸、苯妥英钠、苯巴比妥、扑痫酮、拉莫三嗪、奥卡西平、左乙拉西坦、加巴喷丁等。强直性发作、部分性发作和部分性发作继发全面性发作首选卡马西平;全面强直-阵挛发作、典型失神、肌阵挛发作、阵挛性发作首选丙戊酸。

(四)癫痫持续状态的治疗

保持稳定的生命体征和进行性心肺功能支持;终止呈持续状态的癫痫发作,减少癫痫发作对脑部神经元的损害;寻找并尽可能根除病因及诱因;处理并发症。可依次选用地西泮、异戊巴比妥钠、苯妥英钠和水合氯醛等药物。及时纠正血酸碱度和电解质失衡,发生脑水肿时给予甘露醇和呋塞米注射,注意预防和控制感染。

(五)其他治疗

对于药物难治性、有确定癫痫灶的癫痫可采用手术治疗,中医学针灸治疗对某些癫痫也有一定疗效。

五、护理措施

(一)一般护理

(1)饮食:为患者提供充足的营养,癫痫持续状态的患者可给予鼻饲,嘱发作间歇期的患者进食清淡、无刺激、富于营养的食物。

(2)休息与运动:癫痫发作后宜卧床休息,平时应劳逸结合,保证充足的睡眠,生活规律,避免不良刺激。

(3)纠正水、电解质及酸碱平衡紊乱,预防并发症。

(二)病情观察

密切观察生命体征、意识状态、瞳孔变化、大小便等情况;观察并记录发作的类型、频率和持续时间;观察发作停止后意识恢复的时间,有无疲乏、头痛及行为异常。

(三)安全护理

告知患者有发作先兆时立即平卧。活动中发作时,立即将患者置于平卧位,避免摔伤。摘下眼镜、手表、义齿等硬物,用软垫保护患者关节及头部,必要时用约束带适当约束,避免外伤。用牙垫或厚纱布置于患者口腔一侧上下磨牙间,防止口、舌咬伤。发作间歇期,应为患者创造安静、安全的休养环境,避免或减少诱因,防止意外的发生。

（四）保持呼吸道通畅

发作时立即解开患者领扣、腰带以减少呼吸道受压，及时清除口腔内食物、呕吐物和分泌物，防止呼吸道阻塞。让患者平卧、头偏向一侧，必要时用舌钳拉出舌头，避免舌后坠阻塞呼吸道。必要时可行床旁吸引和气管切开。

（五）用药护理

有效的抗癫痫药物治疗可使80％的患者发作得到控制。告诉患者抗癫痫药物治疗的原则以及药物疗效与变态反应的观察，指导患者遵医嘱坚持长期正确服药。

1.服药注意事项

服药注意事项包括：①根据发作类型选择药物；②药物一般从小剂量开始，逐渐加量，以尽可能控制发作、又不致引起毒性反应的最小有效剂量为宜；③坚持长期有规律服药，完全不发作后还需根据发作类型、频率，再继续服药2～3年，然后逐渐减量至停药，切忌服药控制发作后就自行停药；④间断不规则服药不利于癫痫控制，易导致癫痫持续状态发生。

2.常用抗癫痫药物变态反应

每种抗癫痫药物均有多种变态反应。变态反应轻者一般不需停药，从小剂量开始逐渐加量或与食物同服可以减轻，严重反应时应减量或停药、换药。服药前应做血、尿常规和肝、肾功能检查，服药期间定期监测血药浓度，复查血常规和生化检查。

（六）避免促发因素

1.癫痫的诱因

疲劳、饥饿、缺睡、便秘、经期、饮酒、感情冲动、一过性代谢紊乱和变态反应。过度换气对于失神发作、过度饮水对于强直性阵挛发作、闪光对于肌阵挛发作也有诱发作用。有些反射性癫痫还应避免如声光刺激、惊吓、心算、阅读、书写、下棋、玩牌、刷牙、起步、外耳道刺激等特定因素。

2.癫痫持续状态的诱发因素

常为突然停药、减药、漏服药及换药不当；其次为发热、感冒、劳累、饮酒、妊娠与分娩；使用异烟肼、利多卡因、氨茶碱或抗抑郁药亦可诱发。

（七）手术的护理

对于手术治疗癫痫的患者，术前应做好心理护理以减少恐惧和紧张。密切观察意识、瞳孔、肢体活动和生命体征等情况，并按医嘱做好术前检查和准备；术后麻醉清醒后应采取头高脚低位，以减轻脑水肿的发生。严密监测病情，做好术后常规护理、用药护理和安全护理。

（八）心理护理

病情反复发作、长期服药常会给患者带来沉重的精神负担，易产生焦虑、恐惧、抑郁等不良心理状态。护士应多关心患者，随时关注其心理状态并给予安慰和疏导，缓解患者的心理负担，使其更好地配合治疗。

（九）健康指导

（1）向患者及家属介绍疾病治疗和预防的相关知识，教会其癫痫的基本护理方法，安静的环境、规律的生活、合理的饮食、充足的睡眠、远离不良刺激等均有利于患者的康复。

（2）告知患者及家属遵医嘱长期、规律用药，不可突然减药甚至停药，定期复查，病情变化立即就诊。

（3）应尽量避免患者单独外出，不参与蹦极、游泳等可能危及生命的活动，避免紧张、劳累。

（4）特发性癫痫且有家族史的女性患者，婚后不宜生育，双方均有癫痫，或一方患病，另一方有家族史者不宜婚配。

（潘红蕾）

第二节　面神经炎

一、概述

（一）概念和特点

面神经炎是由茎乳孔内面神经非特异性炎症所致的周围性面瘫，又称为特发性面神经麻痹，或称贝尔麻痹，是一种最常见的面神经瘫痪疾病。

（二）相关病理生理

其早期病理改变主要为神经水肿和脱髓鞘，严重者可出现轴突变性，以茎乳孔和面神经管内部分尤为显著。

（三）病因与诱因

面神经炎的病因尚未完全阐明。受凉、感染、中耳炎、茎乳孔周围水肿及面神经在面神经管出口处受压、缺血、水肿等均可引起发病。

（四）临床表现

（1）本病任何年龄、任何季节均可发病，男性比女性略多。一般为急性发病，常于数小时或1～3天症状达到高峰。

（2）主要表现为一侧面部表情肌瘫痪，额纹消失，不能皱额蹙眉；眼裂闭合不能或闭合不完全；病侧鼻唇沟变浅，口角歪向健侧（露齿时更明显）；吹口哨及鼓腮不能等。

（3）病初可有侧耳后麻痹或下颌角后疼痛。少数人可有茎乳孔附近及乳突压痛。面神经病变在中耳鼓室段者可出现说话时回响过度和病侧舌前2/3味觉缺失。影响膝状神经节者，除上述表现外，还出现病侧乳突部疼痛，耳郭与外耳道感觉减退，外耳道或鼓膜出现疱疹，称为Hunt综合征。

（五）辅助检查

面神经传导检查对早期（起病5～7天）完全瘫痪者的预后判断是一项有用的检查方法，EMG检查表现为病侧诱发的肌电动作电位M波波幅明显减低，如为对侧正常的30%或以上者，则可望在2个月内完全恢复。如为10%～29%者则需要2～8个月才能恢复，且有一定程度的并发症；如仅为10%以下者则需要6～12个月才有可能恢复，并常伴有并发症（面肌痉挛等）；如病后10天内出现失神经电位，恢复时间将延长。

（六）治疗原则

改善局部血液循环，减轻面部神经水肿，促使功能恢复。治疗要点如下。

（1）急性期应尽早使用糖皮质激素，可用泼尼松30 mg口服，1次/天，或地塞米松静脉滴注10 mg/d，疗程1周左右，并用大剂量维生素 B$_1$、维生素 B$_{12}$肌内注射，还可以采用红外线照射或超短波透热疗法。若为带状疱疹引起者，可口服阿昔洛韦7～10天。眼裂不能闭合，可根据情况使用眼膏、眼罩,或缝合眼睑以保护角膜。

(2)恢复期可进行面肌的被动或主动运动训练,也可采用碘离子透入理疗、针灸、高压氧等治疗。

(3)2~3个月后,对自愈较差的高危患者可行面神经减压手术,以争取恢复的机会。发病后1年以上仍未恢复者,可考虑整容手术或面-舌下神经或面-副神经吻合术。

二、护理评估

(一)一般评估

1.生命体征

一般无特殊。体温升高常见于感染。

2.患者的主诉

(1)诱因:发病前有无受凉、感染、中耳炎。

(2)发作症状:发作时有无侧耳后麻痹或下颌角后疼痛,一侧面部表情肌瘫痪,额纹消失,不能皱额蹙眉;眼裂闭合不能或闭合不完全;病侧鼻唇沟变浅,口角歪向健侧(露齿时更明显);不能吹口哨及鼓腮。

(3)发病形式:是否急性发病,持续时间,症状的部位、范围、性质、严重程度等。

(4)既往检查、治疗经过及效果,是否有遵医嘱治疗。目前情况包括使用药物的名称、剂量、用法和有无变态反应。

3.其他

体重与身高、体位、皮肤黏膜、饮食状况及排便情况的评估和/或记录结果。口腔卫生评估:评估患者的口腔卫生清洁程度,患侧脸颊是否留有食物残渣。疼痛的评估:使用口诉言词评分法、数字等级评定量表、面部表情测量图对疼痛程度、疼痛控制及疼痛不良作用的评估。

(二)身体评估

1.头颈部

(1)外观评估:患侧额皱纹是否浅,眼裂是否增宽。鼻唇沟是否浅,口角是否低,口是否向健侧歪斜。

(2)运动评估:让患者做皱额、闭眼、吹哨、露齿、鼓气动作,比较两侧是否相等。

(3)味觉评估:让患者伸舌,检查者以棉签或毛笔蘸少许试液(醋、盐、糖等),轻擦于舌之前部,如有味觉可以手指预定符号表示之,不能伸舌和讲话。先试可疑一侧再试健侧。每种味觉试验完毕时,需用温水漱口,一般舌尖对甜、咸味最敏感,舌后边对酸味最敏感。

2.胸部

无特殊。

3.腹部

无特殊。

4.四肢

无特殊。

(三)心理-社会评估

(1)了解患者对疾病知识特别是预后的了解。

(2)观察患者有无心理异常的表现,患者面部肌肉出现瘫痪,自身形象改变,容易导致其焦虑和急躁的情绪。

（3）了解其患者家庭经济状况,家属及社会支持程度。

（四）辅助检查结果的评估

1.常规检查

一般无特殊,注意监测体温、血常规有无异常。

2.面神经传导检查

有无异常。

（五）常用药物治疗效果的评估

主要是糖皮质激素。

（1）服用药物的具体情况:是否餐后服用,主要剂型、剂量与持续用药时间。

（2）胃肠道反应评估:这是口服糖皮质激素最常见的变态反应,主要表现为上腹痛、恶心及呕吐等。

（3）出血评估:糖皮质激素可致诱发或加剧胃和十二指肠溃疡的发生,严重时引起出血甚至穿孔。患者服药期间,应定期检测血常规和异常出血的情况。

（4）体温变化及其相关感染灶的表现:皮质激素对机体免疫反应有多个环节的抑制作用,削弱机体的抵抗力。容易诱发各种感染的发生有关,尤其是上呼吸道、泌尿道、皮肤（含肛周）的感染。

（5）神经精神症状的评估:小剂量皮质激素可引起精神欣快感,而大剂量则出现兴奋、多语、烦躁不安、失眠、注意力不集中和易激动等精神症状,少数尚可出现幻觉、幻想谵妄、昏睡等症状,也有企图自杀者,这种精神失常可迅速恶化。

三、主要护理诊断（问题）

（一）身体意象紊乱

与面神经麻痹所致口角歪斜等有关。

（二）疼痛:下颌角或乳突部疼痛

与面神经病变累及膝状神经节有关。

四、护理措施

（一）心理护理

患者突然出现面部肌肉瘫痪,自身形象改变,害怕遇见熟人,不敢出现在公共场所。容易导致焦虑、急躁情绪。应观察有无心理异常的表现,鼓励患者表达对面部形象改变后的心理感受和对疾病预后担心的真实想法;告诉患者本病大多预后良好,并介绍治愈患者,指导克服焦躁情绪和害羞心理,正确对待疾病,积极配合治疗;同时护士在与患者谈话时应语言柔和、态度和蔼亲切,避免任何伤害患者自尊的言行。

（二）休息与修饰指导

急性期注意休息,防风、防寒,尤其患侧耳后茎乳孔周围应予保护,预防诱发。外出时可戴口罩,系围巾,或使用其他改善自身形象的恰当修饰。

（三）饮食护理

选择清淡饮食,避免粗糙、干硬、辛辣食物,有味觉障碍的患者应注意食物的冷热度,以防烫伤口腔黏膜;指导患者饭后及时漱口,清除口腔患侧滞留食物,保持口腔清洁,预防口腔感染。

(四)预防眼部并发症

眼睑不能闭合或闭合不全者予以眼罩、眼镜遮挡及点眼药等保护,防止角膜炎、溃疡。

(五)功能训练

指导患者尽早开始面肌的主动与被动运动。只要患侧面部能运动,就应进行面肌功能训练,可对着镜子做皱眉、抬额、闭眼、露齿、鼓腮和吹口哨等运动,每天数次,每次 5～15 分钟,并辅以面肌按摩,以促进早日康复。

(六)就诊指标

受凉、感染、中耳炎后出现一侧面部表情肌瘫痪,额纹消失,不能皱额蹙眉;眼裂闭合不能或闭合不完全;病侧鼻唇沟变浅,口角歪向健侧(露齿时更明显);不能吹口哨及鼓腮以及侧耳后麻痹或下颌角后疼痛,及时就医。

五、护理效果评价

(1)患者能够正确对待疾病,积极配合治疗。

(2)患者能够掌握相关疾病知识,做好外出的自我防护。

(3)患者口腔清洁舒适,无口腔异物、异味及口臭,无烫伤。

(4)患者无角膜炎、溃疡的发生。

(5)患者积极参与康复锻炼,坚持自我面肌功能训练。

(6)患者对治疗效果满意。

(潘红蕾)

第三节　三叉神经痛

一、概述

(一)概念和特点

三叉神经痛是一种原因未明的三叉神经分布区内闪电样反复发作的剧痛,不伴三叉神经功能破坏的症状,又称为原发性三叉神经痛。

(二)相关病理生理

三叉神经感觉根切断术活检可见神经节细胞消失、炎症细胞浸润,神经鞘膜不规则增厚、髓鞘瓦解,轴索节段性蜕变、裸露、扭曲、变形等。

(三)病因与诱因

原发性三叉神经痛病因尚未完全明了,周围学说认为病变位于半月神经节到脑桥间部分,是由于多种原因引起的压迫所致;中枢学说认为三叉神经痛为一种感觉性癫痫样发作,异常放电部位可能在三叉神经脊束核或脑干。

发病机制迄今仍在探讨之中。较多学者认为是各种原因引起三叉神经局部脱髓鞘产生异位冲动,相邻轴索纤维假突触形成或产生短路,轻微痛觉刺激通过短路传入中枢,中枢传出冲动亦通过短路传入,如此叠加造成三叉神经痛发作。

(四)临床表现

(1)70%～80%的患者发生在40岁以上,女性稍多于男性,多为一侧发病。

(2)以面部三叉神经分布区内突发的剧痛为特点,似触电、刀割、火烫样疼痛,以面颊部、上下颌或舌疼痛最明显;口角、鼻翼、颊部和舌等处最敏感,轻触、轻叩即可诱发,故有"触发点"或"扳机点"之称。严重者洗牙、刷牙、谈话、咀嚼都可以诱发,以致不敢做这些动作。发作时患者常常双手紧握拳或握物、或用力按压痛部,或用手擦痛部,以减轻疼痛。因此,患者多出现面部皮肤粗糙,色素沉着、眉毛脱落等现象。

(3)每次发作从数秒至2分钟。其发作来去突然,间歇期完全正常。

(4)疼痛可固定累及三叉神经的某一分支,尤以第二、三支多见,也可以同时累及两支,同时三支受累者少见。

(5)病程可呈周期性,开始发作次数较少,间歇期长,随着病程进展使发作逐渐频繁,间歇期缩短,甚至整日疼痛不止。本病可以缓解,但极少自愈。

(6)原发性三叉神经痛者神经系统检查无阳性体征。继发性三叉神经疼痛,多伴有其他脑神经及脑干受损的症状及体征。

(五)辅助检查

1.螺旋CT检查

螺旋CT检查能更好地显示颅底三孔区正常和病理的颅脑组织结构和骨质结构。对于发现和鉴别继发性三叉神经痛的原因及病变范围尤为有效。

2.MRI综合成像

快速梯度回波加时间飞跃法即TOF法技术。它可以同时兼得三叉神经和其周围血管的影像,已作为MRI对于三叉神经痛诊断和鉴别诊断的首选检查。

(六)治疗原则

1.药物治疗

卡马西平首选,开始为0.1 g,2次/天,以后每天增加0.1 g,最大剂量不超过1.0 g/d。直到疼痛消失,然后再逐渐减量,最小有效维持剂量常为0.6～0.8 g/d。如卡马西平无效可考虑苯妥英钠0.1 g口服3次/天。如两药无效时可试用氯硝西泮6～8 mg/d口服。40%～50%患者可有效控制发作,25%疼痛明显缓解。可同时服用大剂量维生素B_{12},1 000～2 000 μg,肌内注射,2～3次/周,4～8周为1个疗程,部分患者可缓解疼痛。

2.经皮半月神经节射频电凝治疗法

采用射频电凝治疗对大多数患者有效,可缓解疼痛数月至数年。但可致面部感觉异常、角膜炎、复视、咀嚼无力等并发症。

3.封闭治疗

药物治疗无效者可行三叉神经纯乙醇或甘油封闭治疗。

4.手术治疗

以上治疗长达数年无效且又能耐受开颅手术者可考虑三叉神经终末支或半月神经节内感觉支切断术,或行微血管减压术。手术治疗虽然止痛疗效良好,但也有可能失败,或产生严重的并发症,术后复发,甚至有生命危险等。因此,只有经过上述几种治疗后仍无效且剧痛难忍者才考虑手术治疗。

二、护理评估

(一)一般评估

1.生命体征

一般无特殊。

2.患者的主诉

有无三叉神经痛的临床表现。

3.相关记录

患者神志、年龄、性别、体重、体位、饮食、睡眠、皮肤等记录结果。尤其疼痛的评估:包括对疼痛程度、疼痛控制及疼痛不良作用的评估。主要包括以下3个方面。

(1)疼痛强度的单维测量。

(2)疼痛分成感觉强度和不愉快2个维度来测量。

(3)对疼痛经历的感觉、情感及认知评估方面的多维评估。

(二)身体评估

1.头颈部

(1)角膜反射:患者向一侧注视,用捻成细束的棉絮由外向内轻触角膜,反射动作为双侧直接和间接的闭眼活动。角膜反射可以受多种病变的影响。如一侧三叉神经受损造成角膜麻木时,刺激患侧角膜则双侧均无反应,而在做健侧角膜反射时,仍可引起双侧反应。

(2)腭反射:用探针或棉签轻刺软腭弓、咽腭弓边缘,正常时可引起腭帆上提,伴恶心或呕吐反应。当一侧反射消失,表明检查侧三叉神经、舌咽神经和迷走神经损害。

(3)眉间反射:用叩诊锤轻轻叩击两眉之间的部位,可出现两眼轮匝肌收缩和两眼睑闭合。一侧三叉神经及面神经损害,均可使该侧眉间反射减弱或消失。

(4)运动功能的评估:检查时,首先应注意观察患者两侧颞部及颌部是否对称,有无肌萎缩,然后让患者用力反复咬住磨牙,检查时双手掌按触两侧咬肌和颞肌,如肌肉无收缩,或一侧有明显肌收缩减弱,即有判断价值。另外可嘱患者张大口,观察下颌骨是否有偏斜,如有偏斜证明三叉神经运动支受损。

(5)感觉功能的评估:检查时,可用探针轻划(测触感)与轻刺(测痛感)患侧的三叉神经各分布区的皮肤与黏膜,并与健侧相比较。如果痛觉丧失时,需再做温度觉检查,以试管盛冷热水试之。可用两支玻璃管分盛0~10 ℃的冷水和40~50 ℃温水交替地接触患者的皮肤,请其报出"冷"和"热"。

2.胸部

无特殊。

3.腹部

无特殊。

4.四肢

无特殊。

(三)心理-社会评估

1.疾病知识

患者对疾病的性质、过程、防治及预后知识的了解程度。

2.心理状况

了解疾病对其日常生活、学习和工作的影响,患者能否面对现实、适应角色转变,有无人格改变、反应迟钝、记忆力及计算力下降或丧失等精神症状。

3.社会支持系统

了解家庭的组成、经济状况、文化教育背景;家属对患者的关心、支持以及对患者所患疾病的认识程度;了解患者的工作单位或医疗保险机构所能承担的帮助和支持情况;患者出院后的继续就医条件,居住地的社区保健资源或继续康复治疗的可能性。

(四)辅助检查结果的评估

1.常规检查

一般无特殊,注意监测肝、肾功能有无异常。

2.头颅CT

颅底三孔区的颅脑组织结构和骨质结构有无异常。

3.MRI综合成像

三叉神经和其周围血管的影像有无异常。

(五)常用药物治疗效果的评估

1.卡马西平

(1)用药剂量、时间、方法的评估与记录。

(2)变态反应的评估:头晕、嗜睡、口干、恶心、消化不良等,多可消失。出现皮疹、共济失调、昏迷、肝功能受损、心绞痛、精神症状时需立即停药。

(3)血液系统毒性反应的评估:本药最严重的变态反应,但较少见,可产生持续性白细胞计数减少、单纯血小板计数减少及再生障碍性贫血。

2.苯妥英钠

(1)服用药物的具体情况:是否餐后服用,主要剂型、剂量与持续用药时间。

(2)变态反应的评估:本品变态反应小,长期服药后常见眩晕、嗜睡、头晕、恶心、呕吐、厌食、失眠、便秘、皮疹等反应,亦可有变态反应。有时有牙龈增生(儿童多见,并用钙盐可减轻),偶有共济失调、白细胞计数减少、巨细胞贫血、神经性震颤;严重时有视力障碍及精神错乱、紫癜等。长期服用可引起骨质疏松,孕妇服用有可能致胎儿畸形。

3.氯硝西泮

(1)服用药物的具体情况:是否按时服用,主要剂型、剂量与持续用药时间。

(2)变态反应的评估:最常见的变态反应为嗜睡和步态不稳及行为紊乱,老年患者偶见短暂性精神错乱,停药后消失。偶有一过性头晕、全身瘙痒、复视等变态反应。对孕妇及闭角性青光眼患者禁用。对肝肾功能有一定的损害,故对肝肾功能不全者应慎用或禁用。

三、主要的护理诊断(问题)

(一)疼痛

面颊、上下颌及舌疼痛与三叉神经受损(发作性放电)有关。

(二)焦虑

与疼痛反复、频繁发作有关。

四、护理措施

（一）避免发作诱因

由于本病为突然、反复发作的阵发性剧痛,患者非常痛苦,加之咀嚼、哈欠和讲话均可能诱发,患者常不敢洗脸、刷牙、进食和大声说话等,故表现为面色憔悴、精神抑郁和情绪低落,应指导患者保持心情愉快,生活有规律、合理休息、适度娱乐;选择清淡、无刺激的饮食,严重者可进食流质;帮助患者尽可能减少刺激因素,如保持周围环境安静、室内光线柔和,避免因周围环境刺激而产生焦虑情绪,以致诱发或加重疼痛。

（二）疼痛护理

观察患者疼痛的部位、性质,了解疼痛的原因与诱因;与患者讨论减轻疼痛的方法与技巧,鼓励患者运用指导式想象、听轻音乐、阅读报纸杂志等分散注意力,以达到精神放松、减轻疼痛。

（三）用药护理

指导患者遵医嘱正确服用止痛药,并告知药物可能出现的变态反应,如服用卡马西平应先行血常规检查以了解患者的基本情况,用药2个月内应2周检查血常规1次。如无异常情况,以后每3个月检查血常规1次。

（四）就诊指标

出现头晕、嗜睡、口干、恶心、步态不稳、肝功能损害、皮疹和白细胞计数减少及时就医;患者不要随意更换药物或自行停药。

五、护理效果评价

（1）患者疼痛程度得到有效控制,达到预定疼痛控制目标。

（2）患者能正确认识疼痛并主动参与疼痛治疗护理。

（3）患者不舒适被及时发现,并予以相应处理。

（4）患者掌握相关疾病知识,遵医行为好。

（5）患者对治疗效果满意。

（王英哲）

第四节　偏　头　痛

偏头痛是一类发作性且常为单侧的搏动性头痛。发病率各家报告不一,Solomon 描述约6%的男性,18%的女性患有偏头痛,男女之比为1∶3;Wilkinson 的报告为约10%的英国人口患有偏头痛;Saper 报告在美国约有2 300万人患有偏头痛,其中男性占6%,女性占17%。偏头痛多开始于青春期或成年早期,约25%的患者于10岁以前发病,55%的患者发生在20岁以前,90%以上的患者发生于40岁以前。在美国,偏头痛造成的社会经济负担为10亿～17亿美元。在我国也有大量患者因偏头痛而影响工作、学习和生活。多数患者有家庭史。

一、病因和发病机制

偏头痛的确切病因及发病机制仍处于讨论之中。很多因素可诱发、加重或缓解偏头痛的发作。通过物理或化学的方法,学者们也提出了一些学说。

(一)激发或加重因素

对于某些个体而言,很多外部或内部环境的变化可激发或加重偏头痛发作。

(1)激素变化:口服避孕药可增加偏头痛发作的频度;月经是偏头痛常见的触发或加重因素("周期性头痛");妊娠、性交可触发偏头痛发作("性交性头痛")。

(2)某些药物:某些易感个体服用硝苯地平、异山梨酯或硝酸甘油后可出现典型的偏头痛发作。

(3)天气变化:特别是天气转热、多云或天气潮湿。

(4)某些食物添加剂和饮料:最常见者是酒精性饮料,如某些红葡萄酒;奶制品,奶酪,特别是硬奶酪;咖啡;含亚硝酸盐的食物,如汤、热狗;某些水果,如柑橘类水果;巧克力("巧克力性头痛");某些蔬菜;酵母;人工甜食;发酵的腌制品如泡菜;味精。

(5)运动:头部的微小运动可诱发偏头痛发作或使之加重,有些患者因惧怕乘车引起偏头痛发作而不敢乘车;踢足球的人以头顶球可诱发头痛("足球运动员偏头痛");爬楼梯上楼可出现偏头痛。

(6)睡眠过多或过少。

(7)一顿饭漏吃或延后。

(8)抽烟或置身于烟中。

(9)闪光、灯光过强。

(10)紧张、生气、情绪低落、哭泣("哭泣性头痛"):很多女性逛商场或到人多的场合可致偏头痛发作;国外有人骑马时尽管拥挤不到 1 分钟,也可使偏头痛加重。

在激发因素中,剂量、联合作用及个体差异尚应考虑。如对于敏感个体,吃一枚橘子可能不致引起头痛,而吃数枚橘子则可引起头痛。有些情况下,吃数枚橘子也不引起头痛发作,但如同时有月经的影响,这种联合作用就可引起偏头痛发作。有的个体在商场中待一会儿即出现发作,而有的个体仅于商场中久待才出现偏头痛发作。

偏头痛尚有很多改善因素。有人在偏头痛发作时静躺片刻,即可使头痛缓解。有人在光线较暗淡的房间闭目而使头痛缓解。有人在头痛发作时喜以双手压迫双颞侧,以期使头痛缓解,有人通过冷水洗头使头痛得以缓解。妇女绝经后及妊娠 3 个月后偏头痛趋于缓解。

(二)有关发病机制的几个学说

1.血管活性物质

在所有血管活性物质中,5-HT 学说是学者们提及最多的一个。人们发现偏头痛发作期血小板中5-HT浓度下降,而尿中 5-HT 代谢物 5-HT 羟吲哚乙酸增加。脑干中 5-HT 能神经元及去甲肾上腺素能神经元可调节颅内血管舒缩。很多 5-HT 受体拮抗剂治疗偏头痛有效。以利血压耗竭 5-HT 可加速偏头痛发生。

2.三叉神经血管脑膜反应

曾通过刺激啮齿动物的三叉神经,可使其脑膜产生炎性反应,而治疗偏头痛药物麦角胺,双氢麦角碱、舒马普坦等可阻止这种神经源性炎症。在偏头痛患者体内可检测到由三叉神经所释放的降钙素基因相关肽,而降钙素基因相关肽为强烈的血管扩张剂。双氢麦角碱、舒马普坦既能缓解头痛,又能降低降钙素基因相关肽含量。因此,偏头痛的疼痛是由神经血管性炎症产生的无菌性脑膜炎。Wilkinson 认为三叉神经分布于涉痛区域,偏头痛可能就是一种神经源性炎症。

Solomon 在复习儿童偏头痛的研究文献后指出,儿童眼肌瘫痪型偏头痛的复视源于海绵窦内颈内动脉的肿胀伴第Ⅲ对脑神经的损害。另一种解释是小脑上动脉和大脑后动脉肿胀造成的第Ⅲ对脑神经的损害,也可能为神经的炎症。

3.内源性疼痛控制系统障碍

中脑水管周围及第四脑室室底灰质含有大量与镇痛有关的内源性阿片肽类物质,如脑啡肽、β内啡肽等。正常情况下,这些物质通过对疼痛传入的调节而起镇痛作用。虽然报告的结果不一,但多数报告显示偏头痛患者脑脊液或血浆中β内啡肽或其类似物降低,提示偏头痛患者存在内源性疼痛控制系统障碍。这种障碍导致患者疼痛阈值降低,对疼痛感受性增强,易于发生疼痛。鲑钙紧张素治疗偏头痛的同时可引起患者血浆β内啡肽水平升高。

4.自主功能障碍

自主功能障碍很早即引起了学者们的重视。瞬时心率变异及心血管反射研究显示,偏头痛患者存在交感功能低下。24 小时动态心率变异研究提示,偏头痛患者存在交感、副交感功能平衡障碍。也有学者报道偏头痛患者存在瞳孔直径不均,提示这部分患者存在自主功能异常。有人认为在偏头痛患者中的猝死现象可能与自主功能障碍有关。

5.偏头痛的家族聚集性及基因研究

偏头痛患者具有肯定的家族聚集性倾向。遗传因素最明显,研究较多的是家族性偏瘫型偏头痛及基底型偏头痛。有先兆偏头痛比无先兆偏头痛具有更高的家族聚集性。有先兆偏头痛和偏瘫发作可在同一个体交替出现,并可同时出现于家族中,基于此,学者们认为家族性偏瘫型偏头痛和非复杂性偏头痛可能具有相同的病理生理和病因。Baloh 等报告了数个家族,其家族中多个成员出现偏头痛性质的头痛,并有眩晕发作或原发性眼震,有的晚年继发进行性周围性前庭功能丧失,有的家族成员发病年龄趋于一致,如均于 25 岁前出现症状发作。

有报告,偏瘫型偏头痛家族基因缺陷与 19 号染色体标志点有关,但也有发现提示有的偏瘫型偏头痛家族与 19 号染色体无关,提示家族性偏瘫型偏头痛存在基因的变异。与 19 号染色体有关的家族性偏瘫型偏头痛患者出现发作性意识障碍的频度较高,这提示在各种与 19 号染色体有关的偏头痛发作的外部诱发阈值较低是由遗传决定的。Ophoff 报告 34 例与 19 号染色体有关的家族性偏瘫型偏头痛家族,在电压闸门性钙通道 α_1 亚单位基因代码功能区域存在 4 种不同的错义突变。

有一种伴有发作间期眼震的家族性发作性共济失调,其特征是共济失调。眩晕伴以发作间期眼震,为显性遗传性神经功能障碍,这类患者约有 50% 出现无先兆偏头痛,临床症状与家族性偏瘫型偏头痛有重叠,两者也均与基底型偏头痛的典型状态有关,且均可有原发性眼震及进行性共济失调。Ophoff 报告了 2 例伴有发作间期眼震的家族性共济失调家族,存在 19 号染色体电压依赖性钙通道基因的突变,这与在家族性偏瘫型偏头痛所探测到的一样。所不同的是其阅读框架被打断,并产生一种截断的 α_1 亚单位,这导致正常情况下可在小脑内大量表达的钙通道密度的减少,由此可能解释其发作性及进行性加重的共济失调。同样的错义突变如何导致家族性偏瘫型偏头痛中的偏瘫发作尚不明。

Baloh 报告了三个伴有双侧前庭病变的家族性偏头痛家族。家族中多个成员经历偏头痛性头痛、眩晕发作(数分钟),晚年继发前庭功能丧失,晚期,当眩晕发作停止,由于双侧前庭功能丧失导致平衡障碍及走路摆动。

6.血管痉挛学说

颅外血管扩张可伴有典型的偏头痛性头痛发作。偏头痛患者是否存在颅内血管的痉挛尚有争议。以往认为偏头痛的视觉先兆是由血管痉挛引起的,现在有确切的证据表明,这种先兆是由于皮质神经元活动由枕叶向额叶的扩布抑制(3 mm/min)造成的。血管痉挛更像是视网膜性偏头痛的始动原因,一些患者经历短暂的单眼失明,于发作期检查,可发现视网膜动脉的痉挛。另外,这些患者对抗血管痉挛剂有反应。与偏头痛相关的听力丧失和/或眩晕可基于内听动脉耳蜗和/或前庭分支的血管痉挛来解释。血管痉挛可导致内淋巴管或囊的缺血性损害,引起淋巴液循环损害,并最终发展成为水肿。经颅多普勒超声(TCD)脑血流速度测定发现,不论是在偏头痛发作期还是发作间期,均存在血流速度的加快,提示这部分患者颅内血管紧张度升高。

7.离子通道障碍

很多偏头痛综合征所共有的临床特征与遗传性离子通道障碍有关。偏头痛患者内耳存在局部细胞外钾的积聚。当钙进入神经元时钾退出。因为内耳的离子通道在维持富含钾的内淋巴和神经元兴奋功能方面是至关重要的,脑和内耳离子通道的缺陷可导致可逆性毛细胞除极及听觉和前庭症状。偏头痛中的头痛则是继发现象,这是细胞外钾浓度增加的结果。偏头痛综合征的很多诱发因素,包括紧张、月经,可能是激素对有缺陷的钙通道影响的结果。

8.其他学说

有人发现偏头痛于发作期存在血小板自发聚集和黏度增加。另有人发现偏头痛患者存在TXA_2、PGI_2平衡障碍、P物质及神经激肽的改变。

二、临床表现

(一)偏头痛发作

Saper在描述偏头痛发作时将其分为五期来叙述。需要指出的是,这五期并非每次发作所必备的,有的患者可能只表现其中的数期,大多数患者的发作表现为两期或两期以上,有的仅表现其中的一期。另一方面,每期特征可以存在很大不同,同一个体的发作也可不同。

1.前驱期

60％的偏头痛患者在头痛开始前数小时至数天出现前驱症状。前驱症状并非先兆,不论是有先兆偏头痛还是无先兆偏头痛均可出现前驱症状。可表现为精神、心理改变,如精神抑郁、疲乏无力、懒散、昏昏欲睡,也可情绪激动。易激惹、焦虑、心烦或欣快感等。尚可表现为自主神经症状,如面色苍白、发冷、厌食或明显的饥饿感、口渴、尿少、尿频、排尿费力、打哈欠、颈项发硬、恶心、肠蠕动增加、腹痛、腹泻、心慌、气短、心率加快,对气味过度敏感等,不同患者前驱症状具有很大的差异,但每例患者每次发作的前驱症状具有相对稳定性。这些前驱症状可在前驱期出现,也可于头痛发作中,甚至持续到头痛发作后成为后续症状。

2.先兆

约有20％的偏头痛患者出现先兆症状。先兆多为局灶性神经症状,偶为全面性神经功能障碍。典型的先兆应符合下列4条特征中的3条,即:重复出现,逐渐发展、持续时间不多于1小时,并跟随出现头痛。大多数患者先兆持续5～20分钟。极少数情况下先兆可突然发作,也有的患者于头痛期间出现先兆性症状,尚有伴迁延性先兆的偏头痛,其先兆不仅始于头痛之前,尚可持续到头痛后数小时至7天。

先兆可为视觉性的、运动性的、感觉性的,也可表现为脑干或小脑性功能障碍。最常见的先兆为视觉性先兆,约占先兆的 90%。如闪电、暗点、单眼黑蒙、双眼黑蒙、视物变形、视野外空白等。闪光可为锯齿样或闪电样闪光、城堞样闪光。视网膜动脉型偏头痛患者眼底可见视网膜水肿,偶可见樱红色黄斑。仅次于视觉现象的常见先兆为麻痹。典型的是影响一侧手和面部,也可出现偏瘫。如果优势半球受累,可出现失语。数十分钟后出现对侧或同侧头痛,多在儿童期发病。这称为偏瘫型偏头痛。偏瘫型偏头痛患者的局灶性体征可持续 7 天以上,甚至在影像学上发现脑梗死。偏头痛伴迁延性先兆和偏头痛性偏瘫以前曾被划入"复杂性偏头痛"。偏头痛反复发作后出现眼球运动障碍称为眼肌瘫痪型偏头痛。多为动眼神经麻痹所致,其次为滑车神经和展神经麻痹。多有无先兆偏头痛病史,反复发作者麻痹可经久不愈。如果先兆涉及脑干或小脑,则这种状况被称为基底型偏头痛,又称基底动脉型偏头痛。可出现头昏、眩晕、耳鸣、听力障碍、共济失调、复视,视觉症状包括闪光、暗点、黑蒙、视野缺损、视物变形。双侧损害可出现意识抑制,后者尤见于儿童。尚可出现感觉迟钝,偏侧感觉障碍等。

偏头痛先兆可不伴头痛出现,称为偏头痛等位症。多见于儿童偏头痛。有时见于中年以后,先兆可为偏头痛发作的主要临床表现而头痛很轻或无头痛。也可与头痛发作交替出现,可表现为闪光、暗点、腹痛、腹泻、恶心、呕吐、复发性眩晕、偏瘫、偏身麻木及精神心理改变。如儿童良性发作性眩晕、前庭性梅尼埃病、成人良性复发性眩晕。有跟踪研究显示,为数不少的以往诊断为梅尼埃病的患者,其症状大多数与偏头痛有关。有报告描述了一组成人良性复发性眩晕患者,年龄在 7~55 岁,晨起发病症状表现为反复发作的头晕、恶心、呕吐及大汗,持续数分钟至 4 天不等。发作开始及末期表现为位置性眩晕,发作期间无听觉症状。发作间期几乎所有患者均无症状,这些患者眩晕发作与偏头痛有着几个共同的特征,包括可因乙醇、睡眠不足、情绪紧张造成及加重,女性多发,常见于经期。

3.头痛

头痛可出现于围绕头或颈部的任何部位,可位于颞侧、额部、眶部。多为单侧痛,也可为双侧痛,甚至发展为全头痛,其中单侧痛者约占 2/3。头痛性质往往为搏动性痛,但也有的患者描述为钻痛。疼痛程度往往为中、重度痛,甚至难以忍受。往往是晨起后发病,逐渐发展,达高峰后逐渐缓解。也有的患者于下午或晚上起病,成人头痛大多历时 4 小时至 3 天,而儿童头痛多历时 2 小时至 2 天。尚有持续时间更长者,可持续数周。有人将发作持续 3 天以上的偏头痛称为偏头痛持续状态。

头痛期间不少患者伴随出现恶心、呕吐、视物不清、畏光、畏声等,喜独居。恶心为最常见伴随症状,达一半以上,且常为中、重度恶心。恶心可先于头痛发作,也可于头痛发作中或发作后出现。近一半的患者出现呕吐,有些患者的经验是呕吐后发作即明显缓解。其他自主功能障碍也可出现,如尿频、排尿障碍、鼻塞、心慌、高血压、低血压、甚至可出现心律失常。发作累及脑干或小脑者可出现眩晕、共济失调、复视、听力下降、耳鸣、意识障碍。

4.头痛终末期

此期为头痛开始减轻至最终停止这一阶段。

5.后续症状期

为数不少的患者于头痛缓解后出现一系列后续症状。表现怠倦、昏昏欲睡。有的感到精疲力竭、饥饿感或厌食、多尿、头皮压痛、肌肉酸痛。也可出现精神心理改变,如烦躁、易怒、心境高涨或情绪低落、少语、少动等。

(二)儿童偏头痛

儿童偏头痛是儿童期头痛的常见类型。儿童偏头痛与成人偏头痛在一些方面有所不同。性别方面,发生于青春期以前的偏头痛,男女患者比例大致相等,而成人期偏头痛,女性比例大大增加,约为男性的 3 倍。

儿童偏头痛的诱发及加重因素有很多与成人偏头痛一致,如劳累和情绪紧张可诱发或加重头痛,为数不少的儿童可因运动而诱发头痛,儿童偏头痛患者可有睡眠障碍,而上呼吸道感染及其他发热性疾病在儿童比成人更易使头痛加重。

在症状方面,儿童偏头痛与成人偏头痛也有区别。儿童偏头痛持续时间常较成人短。偏瘫型偏头痛多在儿童期发病,成年期停止,偏瘫发作可从一侧到另一侧,这种类型的偏头痛常较难控制。反复的偏瘫发作可造成永久性神经功能缺损,并可出现病理征,也可造成认知障碍。基底动脉型偏头痛,在儿童也比成人常见,表现闪光、暗点、视物模糊、视野缺损,也可出现脑干、小脑及耳症状,如眩晕、耳鸣、耳聋、眼球震颤。在儿童出现意识恍惚者比成人多,尚可出现跌倒发作。有些偏头痛儿童尚可仅出现反复发作性眩晕,而无头痛发作。一个平时表现完全正常的儿童可突然恐惧、大叫、面色苍白、大汗、步态蹒跚、眩晕、旋转感,并出现眼球震颤,数分钟后可完全缓解,恢复如常,称之为儿童良性发作性眩晕,属于一种偏头痛等位症。这种眩晕发作始于 4 岁以前,可每天数次发作,其后发作次数逐渐减少,多数于 8 岁以后不再发作。与成人不同,儿童偏头痛的前驱症状常为腹痛,有时可无偏头痛发作而代之以腹痛、恶心、呕吐、腹泻,称为腹型偏头痛等位症。在偏头痛的伴随症状中,儿童偏头痛出现呕吐较成人更加常见。

儿童偏头痛的预后较成人偏头痛好。6 年后约有一半儿童不再经历偏头痛,约 1/3 的偏头痛得到改善。而始于青春期以后的成人偏头痛常持续几十年。

三、诊断与鉴别诊断

(一)诊断

偏头痛的诊断应根据详细的病史做出,特别是头痛的性质及相关的症状非常重要。如头痛的部位、性质、持续时间、疼痛严重程度、伴随症状及体征、既往发作的病史、诱发或加重因素等。

对于偏头痛患者应进行细致的一般内科查体及神经科检查,以除外症状与偏头痛有重叠、类似或同时存在的情况。诊断偏头痛虽然没有特异性的实验室指标,但有时给予患者必要的实验室检查非常重要,如血、尿、脑脊液及影像学检查,以排除器质性病变。特别是中年或老年期出现的头痛,更应排除器质性病变。当出现严重的先兆或先兆时间延长时,有学者建议行颅脑 CT 或 MRI 检查。也有学者提议当偏头痛发作每月超过 2 次时,应警惕偏头痛的原因。

国际头痛协会头痛分类委员会于 1962 年制定了一套头痛分类和诊断标准,这个旧的分类与诊断标准在世界范围内应用了多年,至今我国尚有部分学术专著仍在沿用或参考这个分类。1988 年国际头痛协会头痛分类委员会制定了新的关于头痛、脑神经痛及面部痛的分类和诊断标准。目前临床及科研多采用这个标准。本标准将头痛分为 13 个主要类型,包括了总数 129 个头痛亚型。其中常见的头痛类型为偏头痛、紧张型头痛、丛集性头痛和慢性发作性偏头痛,而偏头痛又被分为七个亚型(表 7-1～表 7-4)。这七个亚型中,最主要的 2 个亚型是无先兆偏头痛和有先兆偏头痛,其中最常见的是无先兆偏头痛。

国际头痛协会的诊断标准为偏头痛的诊断提供了一个可靠的、可量化的诊断标准,对于临床和科研的意义是显而易见的,有学者特别提到其对于临床试验及流行病学调查有重要意义。但临床上有时遇到患者并不能完全符合这个标准,对这种情况学者们建议随访及复查,以确定诊断。

表 7-1 偏头痛分类

无先兆偏头痛

有先兆偏头痛

 偏头痛伴典型先兆

 偏头痛伴迁延性先兆

 家族性偏瘫型偏头痛

 基底动脉型偏头痛

 偏头痛伴急性先兆发作

眼肌瘫痪型偏头痛

视网膜型偏头痛

可能为偏头痛前驱或与偏头痛相关联的儿童期综合征

 儿童良性发作性眩晕

 儿童交替性偏瘫

偏头痛并发症

 偏头痛持续状态

 偏头痛性偏瘫

不符合上述标准的偏头痛性障碍

表 7-2 国际头痛协会(1988)关于无先兆偏头痛的定义

无先兆偏头痛

诊断标准:

1.至少 5 次发作符合第 2～4 项标准

2.头痛持续 4～72 小时(未治疗或没有成功治疗)

3.头痛至少具备下列特征中的 2 条

 (1)位于单侧

 (2)搏动性质

 (3)中度或重度(妨碍或不敢从事每天活动)

 (4)因上楼梯或类似的日常体力活动而加重

4.头痛期间至少具备下列 1 条

 (1)恶心和/或呕吐

 (2)畏光和畏声

5.至少具备下列 1 条

 (1)病史、体格检查和神经科检查不提示器质性障碍

 (2)病史和/或体格检查和/或神经检查确实提示这种障碍(器质性障碍),但被适当的观察所排除

 (3)这种障碍存在,但偏头痛发作并非在与这种障碍有密切的时间关系上首次出现

表 7-3 国际头痛协会(1988)关于有先兆偏头痛的定义

有先兆偏头痛

先前用过的术语:经典型偏头痛,典型偏头痛;眼肌瘫痪型、偏身麻木型、偏瘫型、失语型偏头痛

诊断标准:

1.至少 2 次发作符合第 2 项标准

2.至少符合下列 4 条特征中的 3 条

(1)一个或一个以上提示局灶大脑皮质或脑干功能障碍的完全可逆性先兆症状

(2)至少一个先兆症状逐渐发展超过 4 分钟,或 2 个或 2 个以上的症状接着发生

(3)先兆症状持续时间不超过 60 分钟,如果出现 1 个以上先兆症状,持续时间可相应增加

(4)继先兆出现的头痛间隔期在 60 分钟之内(头痛尚可在先兆前或与先兆同时开始)

3.至少具备下列 1 条

(1)病史:体格检查及神经科检查不提示器质性障碍

(2)病史和/或体格检查和/或神经科检查确实提示这障碍,但通过适当的观察被排除

(3)这种障碍存在,但偏头痛发作并非在与这种障碍有密切的时间关系上首次出现

有典型先兆的偏头痛

诊断标准:

1.符合有先兆偏头痛诊断标准,包括第 2 项全部 4 条标准

2.有一条或一条以上下列类型的先兆症状

(1)视觉障碍

(2)单侧偏身感觉障碍和/或麻木

(3)单侧力弱

(4)失语或非典型言语困难

表 7-4 国际头痛协会(1988)关于儿童偏头痛的定义

1.至少 5 次发作符合第(1)、(2)项标准

(1)每次头痛发作持续 2~48 小时

(2)头痛至少具备下列特征中的 2 条

①位于单侧

②搏动性质

③中度或重度

④可因常规的体育活动而加重

2.头痛期间内至少具备下列 1 条

(1)恶心和/或呕吐

(2)畏光和畏声

由于国际头痛协会的诊断标准掌握起来比较复杂,为了便于临床应用,国际上一些知名的学者一直在探讨一种简单化的诊断标准。其中 Solomon 介绍了一套简单标准,符合这个标准的患者 99％符合国际头痛协会关于无先兆偏头痛的诊断标准。

(1)具备下列 4 条特征中的任何 2 条,即可诊断无先兆偏头痛:①疼痛位于单侧;②搏动性痛;③恶心;④畏光或畏声。

（2）另有 2 条附加说明：①首次发作者不应诊断。②应无器质性疾病的证据。

在临床工作中尚能遇到患者有时表现为紧张型头痛，有时表现为偏头痛性质的头痛，为此有学者查阅了国际上一些临床研究文献后得到的答案是，紧张型头痛和偏头痛并非是截然分开的，其临床上确实存在着重叠，故有学者提出两者可能是一个连续的统一体。有时遇到有先兆偏头痛患者可表现为无先兆偏头痛，同样，学者们认为二型之间既可能有不同的病理生理，又可能是一个连续的统一体。

（二）鉴别诊断

偏头痛应与下列疼痛相鉴别。

1.紧张型头痛

紧张型头痛又称肌收缩型头痛。其临床特点是头痛部位较弥散，可位于前额、双颞、顶、枕及颈部。头痛性质常呈钝痛，头部压迫感、紧箍感，患者常述犹如戴着一个帽子。头痛常呈持续性，可时轻时重。多有头皮、颈部压痛点，按摩头颈部可使头痛缓解，多有额、颈部肌肉紧张。多少伴有恶心、呕吐。

2.丛集性头痛

丛集性头痛又称组胺性头痛，Horton 综合征。表现为一系列密集的、短暂的、严重的单侧钻痛。与偏头痛不同，头痛部位多局限并固定于一侧眶部、球后和额颞部。发病时间常在夜间，并使患者痛醒。发病时间固定，起病突然而无先兆，开始可为一侧鼻部烧灼感或球后压迫感，继之出现特定部位的疼痛，常疼痛难忍，并出现面部潮红、结膜充血、流泪、流涕、鼻塞。为数不少的患者出现 Horner 征，可出现畏光，不伴恶心、呕吐。诱因可为发作群集期饮酒、兴奋或服用扩血管药引起。发病年龄常较偏头痛晚，平均 25 岁，男女之比约4：1。罕见家族史。治疗包括：非类固醇类抗炎止痛剂；激素治疗；睾丸素治疗；吸氧疗法（国外介绍为100％氧，8～10 L/min，共 10～15 分钟，仅供参考）；麦角胺咖啡因或双氢麦角碱睡前应用，对夜间头痛特别有效；碳酸锂疗效尚有争议，但多数介绍其有效，但中毒剂量有时与治疗剂量很接近，曾有老年患者（精神患者）服一片致昏迷者，建议有条件者监测血锂水平，变态反应有胃肠道症状、肾功能改变、内分泌改变、震颤、眼球震颤、抽搐等；其他药物尚有钙通道阻滞剂、舒马普坦等。

3.痛性眼肌麻痹

痛性眼肌麻痹又称 Tolosa-Hunt 综合征，是一种以头痛和眼肌麻痹为特征，涉及特发性眼眶和海绵窦的炎性疾病。病因可为颅内颈内动脉的非特异性炎症，也可能涉及海绵窦。常表现为球后及眶周的顽固性胀痛、刺痛，数天或数周后出现复视，并可有第Ⅲ、Ⅳ、Ⅵ对脑神经受累表现，间隔数月数年后复发，需行血管造影以排除颈内动脉瘤。皮质类固醇治疗有效。

4.颅内占位所致头痛

占位早期，头痛可为间断性或晨起为重，但随着病情的发展，多成为持续性头痛，进行性加重，可出现颅内高压的症状与体征，如头痛、恶心、呕吐、视盘水肿，并可出现局灶症状与体征，如精神改变、偏瘫、失语、偏身感觉障碍、抽搐、偏盲、共济失调、眼球震颤等，典型者鉴别不难。但需注意，也有表现为十几年的偏头痛，最后被确诊为巨大血管瘤者。

四、防治

（一）一般原则

偏头痛的治疗策略包括两个方面：对症治疗及预防性治疗。对症治疗的目的在于消除、抑制或减轻疼痛及伴随症状。预防性治疗用来减少头痛发作的频度及减轻头痛严重性。对偏头痛患者是单用对症治疗还是同时采取对症治疗及预防性治疗，要具体分析。一般说来，如果头痛发作频度较小，疼痛程度较轻，持续时间较短，可考虑单纯选用对症治疗。如果头痛发作频度较大，疼痛程度较重，持续时间较长，对工作、学习、生活影响较明显，则在给予对症治疗的同时，给予适当的预防性治疗。总之，既要考虑到疼痛对患者的影响，又要考虑到药物变态反应对患者的影响，有时还要参考患者个人的意见。Saper 的建议是每周发作 2 次以下者单独给予药物性对症治疗，而发作频繁者应给予预防性治疗。

不论是对症治疗还是预防性治疗均包括 2 个方面，即药物干预及非药物干预。

非药物干预方面，强调患者自助。嘱患者详细记录前驱症状、头痛发作与持续时间及伴随症状，找出头痛诱发及缓解的因素，并尽可能避免。如避免某些食物，保持规律的作息时间、规律饮食。不论是在工作日，还是周末抑或假期，坚持这些方案对于减轻头痛发作非常重要，接受这些建议对 30% 患者有帮助。另有人倡导有规律的锻炼，如长跑等，可能有效地减少头痛发作。认知和行为治疗，如生物反馈治疗等，已被证明有效，另有患者于头痛时进行痛点压迫，于凉爽、安静、暗淡的环境中独处，或以冰块冷敷均有一定效果。

（二）药物对症治疗

偏头痛对症治疗可选用非特异性药物治疗，包括简单的止痛药，非甾体抗炎药及麻醉剂。对于轻、中度头痛，简单的镇痛药及非甾体抗炎药常可缓解头痛的发作。常用的药物有脑清片、对乙酰氨基酚、阿司匹林、萘普生、吲哚美辛、布洛芬、罗痛定等。麻醉药的应用是严格限制的，Saper 提议主要用于严重发作，其他治疗不能缓解，或对偏头痛特异性治疗有禁忌或不能忍受的情况下应用。偏头痛特异性 5-羟色胺（5-HT）受体拮抗剂主要用于中、重度偏头痛。偏头痛特异性 5-HT 受体拮抗剂结合简单的止痛剂，大多数头痛可得到有效的治疗。

5-HT 受体拮抗剂治疗偏头痛的疗效是肯定的。麦角胺咖啡因既能抑制去甲肾上腺素的再摄取，又能拮抗其与 β-肾上腺素受体的结合，于先兆期或头痛开始后服用 1 片，常可使头痛发作终止或减轻。如效不显，于数小时后加服 1 片，每天不超过 4 片，每周用量不超过 10 片。该药缺点是变态反应较多，并且有成瘾性，有时剂量会越来越大。常见变态反应为消化道症状、心血管症状，如恶心、呕吐、胸闷、气短等。孕妇、心肌缺血、高血压、肝肾疾病等忌用。

麦角碱衍生物酒石酸麦角胺，舒马普坦和双氢麦角碱为偏头痛特异性药物，均为 5-HT 受体拮抗剂。这些药物作用于中枢神经系统和三叉神经中受体介导的神经通路，通过阻断神经源性炎症而起到抗偏头痛作用。

酒石酸麦角胺主要用于中、重度偏头痛，特别是当简单的镇痛治疗效果不足或不能耐受时。其有多项作用：既是 $5-HT_{1A}$、$5-HT_{1B}$、$5-HT_{1D}$ 和 $5-HT_{1F}$ 受体拮抗剂，又是 α 受体拮抗剂，通过刺激动脉平滑肌细胞 5-HT 受体而产生血管收缩作用；它可收缩静脉容量性血管、抑制交感神经末端去甲肾上腺素再摄取。作为 $5-HT_1$ 受体拮抗剂，它可抑制三叉神经血管系统神经源性炎症，其抗偏头痛活性中最基础的机制可能在此，而非其血管收缩作用。其对中枢神经递质的作用对缓解偏头痛发作也是重要的。给药途径有口服、舌下及直肠给药。生物利用度与给药途径关系密切。口服及舌下含化吸收不稳定，直肠给药起效快，吸收可靠。为了减少过多应用导致麦角胺依赖性或反跳性头痛，一般每周应用不超过 2 次，应避免大剂量连续用药。

Saper 总结酒石酸麦角胺在下列情况下慎用或禁用：年龄 55～60 岁（相对禁忌）；妊娠或哺乳；心动过缓（中至重度）；心室疾病（中至重度）；胶原-肌肉病；心肌炎；冠心病，包括血管痉挛性心绞痛;高血压(中至重度);肝、肾损害(中至重度);感染或高热/败血症;消化性溃疡性疾病;周围血管病;严重瘙痒。另外,该药可加重偏头痛造成的恶心、呕吐。

舒马普坦也适用于中、重度偏头痛发作。作用于神经血管系统和中枢神经系统,通过抑制或减轻神经源性炎症而发挥作用。曾有人称舒马普坦为偏头痛治疗的里程碑。皮下用药 2 小时,约 80%的急性偏头痛有效。尽管 24~48 小时内 40%的患者重新出现头痛,这时给予第 2 剂仍可达到同样的有效率。口服制剂的疗效稍低于皮下给药,起效也稍慢,通常在 4 小时内起效。皮下用药后 4 小时给予口制剂不能预防再出现头痛,但对皮下用药后 24 小时内出现的头痛有效。

舒马普坦具有良好的耐受性,其变态反应通常较轻和短暂,持续时间常在 45 分钟以内。包括注射部位的疼痛、耳鸣、面红、烧灼感、热感、头昏、体重增加、颈痛及发音困难。少数患者于首剂时出现非心源性胸部压迫感,仅有很少患者于后续用药时再出现这些症状。罕见引起与其相关的心肌缺血。

Saper 总结应用舒马普坦注意事项及禁忌证为:年龄超过 55 岁(相对禁忌证);妊娠或哺乳;缺血性心肌病(心绞痛、心肌梗死病史、记录到的无症状性缺血);不稳定型心绞痛;高血压(未控制);基底型或偏瘫型偏头痛;未识别的冠心病(绝经期妇女,男性>40 岁,心脏病危险因素如高血压、高脂血症、肥胖、糖尿病、严重吸烟及强阳性家族史);肝肾功能损害(重度);同时应用单胺氧化酶抑制剂或单胺氧化酶抑制剂治疗终止后 2 周内;同时应用含麦角胺或麦角类制剂(24 小时内),首次剂量可能需要在医师监护下应用。

酒石酸双氢麦角碱的效果超过酒石酸麦角胺。大多数患者起效迅速,在中、重度发作特别有用,也可用于难治性偏头痛。与酒石酸麦角胺有共同的机制,但其动脉血管收缩作用较弱,有选择性收缩静脉血管的特性,可静脉注射、肌内注射及鼻腔吸入。静脉注射途径给药起效迅速。肌内注射生物利用度达 100%。鼻腔吸入的绝对生物利用度 40%,应用酒石酸双氢麦角碱后再出现头痛的频率较其他现有的抗偏头痛剂小,这可能与其半衰期长有关。

酒石酸双氢麦角碱较酒石酸麦角胺具有较好的耐受性、恶心和呕吐的发生率及程度非常低,静脉注射最高,肌内注射及鼻吸入给药低。极少成瘾和引起反跳性头痛。通常的变态反应包括胸痛、轻度肌痛、短暂的血压上升。不应给予有血管痉挛反应倾向的患者,包括已知的周围性动脉疾病,冠状动脉疾病(特别是不稳定性心绞痛或血管痉挛性心绞痛)或未控制的高血压。注意事项和禁忌证同酒石酸麦角胺。

(三)药物预防性治疗

偏头痛的预防性治疗应个体化,特别是剂量的个体化。可根据患者体重,一般身体情况、既往用药体验等选择初始剂量,逐渐加量,如无明显变态反应,可连续用药 2~3 天,无效时再使用其他药物。

1.抗组织胺药物

苯噻啶为一有效的偏头痛预防性药物。可每天 2 次,每次 0.5 mg 起,逐渐加量,一般可增加至每天 3 次,每次 1.0 mg,最大量不超过 6 mg/d。变态反应为嗜睡、头昏、体重增加等。

2.钙通道阻滞剂

氟桂利嗪,每晚 1 次,每次 5~10 mg,变态反应有嗜睡、锥体外系反应、体重增加、抑郁等。

3.β 受体阻滞剂

普萘洛尔,开始剂量 3 次/天,每次 10 mg,逐渐增加至 60 mg/d,也有介绍 120 mg/d,心率<60 次/分者停用。哮喘、严重房室传导阻滞者禁用。

4.抗抑郁剂

阿米替林每天 3 次,每次 25 mg,逐渐加量。可有嗜睡等变态反应,加量后变态反应明显。氟西汀(我国商品名百优解)20 mg/片,每晨 1 片,饭后服,该药初始剂量及有效剂量相同,服用方便,变态反应有睡眠障碍、胃肠道症状等,常较轻。

5.其他

非甾体抗炎药,如萘普生;抗惊厥药,如卡马西平、丙戊酸钠等;舒必剂、硫必利;中医中药(辨证施治、辨经施治、成方加减、中成药)等皆可试用。

(四)关于特殊类型偏头痛

与偏头痛相关的先兆是否需要治疗及如何治疗,目前尚无定论。通常先兆为自限性的、短暂的,大多数患者于治疗尚未发挥作用时可自行缓解。如果患者经历复发性、严重的、明显的先兆,考虑舌下含化尼非地平,但头痛有可能加重,且疗效也不肯定。给予舒马普坦及酒石酸麦角胺的疗效也尚处观察之中。

(五)关于难治性、严重偏头痛性头痛

这类头痛主要涉及偏头痛持续状态,头痛常不能为一般的门诊治疗所缓解。患者除持续的进展性头痛外尚有一系列生理及情感症状,如恶心、呕吐、腹泻、脱水、抑郁、绝望,甚至自杀倾向。用药过度及反跳性依赖、戒断症状常促发这些障碍。这类患者常需收入急症室观察或住院,以纠正患者存在的生理障碍,如脱水等;排除伴随偏头痛出现的严重的神经内科或内科疾病;治疗纠正药物依赖;预防患者于家中自杀等。应注意患者的生命体征,可做心电图检查。药物可选用酒石酸双氢麦角碱、舒马普坦、鸦片类及止吐药,必要时也可谨慎给予氯丙嗪等。可选用非肠道途径给药,如静脉或肌内注射给药。一旦发作控制,可逐渐加入预防性药物治疗。

(六)关于妊娠妇女的治疗

Schulman 建议给予地美罗注射剂或片剂,并应限制剂量。还可应用泼尼松,其不易穿过胎盘,在妊娠早期不损害胎儿,但不宜应用太频。如欲怀孕,最好尽最大可能不用预防性药物并避免应用麦角类制剂。

(七)关于儿童偏头痛

儿童偏头痛用药的选择与成人有很多重叠,如止痛药物、钙通道阻滞剂、抗组织胺药物等,但也有人质疑酒石酸麦角胺药物的疗效。如能确诊,重要的是对儿童及其家长进行安慰,使其对本病有一个全面的认识,以缓解由此带来的焦虑,对治疗当属有益。

五、护理

(一)护理评估

1.健康史

(1)了解头痛的部位、性质和程度:询问是全头疼还是局部头疼;是搏动性头疼还是胀痛、钻痛;是轻微痛、剧烈痛还是无法忍受的疼痛。偏头疼常描述为双侧颞部的搏动性疼痛。

(2)头疼的规律:询问头疼发病的急缓,是持续性还是发作性,起始与持续时间,发作频率,激发或缓解的因素,与季节、气候、体位、饮食、情绪、睡眠、疲劳等的关系。

(3)有无先兆及伴发症状:如头晕、恶心、呕吐、面色苍白、潮红、视物不清、闪光、畏光、复视、耳鸣、失语、偏瘫、嗜睡、发热、晕厥等。典型偏头疼发作常有视觉先兆和伴有恶心、呕吐、畏光。

(4)既往史与心理社会状况:询问患者的情绪、睡眠、职业情况以及服药史,了解头疼对日常生活、工作和社交的影响,患者是否因长期反复头疼而出现恐惧、忧郁或焦虑心理。大部分偏头疼患者有家族史。

2.身体状况

检查意识是否清楚,瞳孔是否等大等圆、对光反射是否灵敏;体温、脉搏、呼吸、血压是否正常;面部表情是否痛苦,精神状态怎样;眼睑是否下垂、有无脑膜刺激征。

3.主要护理问题及相关因素

(1)偏头疼:与发作性神经血管功能障碍有关。

(2)焦虑:与偏头疼长期、反复发作有关。

(3)睡眠形态紊乱:与头疼长期反复发作和/或焦虑等情绪改变有关。

(二)护理措施

1.避免诱因

告知患者可能诱发或加重头疼的因素,如情绪紧张、进食某些食物、饮酒、月经来潮、用力性动作等;保持环境安静、舒适、光线柔和。

2.指导减轻头疼的方法

如指导患者缓慢深呼吸,听音乐、练气功、生物反馈治疗,引导式想象,冷、热敷以及理疗、按摩、指压止痛法等。

3.用药护理

告知止痛药物的作用与变态反应,让患者了解药物依赖性或成瘾性的特点,如大量使用止痛剂,滥用麦角胺咖啡因可致药物依赖。指导患者遵医嘱正确服药。

（王英哲）

第八章

心内科护理

第一节 心 肌 病

心肌病是指由多种原因(遗传病因较多见)引起的以心肌结构及功能异常为主的一组心肌疾病。根据病理生理特点将心肌病分为扩张型心肌病、肥厚型心肌病、限制型心肌病、致心律失常性右心室心肌病和未分类心肌病。其中以扩张型心肌病的发病率最高,其次为肥厚型心肌病。据统计,住院的心血管病患者中,心肌病患者可占 0.6%～4.3%。本节重点阐述扩张型心肌病、肥厚型心肌病。

一、扩张型心肌病

扩张型心肌病以一侧或双侧心腔扩大,心肌收缩功能减退为主要特征,本病常伴有心律失常、充血性心力衰竭。近年来,发病率呈上升趋势,病死率较高,男性多于女性(2.5:1),是临床心肌病最常见的一种类型。

(一)病因

病因迄今未明,除特发性、家族遗传因素外,近年来认为持续病毒感染是其重要原因。病毒对心肌的直接损伤或体液细胞免疫反应所致心肌炎均可导致和诱发扩张型心肌病。此外,酒精中毒、抗癌药物、系统性红斑狼疮、嗜铬细胞瘤等因素也可引起本病。

(二)临床表现

起病缓慢,早期患者可有心脏轻度扩大而无明显症状。此后出现的临床表现以充血性心力衰竭的症状和体征为主,如活动后心悸、气短、胸闷、乏力、夜间阵发性呼吸困难、水肿、肝大等。主要体征有心浊音界向两侧扩大,常可闻及第三或第四心音,心率快时呈奔马律。多数患者合并各种类型的心律失常,部分患者可发生猝死或栓塞。

(三)辅助检查

1.X 线检查

可见心影明显增大,心胸比>50%,肺淤血征。

2.心电图检查

可见多种心律失常如室性心律失常、心房颤动、传导阻滞等。此外尚有 ST-T 改变,低电压,少数可见病理性 Q 波。

3.超声心动图检查

心脏各腔均扩大,以左心室扩大早而显著,室壁运动减弱,提示心肌收缩力下降。

4.其他检查

心导管检查和心血管造影、心脏放射性核素检查、心内膜心肌活检等。

(四)处理原则及治疗要点

因本病原因未明,尚无特殊治疗方法。目前治疗原则主要针对心力衰竭和各类心律失常。一般是限制体力活动,卧床休息,低盐饮食,应用洋地黄和利尿剂等,但需注意患者容易发生洋地黄中毒,故应慎用。近年来,发现合理选用 β 受体阻滞剂,从小剂量开始,根据症状、体征调整用量,长期口服不但能控制心力衰竭而且还能延缓病情进展,对提高患者生存率有益。中药黄芪、生脉散等有抗病毒、调节免疫、改善心功能等作用,对改善症状及预后有一定作用。

二、肥厚型心肌病

肥厚型心肌病是一类由常染色体显性遗传造成的原发性心肌病,以心室壁非对称性肥厚、心室腔变小、左心室血液充盈受限、舒张期顺应性下降为特征的心肌病。临床上,根据有无左心室流出道梗阻分为梗阻型和非梗阻型。本病为青年猝死的常见原因。

(一)病因

病因未明,本病常有明显家族史或有明显的家族聚集倾向,目前认为家族性常染色体显性遗传是主要病因。

(二)临床表现

1.症状

起病缓慢,部分患者可无自觉症状,因猝死或体检时才被发现。许多患者有心悸、胸痛、劳力性呼吸困难,伴有流出道梗阻的患者由于左心室舒张充盈不足,心排血量减低可在起立或运动时出现眩晕,甚至神志丧失等。

2.体征

心脏轻度增大,心脏冲动向左下移位,能听到第四心音。梗阻性肥厚型心肌病患者可在胸骨左缘第3～4肋间听到较粗糙的喷射性收缩期杂音,心尖部也常可闻及吹风样收缩期杂音。凡能影响心肌收缩力,改变左心室容量及射血速度的因素,均可使杂音的响度有明显变化。

(三)辅助检查

1.X 线检查

心影增大多不明显,如有心力衰竭则心影明显增大。

2.心电图检查

最常见的表现为左心室肥大,可有 ST-T 改变、深而不宽的病理性 Q 波。此外,室内传导阻滞和期前收缩也常见。

3.超声心动图检查

主要的诊断手段。检查可显示室间隔的非对称性肥厚,舒张期室间隔厚度与左心室后壁厚度之比≥1.3,间隔运动低下。

4.心导管检查和心血管造影检查

左心室舒张末期压上升。心室造影显示左心室腔变小、心壁增厚。冠状动脉造影多无异常。

5.其他检查

磁共振成像检查对诊断有重要意义；心内膜心肌活检：心肌细胞畸形肥大，排列紊乱。

（四）处理原则及治疗要点

目前主张应用β受体阻滞剂及钙通道阻滞剂治疗，以减慢心率、降低心肌收缩力，减轻流出道梗阻。常用药物有普萘洛尔、美托洛尔和维拉帕米等。避免使用增强心肌收缩力和减少心脏容量负荷的药物，如洋地黄、硝酸类制剂等。有些肥厚型心肌病患者，随着病情进展，逐渐呈现扩张型心肌病的症状与体征，对此类患者可采用扩张型心肌病伴有心力衰竭时的治疗措施进行治疗。对药物治疗效果不佳的重症梗阻性患者可考虑采用介入或外科手术治疗，植入DDD型起搏器、消融或切除最肥厚部分的心肌。

三、护理评估

（一）病史

询问患者首次发病的症状及时间，是否有呼吸困难、胸闷、心悸、乏力、头晕的症状；评估患者发生心律失常时的类型和采取的治疗措施及疗效；做过的相关检查及结果等。询问患者相关疾病的家族史及遗传史；有无明确诊断的其他心血管相关疾病或与心血管相关的疾病，以及进行的相关治疗及疗效。

（二）身体状况

评估患者目前主要不适、诱发因素及加重情况；评估是否有呼吸困难、胸闷心悸、乏力、头晕的症状；评估患者的心功能情况、目前的活动量、耐受能力和自理能力；评估心脏增大程度、心脏杂音、心脏冲动位置、双肺是否闻及水泡音或哮鸣音。

（三）心理-社会状况

评估患者职业、文化程度、对疾病相关知识的了解程度。评估患者的心理状态及社会支持情况。

四、护理措施

（一）生活护理

保持病室安静、通风、温湿度适宜。减少探视，避免不良刺激。心肌病患者应限制体力活动，可减轻心脏负荷，增加心肌收缩力，改善心功能。有心力衰竭症状者应绝对卧床休息，注意照顾其饮食起居。肥厚型心肌病患者活动后有晕厥和猝死的危险，故应避免持重、屏气及剧烈的运动如跑步、球类比赛等。有晕厥史者避免独自外出活动，以免发生意外。

（二）饮食护理

宜给予低脂、低盐、高蛋白质和高维生素的易消化饮食，避免进食刺激性食物。多食新鲜蔬菜和水果、少量多餐及增加粗纤维食物，防止便秘。心力衰竭时低盐饮食，限制进食含钠量高的食物。

（三）病情观察

观察胸痛的部位、性质、程度、持续时间、诱因及缓解方式，注意血压、心率、心律及心电图变化。如疼痛加重或伴有冷汗、恶心、呕吐时，应及时与医师联系。对已有严重心律失常、心绞痛及晕厥症状的患者，加强心电监护；密切观察有无脑、肺和肾等器官及周围动脉栓塞的征象。对于长期慢性心力衰竭的患者重点观察肢体的温度、色泽、感觉和运动障碍，皮肤瘀点、瘀斑及有无突发胸痛、剧烈咳嗽、咯血等；注意有无心排血量减少导致的心、脑供血不足表现。

（四）给药护理

遵医嘱用药，观察疗效及不良反应。扩张型心肌病患者，对洋地黄耐受性较差，使用时应密切观察，警惕发生中毒；应用利尿剂时，注意电解质紊乱，尤其是低血钾；应用 β 受体阻滞剂和钙通道阻滞剂时，注意有无心动过缓等不良反应。肥厚型心肌病患者出现心绞痛时不宜用硝酸酯类药物。

（五）对症护理

1.胸痛

嘱患者立即停止活动，卧床休息。应安慰患者，解除紧张情绪。遵医嘱使用药物，持续吸氧。嘱其避免剧烈运动、屏气、持重、情绪激动、饱餐、寒冷等诱发因素，戒烟酒。

2.心悸、呼吸困难

停止活动，嘱患者卧床休息，以减少心肌耗氧量，休息时采用半卧位。必要时予以吸氧，根据缺氧程度、心功能状态调节氧流量。

3.晕厥

立即让患者平躺于空气流通处，将头部位置放低；松开衣领、腰带；注意肢体保暖；吸氧；做好急救准备。

（六）心理护理

应经常与患者沟通、交流，了解其心理特点，多关心体贴患者，常予以鼓励和安慰，耐心地向患者介绍有关疾病的知识、治疗方案及心理调节与康复的关系，帮助其解除顾虑，消除悲观情绪，增强治疗信心，积极配合治疗。

五、健康指导

（一）疾病知识指导

避免诱因，防寒保暖，预防发生上呼吸道感染。对无明显症状的早期患者，可从事轻体力工作，但要避免劳累。戒烟限酒，给予高蛋白质、高维生素、易消化食物，心力衰竭时给予低盐饮食。

（二）用药与随访

坚持服用抗心力衰竭、抗心律失常的药物，以延长存活年限。说明药物的名称、剂量、用法，指导患者及家属观察药物产生的疗效及变态反应。嘱患者定期门诊随访，症状加重时立即就诊，防止病情进一步发展，甚至恶化。

（潘红蕾）

第二节　心 包 疾 病

一、概述

（一）概念和特点

心包疾病种类繁多，大部分是继发性心包炎，按病因可分为特发性感染、结缔组织病、全身性疾病、代谢性疾病、肿瘤、药物反应、射线照射、外伤和医源性等。按病程进展可分为急性心包炎（伴或不伴心包积液）、慢性心包积液、粘连性心包炎、亚急性渗出性缩窄性心包炎、慢性缩窄性心包炎等。临床上以急性心包炎和慢性缩窄性心包炎最为常见。

急性心包炎是由心包脏层和壁层急性炎症，可由细菌、病毒、自身免疫、物理、化学等因素引起。心包炎是某种疾病表现的一部分或为其并发症，故常被原发病所掩盖，但也可单独存在。心包炎的尸解诊断发病率为 $2\% \sim 6\%$，而临床统计占住院患者构成为 1%，说明急性心包炎极易漏诊。心包炎发病率男性多于女性，约为 $3:2$。

慢性缩窄性心包炎是指心脏被致密厚实的纤维化或钙化心包所包围，使心室舒张期充盈受限而产生一系列循环障碍的病征。缩窄性心包炎发病率较低，发病年龄以 $20 \sim 30$ 岁最多，男与女比为 $2:1$。

（二）相关病理生理

1.急性心包炎

心包急性炎症反应时，心包脏层和壁层出现炎性渗出，若无明显液体积聚，为纤维蛋白性心包炎。急性纤维蛋白性心包炎或少量积液不致引起心包压力升高，不影响血流动力学。但如液体迅速增多，心包无法伸展以适应其容量的变化，使心包内压力急骤上升，即可引起心脏受压，导致心室舒张期充盈受阻，并使周围静脉压升高，最终使心排血量降低，血压下降，构成急性心脏压塞的临床表现。

2.慢性缩窄性心包炎

急性心包炎后，渗出液逐渐吸收可有纤维组织增生、心包增厚粘连、壁层与脏层融合钙化，使心脏和大血管根部受限。心包缩窄使心室舒张期扩张受阻，心室舒张期充盈减少，使每搏输出量下降。为维持心排血量，心率增快，同时由于上、下腔静脉回流受阻，出现静脉压升高。长期缩窄，心肌可萎缩。

（三）病因

1.急性心包炎

过去常见病因为风湿热、结核和细菌感染性，近年来病毒感染、肿瘤、尿毒症性及心肌梗死性心包炎发病率明显增多。

（1）感染性：由病毒、细菌、真菌、寄生虫、立克次体等感染引起。

（2）非感染性：常见有急性非特异性心包炎、肿瘤、自身免疫病（风湿热及其他结缔组织疾病、心肌梗死后综合征、心包切开后综合征及药物性）、代谢性疾病、外伤或放射性等物理因素、邻近器官疾病。

2.缩窄性心包炎

继续于急性心包炎，以结构性最为常见，其次为急性非特异性心包炎、化脓性或创伤性心包炎后演变而来。放射性心包炎和心脏直视手术后引起者逐渐增多，少数与心包肿瘤有关，也有部分患者病因不明。

（四）临床表现

1.急性心包炎

（1）纤维蛋白性心包炎：心前区疼痛为主要症状。疼痛性质可尖锐，与呼吸运动有关，常因咳嗽、深呼吸、变换体位或吞咽而加重。疼痛部位在心前区，可放射到颈部、左肩、左臂及左肩胛骨，也可达上腹部。疼痛也可呈压榨样，位于胸骨后。

心包摩擦音是其典型体征,呈抓刮样粗糙音,与心音的发生无相关性。多位于心前区,以胸骨左缘第3、4肋间最为明显;坐位时身体前倾、深吸气或将听诊器胸件加压更容易听到。心包摩擦单可持续数小时或数天、数周,当积液增多时摩擦音消失,但如有部分心包粘连则仍可闻及。

(2)渗出性心包炎:临床表现取决于积液对心脏的压塞程度,轻者可维持正常的血流动力学,重者出现循环障碍或衰竭。

呼吸困难是心包积液最突出的症状,严重时患者呈端坐呼吸,身体前倾、呼吸浅速、面色苍白。也可因压迫气管和食管产生干咳、声音嘶哑和吞咽困难。此外还可有发冷、发热、心前区或上腹部闷胀、乏力、烦躁等症状。

心尖冲动弱或消失,心脏叩诊心浊音界扩大,心音低而遥远。大量积液时可在左肩胛骨下出现浊音及左肺受压迫所引起的支气管呼吸音,称为心包积液征。大量渗液可使收缩压降低,舒张压变化不大,故脉压变小。可累及静脉回流,出现颈静脉曲张、肝大、腹水及下肢水肿等。

(3)心脏压塞:快速心包积液可引起急性心脏压塞,表现为明显心动过速、血压下降、脉压变小和静脉压明显上升,可产生急性循环衰竭、休克等。如积液较慢可出现亚急性或慢性心脏压塞,表现为体循环静脉淤血、颈静脉曲张、静脉压升高、奇脉等。

2.缩窄性心包炎

多见于急性心包炎后1年内形成。常常表现为劳力性呼吸困难、疲乏、食欲缺乏、上腹胀满或疼痛。体检可见颈静脉曲张、肝大、腹水、下肢水肿、心率增快,可见 Kussmaul 征;心尖冲动不明显,心浊音界不增大,心音减低,可闻及心包叩击音。心律一般为窦性,有时可有心房颤动。脉搏细弱无力,动脉收缩压降低,脉压变小。

(五)辅助检查

1.化验室检查

取决于原发病,感染性者常有粒细胞计数增加、血沉增快等炎症反应。

2.X 线检查

对渗出性心包炎有一定价值,可见心脏阴影向两侧增大,心脏搏动减弱或消失。成人液体少于250 mL、儿童少于 150 mL 时,X 线检查难以检出。缩窄性心包炎 X 线检查示心影偏小、正常或轻度增大,左右心缘变直,主动脉弓小或难以辨识,上腔静脉常扩张,有时可见心包钙化。

3.心电图

急性心包炎时心电图可出现的异常现象包括:除 aVR 导联以外 ST 段抬高,呈弓背向下型,aVR 导联中 ST 段压低;数天后 ST 段回基线,出现 T 波低平及倒置,持续数周至数月后 T 波恢复正常;除 aVR 和 V_1 导联外 P-R 段压低,无病理性 Q 波,常常有窦性心动过速。心包积液时有 QRS 波低电压和电交替。缩窄性心包炎心电图中有 QRS 低电压,T 波低平或倒置。

4.超声心动图

对诊断心包积液简单易行,迅速可靠。对缩窄性心包炎的诊断价值较低,均为非特异表现。心脏压塞的特征:右心房及右心室舒张期塌陷,吸气时右心室内径增大,左心室内径减少,室间隔左移等。

5.磁共振显像

能清晰显示心包积液的容量和分布情况,并可分辨积液的性质,但费用高,少用。

6.心包穿刺

可证实心包积液的存在并对抽取液体做常规涂片、细菌培养和找肿瘤细胞等检查。心包穿刺的主要指征是心脏压塞和未能明确病因的渗出性心包炎。

7.心包镜及心包活检

有助于明确病因。

8.右心导管检查

对缩窄性心包炎可检查出血流动力学的改变。

(六)治疗原则

1.病因治疗

针对病因,应用抗生素、抗结核药物、化疗药物等。

2.对症治疗

呼吸困难者给予半卧位、吸氧;疼痛者应用镇痛剂,首选非甾体抗炎药。

3.心包穿刺

可解除心脏压塞和减轻大量渗液引起的压迫症状,必要时可经穿刺在心包腔内注入抗菌药物或化疗药物等。

4.心包切开引流及心包切除术等

心包切除术是缩窄性心包炎的唯一治疗措施,切开指征由临床症状、超声心动图、心脏导管等决定。

二、护理评估

(一)一般评估

1.生命体征

体温可正常,急性非特异性心包炎和化脓性心包炎可出现高热。根据心包内渗液对心脏压塞的程度不同,可出现心率增快,血压低、脉压变小、脉搏细弱或奇脉等。

2.患者主诉

有心脏压塞时有无心前区疼痛、疲乏、劳力性呼吸困难、干咳、声音嘶哑及吞咽困难等症状,缩窄性心包炎心搏量降低时患者有厌食、上腹胀满或疼痛感。

3.相关记录

体位、心前区疼痛情况(部位、性状和持续时间、影响因素等)、皮肤、出入量等记录结果。

(二)身体评估

1.头颈部

大量渗液累及静脉回流,可出现颈静脉曲张现象。

2.胸部

心前区视诊示心尖冲动不明显。纤维蛋白性心包炎时心前区可扪及心包摩擦感;当渗出液增多时心尖冲动弱,位于心浊音界左缘的内侧或不能扪及。急性渗出性心包炎时心脏叩浊音界向两侧增大,皆为绝对浊音区。缩窄性心包炎患者心浊音界不增大。心包摩擦音是纤维蛋白性心包炎的典型表现,随着心包内渗液增多心音低而遥远,大量积液时可在左肩胛骨下出现浊音及支气管呼吸音,缩窄性心包炎患者在胸骨左缘第3、4肋间可闻及心包叩击音,发生于第二心音后0.09～0.12秒,呈拍击性质,是舒张期充盈血流因心包的缩窄而突然受阻并引起心室壁的振动所致。

3.腹部

大量心包渗液患者可有肝大、腹水或下肢水肿等(腹水较皮下水肿出现的要早且明显)。

4.其他

呼吸困难时可出现端坐呼吸、面色苍白,可有发绀。

(三)心理-社会评估

患者在疾病治疗过程中的心理反应与需求,家庭及社会支持情况,引导患者正确配合疾病的治疗与护理。

(四)辅助检查结果评估

1.心电图

心率(律)是否有改变。

2.X线检查

肺部无明显充血现象而心影显著增大是心包积液的有力证据,可与心力衰竭相区别。

三、主要护理诊断(问题)

(一)气体交换受阻

与肺淤血、肺或支气和受压有关。

(二)疼痛:胸痛

与心包炎症有关。

(三)体液过多

与渗出性、缩窄性心包炎有关。

(四)体温过高

与心包炎症有关。

(五)活动无耐力

与心排血量减少有关。

四、护理措施

(一)一般护理

协助患者取舒适卧位,出现心脏压塞的患者往往被迫采用前倾端坐位。保持环境安静,注意病室的温度和湿度,避免受凉。观察患者呼吸状况、监测血压气分析结果,患者出现胸闷气急时应给予氧气吸入。控制输液速度,防止加重心脏负荷。

(二)疼痛的护理

评估疼痛情况:疼痛的部位、性质及其变化情况,是否可闻及心包摩擦音。指导患者避免用力咳嗽、深呼吸或突然改变体位等,以免引起疼痛。使用非甾体抗炎药时应观察药物疗效以及患者有无胃肠道反应、出血等不良反应。若疼痛加重,可应用吗啡类药物。

(三)用药护理

使用抗菌、抗结核、抗肿瘤、镇痛等药物时监测疗效、观察不良反应是否发生。

(四)心理护理

多关心体贴患者,使患者保持良好的情绪,积极配合治疗护理。

(五)皮肤护理

有心脏压塞症状的患者常被迫采取端坐卧位,应加强骶尾部骨隆突处皮肤的护理,可协助患者定时更换前倾角度、决不按摩、防止皮肤擦伤,预防压疮。

(六)心包穿刺术的配合和护理

1.术前护理

术前常规行心脏超声检查,以确定积液量和穿刺部位,并标记好最佳穿刺点。备齐用物,向患者说明手术的意义和必要性,解除顾虑,必要时可使用少量镇静剂;如有咳嗽,可给予镇咳药物;建立静脉通道,备好抢救药品如阿托品等;进行心电、血压监测。

2.术中配合

嘱患者避免剧烈咳嗽或深呼吸,穿刺过程中如有不适应立即告知医护人员。严格无菌操作,抽液时随时夹闭胶管,防止空气进入心包腔;抽液要缓慢,第一次抽液量不超过 100 mL,以后每次抽液量不超过 300 mL,以防急性右心室扩张。若抽出新鲜血液应立即停止抽吸,密切观察有无心脏压塞症状。记录抽液量、性状,并采集好标本送检。抽液过程中均应密切观察患者的反应和主诉,如有异常,及时处理。

3.术后护理

拔除穿刺针后,于穿刺部位处覆盖无菌纱布并固定。嘱患者休息,穿刺后 2 小时内继续心电、血压监测,密切观察生命体征。心包引流者需做好引流管护理,待每天引流量＜25 mL 时可拔除引流管。

(七)健康教育

1.疾病知识指导

嘱患者注意休息,防寒保暖,防止呼吸道感染。加强营养,进食高热量、高蛋白质、高维生素的易消化食物,限制钠盐摄入。对缩窄性心包炎患者讲明行心包切除术的重要性,解除思想顾虑,配合好治疗,以利心功能恢复。术后仍应休息半年左右。

2.用药指导与病情监测

鼓励患者坚持足够疗程药物治疗(如抗结核治疗)的重要性,不可擅自停药,防止复发。注意药物的变态反应,定期检查肝肾功能,定期随访。

五、护理效果评估

(1)患者自觉症状好转,包括呼吸困难、疼痛减轻、食欲增加、活动耐力增强等。

(2)患者心排血量能满足机体需要,心排血量减少症状和肺淤血症状减轻或消失。

(3)患者体温降至正常范围。

(4)患者焦虑感减轻,情绪稳定,能复述疾病相关知识及配合治疗护理的方法。

(5)患者能配合并顺利完成心包穿刺术。

(6)患者及早发现心脏压塞征兆,预防休克发生。

(潘红蕾)

第三节　原发性高血压

原发性高血压是以血压升高为主要临床表现但原因不明的综合征,通常简称为高血压。高血压是导致充血性心力衰竭、卒中、冠心病、肾衰竭、夹层动脉瘤的发病率和病死率升高的主要危险性因素之一,严重影响人们的健康和生活质量,是最常见的疾病,防治高血压非常必要。

一、血压分类和定义

目前,我国采用国际上统一的血压分类和标准,将 18 岁以上成人的血压按不同水平分类,高血压定义为收缩压≥18.7 kPa(140 mmHg)和/或舒张压≥12.0 kPa(90 mmHg),根据血压升高水平,又进一步将高血压分为 1、2、3 级。

二、病因

(一)遗传

高血压具有明显的家族性,父母均为高血压者其子女患高血压的概率明显高于父母均无高血压者的概率。约 60% 高血压患者可询问到有高血压家族史。

(二)饮食

膳食中钠盐摄入量与人群血压水平和高血压患病率呈正相关。摄盐越多,血压水平和患病率越高,钾摄入量与血压呈负相关,限制钠补充钾可使高血压患者血压降低。钾的降压作用可能是通过促进排钠而减少细胞外液容量。有研究表明膳食中钙不足可使血压升高。大量研究显示高蛋白质摄入、饮食中饱和脂肪酸或饱和脂肪酸/不饱和脂肪酸比值较高、饮酒量过多都属于升压因素。

(三)精神

城市脑力劳动者高血压患病率超过体力劳动者,从事精神紧张度高的职业者发生高血压的可能性较大,长期生活在噪声环境中听力敏感性减退者患高血压也较多。高血压患者经休息后往往症状和血压可获得一定改善。

(四)肥胖

超重或肥胖是血压升高的重要危险因素。一般采用体重指数,即体重(kg)/身高(m)^2(以 20～24 为正常范围)。血压与体重指数呈显著正相关。肥胖的类型与高血压发生关系密切,向心性肥胖者容易发生高血压,表现为腰围往往大于臀围。

(五)其他

服避孕药妇女容易出现血压升高。一般在终止服用避孕药后 3～6 个月血压常恢复正常。阻塞性睡眠呼吸暂停综合征是指睡眠期间反复发作性呼吸暂停。阻塞性睡眠呼吸暂停综合征常伴有重度打鼾,患此病的患者常有高血压。

三、发病机制

原发性高血压的发病机制至今还没有一个完整统一的认识。目前认为高血压的发病机制集中在以下几个方面。

（一）交感神经系统活性亢进

已知反复的精神刺激与过度紧张可以引起高血压。长期处于应激状态如从事驾驶员、飞行员等职业者高血压患病率明显增高。当大脑皮质兴奋与抑制过程失调时，交感神经和副交感神经之间的平衡失调，交感神经兴奋性增加，其末梢释放去甲肾上腺素、肾上腺素、多巴胺、血管升压素等儿茶酚胺类物质增多，从而引起阻力小动脉收缩增强使血压升高。

（二）肾素-血管紧张素-醛固酮系统

肾小球旁细胞分泌的肾素，激活从肝脏产生的血管紧张素原转化为血管紧张素Ⅰ，然后再经肺循环中的血管紧张素转换酶的作用转化为血管紧张素Ⅱ。血管紧张素Ⅱ作用于血管紧张素Ⅱ受体，有如下作用：①直接使小动脉平滑肌收缩，外周阻力增加；②刺激肾上腺皮质球状带，使醛固酮分泌增加，致使肾小管远端集合管的钠重吸收加强，导致水钠潴留；③交感神经冲动发放增加使去甲肾上腺素分泌增加。以上作用均可使血压升高。近年来发现血管壁、心脏、脑、肾脏及肾上腺中也有肾素-血管紧张素-醛固酮系统的各种组成成分。局部肾素-血管紧张素-醛固酮系统各成分对心脏、血管平滑肌的作用，可能在高血压发生和发展中有更大影响，占有十分重要的地位。

（三）其他

细胞膜离子转运异常可使血管收缩反应性增强和平滑肌细胞增生与肥大，血管阻力增高；肾脏潴留过量摄入的钠盐，使体液容量增大，机体为避免心排血量增高使组织过度灌注，全身阻力小动脉收缩增强，导致外周血管阻力增高；胰岛素抵抗所致的高胰岛素血症可使电解质代谢发生障碍，还使血管对体内升压物质反应性增强，血液中儿茶酚胺水平增加，血管张力增高，从而使血压升高。

四、病理生理和病理解剖

高血压的早期表现为全身细小动脉的间歇性痉挛，仅有主动脉壁轻度增厚，全身细小动脉和脏器无明显的器质性改变，患者多无明显症状。如病变持续，可导致许多脏器受累，最重要的是心、脑、肾组织的病变。

（一）心脏

心脏主要表现为左心室肥厚和扩大，病变晚期可导致心力衰竭。这种由高血压引起的心脏病称为高血压性心脏病。长期高血压还可引起冠状动脉粥样硬化。

（二）脑

由于脑细小动脉的长期硬化和痉挛，使动脉壁缺血、缺氧而通透性增高，容易形成微小动脉瘤，当血压突然升高时，微小动脉瘤破裂，从而发生脑出血。高血压可促使脑动脉发生粥样硬化，导致脑血栓形成。

（三）肾脏

细小动脉硬化引起的缺血使肾小球缺血、变性、坏死，继而纤维化及玻璃样变，并累及相应的肾小管，使之萎缩、消失，间质出现纤维化。因残存的肾单位越来越少，最终导致肾衰竭。

五、临床表现

(一)症状

大多数患者早期症状不明显,常见症状有头痛、头晕、耳鸣、眼花、乏力、心悸,还有的表现为失眠、健忘、注意力不集中、情绪易波动或发怒等。经常在体检或其他疾病就医检查时发现血压升高。血压升高常与情绪激动、精神紧张、体力活动有关,休息或去除诱因血压可下降。

(二)体征

血压受昼夜、气候、情绪、环境等因素影响波动较大。一般清晨起床活动后血压迅速升高,夜间血压较低;冬季血压较高,夏季血压较低;情绪不稳定时血压高;在医院或诊所血压明显增高,在家或医院外的环境中血压低。体检时可听到主动脉瓣区第二心音亢进、收缩期杂音,长期高血压时有心尖冲动明显增强,搏动范围扩大以及心尖冲动左移体征,提示左心室增大。

(三)恶性或急进性高血压

表现为患者发病急骤,舒张压多持续在 17.3～18.7 kPa(130～140 mmHg)或更高。常有头痛、视力模糊或失明,视网膜可发生出血、渗出及视盘水肿,肾脏损害突出,持续蛋白尿、血尿及管型尿,病情进展迅速,如不及时治疗,易出现严重的脑、心、肾损害,发生脑血管意外、心力衰竭和尿毒症,最后多因尿毒症而死亡,但也可死于脑血管意外或心力衰竭。

六、并发症

(一)高血压危象

在情绪激动、精神紧张、过度劳累、寒冷等诱因作用下,小动脉发生强烈痉挛,血压突然急剧升高,收缩压可达 34.7 kPa(260 mmHg)、舒张压可达 16.0 kPa(120 mmHg),影响重要脏器血液供应而出现危急症状。在高血压的早、中、晚期均可发生。患者出现头痛、恶心、呕吐、烦躁、心悸、出汗、视力模糊等征象,伴有椎-基底动脉、视网膜动脉、冠状动脉等累及的缺血表现。

(二)高血压脑病

高血压脑病发生在重症高血压患者,是指血压突然或短期内明显升高,由于过高的血压干扰了脑血管的自身调节机制,脑组织血流灌注过多造成脑水肿。出现中枢神经功能障碍征象。临床表现为弥漫性严重头痛、呕吐、烦躁、意识模糊、精神错乱、局灶性或全身抽搐,甚至昏迷。

(三)主动脉夹层

主动脉夹层指主动脉腔内的血液通过内膜的破口进入主动脉壁中层而形成的血肿,夹层分离突然发生时多数患者突感胸部疼痛,向胸前及背部放射,随夹层涉及范围而可以延至腹部、下肢及颈部。疼痛剧烈难以忍受,起病后即达高峰,呈刀割或撕裂样。突发剧烈的胸痛常误诊为急性心肌梗死。高血压是导致本病的重要因素。患者因剧痛而有休克外貌、焦虑不安、大汗淋漓、面色苍白、心率加速,从而使血压增高。

(四)其他

其他并发症可并发急性左心衰竭、急性冠脉综合征、脑出血、脑血栓形成、腔隙性脑梗死、慢性肾衰竭等。

七、辅助检查

(一)测量血压

定期测量血压是早期诊断高血压和评估严重程度的主要方法,采用经验证合格的水银柱或电子血压计,测量安静休息坐位时上臂肱动脉处血压,必要时还应测量平卧位和站立位血压。但须在未服用降压药物情况下的不同时间测量 3 次血压,才能确诊。对偶有血压超出正常值者,需定期重复测量后确诊。通常在医疗单位或家中随机测血压的方式不能可靠地反映血压的波动和在休息、日常活动状态下的情况。近年来,24 小时动态血压监测已逐渐应用于临床及高血压的防治工作上。一般监测的时间为 24 小时,测压时间间隔为 15～30 分钟,可较为客观和敏感地反映患者的实际血压水平,可了解血压的昼夜变化节律性和变异性,估计靶器官损害与预后,比随机测血压更为准确。动态血压监测的参考标准正常值为:24 小时低于 17.3/10.7 kPa(130/80 mmHg),白天低于 18.0/11.3 kPa(135/85 mmHg),夜间低于 16.7/10.0 kPa(125/75 mmHg)。正常血压波动夜间 2～3 时处于血压最低,清晨迅速上升,上午 6～10 时和下午 4～8 时出现 2 个高峰,之后缓慢下降。高血压患者的动态血压曲线也类似,但波动幅度较正常血压时大。

(二)体格检查

除常规检查外还有身高、体重,双上肢血压,颈动脉及上下肢动脉搏动情况,颈、腹部血管有无杂音,腹主动脉搏动,肾增大,眼底等的情况。

(三)尿液检查

通过肉眼观察尿的颜色、透明度、有无血尿;测比重、pH、糖和蛋白含量,并做镜下检验。尿比重降低(<1.010)提示肾小管浓缩功能障碍。正常尿液 pH 为 5～7,原发性醛固酮增多症尿呈酸性。

(四)血生化检查

空腹血糖、血钾、肌酐、尿素氮、尿酸、胆固醇、三酰甘油、低密度脂蛋白、高密度脂蛋白等。

(五)超声心动图

超声心动图能更为可靠地诊断左心室肥厚,测定计算所得的左心室重量指数,是一项反映左心室肥厚及其程度的较为准确的指标,与病理解剖的相关性和符合率好。超声心动图还可评价高血压患者的心功能,包括左心室射血分数、收缩功能、舒张功能。

(六)眼底检查

眼底检查可见颜色苍白,反光增强,动脉变细,视网膜渗出、出血、视盘水肿等。眼底改变可反映高血压的严重程度,分为 4 级:①Ⅰ级,动脉出现轻度硬化、狭窄、痉挛、变细;②Ⅱ级,视网膜动脉中度硬化、狭窄,出现动脉交叉压迫,静脉阻塞;③Ⅲ级,动脉中度以上狭窄伴局部收缩,视网膜有棉絮状渗出、出血和水肿;④Ⅳ级,出血或渗出物伴视盘水肿。高血压眼底改变与病情的严重程度和预后密切相关。

(七)胸透或胸片、心电图

胸透或胸片、心电图对诊断高血压及评估预后都有帮助。

八、治疗

(一)目的

治疗目的是通过降压治疗使高血压患者的血压达标,以期最大限度地降低心脑血管发病和死亡的总危险。

(二)降压目标值

一般高血压人群降压目标值＜18.7/12.0 kPa(140/90 mmHg);高血压高危患者(糖尿病及肾病)降压目标值＜17.3/10.7 kPa(130/80 mmHg);老年收缩期性高血压的降压目标值:收缩压18.7～20.0 kPa(140～150 mmHg),舒张压＜12.0 kPa(90 mmHg)但不低于 8.7～9.3 kPa(65～70 mmHg),舒张压降得过低可能抵消收缩压下降得到的好处。

(三)非药物治疗

非药物治疗主要是改善生活方式,改善生活方式对降低血压和心脑血管危险的作用已得到广泛认可,所有患者都应采用,这些措施包括以下几点。

1.戒烟

吸烟所致的危害是使高血压并发症如心肌梗死、脑卒中和猝死的危险性显著增加,加重脂质代谢紊乱,降低胰岛素敏感性,降低内皮细胞依赖性血管扩张效应,并降低或抵消降压治疗的疗效。戒烟对心脑血管的良好益处,任何年龄组均可显示。

2.减轻体重

超重 10％以上的高血压患者体重减少 5 kg,血压便有明显降低,体重减轻也可增加降压药物疗效,对改善糖尿病、胰岛素抵抗、高脂血症和左心室肥厚等均有益。

3.减少过多的乙醇摄入

戒酒和减少饮酒可使血压显著降低,适量饮酒仍有明显加压反应者应戒酒。

4.适当运动

适当运动有利于改善胰岛素抵抗和减轻体重,提高心血管调节能力,稳定血压水平。较好的运动方式是低或中等强度的运动,可根据年龄及身体状况选择,中老年高血压患者可选择步行、慢跑、上楼梯、骑车等,一般每周 3～5 次,每次 30～60 分钟。运动强度可采用心率监测法,运动时心率不应超过最大心率(180 或 170 次/分)的 60％～85％。

5.减少钠盐的摄入量、补充钙和钾盐

膳食中约大部分钠盐来自烹调用盐和各种腌制品,所以应减少烹调用盐及腌制品的食用,每人每天食盐量摄入应少于 2.4 g(相当于氯化钠 6 g)。通过食用含钾丰富的水果如香蕉、橘子和蔬菜如油菜、香菇、大枣等,增加钾的摄入。喝牛奶补充钙的摄入。

6.多食含维生素丰富的食物

多吃水果和蔬菜,减少食物中饱和脂肪酸的含量和脂肪总量。

7.减轻精神压力,保持心理平衡

长期精神压力和情绪忧郁是降压治疗效果欠佳的重要原因,也可导致高血压。应对患者做耐心的劝导和心理疏导,鼓励其参加社交活动、户外活动等。

(四)降压药物治疗对象

高血压 2 级或以上患者≥21.3/13.3 kPa(160/100 mmHg);高血压合并糖尿病、心、脑、肾靶器官损害患者;血压持续升高 6 个月以上,改善生活方式后血压仍未获得有效控制者。从心血管危险分层的角度,高危和极高危者应立即开始使用降压药物强化治疗。中危和低危患者则先继续监测血压和其他危险因素,之后再根据血压状况决定是否开始药物治疗。

(五)降压药物治疗

1.降压药物分类

现有的降压药种类很多,目前常用降压药物可归纳为以下几大类(表 8-1):利尿剂、β 受体阻滞剂、钙通道阻滞剂、血管紧张素转换酶抑制剂和血管紧张素 Ⅱ 受体阻滞剂、α 受体阻滞剂。

表 8-1　常用降压药物名称、剂量及用法

药物种类	药名	剂量	用法(每天)
利尿剂	氢氯噻嗪	12.5～25 mg	1～3 次
	呋塞米	20 mg	1～2 次
	螺内酯	20 mg	1～3 次
β 受体阻滞剂	美托洛尔	12.5～50 mg	2 次
	阿替洛尔	12.5～25 mg	1～2 次
钙通道阻滞剂	硝苯地平控释片	30 mg	1 次
	地尔硫䓬缓释片	90～180 mg	1 次
血管紧张素转换酶抑制剂	卡托普利	25～50 mg	2～3 次
	依那普利	5～10 mg	1～2 次
血管紧张素 Ⅱ 受体阻滞剂	缬沙坦	80～160 mg	1 次
	伊贝沙坦	150 mg	1 次
α 受体阻滞剂	哌唑嗪	0.5～3 mg	2～3 次
	特拉唑嗪	1～8 mg	1 次

2.联合用药

临床实际使用降压药时,由于患者心血管危险因素状况、并发症、靶器官损害、降压疗效、药物费用以及变态反应等,都可能影响降压药的具体选择。任何药物在长期治疗中均难以完全避免其变态反应,联合用药可使不同的药物互相取长补短,有可能减轻或抵消某些变态反应。联合用药可减少单一药物剂量,提高患者的耐受性和依从性。现在认为,2 级高血压≥21.3/13.3 kPa(160/100 mmHg)患者在开始时就可以采用两种降压药物联合治疗,有利于血压在相对较短的时间内达到目标值。比较合理的两种降压药联合治疗方案是:利尿剂与 β 受体阻滞剂;利尿剂与血管紧张素转化酶抑制剂或血管紧张素受体阻滞药;二氢吡啶类钙通道阻滞剂与 β 受体阻滞剂;钙通道阻滞剂与血管紧张素转化酶抑制剂或血管紧张素受体阻滞药,α 受体阻滞剂和 β 受体阻滞剂。必要时也可用其他组合,包括中枢作用药如 α_2 受体激动剂、咪哒唑啉受体调节剂,以及血管紧张素转化酶抑制剂与血管紧张素受体阻滞药;国内研制了多种复方制剂,如复方降压片、降压 0 号等,以当时常用的利舍平、双肼屈嗪(血压达静)、氢氯噻嗪为主要成分,因其有一定降压效果,服药方便且价格低廉而广泛使用。

九、护理

(一)一般护理

1.休息

早期高血压患者可参加工作,但不要过度疲劳,坚持适当的锻炼,如骑自行车、跑步、做体操

及打太极拳等。要有充足的睡眠,保持心情舒畅,避免精神紧张和情绪激动,消除恐惧、焦虑、悲观等不良情绪。晚期血压持续增高,伴有心、肾、脑病时应卧床休息。关心体贴患者,使其精神愉快,鼓励患者树立战胜疾病的信心。

2.饮食

饮食方面应给低盐、低脂肪、低热量饮食,以减轻体重。因为摄入总热量太大超过消耗量,多余的热量转化为脂肪,身体就会发胖,体重增加,提高血液循环的要求,必定提高血压。鼓励患者多食新鲜水果、蔬菜、戒烟、控制饮酒、咖啡、浓茶等刺激性饮料。少吃胆固醇含量多的食物,对服用排钾利尿剂的患者应注意补充含钾高的食物如蘑菇、香蕉、橘子等。肥胖者应限制热量摄入,控制体重在理想范围之内。

3.病房环境

病房环境应整洁、安静、舒适、安全。

(二)对症护理及病情观察护理

1.剧烈头痛

当出现剧烈头痛伴恶心、呕吐时应立即让患者卧床休息,并测量血压及脉搏、心率、心律,积极协助医师采取降压措施。

2.呼吸困难、发绀

呼吸困难、发绀是高血压引起的左心衰竭所致,应立即给予舒适的半卧位,及时给予氧气吸入。按医嘱应用洋地黄治疗。

3.心悸

严密观察脉搏、心率、心律变化并做记录。安静休息,严禁下床,并安慰患者消除紧张情绪。

4.水肿

晚期高血压伴心肾衰竭时可出现水肿。护理中注意严格记录出入量,限制钠盐和水分摄入。严格卧床休息,注意皮肤护理,严防压疮发生。

5.昏迷、瘫痪

昏迷、瘫痪是晚期高血压引起脑血管意外所引起。应注意安全护理,防止患者坠床、窒息、肢体烫伤等。

6.病情观察护理

对血压持续增高的患者,应每天测量血压2～3次,并做好记录,必要时测立、坐、卧位血压,掌握血压变化规律。如血压波动过大,要警惕脑出血的发生。如在血压急剧增高的同时,出现头痛、视物模糊、恶心、呕吐、抽搐等症状,应考虑高血压脑病的发生。如出现端坐呼吸、喘憋、发绀、咳粉红色泡沫痰等,应考虑急性左心衰竭的发生。出现上述各种表现时均应立即送医院进行紧急救治。另外,在变换体位时也应动作缓慢,以免发生意外。有些降压药可引起水钠潴留。因此,需每天测体重,准确记录出入量,观察水肿情况,注意保持出入量的平衡。

(三)用药观察与护理

1.用药原则

终身用药,缓慢降压,从小剂量开始逐步增加剂量,即使血压降至理想水平后,也应服用维持量,老年患者服药期间改变体位要缓慢,以免发生意外,合理联合用药。

2.药物变态反应观察

使用噻嗪类和襻利尿剂时应注意血钾、血钠的变化;用β受体阻滞剂应注意其抑制心肌收缩力、心动过缓、房室传导时间延长、支气管痉挛、低血糖、血脂升高的变态反应;钙通道阻滞剂硝苯地平的变态反应有头痛、面红、下肢水肿、心动过速;血管紧张素转换酶抑制剂可有头晕、乏力、咳嗽、肾功能损害等变态反应。

(四)心理护理

患者多表现有易激动、焦虑及抑郁等心理特点,而精神紧张、情绪激动、不良刺激等因素均与高血压密切相关。因此,对待患者应耐心、亲切、和蔼、周到。根据患者特点,有针对性地进行心理疏导。同时,让患者了解控制血压的重要性,帮助患者训练自我控制的能力,参与自身治疗护理方案的制定和实施,指导患者坚持长期的饮食、药物、运动治疗,将血压控制在接近正常的水平,以减少对靶器官的进一步损害,定期复查。

十、出院指导

(一)饮食调节指导

强调高血压患者要以低盐、低脂肪、低热量、低胆固醇饮食为宜;少吃或不吃含饱和脂肪的动物脂肪,多食含维生素的食物,多摄入富含钾、钙的食物,食盐量应控制在 $3\sim5$ g/d,严重高血压患者的食盐量控制在 $1\sim2$ g/d。饮食要定量、均衡、不暴饮暴食;同时适当地减轻体重,有利于降压。戒烟和控制酒量。

(二)休息和锻炼指导

高血压患者的休息和活动应根据患者的体质、病情适当调节,病重体弱者,应以休息为主。随着病情好转,血压稳定,每天适当从事一些工作、学习、劳动将有益身心健康;还可以增加一些适宜的体能锻炼,如散步、慢跑、打太极拳、练体操等有氧活动。患者应在运动前了解自己的身体状况,以此来决定自己的运动种类、强度、频度和持续时间。注意规律生活,保证充足的休息和睡眠,对于睡眠差、易醒、早醒者,可在睡前饮热牛奶 200 mL,或用 $40\sim50$ ℃温水泡足 30 分钟,或选择自己喜爱的放松精神和情绪的音乐协助入睡。总之,要注意劳逸结合,养成良好的生活习惯。

(三)心理健康指导

高血压的发病机制是除躯体因素外,心理因素占主导地位,强烈的焦虑、紧张、愤怒以及压抑常为高血压的诱发因素,因此教会患者自我调节和自我控制能力是关键。护士要鼓励患者保持豁达、开朗愉快的心境和稳定的情绪,培养广泛的爱好和兴趣。同时,指导家属为患者创造良好的生活氛围,避免引起患者情绪紧张、激动和悲哀等不良刺激。

(四)血压监测指导

建议患者自行购买血压计,随时监测血压。指导患者和家属正确测量血压的方法,监测血压、做好记录,复诊时对医师加减药物剂量会有很好的参考依据。

(五)用药指导

由于高血压是一种慢性病,需要长期的、终身的服药治疗,而这种治疗要患者自己或家属配合进行,所以患者及家属要了解服用的药物种类及用药剂量、用药方法、药物的不良反应、服用药物的最佳时间,以便发挥药物的最佳效果和减少不良反应。出现变态反应要及时报告主诊医师,以便调整药物及采取必要的处理措施。切不可血压降下来就停药,血压上升又服药,血压反复波动,对健康极为不利。由于这类患者大多是年纪较大,容易遗忘服药,可建议患者在家中醒目之处做标记,以起到提示作用。对血压显著增高多年的患者,血压不宜下降过快,因为患者往往不能适应,并可导致心、脑、肾血液的供应不足而引起脑血管意外,如使用可引起明显直立性低血压药物时,应向患者说明平卧起立或坐位起立时,动作要缓慢,以免血压突然下降,出现晕厥而发生意外。

(六)按时就医

服完药出现血压升高或过低;血压波动大;出现眼花、头晕、恶心呕吐、视物不清、偏瘫、失语、意识障碍、呼吸困难、肢体乏力等情况时立即到医院就医。如病情危重,可求助 120 急救中心。

(潘红蕾)

第九章

肾内科护理

第一节　急性肾小球肾炎

急性肾小球肾炎是以急性肾炎综合征为主要表现的一组疾病。其特点为起病急,患者出现血尿、蛋白尿、水肿和高血压,可伴有一过性氮质血症。本病好发于儿童,男性居多。常有前驱感染,多见于链球菌感染后,其他细菌、病毒和寄生虫感染后也可引起。本节主要介绍链球菌感染后的急性肾小球肾炎。

一、病因及发病机制

急性肾小球肾炎常发生于 β 溶血性链球菌致肾炎菌株引起的上呼吸道感染(多为扁桃体炎)或皮肤感染(多为脓疱疮)后,感染导致机体产生免疫反应而引起双侧肾脏弥漫性的炎症反应。目前多认为,链球菌的主要致病抗原是胞质或分泌蛋白的某些成分,抗原刺激机体产生相应抗体,形成免疫复合物沉积于肾小球而致病。同时,肾小球内的免疫复合物可激活补体,引起肾小球内皮细胞及系膜细胞增生,并吸引中性粒细胞及单核细胞浸润,导致肾脏病变。

二、临床表现

(一)症状与体征

1.尿异常

几乎所有患者均有肾小球源性血尿,约 30% 出现肉眼血尿,且常为首发症状或患者就诊的原因。可伴有轻、中度蛋白尿,少数(<20%)患者可呈大量蛋白尿。

2.水肿

80% 以上患者可出现水肿,常为起病的初发表现,表现为晨起眼睑水肿,呈肾炎面容,可伴有下肢轻度凹陷性水肿,少数严重者可波及全身。

3.高血压

约 80% 患者患病初期水钠潴留时,出现一过性轻、中度高血压,经利尿后血压恢复正常。少数患者可出现高血压脑病、急性左心衰竭等。

4.肾功能异常

大部分患者起病时尿量减少（40～700 mL/d），少数为少尿（<400 mL/d）。可出现一过性轻度氮质血症。一般于 1～2 周尿量增加，肾功能于利尿后数天恢复正常，极少数出现急性肾衰竭。

（二）并发症

前驱感染后常有 1～3 周（平均 10 天左右）的潜伏期。呼吸道感染的潜伏期较皮肤感染短。本病起病较急，病情轻重不一，轻者仅尿常规及血清补体 C_3 异常，重者可出现急性肾衰竭。大多预后良好，常在数月内临床自愈。

三、辅助检查

（一）尿液检查

均有镜下血尿，呈多形性红细胞。尿蛋白多为（＋）～（＋＋）。尿沉渣中可有红细胞管型、颗粒管型等。早期尿中白细胞、上皮细胞数稍增多。

（二）血清 C_3 及总补体

发病初期下降，于 8 周内恢复正常，对本病诊断意义很大。血清抗链球菌溶血素"O"滴度可增高，部分患者循环免疫复合物阳性。

（三）肾功能检查

内生肌酐清除率降低，血尿素氮、血肌酐升高。

四、诊断要点

（1）链球菌感染后 1～3 周出现血尿、蛋白尿、水肿、高血压，甚至少尿及氮质血症。

（2）血清补体 C_3 降低（8 周内恢复正常），即可临床诊断为急性肾小球肾炎。

（3）若肾小球滤过率进行性下降或病情 1～2 个月尚未完全好转的应及时做肾活检，以明确诊断。

五、治疗要点

治疗原则：以休息、对症处理为主，缩短病程，促进痊愈。本病为自限性疾病，不宜用肾上腺糖皮质激素及细胞毒药物。急性肾衰竭患者应予以透析。

（一）对症治疗

利尿治疗可消除水肿、降低血压。利尿后高血压控制不满意时，可加用其他降压药物。

（二）控制感染灶

以往主张使用青霉素或其他抗生素 10～14 天，现其必要性存在争议。对于反复发作的慢性扁桃体炎，待肾炎病情稳定后，可做扁桃体摘除术，手术前后 2 周应注射青霉素。

（三）透析治疗

对于少数发生急性肾衰竭者，应予以血液透析或腹膜透析治疗，帮助患者度过急性期，一般不需长期维持透析。

六、护理评估

(一)健康史

询问发病前 2 个月有无上呼吸道和皮肤感染史,起病急缓,就诊原因等。既往呼吸道感染史。

(二)身体状况

评估水肿的部位、程度、特点,血压增高程度,有无局部感染灶存在。

(三)心理及社会因素

因患者多为儿童,对疾病的后果常不能理解,因而不重视疾病,不按医嘱注意休息,家属则往往较急,过分约束患者,年龄较大的患者因休学、长期休息而产生焦虑、悲观情绪。评估患者及家属对疾病的认识及目前的心理状态等。

(四)辅助检查

血常规检查有无异常,淋巴细胞是否升高。

七、护理目标

(1)能自觉控制水、盐的摄入,水肿明显消退。

(2)患者能逐步达到正常活动量。

(3)无并发症发生,或能早期发现并发症并积极配合抢救。

八、护理措施

(一)一般护理

急性期患者应绝对卧床休息,以增加肾血流量和减少肾脏负担。应卧床休息 6 周至 2 个月,尿液检查只有蛋白尿和镜下血尿时,方可离床活动。病情稳定后逐渐增加运动量,避免劳累和剧烈活动,坚持 1~2 年,待完全康复后才能恢复正常的体力劳动。存在水肿、高血压或心力衰竭时,应严格限制盐的摄入,一般进盐应低于 3 g/d,特别严重的病例应完全禁盐。在急性期,为减少蛋白质的分解代谢,限制蛋白质的摄取量为 0.5~0.8 g/(kg·d)。当血压下降、水肿消退、尿蛋白减少后,即可逐渐增加食盐和蛋白质的量。除限制钠盐外,也应限制液体摄入量,进水量的控制本着宁少勿多的原则。每天进水量应为不显性失水量(约 500 mL)加上 24 小时尿量,此进水量包括饮食、饮水、服药、输液等所含水分的总量。另外,饮食应注意热量充足、易于消化和吸收。

(二)病情观察

注意观察水肿的范围、程度,有无胸腔积液、腹水,有无呼吸困难、肺部湿啰音等急性左心衰竭的征象;监测高血压动态变化,监测有无头痛、呕吐、颈项强直等高血压脑病的表现;观察尿的变化及肾功能的变化,及早发现有无肾衰竭的可能。

(三)用药护理

在使用降压药的过程中,要注意一定要定时、定量服用,随时监测血压的变化,还要嘱患者服药后在床边坐几分钟,然后缓慢站起,防止眩晕及直立性低血压。

(四)心理护理

患者尤其是儿童对长期的卧床会产生忧郁、烦躁等心理反应,加上担心血尿、蛋白尿会恶化,会进一步加重精神负担。故应尽量多关心、巡视患者,随时注意患者的情绪变化和精神需要,按照患者的要求予以尽快解决。长期卧床休息的患者,应适当予以说明,并要组织一些有趣的活动活跃患者的精神生活,使患者能以愉快、乐观的态度安心接受治疗。

九、护理评价

(1)能否接受限制水钠的治疗和护理,尿量已恢复正常,水肿有减轻甚至消失。

(2)能正确面对患病现实,说出心理感受,保持乐观情绪。

(3)无并发症发生。

十、健康指导

(一)预防指导

平时注意加强锻炼,增强体质。注意个人卫生,防止化脓性皮肤感染。有上呼吸道或皮肤感染时,应及时治疗。注意休息和保暖,限制活动量。

(二)生活指导

急性期严格卧床休息,按照病情进展调整作息制度。掌握饮食护理的意义及原则,切实遵循饮食计划。指导患者及其家属掌握本病的基本知识和观察护理方法,消除各种不利因素,防止疾病进一步加重。

(三)用药指导

遵医嘱正确使用抗生素、利尿药及降压药等,掌握不同药物的名称、剂量、给药方法,观察各种药物的疗效和不良反应。

(四)心理指导

增强战胜疾病的信心,保持良好的心境,积极配合诊疗计划。

(于丽敏)

第二节　慢性肾小球肾炎

慢性肾小球肾炎是最常见的一组原发于肾小球的疾病,以蛋白尿、血尿、高血压及水肿为基本表现,可有不同程度的肾功能减退,大多数患者会发展成慢性肾衰竭。本病起病方式各不相同,病情迁延,进展缓慢;可发生于任何年龄,以中青年居多,男性多于女性。

一、病因及诊断检查

(一)致病因素

慢性肾小球肾炎的病因尚不完全清楚,大多数由各种原发性肾小球疾病迁延不愈发展而成。目前认为其发病与感染有明确关系,细菌、原虫、病毒等感染后可引起免疫复合物介导性炎症而导致肾小球肾炎,故认为发病起始因素为免疫介导性炎症。另外,在发病过程中也有非免疫非炎症性因素参与,如高血压、超负荷的蛋白质饮食等。仅少数慢性肾小球肾炎由急性肾小球肾炎演变而来。在发病过程中可因感染、劳累、妊娠和使用肾毒性药物等使病情加重。

(二)身体状况

1.症状体征

慢性肾小球肾炎多数起病隐匿,大多无急性肾小球肾炎病史,病前也无感染史,发病时已为慢性肾小球肾炎;少数为急性肾小球肾炎迁延不愈1年以上而成为慢性肾小球肾炎。临床表现差异大,症状轻重不一。主要表现如下。

(1)水肿:多为眼睑水肿和/或轻度至中度下肢水肿,一般无体腔积液,缓解期可完全消失。

(2)高血压:部分患者可以高血压为首发或突出表现,多为持续性中等程度以上高血压。持续血压升高可加速肾小球硬化,使肾功能迅速恶化,预后较差。

(3)全身症状:表现为头晕、乏力、食欲缺乏、腰膝酸痛等,其中贫血较为常见。随着病情进展,可出现肾功能减退,最终发展成为慢性肾衰竭。

(4)尿异常:可有尿量减少,偶有肉眼血尿。

2.并发症

(1)感染:易合并呼吸道及泌尿道感染。

(2)心脏损害:心脏扩大、心律失常和心力衰竭。

(3)高血压脑病:因血压骤升所致。

(4)慢性肾衰竭:是慢性肾小球肾炎最严重的并发症。

(三)心理社会状况

患者常因病程长、反复发作、疗效不佳、药物不良反应大、预后较差等出现焦虑、恐惧、悲观的情绪。

(四)实验室及其他检查

1.尿液检查

尿比重多在1.02以下;最具有特征的是蛋白尿,尿蛋白(+)～(+++),尿蛋白定量1～3 g/24 h;尿沉渣镜检可见红细胞和颗粒管型。

2.血液检查

早期多正常或有轻度贫血,晚期红细胞计数和血红蛋白多明显降低。

3.肾功能检查

慢性肾小球肾炎可导致肾功能逐渐减退,表现为肾小球滤过率下降,内生肌酐清除率下降,血肌酐和血尿素氮增高。

二、护理诊断及医护合作性问题

(1)体液过多:与肾小球滤过率下降及血浆胶体渗透压下降有关。

(2)营养失调(低于机体需要量):与蛋白丢失、摄入不足及代谢紊乱有关。

(3)焦虑:与担心疾病复发和预后有关。

(4)潜在并发症:感染、心脏损害、高血压脑病、慢性肾衰竭。

三、治疗及护理措施

(一)治疗要点

慢性肾小球肾炎的主要治疗目的是防止或延缓肾功能恶化,改善症状,防止严重并发症。

1.一般治疗

适当休息、合理饮食、防治感染等。

2.对症治疗

(1)利尿:水肿明显的患者可使用利尿药,常用氢氯噻嗪、螺内酯、呋塞米,既可利尿消肿,也可降低血压。

(2)控制血压:高血压可加快肾小球硬化,因此及时有效地维持适宜的血压是防止病情恶化的重要环节。容量依赖性高血压首选利尿药,肾素依赖性高血压首选血管紧张素转化酶抑制剂(卡托普利等)和β受体阻滞剂(普萘洛尔等)。

3.抗血小板药物

长期使用抗血小板药物可改善微循环,延缓肾衰竭。常用双嘧达莫和阿司匹林。

4.糖皮质激素和细胞毒性药物

一般不主张应用。可试用于血压不高、肾功能正常、尿蛋白较多者,常选用泼尼松、环磷酰胺等。

(二)护理措施

1.病情观察

因高血压易加剧肾功能的损害,故应密切观察患者的血压变化。准确记录24小时出入液量,监测尿量、体重和腹围,观察水肿情况。监测肾功能变化,及时发现肾衰竭。

2.生活护理

(1)适当休息:因卧床休息能增加肾血流量,减轻水肿、蛋白尿及改善肾功能,故慢性肾小球肾炎患者宜多卧床休息,避免重体力劳动。特别是有明显水肿、大量蛋白尿、血尿及高血压或合并感染、心力衰竭、肾衰竭及急性发作期的患者,应限制活动,绝对卧床休息。

(2)饮食护理:水肿少尿者应限制水钠的摄入,食盐摄入量为 $1\sim3$ g/d,每天进水量不超过 1 500 mL,记录24小时出入液量;每天测量腹围、体重,监测水肿情况。低蛋白质、低磷饮食可减轻肾小球内高压、高灌注及高滤过状态,延缓肾功能减退,宜尽早采用富含必需氨基酸的优质低蛋白质饮食(如鸡肉、牛奶、瘦肉等),蛋白质的摄入量为 $0.5\sim0.8$ g/(kg·d),低蛋白质饮食亦可达到低磷饮食的目的。补充多种维生素及锌。适当增加糖类和脂肪的摄入比例,保证足够热量,减少自体蛋白质的分解。

3.药物治疗的护理

使用利尿药时应注意有无电解质、酸碱平衡紊乱;服用降压药起床时动作宜缓慢,以防直立性低血压;应用血管紧张素转化酶抑制剂时,注意观察患者有无持续性干咳;应用抗血小板药物时,注意观察有无出血倾向等。

4.对症护理

对症护理包括对水肿、高血压、少尿等症状的护理。

5.心理护理

注意观察患者的心理活动,及时发现患者的不良情绪,主动与患者沟通,鼓励患者说出其内心感受,做好疏导工作,帮助患者调整心态,积极配合治疗及护理。

6.健康指导

(1)指导患者严格按照饮食计划进餐。注意休息,保持精神愉快,避免劳累、受凉和使用肾毒性药物,以延缓肾功能减退。

（2）进行适当锻炼,提高机体抵抗力,预防呼吸道感染。

（3）遵医嘱服药,定期复查尿常规和肾功能。

（4）育龄妇女注意避孕,以免因妊娠导致肾炎复发和病情恶化。

（于丽敏）

第三节 新月体性肾小球肾炎

新月体性肾小球肾炎是指以少尿或无尿、蛋白尿、血尿,伴或不伴水肿,以及高血压等为基础临床表现,肾功能骤然恶化而致肾衰竭的一组临床综合征。病理改变特征为肾小囊内细胞增生、纤维蛋白沉积,我国目前对该病的诊断标准是肾穿刺标本中50％以上的肾小球有新月体形成。

一、病因

本病有多种病因。一般将有肾外表现者或明确原发病者称为继发性急进性肾炎,病因不明者则称为原发性急进性肾炎。前者继发于过敏性紫癜、系统性红斑狼疮、弥漫性血管炎等,偶有继发于某些原发性肾小球疾病,如系膜毛细血管性肾炎及膜性肾病患者。后者半数以上患者有上呼吸道前驱感染史,其中少数呈典型链球菌感染,其他一些患者呈病毒性呼吸道感染。本病患者有柯萨奇病毒 B_5 感染的血清学证据,但流行性感冒（简称流感）及其他常见呼吸道病毒的血清滴度无明显上升,故本病与病毒感染的关系,尚待进一步观察。此外,少数急进性肾炎患者有结核杆菌抗原致敏史（结核感染史）,在应用利福平治疗过程中发生本病。个别肠道炎症性疾病也可伴随本病存在。

二、临床表现

新月体性肾小球肾炎患者可见于任何年龄,但有青年和中老年两个发病高峰,男：女比例为2：1。该病可呈急性起病,多数患者在发热或上呼吸道感染后出现急性肾炎综合征,即水肿、尿少、血尿、蛋白尿、高血压等。发病时患者全身症状较重,如疲乏、无力、精神萎靡、体重下降,可伴发热、腹痛。病情发展很快,起病数天内即出现少尿及进行性肾衰竭。部分患者起病相对隐袭缓慢,病情逐步加重。

三、辅助检查

（一）尿液实验室检查

常见血尿、异形红细胞尿和红细胞管型,常伴蛋白尿;尿蛋白量不等,可像肾病综合征那样排出大量的蛋白尿,但明显的肾病综合征表现不多见。

（二）其他

可溶性人肾小球基膜抗原的酶联免疫吸附法检查抗肾小球基膜抗体,最常见的类型是IgG 型。

四、治疗

(一)强化疗法

新月体性肾小球肾炎患者病情危重时必须采用强化治疗,包括以下措施。

(1)强化血浆置换:该法是用膜血浆滤器或离心式血浆细胞分离器分离患者的血浆和红细胞,然后用正常人的血浆或血浆成分(如清蛋白)对其进行置换,每天或隔天置换 1 次,每次置换 2～4 L。此法清除致病抗体及循环免疫复合物的疗效肯定,已被临床广泛应用。

(2)甲泼尼龙冲击治疗:主要应用于Ⅱ型及Ⅲ型新月体性肾小球肾炎的治疗。甲泼尼龙静脉滴注,每天或隔天 1 次,3 次为 1 个疗程,据病情需要应用 1～3 个疗程(两疗程间需间隔 3～7 天)。

(3)大剂量丙种球蛋白静脉滴注:当新月体性肾小球肾炎合并感染等因素不能进行上述强化治疗时,可应用此治疗;丙种球蛋白,静脉滴注,5 次为 1 个疗程,必要时可应用数个疗程。

(二)基础治疗

应用各种强化治疗时,一般都要同时服用常规剂量的激素及细胞毒药物作为基础治疗,抑制免疫及炎症反应。

(1)肾上腺皮质激素。常用泼尼松或泼尼松龙口服,用药应遵循如下原则:起始量要足,不过最大剂量常不超过 60 mg/d;减、撤药要慢(足量服用 12 周后开始减药,每 2～3 周减去原用量的 10%);维持用药要久(以 10 mg/d 做维持量,服 6 个月至 1 年或更久)。

(2)细胞毒药物。常用环磷酰胺,每天口服 100 mg 或隔天静脉注射 200 mg,累积量达 6～8 g停药。而后可以再用硫唑嘌呤 100 mg/d 继续治疗 6～12 个月巩固疗效。

(3)其他免疫抑制剂。近年问世的麦考酚吗酸酯抑制免疫疗效肯定,而不良反应较细胞毒药物轻,已被广泛应用于肾病治疗,包括Ⅱ型及Ⅲ型新月体性肾小球肾炎。

(三)替代治疗

如果患者肾功能急剧恶化达到透析指征时,应尽早进行透析治疗(包括血液透析或腹膜透析)。如疾病已进入不可逆性终末期肾衰竭,则应给予长期维持透析治疗或肾移植。

五、主要护理问题

(一)潜在并发症

急性肾衰竭。

(二)体液过多

与肾小球滤过功能下降、大剂量激素治疗导致水钠潴留有关。

(三)有感染的危险

与激素及细胞毒药物的应用、血浆置换、大量蛋白尿致机体抵抗力下降有关。

(四)焦虑/恐惧

与疾病进展快、预后差有关。

(五)有皮肤完整性受损的危险

与皮肤水肿有关。

(六)知识缺乏

缺乏新月体性肾小球肾炎相关知识。

(七)自理缺陷

与疾病所致贫血、水肿和心力衰竭等有关。

(八)电解质紊乱

与使用利尿药有关。

六、护理目标

(1)保护残余肾功能,纠正肾血流量减少的各种因素(如低蛋白血症、脱水、低血压等),防治急性肾衰竭。

(2)维持体液平衡,水肿消失,血压恢复正常。

(3)预防感染。

(4)患者焦虑/恐惧减轻,配合治疗护理,树立战胜疾病的信心。

(5)保持皮肤完整性,无破溃、受损。

(6)患者了解新月体性肾小球肾炎相关知识,了解相关预防和康复知识,自我照顾和管理能力提高。

(7)生活自理能力恢复。

七、护理措施

(一)病情观察

(1)密切观察病情,及时识别急性肾衰竭的发生。监测内生肌酐清除率、血尿素氮、血肌酐水平。若肌酐清除率下降,血尿素氮、血肌酐进行性升高,提示有急性肾衰竭发生,应协助医师及时处理。

(2)监测尿量的变化,注意尿量迅速减少或出现无尿的现象,此现象往往提示急性肾衰竭。

(3)监测血电解质及 pH 的变化,特别是血钾情况,避免高血钾可能导致的心律失常,甚至心搏骤停。

(4)观察有无食欲明显减退、恶心、呕吐、呼吸困难及端坐呼吸等症状的发生,及时进行护理干预。

(5)定期测量患者体重,观察体重变化和水肿的部位、分布、程度和消长情况,注意有无腹水及胸腔积液、心包积液的表现;观察皮肤有无红肿、破损、化脓等情况发生。

(二)用药护理

(1)按医嘱严格用药,密切观察药物(激素、免疫抑制剂、利尿药)在使用过程中的疗效与不良反应。

(2)治疗后都需认真评估有无甲泼尼龙冲击治疗常见的不良反应发生,如继发感染和水钠潴留,精神兴奋及可逆性记忆障碍、面红、血糖升高、骨质疏松、伤口不愈合、消化道出血或穿孔、严重高血压、充血性心力衰竭等。

(3)大剂量激素冲击治疗可有效抑制机体的防御能力,必要时实施保护性隔离,预防继发感染。

(4)观察利尿药、环磷酰胺冲击治疗的相关不良反应,如血清电解质变化情况及相应的临床症状。

（三）避免不利因素

避免血容量下降的不利因素（低蛋白血症、脱水、低血压等）。

（四）预防感染

避免使用损害肾脏的药物，同时积极预防感染。

（五）皮肤护理

（1）水肿较严重的患者应着宽松、柔软的棉质衣裤、鞋袜。协助患者做好全身皮肤黏膜的清洁，指导患者注意保护好水肿的皮肤，如清洗时注意水温适当、勿过分用力；平时避免擦伤、撞伤、跌伤、烫伤。阴囊水肿等严重的皮肤水肿部位可用中药芒硝粉袋干敷或硫酸镁溶液敷于局部。水肿部位皮肤破溃应用无菌辅料覆盖，必要时可使用稀释成1∶5的碘伏溶液局部湿敷，以预防或治疗破溃处感染，促进创面愈合。

（2）注射时严格无菌操作，采用5～6号针头，保证药物准确及时地输入，注射完拔针后，应延长用无菌干棉球按压穿刺部位的时间，减少药液渗出。严重水肿者尽量避免肌内和皮下注射，尽力保证患者皮肤的完整性。

（六）心理护理

由于病情重，疾病进展快，患者出现恐惧、焦虑、烦躁、抑郁等心理。护士应加强沟通，充分理解患者的感受和心理压力，并鼓励家属共同努力疏导患者的心理压力。护士尽量多关心、巡视，及时解决患者的合理需要，让其体会到关心和温暖。护士应鼓励患者说出对患病的担忧，给其讲解疾病过程、合理饮食和治疗方案，以消除疑虑，提高治疗信心。

（七）健康指导

（1）休息：患者应注意休息、避免劳累。急性期绝对卧床休息。卧床休息时间应较急性肾小球肾炎更长。

（2）积极预防和控制感染：从病因与治疗方法上对患者进行健康教育，提高患者预防感染的意识。

（3）提高治疗的依从性；告知患者与家属严格依从治疗的重要性、药物（激素及免疫抑制剂）治疗可能出现的不良反应与转归，避免患者擅自停药或改变剂量，鼓励患者配合治疗。

（4）避免加重肾损害的因素，建立随访计划，鼓励患者进行自我病情监测，以防止疾病复发及恶化。

（5）定期复查电解质（低钠、低钾等），有异常及时协助医师处理。

（于丽敏）

第四节　肾盂肾炎

肾盂肾炎是由各种病原微生物感染所引起的肾盂、肾盏及肾实质的感染性炎症，是泌尿系统感染中最常见的临床类型。肾盂肾炎为上尿路感染，尿道炎和膀胱炎为下尿路感染，而肾盂肾炎常伴有下尿路感染，临床上在感染难以定位时可统称为尿路感染。本病好发于女性，尤其多见于育龄期妇女、女婴、老年女性和免疫功能低下者。

一、病因及诊断检查

(一)致病因素

1.病因

尿路感染最常见的致病菌是肠道革兰阴性杆菌,其中以大肠埃希菌最常见,占70%以上,其次为副大肠埃希菌、变形杆菌、克雷伯杆菌、产气杆菌、沙雷杆菌、产碱杆菌和葡萄球菌等。致病菌常为1种,极少数为2种以上细菌混合感染。偶可由真菌、病毒和原虫感染引起。

2.易感因素

由于机体具有多种防御尿路病原微生物感染发生的机制,所以正常情况下细菌进入膀胱不会引起肾盂肾炎的发生。主要易感因素如下。

(1)尿路梗阻和尿流不畅:是最主要的易感因素,以尿路结石最常见。尿路不畅时,尿路的细菌不能被及时冲刷清除出尿道,在局部生长和繁殖,易引起肾盂肾炎。

(2)解剖因素:女性尿道短、直而宽,尿道口距肛门、阴道较近,易被细菌污染,故易发生上行感染。

(3)尿路器械操作:应用尿道插入性器械时,如留置导尿管和膀胱镜检查、尿道扩张等可损伤尿道黏膜,或使细菌进入膀胱和上尿路而致感染。

(4)机体抵抗力低下:糖尿病、重症肝病、癌症晚期、艾滋病、长期应用激素和免疫抑制剂等均易发生尿路感染。

3.感染途径

(1)上行感染:为最常见的感染途径,病原菌多为大肠埃希菌,以女性多见。细菌由尿道外口经膀胱、输尿管逆流上行到肾盂,引起肾盂炎症,再经肾盏、肾乳头至肾实质。

(2)血行感染:致病菌多为金黄色葡萄球菌。病原菌从体内感染灶如扁桃体炎、鼻窦炎、龋病(龋齿)或皮肤化脓性感染等侵入血流,到达肾皮质引起多发性小脓肿,再沿肾小管向下扩散至肾乳头、肾盂及肾盏,引起肾盂肾炎。

(3)淋巴道感染:病原菌从邻近器官的病灶经淋巴管感染。

(4)直接感染:外伤或肾、尿路附近的器官与组织感染,细菌直接蔓延至肾引起肾盂肾炎。

(二)身体状况

按病程和病理变化可将肾盂肾炎分为急性和慢性两型。

1.急性肾盂肾炎

(1)起病急剧,病程不超过半年。

(2)全身表现:常有寒战、高热,体温升高达38.5~40 ℃,常伴有全身不适、头痛、乏力、食欲缺乏、恶心呕吐等全身症状。

(3)泌尿系统表现:可有腰痛、肾区不适和尿路刺激征,上输尿管点或肋腰点压痛,肾区叩击痛。重者尿外观浑浊,呈脓尿、血尿。

2.慢性肾盂肾炎

急性肾盂肾炎反复发作,迁延不愈,病程超过半年即转为慢性肾盂肾炎。慢性肾盂肾炎症状一般较轻,或仅有低热、倦怠,无尿路感染症状,但多次尿细菌培养均呈阳性,称无症状菌尿。急性发作时与急性肾盂肾炎症状相似,如不及时治疗可导致肾功能减退,最终可发展为肾衰竭。

3.并发症

常见有慢性肾衰竭、肾盂积水、肾盂积脓、肾周围脓肿等。

(三)心理社会状况

由于起病急,症状明显,女性患者羞于检查,或反复发作迁延不愈,患者易产生焦虑、紧张和悲观情绪。

(四)实验室及其他检查

1.尿常规

尿液外观浑浊;急性期尿沉渣镜检可见大量粒细胞和脓细胞,如出现白细胞管型,对肾盂肾炎有诊断价值;少数患者有肉眼血尿。

2.血常规

急性期粒细胞总数及中性粒细胞增高。

3.尿细菌学检查

尿细菌学检查是诊断肾盂肾炎的主要依据。新鲜清洁中段尿细菌培养,菌落计数不低于 $10^5/mL$ 为阳性,菌落计数低于 $10^4/mL$ 为污染,如介于两者之间为可疑阳性,需复查或结合病情判断。

4.肾功能检查

急性肾盂肾炎肾功能多无改变,慢性肾盂肾炎可有夜尿增多、尿比重低而固定,晚期可出现氮质血症。

5.X 线检查

X 线腹部平片及肾盂造影可了解肾的大小、形态、肾盂肾盏变化,以及尿路有无结石、梗阻、畸形等情况。

6.超声检查

可准确判断肾大小、形态及有无结石、囊肿、肾盂积水等。

二、护理诊断及医护合作性问题

(1)体温过高:与细菌感染有关。

(2)排尿异常:与尿路感染所致的尿路刺激征有关。

(3)焦虑:与症状明显或病情反复发作有关。

(4)潜在并发症:有慢性肾衰竭、肾盂积水、肾盂积脓和肾周围脓肿。

三、治疗及护理措施

(一)治疗要点

1.一般治疗

急性期全身症状明显者应卧床休息,饮食应富有热量和维生素并易于消化,高热脱水时应静脉补液,鼓励患者多饮水、勤排尿,促使细菌及炎性渗出物迅速排出。

2.抗菌药物治疗

原则上应根据致病菌和药敏试验结果选用抗菌药,但由于大多数病例为革兰阴性杆菌感染,急性型患者常不等尿培养结果,即首选对此类细菌有效。

(1)常用药物:①喹诺酮类。如环丙沙星、氧氟沙星,为目前治疗尿路感染的常用药物,病情轻者,可口服用药;较严重者宜静脉滴注,环丙沙星 0.25 g,或氧氟沙星 0.2 g,每 12 小时 1 次。②氨基糖苷类:庆大霉素肌内注射或静脉滴注。③头孢类。头孢唑啉肌内或静脉注射。④磺胺类。复方磺胺甲噁唑(复方新诺明)口服。

(2)疗效与疗程:若药物选择得当,用药 24 小时后症状即可好转,如经 48 小时仍无效,应考虑更换药物。抗菌药用至症状消失,尿常规转阴和尿培养连续 3 次阴性后 3~5 天为止。急性肾盂肾炎一般疗程为10~14 天,疗程结束后每周复查尿常规和尿细菌培养 1 次,共 2~3 周,若均为阴性,可视为临床治愈。慢性肾盂肾炎疗程应适当延长,选用敏感药物联合治疗,疗程 2~4 周;或轮换用药,每组使用 5~7 天查尿细菌,如连续 2 周(每周 2 次)尿细菌检查阴性,6 周后再复查 1 次仍为阴性,则为临床治愈。

(二)护理措施

1.病情观察

观察生命体征,尤其是体温变化;观察尿路刺激征及伴随症状的变化,有无并发症等。

2.生活护理

(1)休息:为患者提供安静、舒适的环境,增加休息和睡眠时间。高热患者应卧床休息,体温超过 39 ℃时需行冰敷、乙醇擦浴等措施进行物理降温。

(2)饮食护理:给予高蛋白质、丰富维生素和易消化的清淡饮食,鼓励患者多饮水,每天饮水量不少于 2 000 mL。

3.药物治疗的护理

(1)遵医嘱用药,轻症者尽可能单一用药,口服有效抗生素 2 周;严重感染宜联合用药,采用肌内注射或静脉给药;已有肾功能不全者,则避免应用肾毒性抗生素。

(2)观察药物疗效,协助医师判断停药指征。

(3)注意药物的不良反应:诺氟沙星、环丙沙星可引起轻微消化道反应、皮肤瘙痒等;氨基糖苷类药物对肾脏和听神经有毒性作用,可引起耳鸣、听力下降,甚至耳聋;磺胺类药物服药期间要多饮水和服用碳酸氢钠以碱化尿液、增强疗效和减少磺胺结晶的形成。

4.尿细菌学检查的标本采集

(1)宜在使用抗生素前或停药 5 天后留取尿标本。

(2)留取清洁中段尿标本前用肥皂水清洗外阴部,不宜用消毒剂,指导患者留取尿标本于无菌容器内,于 1 小时内送检。

(3)最好取清晨第 1 次(尿液在膀胱内停留 6~8 小时或以上)的清洁、新鲜中段尿送检,以提高阳性率。

(4)尿标本中注意勿混入消毒液;女性患者留取尿标本时应避开月经期,防止阴道分泌物及经血混入。

5.心理护理

向患者说明紧张情绪不利于尿路刺激征的缓解,指导患者放松身心,消除紧张情绪及恐惧心理,树立战胜疾病的信心,共同制订护理计划,积极配合治疗。

6.健康教育

(1)向患者及家属讲解肾盂肾炎发病和加重的相关因素,积极治疗和消除易感因素。尽量避免导尿及尿道器械检查,如果必须进行,应严格无菌操作,术后应用抗菌药以防泌尿系统感染。

(2)指导患者保持良好的生活习惯,合理饮食,多饮水,勤排尿,尽量不留残尿;保持外阴清洁,女性患者忌盆浴,注意月经期、妊娠期、产褥期卫生。

（3）加强身体锻炼,提高机体抵抗力。

（4）育龄妇女患者,急性期治愈后 1 年内应避免妊娠。与性生活有关的反复发作患者,应于性生活后立即排尿和行高锰酸钾坐浴。

（5）告知患者遵医嘱坚持按疗程应用抗菌药物是最重要的治疗措施,嘱患者不可随意增减药量或停药,以达到彻底治愈的目的,避免因治疗不彻底而演变为慢性肾盂肾炎。慢性肾盂肾炎应按医嘱用药,定期检查尿液,出现症状时应立即就医。

（于丽敏）

第十章

妇 科 护 理

第一节 痛 经

痛经是指在行经前、后或月经期出现下腹疼痛、坠胀伴腰酸及其他不适,严重影响生活和工作质量者。痛经分为原发性痛经与继发性痛经两类。前者指生殖器官无器质性病变的痛经,称功能性痛经;后者指盆腔器质性病变引起的痛经,如子宫内膜异位症等。本节仅叙述原发性痛经。

一、护理评估

(一)健康史

原发性痛经常见于青少年,多发生在有排卵的月经周期,精神紧张、恐惧、寒冷刺激及经期剧烈运动可加重疼痛。评估时需了解患者的年龄和月经史、疼痛特点及与月经的关系、伴随症状和缓解疼痛的方法等。

(二)身体状况

1.痛经

痛经是主要症状,多自月经来潮后开始,最早出现在月经来潮前 12 小时,月经第 1 天疼痛最剧烈,持续 2～3 天后逐渐缓解。疼痛呈痉挛性,多位于下腹正中,常放射至腰骶部、外阴与肛门,少数人的疼痛可放射至大腿内侧。可伴面色苍白、出冷汗、恶心、呕吐、腹泻、头晕、乏力等。痛经多于月经初潮后 1～2 年发病。

2.妇科检查

生殖器官无器质性病变。

(三)心理-社会状况

患者缺乏痛经的相关知识,担心痛经可能影响健康及婚后的生育能力,表现为情绪低落、烦躁、焦虑;伴随着月经的疼痛,常常使患者抱怨自己是女性。

(四)辅助检查

B 超检查生殖器官有无器质性病变。

（五）处理要点

以解痉、镇痛等对症治疗为主，并注意对患者的心理治疗。

二、护理问题

（一）急性疼痛

急性疼痛与经期宫缩有关。

（二）焦虑

焦虑与反复疼痛及缺乏相关知识有关。

三、护理措施

（一）一般护理

（1）下腹部局部可用热水袋热敷。

（2）鼓励患者多饮热茶、热汤。

（3）注意休息，避免紧张。

（二）病情观察

（1）观察疼痛的发生时间、性质、程度。

（2）观察疼痛时的伴随症状，如恶心、呕吐、腹泻。

（3）了解引起疼痛的精神因素。

（三）用药护理

遵医嘱给予解痉、镇痛药，常用药物有前列腺素合成酶抑制剂，如吲哚美辛（消炎痛）、布洛芬等，亦可选用避孕药或中药治疗。

（四）心理护理

讲解有关痛经的知识及缓解疼痛的方法，使患者了解经期下腹坠胀、腰酸、头痛等轻度不适是生理反应。原发性痛经不影响生育，生育后痛经可缓解或消失，从而消除患者紧张、焦虑的情绪。

（五）健康指导

进行经期保健的教育，包括注意经期清洁卫生、保持精神愉快、加强经期保护、避免剧烈运动及过度劳累、防寒保暖等。疼痛难忍时一般选择非麻醉性镇痛药治疗。

（由菊丽）

第二节　闭　　经

闭经是妇科常见症状，分为原发性闭经和继发性闭经两类。原发性闭经指年龄超过16岁，第二性征已发育，或年龄超过14岁，第二性征尚未发育，且无月经来潮者；继发性闭经指正常月经建立后，因病理性原因月经停止6个月，或按自身原来月经周期计算停经3个周期以上者。青春期以前、妊娠期、哺乳期及绝经后的无月经均属生理现象。

一、护理评估

(一)健康史

原发性闭经较少见,常由于遗传性因素或先天性发育缺陷所致,评估时应注意患者生殖器官和第二性征发育情况及家族史。继发性闭经发病率高,病因复杂,评估时应详细询问患者月经史,已婚者应注意有无产后大出血、不孕及流产史。根据控制正常月经周期的 4 个环节,按病变部位将闭经分为下丘脑性闭经、垂体性闭经、卵巢性闭经及子宫性闭经。

1.下丘脑性闭经

下丘脑性闭经最常见,以功能性原因为主。

(1)精神因素:精神创伤、紧张忧虑、环境改变、过度劳累、盼子心切或畏惧妊娠等可使内分泌调节功能紊乱而发生闭经。闭经多为一时性,可自行恢复。

(2)剧烈运动、体重下降和神经性厌食:均可诱发闭经。因初潮发生和月经维持有赖于一定比例(17%~20%)的机体脂肪,中枢神经对体重下降极为敏感。

(3)药物:一般在停药后 3～6 个月月经恢复。

2.垂体性闭经

垂体器质性病变或功能失调可影响卵巢功能而引起闭经。

(1)垂体梗死:常见于产后出血使垂体缺血坏死,出现闭经、性欲减退、毛发脱落、第二性征衰退等症状。

(2)垂体肿瘤:可引起闭经溢乳综合征。

3.卵巢性闭经

因性激素水平低落,子宫内膜不发生周期性变化而导致闭经。

(1)卵巢功能早衰:40 岁前绝经者称卵巢功能早衰,常伴有围绝经期综合征的表现。

(2)卵巢功能性肿瘤、卵巢切除或组织破坏。

(3)多囊卵巢综合征:表现为闭经、不孕、多毛、肥胖、双侧卵巢增大。

4.子宫性闭经

月经调节功能及第二性征发育正常,但子宫内膜受到破坏或对卵巢激素不能产生正常的反应而引起闭经。

(1)先天性子宫发育不良或子宫切除术后者。

(2)子宫内膜损伤:子宫腔放疗后、结核性子宫内膜炎、子宫腔粘连综合征,后者因人工流产刮宫过度,使子宫内膜损伤粘连而无月经产生。

5.其他内分泌功能异常

甲状腺功能减退或亢进、肾上腺皮质功能亢进、糖尿病等可引起闭经。

(二)身体状况

了解患者的闭经类型、时间及伴随症状。注意观察患者精神状态、智力发育、营养与健康状况;检查全身发育状况,测量身高、体重、四肢与躯干比例;第二性征如音调、毛发分布、乳房发育状况,挤压乳腺有无乳汁分泌;妇科检查生殖器官有无发育异常和肿瘤等。

(三)心理-社会状况

患者担心闭经对自己的健康、性生活及生育能力有影响,病程过长及治疗效果不佳会加重患者及其家属的心理压力,产生低落、焦虑情绪,反过来又加重闭经。

(四)辅助检查

1.子宫功能检查

(1)诊断性刮宫:适用于已婚妇女,必要时可在宫腔镜直视下检查。

(2)子宫输卵管碘油造影:了解子宫腔及输卵管情况。

(3)药物撤退试验:①孕激素试验可评估内源性雌激素水平;②雌、孕激素序贯疗法。

2.卵巢功能检查

通过 B 超检查、基础体温测定、宫颈黏液结晶检查、阴道脱落细胞检查、血清激素测定、诊断性刮宫,了解排卵情况及体内性激素水平。

3.垂体功能检查

如垂体兴奋试验等。

4.其他检查

B 超检查、染色体检查及内分泌检查等。

(五)处理要点

(1)全身治疗:积极治疗全身性疾病,增强体质,加强营养,保持正常体重。

(2)心理治疗:精神因素所致闭经,应行心理疏导。

(3)病因治疗:子宫腔粘连、先天畸形、卵巢及垂体肿瘤等采取相应手术治疗。

(4)性激素替代疗法:根据病变部位及病因,给予相应激素治疗,常用雌激素替代疗法、雌、孕激素序贯疗法和雌、孕激素合并疗法。

(5)诱发排卵:常用氯米芬、人绒毛膜促性腺激素。

二、护理问题

(一)焦虑

焦虑与担心闭经对健康、性生活及生育的影响有关。

(二)功能障碍性悲哀

功能障碍性悲哀与长期闭经、治疗效果不佳及担心丧失女性形象有关。

三、护理措施

(一)一般护理

1.鼓励患者增加营养

营养不良引起闭经时,应供给患者足够的营养。

2.保证睡眠

工作紧张引起闭经时,鼓励患者加强锻炼,增强体质,注意劳逸结合。如为肥胖引起的闭经,指导患者进低热量饮食,但需要富有维生素和矿物质,嘱咐患者适当增加运动量。

(二)病情观察

(1)观察患者情绪变化,有无引起闭经的精神因素,如工作、家庭、生活等情况。

(2)对有人工流产、剖宫产史的闭经患者,应监测阴道流血情况及月经变化。

(3)注意患者体重增加或减少的数据和时间,与闭经前、后的关系。

(4)观察患者甲状腺有无肿大、有无糖尿病症状。

（三）用药护理

指导患者合理使用性激素，说明性激素的作用、不良反应、用药方法及注意事项。

（四）心理护理

讲解月经的生理知识，使患者了解闭经与女性特征、生育及健康的关系，减轻心理压力，避免闭经加重。对原发性闭经者，特别是生殖器官畸形者进行心理疏导，保持心情舒畅，正确对待疾病，提高对自我形象的认识。

（五）健康指导

（1）告知患者要耐心坚持规范治疗，在医师的指导下接受全身系统检查。

（2）短期治疗效果可能不明显，要有心理准备，不要放弃治疗，树立战胜疾病的信心。

（由菊丽）

第三节　功能失调性子宫出血

功能失调性子宫出血为妇科常见病。它是由于调节生殖系统的神经内分泌机制失常引起的异常子宫出血，而全身及内、外生殖器官无器质性病变存在。常表现为月经周期长短不一、经期延长、经量过多或不规则阴道出血。功能失调性子宫出血可分为排卵性功能失调性子宫出血和无排卵性功能失调性子宫出血2类，约85%的患者属无排卵性功能失调性子宫出血。功能失调性子宫出血可发生于月经初潮至绝经期间的任何年龄，约50%的患者发生于绝经前期，育龄期约占30%，青春期约占20%。

一、护理评估

（一）健康史

1.无排卵性功能失调性子宫出血

（1）青春期：与下丘脑-垂体-卵巢轴调节功能未健全有关，过度劳累、精神紧张、恐惧、忧伤、环境及气候改变等应激刺激，以及肥胖、营养不良等因素易导致下丘脑-垂体-卵巢轴调节功能紊乱，卵巢不能排卵。

（2）绝经过渡期：因卵巢功能衰退，卵巢对促性腺激素敏感性降低，卵泡在发育过程中因退行性变而不能排卵。

（3）生育期：可因内、外环境改变，如劳累、应激、流产、手术或疾病等引起短暂无排卵。亦可因肥胖、多囊卵巢综合征、高催乳素血症等因素长期存在，引起持续无排卵。

2.排卵性功能失调性子宫出血

黄体功能不足原因在于神经内分泌调节功能紊乱，导致卵泡期卵泡刺激素缺乏，卵泡发育缓慢，雌激素分泌减少，正反馈作用不足，黄体生成素峰值不高，使黄体发育不全、功能不足。子宫内膜不规则脱落者，由于下丘脑-垂体-卵巢轴调节功能紊乱或黄体机制异常，引起萎缩过程延长。

评估时注意了解患者的发病年龄、月经史、婚育史及发病诱因，以及有无性激素治疗不当及全身性出血性疾病史。

（二）身体状况

1.月经紊乱

（1）无排卵性功能失调性子宫出血：最常见的症状是子宫不规则性出血，特点是月经周期紊乱，经期长短不一，经量多少不定。可先有数周或数月停经，然后阴道流血，量较多，持续2～3周或更长时间，不易自止，无腹痛或其他不适。

（2）排卵性功能失调性子宫出血：黄体功能不足者月经周期缩短，月经频发（月经周期短于21天），不易受孕或怀孕早期易流产；子宫内膜不规则脱落者月经周期正常，但经期延长，长达9～10天，多发生于产后或流产后。

2.贫血

因出血多或时间长，患者出现头晕、乏力、面色苍白等贫血征象。

3.体格检查

体格检查包括全身检查和妇科检查，排除全身性疾病及生殖器官器质性病变。

（三）心理-社会状况

青春期患者常因害羞而影响及时诊治，生育期患者担心影响生育而焦虑，围绝经期患者因治疗效果不佳或怀疑为恶性肿瘤而焦虑、紧张、恐惧。

（四）辅助检查

1.诊断性刮宫

诊断性刮宫可了解子宫内膜反应、子宫内膜病变，达到止血的目的。不规则流血者可随时刮宫，用以止血。确定有无排卵或黄体功能不足，于月经前一天或者月经来潮6小时内做诊断性刮宫，无排卵性功能失调性子宫出血的子宫内膜呈增生期改变，黄体功能不足显示子宫内膜分泌不良。子宫内膜不规则脱落，于月经周期第5～6天进行诊断性刮宫，增生期与分泌期子宫内膜共存。

2.B超检查

了解子宫内膜厚度及生殖器官有无器质性改变。

3.血常规及凝血功能检查

了解有无贫血、感染及凝血功能障碍。

4.宫腔镜检查

直接观察子宫内膜，选择病变区进行活检。

5.卵巢功能检查

判断卵巢有无排卵或黄体功能。

（五）处理要点

1.无排卵性功能失调性子宫出血

青春期和生育期患者以止血、调整周期、促排卵为原则。围绝经期患者以止血、防止子宫内膜癌变为原则。

2.排卵性功能失调性子宫出血

黄体功能不足的治疗原则是促进卵泡发育、刺激黄体功能及黄体功能替代疗法，分别应用氯米芬、人绒毛膜促性腺激素和黄体酮；子宫内膜不规则脱落的治疗原则是促使黄体及时萎缩，子宫内膜及时、完整脱落，常用药物有孕激素和人绒毛膜促性腺激素。

二、护理问题

（一）潜在并发症

贫血。

（二）知识缺乏

缺乏性激素治疗的知识。

（三）有感染的危险

有感染的危险与经期延长、机体抵抗力下降有关。

（四）焦虑

焦虑与性激素使用及药物不良反应有关。

三、护理措施

（一）一般护理

患者体质往往较差，应加强营养，改善全身情况，可补充铁剂、维生素 C 和蛋白质。成人体内大约每 100 mL 血中含 50 mg 铁，行经期妇女，每天从食物中吸收铁 0.7～2.0 mg，经量多者应额外补充铁。向患者推荐含铁较多的食物，如猪肝、胡萝卜、葡萄干等。按照患者的饮食习惯，为患者制订适合于个人的饮食计划，保证患者获得足够的营养。

（二）病情观察

观察并记录患者的生命体征、出量及入量，嘱患者保留出血期间使用的会阴垫及内裤，以便更准确地估计出血量，出血较多者，督促其卧床休息，避免过度疲劳和剧烈活动；贫血严重者，遵医嘱做好配血、输血、止血措施，执行治疗方案，维持患者正常血容量。

（三）对症护理

1.无排卵性功能失调性子宫出血

（1）止血：对大量出血患者，要求在性激素治疗 8 小时内见效，24～48 小时内出血基本停止，若 96 小时以上仍不止血者，应考虑有器质性病变存在。

1）性激素止血。①雌激素：应用大剂量雌激素可迅速提高血内雌激素浓度，促使子宫内膜生长，短期内修复创面而止血，主要用于青春期功能失调性子宫出血。目前多选用妊马雌酮 2.5 mg 或己烯雌酚 1～2 mg。②孕激素：适用于体内已有一定水平雌激素的患者。常用药物如甲羟孕酮或炔诺酮，用药原则同雌激素。③雄激素：拮抗雌激素、增加子宫平滑肌及子宫血管张力而减少出血，主要用于围绝经期功能失调性子宫出血患者的辅助治疗，可随时停用。④联合用药：止血效果优于单一药物，可用三合激素或口服短效避孕药，止血后逐渐减量。

2）刮宫术：止血及排除子宫内膜癌变，适用于年龄＞35 岁、药物治疗无效或存在子宫内膜癌高危因素的患者。

3）其他止血药：卡巴克洛和酚磺乙胺可减少微血管的通透性，氨基己酸、氨甲苯酸、氨甲环酸等可抑制纤维蛋白溶酶，有减少出血量的辅助作用，但不能赖以止血。

（2）调整月经周期：一般连续用药 3 个周期。在此过程中务必积极纠正贫血、加强营养，以改善体质。

1）雌、孕激素序贯疗法：人工周期，通过模拟自然月经周期中卵巢的内分泌变化，将雌、孕激素序贯应用，使子宫内膜发生相应变化，引起周期性脱落。适用于青春期功能失调性子宫出血或生育期功能失调性子宫出血者,可诱发卵巢自然排卵。雌激素自月经来潮第5天开始用药,妊马雌酮1.25 mg或己烯雌酚1 mg,每晚1次,连服20天,于服雌激素最后10天加用甲羟孕酮每天10 mg,两药同时用完,停药后3~7天出血。于出血第5天重复用药,一般连续使用3个周期。用药2~3个周期后,患者常能自发排卵。

2)雌、孕激素联合疗法:可周期性口服短效避孕药,适用于生育期功能失调性子宫出血、内源性雌激素水平较高或绝经过渡期功能失调性子宫出血者。

3)后半周期疗法:于月经周期的后半周期开始(撤药性出血的第16天)服用甲羟孕酮,每天10 mg,连服10天为1个周期,共3个周期为1个疗程。适用于青春期或绝经过渡期功能失调性子宫出血者。

(3)促排卵:适用于育龄期功能失调性子宫出血者。常用药物如氯米芬、人绒毛膜促性腺激素等。于月经第5天开始每天口服氯米芬50 mg,连续5天,以促进卵泡发育。B超监测卵泡发育接近成熟时,可大剂量肌内注射人绒毛膜促性腺激素5 000 U以诱发排卵。青春期不提倡使用。

(4)手术治疗:以刮宫术最常用,既能明确诊断,又能迅速止血。绝经过渡期出血患者激素治疗前宜常规刮宫,最好在子宫镜下行分段诊断性刮宫,以排除子宫内细微器质性病变。对青春期功能失调性子宫出血者,刮宫应持慎重态度。必要时行子宫次全切除或子宫切除术。

2.排卵性功能失调性子宫出血

(1)黄体功能不足:药物治疗如下。①黄体功能替代疗法:自排卵后开始每天肌内注射黄体酮10 mg,共10~14天,用以补充黄体分泌孕酮的不足。②黄体功能刺激疗法:通常应用人绒毛膜促性腺激素以促进及支持黄体功能。于基础体温上升后开始,隔天肌内注射人绒毛膜促性腺激素1 000~2 000 U,共5次,可使血浆孕酮明显上升,随之正常月经周期恢复。③促进卵泡发育:于月经第5天开始,每晚口服氯米芬50 mg,共5天。

(2)子宫内膜不规则脱落:药物治疗如下。①孕激素:自排卵后第1~2天或下次月经前10~14天开始,每天口服甲羟孕酮10 mg,连续10天;有生育要求者,可肌内注射黄体酮。②人绒毛膜促性腺激素:用法同黄体功能不足。

3.性激素治疗的注意事项

(1)严格遵医嘱正确用药,不得随意停服或漏服,以免使用不当引起子宫出血。

(2)药物减量必须按规定在止血后开始,每3天减量1次,每次减量不超过原剂量的1/3,直至维持量,持续用至止血后20天停药。

(3)雌激素口服可能引起恶心、呕吐等胃肠道反应,可饭后或睡前服用;对存在血液高凝倾向或血栓性疾病史者禁忌使用。

(4)雄激素用量过大可能出现男性化不良反应。

(四)预防感染

(1)测体温、脉搏。

(2)指导患者保持会阴部清洁,出血期间禁止盆浴及性生活。

(3)注意有无腹痛等生殖器官感染征象。

(4)按医嘱使用抗生素。

(五)心理护理

注意情绪调节,避免过度紧张与精神刺激。特别是青春期少女,父母不仅要关注女孩的学习状况与膳食状况,还要重视女孩的情绪变化,与其多沟通,了解其内心世界的变化,帮助其释放不良情绪,以使其保持相对稳定的精神-心理状态,避免情绪上的大起大落。

(六)健康指导

(1)宜清淡饮食,多食富含维生素 C 的新鲜瓜果、蔬菜。注意休息,保持心情舒畅。

(2)强调严格掌握雌激素的适应证,并合理使用,对更年期及绝经后妇女更应慎用,应用时间不宜过长,量不宜大,并应严密观察其反应。

(3)月经期避免剧烈运动,禁止盆浴及性生活,保持会阴部清洁。

（由菊丽）

第四节　外阴炎及阴道炎

一、外阴炎

外阴炎是妇科常见病,是外阴部的皮肤与黏膜的炎症,可发生于任何年龄,以生育期及绝经后妇女多见。

(一)护理评估

1.健康史

(1)病因评估:外阴炎主要指外阴部的皮肤与黏膜的炎症,以大、小阴唇为多见。由于外阴与尿道、肛门、阴道邻近且暴露,同时,阴道分泌物、经血、产后的恶露、尿液、粪便的刺激、糖尿病患者的糖尿的长期浸渍,均可引起外阴不同程度的炎症,此外,穿化纤内裤、紧身内裤、使用卫生巾使局部透气性差等,均可诱发外阴部的炎症。

(2)病史评估:评估有无外阴炎的因素存在,有无糖尿病、阴道炎病史。

2.身心状况

(1)症状:外阴瘙痒、疼痛、红、肿、灼热,性交及排尿时加重。

(2)体征:局部充血、肿胀、糜烂,常有抓痕,严重者形成溃疡或湿疹。慢性炎症者,外阴局部皮肤或黏膜增厚、粗糙、皲裂等。

(3)心理-社会状况:了解病程,了解患者对症状的反应,有无烦躁、不安等心理。

(二)护理诊断及合作性问题

(1)皮肤或黏膜完整性受损:与皮肤黏膜炎症有关。

(2)舒适改变:与外阴瘙痒、疼痛、分泌物增多有关。

(3)焦虑:与性交障碍、行动不便有关。

(三)护理目标

(1)患者皮肤与黏膜完整。

(2)患者病情缓解或好转,舒适感增加。

(3)患者情绪稳定,积极配合治疗与护理。

（四）护理措施

1.一般护理

炎症期间宜进食清淡且富含营养的食物,禁食辛辣、刺激性食物。

2.心理护理

患者常出现烦躁不安、焦虑紧张情绪,应帮助患者树立信心,减轻心理负担并告知患者应坚持治疗,讲究卫生。

3.病情监护

积极寻找病因,消除刺激因素。

4.治疗护理

(1)治疗原则:去除病因,积极治疗原发病,如阴道炎、尿瘘、粪瘘、糖尿病等。

(2)治疗配合:保持外阴清洁干燥,局部使用约 40 ℃的 1∶5 000 高锰酸钾溶液坐浴,每天2 次,每次15～30分钟,5～10 次为 1 个疗程。如有破溃,可涂抗生素软膏或紫草油,急性期可用物理治疗。

（五）健康指导

(1)卫生宣教,指导妇女穿棉质内裤,减少分泌物刺激,对公共场所,如游泳池、公共浴室等谨慎出入,注意经期、孕期、产期及流产后的生殖道清洁,防止感染。

(2)定期妇科检查,积极参与普查与普治。

(3)指导用药方法及注意事项。

(4)加强性道德教育,纠正不良性行为。

（六）护理评价

(1)患者诉说外阴瘙痒症状减轻,舒适感增加。

(2)患者焦虑缓解或消失,掌握卫生保健常识,能养成良好的卫生习惯。

二、前庭大腺炎

细菌侵入前庭大腺腺管内致腺管充血、水肿称为前庭大腺炎。

（一）护理评估

1.健康史

(1)病因评估:前庭大腺腺管开口位于小阴唇与处女膜之间,在性交、流产、分娩或其他情况污染外阴部时,病原体易侵入引起炎症,因此,以育龄妇女多见,主要病原体为葡萄球菌、链球菌、大肠埃希菌、淋病奈瑟菌及沙眼衣原体等。急性炎症发作时,细菌先侵犯腺管,腺管口因炎症肿胀阻塞,渗出物不能排出,积存而形成脓肿,称为前庭大腺脓肿(又称巴氏腺脓肿),多发于一侧。如急性炎症消退,腺管口粘连阻塞,分泌物不能外流,脓液转清,则形成前庭大腺囊肿,多为单侧,大小不等,可持续数年不增大。患者往往无自觉症状。

(2)病史评估:了解患者有无反复的外阴感染史及卫生习惯。

2.身心状况

(1)症状:初起时局部肿胀、疼痛、烧灼感,行走不便,可伴有大小便困难等。有时可出现发热等全身症状(表 10-1)。

表 10-1 前庭大腺炎临床类型及身体状况

临床类型	身体状况
急性期	(1)大阴唇下 1/3 处疼痛、肿胀,严重时行走受限。检查局部可见皮肤红、肿、热、压痛 (2)脓肿形成时,可触及波动感,脓肿直径可达 5～6 cm,可自行破溃。如破口大,引流通畅,脓液流出后炎症消退;如破口小,引流欠佳,炎症持续不退或反复发作 (3)可出现全身不适、发热等全身症状
慢性期	慢性期囊肿形成,患者感到外阴部有坠胀感或性交不适。检查时局部可触及囊性肿物,大小不一,有时可反复急性发作

(2)体征:外阴部皮肤红肿、压痛明显。当脓肿形成时,疼痛加剧,并可触及波动感,脓肿直径可达5～6 cm。

(3)心理-社会状况:了解病程,了解患者对症状的反应,有无烦躁、不安等心理,患者常有因害羞或怕痛而未及时诊治的心理障碍。

(二)辅助检查

取前庭大腺开口处分泌物做细菌培养,确定病原体。

(三)护理诊断及合作性问题

(1)皮肤完整性受损:与脓肿自行破溃或手术切开引流有关。

(2)疼痛:与局部炎症刺激有关。

(四)护理目标

(1)患者皮肤保持完整。

(2)疼痛缓解或好转。

(五)护理措施

1.一般护理

急性期患者应卧床休息,饮食易消化,富含营养。

2.心理护理

患者常常烦躁不安、焦虑紧张,应尊重患者,为患者保密,以解除其忧虑,使其积极治疗,帮助其建立治愈疾病的信心和生活的勇气。

3.病情监护

观察患者的生命体征,重点观察体温变化,观察伤口愈合情况。

4.治病护理

(1)治疗原则:急性期局部热敷或坐浴,应用抗生素消炎治疗;脓肿形成或囊肿较大时,应切开引流或行囊肿造口术,保持腺体功能,防止复发。

(2)治疗配合:急性炎症发作时,取前庭大腺开口处分泌物做细菌培养,确定病原体。根据细菌培养结果和药物敏感试验选用抗生素口服或肌内注射。脓肿形成或囊肿较大时,切开引流或行囊肿造口术,并放置引流条。术后保持局部清洁,引流条每天更换 1 次,外阴用 1∶5 000 氯己定棉球擦拭,每天擦洗外阴2次,也可用清热解毒中药热敷或坐浴,每天 2 次。

(六)健康指导

(1)向患者及家属讲解此病的病因及预防措施,指导患者注意外阴清洁卫生。

(2)告知患者及家属月经期、产褥期禁止性交;月经期应使用消毒卫生巾预防感染;术后注意事项及正确用药。告知患者相关卫生保健常识,养成良好的卫生习惯。

（七）护理评价

(1)患者诉说外阴不适症状减轻,舒适感增加。

(2)患者接受医护人员指导,焦虑缓解或消失。

阴道炎是阴道黏膜及黏膜下结缔组织的炎症,是妇科常见病。正常健康女性由于解剖结构、组织特点,阴道对病原体的侵入有自然防御功能。当各种因素导致自然防御功能降低、阴道内生态平衡遭到破坏时,病原体侵入导致阴道炎症。幼女及绝经后女性由于雌激素缺乏、阴道上皮薄、阴道抵抗力低,比青春期及育龄期女性更易受感染。

三、滴虫性阴道炎

滴虫性阴道炎是由阴道毛滴虫引起的最常见的阴道炎。阴道毛滴虫主要寄生于女性阴道,也可存在于尿道、尿道旁腺及膀胱。男性可存在于包皮皱襞、尿道及前列腺内。滴虫适宜生长在温度为 25～40 ℃,pH 为 5.2～6.6 的潮湿环境。月经前后,阴道内酸性减弱,接近中性,隐藏在腺体及阴道皱襞中的滴虫常得以繁殖,而发生滴虫性阴道炎。此病的传播途径有经性交的直接传播及经游泳池、浴盆、厕所、衣物、器械等途径的间接传播。

（一）护理评估

1.健康史

(1)病因评估:阴道毛滴虫呈梨形,体积为多核白细胞的 2～3 倍。滴虫顶端有 4 根鞭毛,体部有波动膜,后端尖并有轴柱凸出。活的滴虫透明无色,呈水滴状,鞭毛随波动膜的波动而活动(图 10-1)。阴道毛滴虫极易传播,pH 在 4.5 以下时便受到抑制甚至致死。pH 上升至 7.5 时,其繁殖可完全被抑制。在妊娠期和月经来潮前后,阴道 pH 升高,可使阴道毛滴虫的感染率和发病率升高。

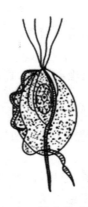

图 10-1　滴虫模式图

(2)病史评估:评估发作与月经周期的关系,既往阴道炎病史,个人卫生情况;分析感染经过;了解治疗经过。

2.身心状况

(1)症状:主要症状为白带呈稀薄泡沫状,量多及伴有外阴、阴道口瘙痒。如有其他细菌混合感染,白带可呈黄绿色、血性、脓性且有臭味。局部可有灼热、疼痛、性交痛。合并尿路感染时,可有尿频、尿痛、血尿。阴道毛滴虫能吞噬精子,阻碍乳酸生成,影响精子在阴道内存活,可致不孕。

（2）体征：妇科检查时可见阴道黏膜充血，严重时有散在的出血点。有时可见阴道后穹隆处有液性或脓性泡沫状分泌物。

（3）心理-社会状况：患者常因炎症反复发作而烦恼，出现无助感。

（二）辅助检查

1.悬滴法

在玻片上加 1 滴温生理盐水，自阴道后穹隆处取少许分泌物混于生理盐水中，用低倍镜检查，如有滴虫，可见其活动。阳性率可达 80％～90％。取分泌物检查前 24～48 小时，避免性交、阴道灌洗及阴道上药。

2.培养法

培养法适用于症状典型而悬滴法未见滴虫者，可用培养基培养，其准确率可达 98％。

（三）护理诊断及合作性问题

（1）知识缺乏：缺乏对疾病传染途径的认识及缺乏阴道炎治疗的知识。

（2）舒适改变：与外阴瘙痒、分泌物增多有关。

（3）组织完整性受损：与分泌物增多、外阴瘙痒、搔抓有关。

（四）护理目标

（1）患者能说出疾病传染的途径、阴道炎的治疗与日常防护知识。

（2）患者分泌物减少，舒适度提高。保持组织完整性、无破损。

（五）护理措施

1.一般护理

注意个人卫生，保持外阴部清洁、干燥，避免搔抓外阴导致皮肤破损。

2.心理护理

解除患者因疾病带来的烦恼，减轻其对确诊后的心理压力，增强治疗疾病的信心。告知患者夫妇滴虫性阴道炎的传播途径、临床表现、治疗方法和注意事项，减轻他们的焦虑心理，同时鼓励他们积极配合治疗。

3.病情观察

观察患者的外阴瘙痒症状、阴道分泌物的量及颜色等。

4.治疗护理

（1）治疗原则：杀灭阴道毛滴虫，保持阴道的自净作用，防止复发，夫妻双方要同时治疗，切断直接传染途径。

（2）治疗配合。①局部治疗：增强阴道酸性环境，用 1％乳酸溶液、0.5％醋酸溶液或 1：5 000 高锰酸钾溶液冲洗阴道后，每晚睡前用甲硝唑 200 mg，置于阴道后穹隆，每天 1 次，10 天为 1 个疗程。②全身治疗：甲硝唑（灭滴灵）每次 200～400 mg，每天 3 次口服，10 天为 1 个疗程。③指导患者正确用药，按疗程坚持用药，注意冲洗液的浓度、温度。④观察用药后反应：甲硝唑口服后偶见胃肠道反应，如食欲缺乏、恶心、呕吐及白细胞减少、皮疹等，一旦发现，应报告医师并停药。妊娠期、哺乳期妇女应慎用，因为药能通过胎盘进入胎儿体内，并可由乳汁排泄。

（六）健康指导

（1）做好卫生宣教，积极开展普查普治，消灭传染源，严格禁止滴虫阴道炎或带虫者进入游泳池。医疗单位做好消毒隔离，防止交叉感染。治疗期间勤换内裤，内裤、坐浴及洗涤用物应煮沸消毒 5～10 分钟以消灭病原体，禁止性生活，避免交叉或重复感染的机会。哺乳期妇女在用药期间或用药后 24 小时内不宜哺乳。经期暂停坐浴、阴道冲洗及阴道用药。

（2）夫妻应双双检查，男方若查出毛滴虫，夫妻应同治，有助于提高疗效，治疗期间应禁止性生活。

（3）治愈标准：治疗后应在每次月经干净后复查 1 次，连续 3 次均为阴性，方为治愈。

（七）护理评价

（1）患者自诉外阴不适症状减轻，舒适感增加，悬滴法试验连续 3 个周期复查为阴性。

（2）患者正确复述预防及治疗此疾病的相关知识。

四、外阴阴道假丝酵母菌病

外阴阴道假丝酵母菌病也称外阴阴道念珠菌病，是一种常见的外阴、阴道炎，80%～90% 的病原体为白假丝酵母菌，其发病率仅次于滴虫性阴道炎。白假丝酵母菌是真菌，不耐热，加热至 60 ℃，持续 1 小时，即可死亡；但对干燥、日光、紫外线及化学制剂的抵抗力较强。

（一）护理评估

1.健康史

（1）病因评估：假丝酵母菌为条件致病菌，可存在口腔、肠道和阴道而不引起症状。当阴道内糖原增多、酸度增加、局部细胞免疫力下降时，假丝酵母菌可繁殖并引起炎症，故外阴阴道假丝酵母菌病多见于孕妇、糖尿病患者及接受大量雌激素治疗者。此外，长期应用抗生素、服用类固醇皮质激素或免疫缺陷综合征等，可以改变阴道内微生物之间的相互制约关系，易发生此病；穿紧身化纤内裤、肥胖可使会阴局部的温度及湿度增加，也易使假丝酵母菌得以繁殖而引起感染。

（2）传播途径评估：①内源性感染为主要感染，假丝酵母菌除寄生阴道外，还可寄生于人的口腔、肠道，这些部位的假丝酵母菌可互相传染。②通过性交直接传染。③通过接触感染的衣物等间接传染。

（3）病史评估：了解有无糖尿病及长期使用抗生素、雌激素、类固醇皮质激素病史，了解个人卫生习惯及有无不洁性生活史。

2.身心状况

（1）症状：外阴、阴道奇痒，坐卧不安，痛苦异常，可伴有尿痛、尿频、性交痛。阴道分泌物为干酪样或豆渣样。

（2）体征：妇科检查见小阴唇内侧、阴道黏膜红肿并附着白色块状薄膜，容易剥离，下面糜烂及溃疡。

（3）心理-社会状况：患者常因外阴瘙痒痛苦不堪，由于影响休息与睡眠，产生忧虑与烦躁，评估患者心理障碍及影响疾病治疗的原因。

3.辅助检查

（1）悬滴法：在玻片上加 1 滴温生理盐水，自阴道后穹隆处取少许分泌物混于生理盐水中，用低倍镜检查，若找到白假丝酵母菌的芽孢和假菌丝即可确诊。

（2）培养法：适用于症状典型而悬滴法未见白假丝酵母菌者，可用培养基培养。

（二）护理诊断及合作性问题

1.焦虑

焦虑与易复发，影响休息与睡眠有关。

2.组织完整性受损

组织完整性受损与分泌物增多、外阴瘙痒、搔抓有关。

（三）护理目标

（1）患者情绪稳定,积极配合治疗与护理。

（2）患者病情改善,舒适度提高。

（3）保持组织完整性,组织无破损。

（四）护理措施

1.一般护理

注意个人卫生,保持外阴部清洁、干燥,避免搔抓外阴以免皮肤破损。

2.心理护理

向患者讲解外阴阴道假丝酵母菌病的病因、治疗方法和注意事项等,消除患者的顾虑和焦虑心理,使其积极配合治疗。

3.病情观察

观察患者的外阴瘙痒症状、阴道分泌物的量及颜色等。

4.治疗护理

（1）治疗原则:消除诱因,改变阴道酸碱度,根据患者情况选择局部或全身应用抗真菌药杀灭致病菌。

（2）用药护理。①局部治疗:用2％～4％碳酸氢钠溶液冲洗阴道或坐浴,再选用制霉菌素栓剂、克霉唑栓剂、咪康唑栓剂等置于阴道内,一般7～10天为1个疗程。②全身用药:若局部用药效果较差或病情顽固者,可选用伊曲康唑、氟康唑、酮康唑等口服。③用药注意:孕妇要积极治疗,否则阴道分娩时新生儿易感染发生鹅口疮。妊娠期坚持局部治疗,禁用口服拉唑类药物。勤换内裤,内裤、坐浴及洗涤用物应煮沸消毒5～10分钟以消灭病原体,避免交叉和重复感染的机会。④用药护理:嘱阴道灌洗或坐浴应注意药液浓度和治疗时间,灌洗药物要充分溶化,温度一般为40℃,切忌过烫,以免烫伤皮肤。

（五）健康指导

（1）做好卫生宣教,养成良好的卫生习惯,每天洗外阴、换内裤。切忌搔抓。

（2）约15％男性与女性患者接触后患有龟头炎,对有症状男性也应进行检查与治疗。

（3）鼓励患者坚持用药,不随意中断疗程。

（4）嘱积极治疗糖尿病等疾病,正确使用抗生素、雌激素,以免诱发外阴阴道假丝酵母菌病。

（六）护理评价

（1）患者分泌物减少,性状转为正常,舒适感增加。

（2）患者正确复述预防及治疗此疾病的相关知识,做到积极配合并坚持治疗。

五、萎缩性阴道炎

萎缩性阴道炎属非特异性阴道炎,常见于绝经后及卵巢切除后或盆腔放疗者。绝经后的萎缩性阴道炎又称老年性阴道炎。

（一）护理评估

1.健康史

（1）病因评估:①妇女绝经后;②手术切除卵巢;③产后闭经;④药物假绝经治疗;⑤盆腔放疗

后等。由于雌激素水平降低,阴道上皮萎缩变薄,上皮细胞内糖原减少,阴道内 pH 增高,阴道自净作用减弱,局部抵抗力降低,致病菌入侵后易繁殖引起炎症。

(2)病史评估:了解有无糖尿病及长期使用抗生素、雌激素、类固醇皮质激素病史;了解个人卫生习惯及有无不洁性生活史;了解有无进行盆腔放疗等。

2.身心状况

(1)症状:白带增多,多为黄水状,严重感染时可呈脓性,有臭味。黏膜有浅表溃疡时,分泌物可为血性,有的患者可有点滴出血,可伴有外阴瘙痒、灼热、尿频、尿痛、尿失禁等症状。

(2)体征:妇科检查可见阴道皱襞消失、上皮菲薄、黏膜出血,表面可有小出血点或片状出血点;严重时可形成浅表溃疡,阴道弹性消失、狭窄,慢性炎症、溃疡还可引起阴道粘连,导致阴道闭锁。

(3)心理-社会状况:老年人常因思想比较保守,不愿就医而出现无助感。其他患者常因知识缺乏而病急乱投医,因此,应注意评估影响患者不愿就医的因素及家庭支持系统。

3.辅助检查

取分泌物检查,悬滴法排除滴虫性阴道炎和外阴阴道假丝酵母菌病;有血性分泌物时,常需做宫颈刮片或分段诊刮排除宫颈癌和子宫内膜癌。

(二)护理诊断及合作性问题

(1)舒适改变:与外阴瘙痒、疼痛、分泌物增多有关。

(2)知识缺乏:与缺乏绝经后妇女预防保健知识有关。

(3)有感染的危险:与局部分泌物增多、破溃有关。

(三)护理目标

(1)患者分泌物减少,性状转为正常,舒适感增加。

(2)患者正确复述预防及治疗此疾病的相关知识,做到积极配合并坚持治疗。

(3)患者无感染发生或感染被及时发现和控制,体温、血常规正常。

(四)护理措施

1.一般护理

嘱患者保持外阴清洁,勤换内裤。穿棉质内裤,减少刺激等。

2.心理护理

使患者了解老年性阴道炎的病因和治疗方法,减轻其焦虑;对卵巢切除、放疗者给予心理安慰与相关医学知识解释,增强其治疗疾病的信心;解释雌激素替代疗法可缓解症状,帮助其建立治愈疾病的信心。

3.病情观察

观察白带性状、量、气味,有无外阴瘙痒、灼热及膀胱刺激症状等。

4.治疗护理

(1)治疗原则:增强阴道黏膜的抵抗力,抑制细菌生长繁殖。

(2)治疗配合。①增加阴道酸度:用 0.5% 醋酸或 1% 乳酸溶液冲洗阴道,每天 1 次。阴道冲洗后,将甲硝唑 200 mg 或氧氟沙星 200 mg,放入阴道深部,每天 1 次,7~10 天为 1 个疗程。②增加阴道抵抗力:针对病因给予雌激素制剂,可局部用药,也可全身用药。将己烯雌酚 0.125~0.25 mg 每晚放入阴道深部,7 天为 1 个疗程。③全身用药:可口服尼尔雌醇,首次 4 mg,以后每 2~4 周 1 次,每晚 2 mg,维持2~3 个月。

（五）健康指导

（1）对围绝经期、老年妇女进行健康教育，使其掌握预防老年性阴道炎的措施及技巧。

（2）指导患者及其家属阴道灌洗、上药的方法和注意事项。用药前洗净双手及会阴，减少感染的机会。自己用药有困难者，指导其家属协助用药或由医务人员帮助使用。

（3）告知使用雌激素治疗可出现的症状，嘱乳腺癌或子宫内膜癌患者慎用雌激素制剂。

（六）护理评价

（1）患者分泌物减少，性状转为正常，舒适感增加。

（2）患者正确复述预防及治疗此疾病的相关知识，做到积极配合并坚持治疗。

（由菊丽）

第五节　子宫颈炎

子宫颈炎是指子宫颈发生的急性或慢性炎症。子宫颈炎是妇科常见疾病之一，包括宫颈阴道部炎症及宫颈管黏膜炎症。临床上分为急性子宫颈炎和慢性子宫颈炎。临床多见的子宫颈炎是急性子宫颈管黏膜炎，若急性子宫颈炎未经及时诊治或病原体持续存在，可导致慢性子宫颈炎症。

由于宫颈管黏膜上皮为单层柱状上皮，抗感染能力较差，当遇到多种病原体侵袭、物理化学因素刺激、机械性子宫颈损伤、子宫颈异物等，引起子宫颈局部充血、水肿，上皮变性、坏死，黏膜、黏膜下组织、腺体周围大量中性粒细胞浸润，或子宫颈间质内有大量淋巴细胞、浆细胞等慢性炎细胞浸润，可伴有子宫颈腺上皮及间质增生和鳞状上皮化生。因子宫颈阴道部鳞状上皮与阴道鳞状上皮相延续，亦可由阴道炎症引起宫颈阴道部炎症。

病原体种类。①性传播疾病的病原体：主要是淋病奈瑟菌及沙眼衣原体。②内源性病原体：与细菌性阴道病病原体、生殖道支原体感染有关。

一、护理评估

（一）健康史

1.一般资料

年龄、月经史、婚育史，是否处在妊娠期。

2.既往疾病史

详细了解有无阴道炎、性传播疾病及子宫颈炎症的病史，包括发病时间、病程经过、治疗方法及效果。

3.既往手术史

详细询问分娩手术史，了解阴道分娩时有无宫颈裂伤；是否做过妇科阴道手术操作及有无宫颈损伤、感染史。

4.个人生活史

了解个人卫生习惯，分析可能的感染途径。

(二)生理状况

1.症状

(1)急性子宫颈炎:阴道分泌物增多,呈黏液脓性,阴道分泌物的刺激可引起外阴瘙痒及灼热感;可出现月经间期出血、性交后出血等症状;常伴有尿道症状,如尿急、尿频、尿痛。

(2)慢性子宫颈炎:患者多无症状,少数患者可有阴道分泌物增多,呈淡黄色或脓性,偶有接触性出血、月经间期出血,偶有分泌物刺激引起外阴瘙痒或不适。

2.体征

(1)急性子宫颈炎:检查见脓性或黏液性分泌物从子宫颈管流出;用棉拭子擦拭子宫颈管时,容易诱发子宫颈管内出血。

(2)慢性子宫颈炎:检查可见宫颈呈糜烂样改变,或有黄色分泌物覆盖子宫颈口或从宫颈管流出,也可见子宫颈息肉或子宫颈肥大。

3.辅助检查

(1)实验室检查:分泌物涂片做革兰染色,中性粒细胞每高倍视野>30 个;阴道分泌物湿片检查白细胞每高倍视野>10 个;做淋菌奈瑟菌及沙眼衣原体检测,以明确病原体。

(2)宫腔镜检查:镜下可见血管充血,宫颈黏膜及黏膜下组织、腺体周围大量中性粒细胞浸润,腺腔内可见脓性分泌物。

(3)宫颈细胞学检查:行宫颈刮片、宫颈管吸片检查,与宫颈上皮瘤样病变或早期宫颈癌相鉴别。

(4)阴道镜及活检:必要时进行该检查,以明确诊断。

(三)高危因素

(1)性传播疾病,年龄<25 岁,多位性伴侣或新性伴侣且为无保护性交。

(2)细菌性阴道病。

(3)分娩、流产或手术致子宫颈损伤。

(4)卫生不良或雌激素缺乏,局部抗感染能力差。

(四)心理-社会因素

1.对健康问题的感受

是否存在因无明显症状而不重视或延误治疗。

2.对疾病的反应

是否因病变在宫颈,又涉及生殖器官与性,而不愿及时就诊;或因阴道分泌物增多引起不适;或治疗效果不明显而烦躁不安;或遇有白带带血或接触性出血时,担心疾病的严重程度,怀疑有癌变而恐惧、焦虑。

3.家庭、社会及经济状况

家人对患者是否关心,家庭经济状况及是否有医疗保险。

二、护理诊断

(一)皮肤完整性受损

其与宫颈上皮糜烂及炎性刺激有关。

(二)舒适的改变

其与白带增多有关。

（三）焦虑

其与害怕宫颈癌有关。

三、护理措施

（一）症状护理

1.阴道分泌物增多

观察阴道分泌物颜色、性状、气味及量，选择合适的药液进行阴道冲洗。在不清楚种类时，不可滥用冲洗液，指导患者勤换会阴垫及内裤，保持外阴清洁干燥。

2.外阴瘙痒与灼痛

嘱患者尽量避免搔抓，防止外阴部皮肤破损，减少活动，避免摩擦外阴。

（二）用药护理

药物治疗主要用于急性子宫颈炎患者的治疗。

1.遵医嘱用药

（1）经验性抗生素治疗：在未获得病原体检测结果前，采用针对衣原体的经验性抗生素治疗，阿奇霉素 1 g，单次顿服，或多西环素 100 mg，每天 2 次，连服 7 天。

（2）针对病原体的抗生素治疗：临床上除选用抗淋病奈瑟菌的药物外，同时应用抗衣原体感染的药物。对于单纯急性淋病奈瑟菌性子宫颈炎患者，常用药物有头孢菌素，如头孢曲松钠 250 mg，单次肌内注射，或头孢克肟 400 mg，单次口服等；对沙眼衣原体所致子宫颈炎患者，治疗药物有四环素类，如多西环素 100 mg，每天 2 次，连服 7 天。

2.用药观察

注意观察药物的不良反应，若出现不良反应，立即停药并通知医师。

3.用药注意事项

注意药物的半衰期及有效作用时间；注意药物的配伍禁忌；抗生素应现配现用。

4.用药指导

若病原体为沙眼衣原体及淋病奈瑟菌，应对性伴侣进行相应的检查和治疗。

（三）物理治疗及手术治疗的护理

1.宫颈糜烂样改变

若为无症状的生理性柱状上皮异位，无须处理；对伴有分泌物增多、乳头状增生或接触性出血，可给予局部物理治疗，包括激光、冷冻、微波等，也可以给予中药作为物理治疗前、后的辅助治疗。

2.慢性子宫颈黏膜炎

针对病因给予治疗，若病原体不清，可试用物理治疗，方法同上。

3.子宫颈息肉

配合医师行息肉摘除术。

4.子宫颈肥大

一般无须治疗。

（四）心理护理

（1）加强疾病知识宣传，引导患者正确认识疾病，及时就诊，接受规范治疗。

（2）向患者解释疾病与健康的问题，鼓励患者表达自己的想法。对病程长、迁延不愈的患者，给予关心和耐心解说,告知疾病的过程及防治措施;对病理检查发现宫颈上皮有异常增生的患者,告知其通过密切监测、坚持治疗,可阻断癌变途径,以缓解焦虑心理,增加治疗的信心。

(3)与家属沟通,让其多关心患者、支持患者,让患者坚持治疗,促进其康复。

四、健康指导

(一)讲解疾病知识
向患者讲解子宫颈炎的疾病知识,告知及时就诊和规范治疗的重要性。

(二)个人卫生指导
嘱患者保持外阴清洁,每天清洗外阴 2 次,养成良好的卫生习惯,尤其是经期、孕产期及产褥期卫生,避免感染发生。

(三)随访指导
告知患者物理治疗后有分泌物增多,甚至有多量水样排液,在术后 1～2 周脱痂时可有少量出血,是创面愈合的过程,不必应诊;如出血量多于月经量则需到医院就诊处理;在物理治疗后 2 个月内禁止性生活、盆浴和阴道冲洗;治疗后经过 2 个月经周期,于月经干净后 3～7 天来院复查,评价治疗效果,效果欠佳者可进行第二次治疗。

(四)体检指导
坚持每 1～2 年做 1 次体检,及早发现异常,及早治疗。

五、注意事项

(1)治疗前应常规做宫颈刮片行细胞学检查。

(2)在急性生殖器炎症期不做物理治疗。

(3)治疗时间应选在月经干净后 3～7 天进行。

(4)物理治疗后可出现阴道分泌物增多,甚至有大量水样排液,在术后 1～2 周脱痂时可有少许出血。

(5)应告知患者,创面完全愈合时间为 4～8 周,期间禁盆浴、性交和阴道冲洗。

(6)物理治疗有引起术后出血、宫颈管狭窄、感染的可能,应定期复查,观察创面愈合情况直到痊愈,同时检查有无宫颈管狭窄。

(管俊玲)

第六节 盆腔炎性疾病

盆腔炎性疾病是指女性上生殖道的一组炎性疾病,主要包括子宫内膜炎、输卵管炎、输卵管卵巢脓肿、盆腔腹膜炎。最常见的是输卵管炎及输卵管卵巢脓肿。

女性生殖系统具有比较完善的自然防御功能,当自然防御功能遭到破坏,或机体免疫力降低、内分泌发生变化,或外源性病原体入侵而导致子宫内膜、输卵管、卵巢、盆腔腹膜、盆腔结缔组织发生炎症。感染严重时,可累及周围器官和组织,当病原体毒性强、数量多、患者抵抗力低时,常发生败血症及脓毒血症,若未得到及时治疗,可能发生盆腔炎性疾病后遗症。

一、护理评估

(一)健康史

(1)了解既往疾病史、用药史、月经史及药物过敏史。

(2)了解流产、分娩的时间、经过及处理方法。

(3)了解本次患病的起病时间、症状、疼痛性质、部位、有无全身症状。

(二)生理状况

1.症状

(1)轻者无症状或症状轻微不易被发现,常表现为持续性下腹痛,活动或性交后加重;发热、阴道分泌物增多等。

(2)重者可表现为寒战、高热、头痛、食欲减退;月经期发病者可表现为经量增多、经期延长;腹膜炎者出现消化道症状,如恶心、呕吐、腹胀等;若脓肿形成,可有下腹包块及局部刺激症状。

2.体征

(1)急性面容、体温升高、心率加快。

(2)下腹部压痛、反跳痛及肌紧张。

(3)检查见阴道充血;大量脓性臭味分泌物从宫颈口外流;穹隆有明显触痛;宫颈充血、水肿、举痛明显;子宫体增大、有压痛且活动受限;一侧或双侧附件增厚,有包块,压痛。

3.辅助检查

(1)实验室检查:宫颈黏液脓性分泌物,或阴道分泌物0.9%氯化钠溶液湿片中见到大量白细胞;红细胞沉降率升高;血C反应蛋白升高;宫颈分泌物培养或革兰染色涂片淋病奈瑟菌阳性或沙眼衣原体阳性。

(2)阴道超声检查:显示输卵管增粗、输卵管积液,伴或不伴有盆腔积液、输卵管卵巢肿块。

(3)腹腔镜检查:输卵管表面明显充血;输卵管壁水肿;输卵管伞端或浆膜面有脓性渗透物。

(4)子宫内膜活检证实子宫内膜炎。

(三)高危因素

1.年龄

盆腔炎性疾病高发年龄为15~25岁。

2.性活动及性卫生

初次性交年龄小、有多个性伴侣、性交过频及性伴侣有性传播疾病;使用不洁的月经垫、经期性交等。

3.下生殖道感染

性传播疾病,如淋病奈瑟菌性宫颈炎、衣原体性宫颈炎及细菌性阴道病。

4.子宫腔内手术操作后感染

刮宫术、输卵管通液术、子宫输卵管造影术、宫腔镜检查、人工流产、放置宫内节育器等手术时,消毒不严格或术前适应证选择不当,导致感染。

5.邻近器官炎症直接蔓延

如阑尾炎、腹膜炎等蔓延至盆腔。

6.复发

盆腔炎性疾病再次发作。

(四)心理-社会因素

1.对健康问题的感受

是否存在因无明显症状或症状轻,而不重视致延误治疗。

2.对疾病的反应

是否由于慢性疾病过程长,患者思想压力大而产生焦虑、烦躁情绪;若病情严重,则担心预后,患者往往有恐惧、无助感。

3.家庭、社会及经济状况

是否存在因炎症反复发作,严重影响妇女生殖健康甚至导致不孕,且增加家庭与社会经济负担。

二、护理诊断

(一)疼痛

其与感染症状有关。

(二)体温过高

其与盆腔急性炎症有关。

(三)睡眠形态紊乱

其与疼痛或心理障碍有关。

(四)焦虑

其与病程长、治疗效果不明显或不孕有关。

(五)知识缺乏

其与缺乏经期卫生知识有关。

三、护理措施

(一)症状护理

1.密切观察

分泌物增多,观察阴道分泌物颜色、性状、气味及量,选择合适的药液进行阴道冲洗。在不清楚阴道炎的种类时,不可滥用冲洗液,指导患者勤换会阴垫及内裤,保持外阴清洁干燥。

2.支持疗法

卧床休息,取半卧位,有利于脓液积聚于直肠子宫陷凹处,使炎症局限;给高热量、高蛋白质、高维生素饮食或半流质饮食,及时补充丢失的液体;对出现高热的患者,采取物理降温,出汗时及时更衣,保持身体清洁舒服;若患者腹胀严重,应行胃肠减压。

3.症状观察

密切监测生命体征,测体温、脉搏、呼吸、血压,每4小时1次;物理降温后30分钟测体温,以观察降温效果。若患者突然出现腹痛加剧及出现寒战、高热、恶心、呕吐、腹胀,应立即报告医师,同时做好剖腹探查的准备。

(二)用药护理

1.门诊治疗

指导患者遵医嘱用药,了解用药方案并告知注意事项。常用方案:头孢西丁钠2 g,单次肌内注射,同时口服丙磺舒1 g,然后改为多西环素100 mg,每天2次,连服14天,可同时加服甲硝唑

400 mg,每天 2～3 次,连服 14 天;或选用其他第三代头孢菌素与多西环素、甲硝唑合用。

2.住院治疗

严格遵医嘱用药,了解用药方案并密切观察用药反应。

(1)头孢霉素类或头孢菌素类药物:头孢西丁钠 2 g,静脉滴注,每 6 小时 1 次。头孢替坦二钠 2 g,静脉滴注,每 12 小时 1 次。加多西环素 100 mg,每 12 小时 1 次,静脉输注或口服。对不能耐受多西环素者,可用阿奇霉素替代,每次 500 mg,每天 1 次,连用 3 天。对输卵管卵巢脓肿患者,可加用克林霉素或甲硝唑。

(2)克林霉素与氨基糖苷类药物联合方案:克林霉素 900 mg,每 8 小时 1 次,静脉滴注;庆大霉素先给予负荷量(2 mg/kg),然后给予维持量(1.5 mg/kg),每 8 小时 1 次,静脉滴注;临床症状、体征改善后继续静脉应用 24～48 小时,克林霉素改口服,每次 450 mg,1 天4 次,连用 14 天;或多西环素 100 mg,每 12 小时1 次,连续用药14 天。

3.观察药物疗效

若用药后 48～72 小时体温持续不降,患者症状加重,应及时报告医师处理。

4.中药治疗

主要为活血化瘀、清热解毒药物。可遵医嘱指导服中药或用中药外敷腹部,若需进行中药保留灌肠,按保留灌肠操作规程完成。

(三)手术护理

1.药物治疗无效

经药物治疗 48～72 小时体温持续不降,患者中毒症状加重或包块增大者。

2.脓肿持续存在

经药物治疗病情好转,继续控制炎症数天(2～3 周),包块仍未消失但已局限化。

3.脓肿破裂

突然腹痛加剧及出现寒战、高热、恶心、呕吐、腹胀,检查腹部拒按或有中毒性休克表现。

(四)心理护理

(1)关心患者,倾听患者诉说,鼓励患者表达内心感受,通过与患者进行交流,建立良好的护患关系,尽可能满足患者的合理需求。

(2)加强疾病知识宣传,解除患者思想顾虑,增加其对治疗的信心。

(3)与家属沟通,指导家属关心患者,与患者及家属共同探讨适合个人的治疗方案,取得家人的理解和帮助,减轻患者心理压力。

四、健康指导

(一)讲解疾病知识

向患者讲解盆腔炎性疾病的疾病知识,告知及时就诊和规范治疗的重要性。

(二)个人卫生指导

保持会阴清洁,做好经期、孕期及产褥期的卫生宣传。

(三)性生活指导及性伴侣治疗

注意性生活卫生,月经期禁止性交。

(四)饮食生活指导

给予高热量、高蛋白质、高维生素饮食,增加营养,积极锻炼身体,注意劳逸结合,不断提高机体抵抗力。

（五）随访指导

对于抗生素治疗的患者，应在 72 小时内随诊，明确有无体温下降、反跳痛减轻等临床症状改善。若无改善，需做进一步检查。对沙眼衣原体及淋病奈瑟菌感染者，可在治疗后 4～6 周复查病原体。

五、注意事项

（一）倾听患者主诉

应仔细倾听患者主诉，全面了解患者疾病史，认真阅读治疗方案，制订相应的护理计划，配合完成相应治疗和处理。

（二）预防宣传

（1）注意性生活卫生，减少性传播疾病。

（2）及时治疗下生殖道感染。

（3）进行公共卫生教育，提高公民对生殖道感染的认识，明白预防感染的重要性。

（4）严格掌握妇科手术指征，做好术前准备，严格无菌操作，预防感染。

（5）及时治疗盆腔炎性疾病，防止后遗症发生。

（由菊丽）

第七节　子宫内膜异位症

子宫内膜异位症是指具有生长功能的子宫内膜生长在子宫腔内壁以外引起的症状和体征。异位的子宫内膜绝大多数局限在盆腔内的生殖器官和邻近器官的腹膜面，故临床上称为盆腔子宫内膜异位症。当子宫内膜生长在子宫肌层内称子宫腺肌病，部分患者两者可合并存在。

子宫内膜异位症的发病率近年来明显增高，是目前常见的妇科病之一。多见于 30～40 岁的妇女。本病为良性病变，但有远距离转移和种植能力。初潮前无发病者，绝经后异位的子宫内膜组织可逐渐萎缩吸收，妊娠或使用性激素抑制卵巢功能可暂时阻止本病的发展，因此，子宫内膜的发病与卵巢的周期性变化有关。也可发生周期性出血，引起周围组织纤维化、粘连，病变局部形成紫蓝色硬结或包块。卵巢的子宫内膜异位症最为常见，卵巢内的异位内膜因反复出血而形成多个囊肿，但以单个多见，故又称为卵巢子宫内膜异位囊肿。囊肿内含暗褐色黏稠的陈旧血，状似巧克力液体，故又称为卵巢巧克力囊肿。

一、护理评估

（一）病史

1.月经史

初潮年龄，月经周期、经期、经量是否正常，有无痛经或其他伴随症状。痛经的性质，是否为进行性加重。

2.婚育史

结婚年龄,婚次,夫妻性生活情况,有无经期性交,生育情况,足月产、早产、流产次数,现有子女数等。

3.既往病史

有无先天性生殖道畸形、子宫手术或经期盆腔检查等情况。

(二)身心状态

1.身体状态

(1)痛经:痛经是子宫内膜异位症的典型症状,其特点为继发性和进行性加重。疼痛多位于下腹部和腰骶部,可放射至阴道、会阴、肛门或大腿,常于月经来潮前1~2天开始,经期第一天最为剧烈,以后逐渐减轻,至月经干净时消失。

(2)月经失调:部分患者有经量增多和经期延长,少数出现经前期点滴出血。月经失调可能与卵巢无排卵、黄体功能不足等有关。

(3)性交痛:由于异位的内膜出现在子宫直肠陷凹处或病变导致子宫后倾固定,性交时子宫颈受到碰撞及子宫收缩和向上提升,可引起疼痛。

(4)不孕:占40%左右,其不孕的原因可能与盆腔内器官和组织广泛粘连和输卵管的蠕动减弱,影响卵子的排出、摄取和受精卵的运行有关。

2.心理状态

由于疼痛、不孕造成患者顾虑重重、心理压力大,需要手术的患者会有紧张、恐惧等心理问题。

(三)诊断性检查

1.妇科检查

典型者子宫后倾固定,盆腔检查可扪及盆腔内有触痛性结节或子宫旁有不活动的囊性包块。

2.辅助检查

(1)B超检查:可确定卵巢子宫内膜异位囊肿的位置、大小和形状。

(2)腹腔镜检查:可发现盆腔内器官或子宫直肠陷凹、子宫骶骨韧带等处有紫蓝色结节。

二、护理诊断

(一)焦虑

其与不孕和需要手术有关。

(二)知识缺乏

其与缺乏自我照顾及与手术相关的知识有关。

(三)舒适改变

其与痛经及手术后伤口有关。

三、护理目标

(1)患者能正确认识疾病的性质及发生原因,解除紧张、恐惧的心理,坚定治疗信心。

(2)患者自觉疼痛症状缓解。

四、护理措施

(1)心理护理:许多年轻患者因顽固的痛经、不孕等情况而焦虑。护理人员应多关心和理解患者,说明该病只要坚持用药或采取必要的手术便可改善症状,鼓励患者树立信心,积极配合治疗。对尚未生育的患者应给予指导和帮助,促使其尽早受孕。

(2)做好卫生宣传教育工作,防止经血逆流,如有先天性生殖道畸形或后天性炎性阴道狭窄、宫颈粘连等应及时手术。凡进入宫腔内的经腹手术,应保护腹壁切口和子宫切口,防止子宫内膜种植到腹壁切口或子宫切口。经期应避免盆腔检查和性交。

(3)使用激素治疗的患者,应介绍服药的注意事项及用后可能出现的反应(恶心、食欲缺乏、闭经、乏力或体重增加等),使其解除思想顾虑,提高治疗效果。

(4)用药期间注意有无卵巢子宫内膜异位囊肿破裂的征象,如出现急性腹痛,应及时通知医师,并做好剖腹探查的各项准备。

(5)对需要手术者,应按腹部手术做好术前准备和术后护理。

(6)出院健康教育,加强患者对病程及治疗的认识,指导伤口处理和康复教育,术后 6 周避免盆浴和性生活,6 周后来院复查。

五、评价

(1)患者无焦虑的表现并对治疗充满信心。

(2)患者能按时服药并了解药物的反应。

(3)自觉症状缓解和消失。

(管俊玲)

第八节　子宫腺肌病

子宫腺肌病是指当子宫内膜腺体和间质侵入子宫肌层时,形成弥漫或局限性的病变,是妇科常见病。多发生于 30～50 岁经产妇;约 15％的患者同时合并子宫内膜异位症;约 50％的患者合并子宫肌瘤;临床病理切片检查,发现患者中有 10％～47％子宫肌层中有子宫内膜组织,但 35％无临床症状。

多次妊娠及分娩、人工流产、慢性子宫内膜炎等造成子宫内膜基底层损伤,子宫内膜自基底层侵入子宫肌层内生长,可能是主要原因。此外,由于内膜基底层缺乏黏膜下层的保护,在解剖结构上子宫内膜易于侵入肌层。腺肌病常合并子宫肌瘤和子宫内膜增生,提示高水平雌、孕激素刺激也可能是促进内膜向肌层生长的原因之一。

应视患者症状、年龄、生育要求而定。药物治疗适用于症状较轻、有生育要求和接近绝经期的患者;年轻或希望生育的子宫腺肌瘤患者,可试行病灶挖除术;症状严重、无生育要求或药物治疗无效者,应行全子宫切除术。

一、护理评估

(一)健康史

了解患者年龄、婚姻、月经史、婚育史、生育史、出现典型症状的情况及对患者身心的影响,了解患者既往患病史。子宫腺肌病多发生于生育年龄的经产妇,常合并子宫内膜异位症和子宫肌瘤,有多次妊娠及分娩或过度刮宫史。生殖道阻塞,如单角子宫、宫颈阴道不通畅患者等常同时合并腺肌病。

(二)生理状况

1.症状

询问患者是否有经量过多、经期延长和逐渐加重的进行性痛经。

2.体征

妇科检查时子宫均匀性增大或局限性隆起、质硬且有压痛。

3.辅助检查

阴道B超提示子宫增大,肌层中不规则回声增强;盆腔MRI可协助诊断;宫腔镜下取子宫肌层活检,可确诊。

(三)高危因素

1.年龄

40岁以上的经产妇。

2.子宫损伤

多次妊娠、人工流产、慢性子宫内膜炎等造成子宫内膜基底层损伤。

3.先天不足

生殖道阻塞,如单角子宫、宫颈阴道不通、有子宫无阴道的先天畸形等。

4.卵巢功能失调

高水平雌、孕激素刺激者,如子宫肌瘤、子宫内膜增生患者。

(四)心理-社会因素

了解患者对疾病的认知,是否存在焦虑、恐惧等表现;了解患者家庭关系,是否因不孕或继发不孕影响夫妻、家庭关系;了解患者的经济水平等。

二、护理诊断

(一)焦虑

其与月经改变和痛经有关。

(二)知识缺乏

其与缺乏自我照顾及与手术相关的知识有关。

(三)舒适改变

其与痛经有关。

三、护理目标

(1)患者能正确认识疾病的性质及发生原因,解除紧张、恐惧的心理,坚定治疗信心。

(2)患者自觉疼痛症状缓解。

四、护理措施

(一)症状护理

1.月经改变

经量增多者,指导患者使用透气棉质卫生巾,保留卫生巾称重,以评估月经量;经期延长者,早晚用温开水清洗外阴各 1 次,以防逆行感染。若合并贫血,需指导患者遵医嘱服用药物,观察贫血的改善情况。

2.痛经

询问患者疼痛部位、性质、疼痛开始时间及持续时间。疼痛轻者,指导患者腹部热敷、卧床休息;疼痛重者,遵医嘱给予前列腺素合成酶抑制剂。

(二)用药护理

1.口服避孕药

其适用于轻度子宫内膜异位症患者,常用低剂量高效孕激素和炔雌醇复合制剂,用法为每天 1 片,连续用 6～9 个月,护士需观察药物疗效,观察有无恶心、呕吐等不良反应。

2.促性腺激素释放激素激动剂

常用药物:亮丙瑞林 3.75 mg,月经第 1 天皮下注射后,每隔28 天注射 1 次,共 3～6 次。需观察有无潮热、阴道干燥、性欲减退和骨质丢失等不良反应,停药后可消失。连续用药 3 个月以上者,需添加小剂量雌激素和孕激素,以防止骨质丢失。

3.左炔诺孕酮宫内节育器

治疗初期部分患者会出现淋漓出血、下移甚至脱落等,需加强随访。

(三)手术护理

1.保守手术

后再如小病灶挖除术或子宫肌壁楔形切除术,可明显减轻症状并增加妊娠概率。指导其术后6 个月再受孕。

2.子宫切除术

年轻或未绝经的患者可保留卵巢;绝经后或合并严重子宫内膜异位症者,可行双卵巢切除术。

(四)心理护理

(1)痛经、月经改变及贫血影响生活质量时,患者常焦虑烦躁,向患者说明月经时轻度疼痛不适是生理反应,给予舒缓的音乐、舒适的环境,保证足够的休息和睡眠,患者及家属、护士共同制订规律而适度的锻炼计划,家属督促患者适度锻炼,可缓解患者的心理压力。

(2)手术患者担心预后和性生活,向患者说明子宫切除术后症状可基本消失,生活质量会得到改善。此外,子宫是月经来潮和孕育胎儿的器官,切除子宫不会男性化,增加对治疗的信心。

(五)健康指导

(1)指导患者随访:手术患者出院后 3 个月到门诊复查,了解术后康复情况。

(2)保守手术和子宫切除患者,术后休息 1～3 个月,3 个月之内避免性生活及阴道冲洗,避免提举重物,防止正在愈合的腹部肌肉用力,并应逐渐加强腹部肌肉的力量。未经医护人员许可,避免从事可增加盆腔充血的活动,如跳舞、久站等。

(3)有生殖道阻塞疾病时,嘱患者积极治疗,实施整形手术。

(4)对实施保守手术治疗的患者,指导其术后 6 个月受孕。

(5)注意高危因素与妇科疾病的相关性,定期做好妇科病普查。

五、评估

(1)医务人员避免过度刮宫,减少内膜碎片进入肌层的机会。

（2）药物治疗过程中如出现严重的绝经期症状,可酌情进行药物治疗以提高雌激素水平,降低相关血管症状和骨质疏松的发生,也可提高患者的顺应性。

（管俊玲）

第九节 子宫肌瘤

子宫肌瘤是女性生殖器官中最常见的一种良性肿瘤。主要由子宫平滑肌组织增生而成,其间还有少量的纤维结缔组织。多见于 30～50 岁女性。由于肌瘤生长速度慢,对机体影响不大,所以子宫肌瘤的临床报道发病率远比真实的要低。

一、病因

确切病因仍不清楚。子宫肌瘤好发于生育年龄女性,而且绝经后肌瘤停止生长,甚至萎缩、消失。发生子宫肌瘤的女性常伴发子宫内膜的增生。所以,绝大多数的人认为子宫肌瘤的发生与女性激素有关,特别是雌激素。雌激素可以使子宫内膜增生,使子宫肌纤维增生、肥大,肌层变厚,子宫增大,而且肌瘤组织经过检验,其中雌激素受体和雌二醇的含量比正常子宫肌组织高。所以,目前认为子宫肌瘤与长期和大量的雌激素刺激有关。

二、病理

（一）巨检

肌瘤为实质性球形结节,表面光滑,与周围肌组织有明显界限。外无包膜,但是肌瘤周围的肌层受压可形成假包膜。肌瘤切开后,切面呈漩涡状结构,颜色和质地与肌瘤成分有关,若含平滑肌较多,则肌瘤质地较软、颜色略红;若纤维结缔组织多,则质地较硬、颜色发白。

（二）镜检

肌瘤由皱纹状排列的平滑肌纤维相互交叉组成,切面呈漩涡状,其间有不等量的纤维结缔组织。细胞大小均匀,呈卵圆形或杆状,核染色质较深。

三、分类

（一）按肌瘤生长部位分类

子宫体肌瘤（90％）与子宫颈肌瘤（10％）。

（二）按肌瘤生长方向与子宫肌壁的关系分类

1.肌壁间肌瘤

肌壁间肌瘤最多见,占总数的 60％～70％。肌瘤全部位于肌层内,四周均被肌层包围。

2.浆膜下肌瘤

浆膜下肌瘤占总数的 20％。肌瘤向子宫浆膜面生长,突起于子宫表面,外面仅有一层浆膜包裹。这种肌瘤还可以继续向浆膜面生长,仅留一细蒂与子宫相连,成为带蒂的浆膜下肌瘤,活动度大。蒂内有供应肌瘤生长的血管,若因供血不足,肌瘤易变性、坏死;若发生蒂扭转,可出现急腹痛。若因扭转而造成断裂,肌瘤脱落至腹腔或盆腔,可形成游离性肌瘤。有些浆膜下肌瘤生长在宫体侧壁,突入阔韧带,形成阔韧带肌瘤。

3.黏膜下肌瘤

黏膜下肌瘤占总数的 10%～15%。肌瘤向宫腔内生长,并突出于宫腔,仅由黏膜层覆盖,称黏膜下肌瘤。黏膜下肌瘤使宫腔变形、增大,易形成蒂。在宫腔内就好像异物一样,可刺激子宫收缩,在宫缩的作用下,黏膜下肌瘤可被挤压出宫颈口外,或堵于宫颈口处,或脱垂于阴道。

各种类型的肌瘤可发生在同一子宫,称为多发性子宫肌瘤(图 10-2)。

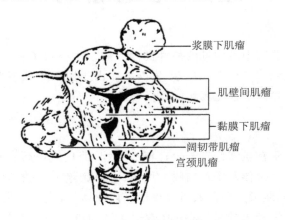

图 10-2　各型子宫肌瘤示意图

四、临床表现

(一)症状

多数患者无明显症状,只是偶尔在进行盆腔检查时发现。肌瘤临床表现的出现与肌瘤的部位、生长速度及是否发生变性有关,而与其数量及大小关系不大。

1.月经改变

月经改变为最常见的症状。主要表现为月经周期缩短、经期延长、经量过多、不规则阴道出血。其中以黏膜下肌瘤最常见,其次是肌壁间肌瘤。浆膜下肌瘤及小的肌壁间肌瘤对月经影响不明显。若肌瘤发生坏死、溃疡、感染,则可出现持续或不规则阴道流血或脓血性白带。

2.腹部包块

腹部包块常为患者就诊的主诉。当肌瘤增大超过妊娠 3 个月子宫大小时,可在下腹部扪及肿块,质硬,无压痛,清晨膀胱充盈将子宫推向上方时更加清楚。

3.白带增多

子宫肌瘤使宫腔面积增大,内膜腺体分泌增多,加之盆腔充血,致使患者白带增多。若为黏膜下肌瘤脱垂于阴道,则表面易感染、坏死,产生大量脓血性液体及腐肉样组织,伴臭味。

4.腰酸、腹痛、下腹坠胀

患者常有腰酸或下腹坠胀,经期症状加重。通常无腹痛,只是在发生一些意外情况时才会出现,如浆膜下肌瘤蒂扭转时,可出现急性腹痛;妊娠期肌瘤发生红色变性时,可出现腹痛剧烈伴发热、恶心;黏膜下肌瘤被挤出宫腔时,可因宫缩引起痉挛性疼痛。

5.压迫症状

大的子宫肌瘤使子宫体积增大,可对周围的组织器官产生一定的压迫症状。如前壁肌瘤压迫膀胱可出现尿频、尿急;宫颈肌瘤可引起排尿困难、尿潴留;后壁肌瘤可压迫直肠引起便秘、里急后重;较大的阔韧带肌瘤压迫输尿管可致肾盂积水。

6.不孕或流产

肌瘤压迫输卵管使其扭曲管腔不通,或使宫腔变形,影响受精或受精卵着床,导致不孕、流产。

7.继发性贫血

长期月经过多、不规则出血,部分患者可出现继发性贫血,严重时全身乏力、面色苍白、气短、心悸。

(二)体征

肌瘤较大时,可在腹部触及质硬、表面不规则、结节状物质。妇科检查时,肌壁间肌瘤子宫增大,表面不规则,有单个或多个结节状突起。浆膜下肌瘤外面仅包裹一层浆膜,所以质地坚硬,呈球形块状物,与子宫有细蒂相连,可活动;黏膜下肌瘤突出于宫腔,像孕卵一样,所以整个子宫均匀增大,有时宫口扩张,肌瘤位于宫口内或脱出于阴道,呈红色、实质、表面光滑,若感染则表面有渗出液覆盖或溃疡形成,排液有臭味。

五、治疗原则

根据患者的年龄、症状、有无生育要求及肌瘤的大小等情况综合考虑。

(一)随访观察

若肌瘤小(子宫<孕 2 个月)且无症状,通常不需治疗,尤其近绝经年龄患者,雌激素水平低落,肌瘤可自然萎缩或消失,每3～6个月随访1次;随访期间若发现肌瘤增大或症状明显时,再考虑进一步治疗。

(二)药物治疗(保守治疗)

肌瘤在 2 个月妊娠子宫大小以内,症状不明显或较轻,近绝经年龄及全身情况不能手术者,均可给予药物对症治疗。

1.雄性激素

雄性激素常用药物有丙酸睾酮。可对抗雌激素,使子宫内膜萎缩,直接作用于平滑肌,使其收缩而减少出血,并使近绝经期的患者提早绝经。

2.促性腺激素释放激素类似物

促性腺激素释放激素类似物常用药物有亮丙瑞林或戈舍瑞林。可抑制垂体及卵巢的功能,降低雌激素水平,使肌瘤缩小或消失。适用于肌瘤较小、经量增多或周期缩短、围绝经期患者。不宜长期使用,以免因雌激素缺乏导致骨质疏松。

3.其他药物

常用药物有米非司酮。作为术前用药或提前绝经使用。但不宜长期使用,以防其拮抗糖皮质激素的不良反应。

(三)手术治疗

手术治疗为子宫肌瘤的主要治疗方法。若肌瘤≥2.5 个月妊娠子宫大小或症状明显出现贫血者,应手术治疗。

1.肌瘤切除术

肌瘤切除术适用于年轻要求保留生育功能的患者,可经腹或腹腔镜切除肌瘤,突出宫内或脱出于阴道内的带蒂的黏膜下肌瘤也可经阴道或经宫腔镜下摘除。

2.子宫切除术

肌瘤较大且多发,症状明显,年龄较大,无生育要求或已有恶变者可行子宫全切。50岁以下且卵巢外观正常者,可保留卵巢。

六、护理评估

(一)健康史

了解患者一般情况,评估月经史、婚育史,是否有不孕、流产史;询问有无长期使用雌激素类药物。如果接受过治疗,还应了解治疗的方法及所用药物的名称、剂量、用法及用药后的反应等。

(二)身体状况

1.症状

了解有无月经异常、腹部肿块、白带增多或贫血、腹痛等临床表现,了解出现症状的时间及具体表现。

2.体征

了解妇科检查结果,子宫是否均匀或不规则增大、变硬,阴道有无子宫肌瘤脱出等情况。了解 B 超检查所示结果中肌瘤的大小、个数及部位等。

(三)心理社会状况

患者及家属对子宫肌瘤缺乏认识,担心肿瘤为恶性,对治疗方案的选择犹豫不决,对需要手术治疗而焦虑不安,担心手术切除子宫可能会影响其女性特征,影响夫妻生活。

七、护理诊断

(1)营养失调,低于机体需要量:与月经改变、长期出血导致贫血有关。

(2)知识缺乏:缺乏子宫肌瘤疾病发生、发展、治疗及护理知识。

(3)焦虑:与月经异常,影响正常生活有关。

(4)自我形象紊乱:与手术切除子宫有关。

八、护理目标

(1)患者获得子宫肌瘤及其健康保健知识。

(2)患者贫血得到纠正,营养状况改善。

(3)患者出院时,不适症状缓解。

九、护理措施

(一)心理护理

评估患者对疾病的认知程度,尊重患者,耐心解答患者提出的问题,告知患者和家属子宫肌瘤是妇科最常见的良性肿瘤,手术或药物治疗都不会影响今后日常生活和工作,让患者消除顾虑,纠正错误认识,配合治疗。

(二)缓解症状

对出血多需住院的患者,护士应严密观察并记录其生命体征变化情况,协助医师完成血常规及凝血功能检查、备血、核对血型、交叉配血等。注意收集会阴垫,评估出血量。按医嘱给予止血药和子宫收缩药,必要时输血、补液、抗感染或刮宫止血。巨大子宫肌瘤者常出现局部压迫症状,如排尿不畅者应予以导尿;便秘者可用缓泻剂缓解不适症状。带蒂的浆膜下肌瘤发生扭转或肌瘤红色变性时应评估腹痛的程度、部位、性质,有无恶心、呕吐、体温升高征象。需剖腹探查时,护士应迅速做好急诊手术前准备和术中、术后护理。保持患者的外阴清洁干燥,如黏膜下肌瘤脱出宫颈口者,应保持其局部清洁,预防感染,为经阴道摘取肌瘤者做好术前准备。

(三)手术护理

经腹或腹腔镜下行肌瘤切除或子宫切除术的患者按腹部手术患者的一般护理,并要特别注意观察术后阴道流血情况。经阴道黏膜下肌瘤摘除术常在蒂部留置止血钳24～48小时,取出止血钳后需继续观察阴道流血情况,按阴道手术患者进行护理。

(四)健康教育

1.保守治疗的患者

需定期随访,护士要告知患者随访的目的、意义和随访时间。应3～6个月定期复查,期间监测肌瘤生长状况、了解患者症状的变化,如有异常及时和医师联系,修正治疗方案。对应用激素治疗的患者,护士要向患者讲解用药的相关知识,使患者了解药物的治疗作用、使用剂量、服用时间、方法、不良反应及应对措施,避免擅自停药和服药过量引起撤退性出血和男性化。

2.手术后的患者

出院后1个月门诊复查,了解患者术后康复情况,并给予术后性生活、自我保健、日常工作恢复等健康指导。任何时候出现不适或异常症状,需及时随诊。

十、结果评价

(1)患者能叙述子宫肌瘤保守治疗的注意事项或术后自我护理措施。

(2)患者面色红润,无疲倦感。

(3)患者出院时,能列举康复期随访时间及注意问题。

(由菊丽)

第十节　子宫颈癌

子宫颈癌是除乳腺癌以外最常见的妇科恶性肿瘤。虽然它的发病率很高,但是宫颈癌有较长的癌前病变阶段,加上近年来国内外已经普遍开展宫颈细胞防癌普查,使宫颈癌和癌前病变得以早期诊断和早期治疗,宫颈癌的发病率和死亡率也随之不断下降。

一、分类和病理

宫颈癌的好发部位是位于宫颈外口处的鳞-柱上皮交界区。根据发生癌变的组织不同,宫颈癌可分为:鳞状细胞浸润癌,占宫颈癌的80%～85%;腺癌,占宫颈癌的15%～20%;鳞腺癌,由鳞癌和腺癌混合构成,占宫颈癌的3%～5%,少见,但恶性度最高,预后最差。

本节原位癌、浸润癌指的都是鳞癌。鳞癌与腺癌在外观上并无特殊差别,因为鳞状细胞与柱状细胞都可侵入对方领域,所以,两者均可发生在宫颈阴道部或宫颈管内。

(一)巨检

在发展为浸润癌以前,鳞癌肉眼观察无特殊异常,类似一般的宫颈糜烂(主要是环绕宫颈外口有较粗糙的颗粒状糜烂区,或有不规则的溃破面,触之易出血),随着浸润癌的出现,子宫颈可以表现为以下 4 种不同类型(图 10-3)。

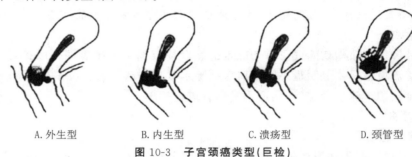

A. 外生型　　　　B. 内生型　　　　C. 溃疡型　　　　D. 颈管型

图 10-3　**子宫颈癌类型(巨检)**

1.外生型

外生型又称增生型或菜花型,癌组织开始向外生长,最初呈息肉样或乳头状隆起,继而又发展为向阴道内突出的大小不等的菜花状赘生物,质地脆,易出血。

2.内生型

内生型又称浸润型,癌组织向宫颈深部组织浸润,宫颈变得肥大而硬,甚至整个宫颈段膨大像直筒一样。但宫颈表面比较光滑或是仅有浅表溃疡。

3.溃疡型

不论外生型还是内生型,当癌进一步发展时,肿瘤组织发生坏死、脱落,可形成凹陷性溃疡,有时整个子宫颈都为空洞所代替,形如火山口样。

4.颈管型

癌灶发生在宫颈外口内,隐蔽在宫颈管,侵入宫颈、子宫峡部供血层,以及转移到盆壁的淋巴结。不同于内生型,后者是由特殊的浸润性生长扩散到宫颈管。

(二)显微镜检

1.宫颈上皮内瘤变

在移行带区形成过程中,未分化的化生鳞状上皮代谢活跃,在一些物质(精子、精液组蛋白、人乳头瘤病毒等)的刺激下,可发生细胞分化不良、排列紊乱,细胞核异常、有丝分裂增加,形成宫颈上皮内瘤变,包括宫颈不典型增生和宫颈原位癌。这 2 种病变是子宫颈癌的癌前病变。

通过显微镜下的观察,宫颈癌的进展可分为以下几个阶段(图 10-4)。

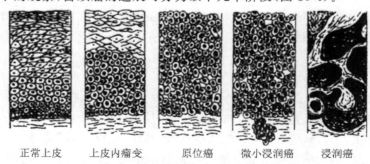

正常上皮　　　上皮内瘤变　　　原位癌　　　微小浸润癌　　　浸润癌

图 10-4　**宫颈正常上皮-上皮内瘤变-浸润癌**

（1）宫颈不典型增生：指上皮底层细胞增生活跃、分化不良，从正常的1~2层增生至多层，甚至占据了大部分上皮组织，而且细胞排列紊乱，细胞核增大、染色加深、染色质分布不均，出现很多核异质改变，称为不典型增生。又可分为轻、中、重3种不同程度。重度时与原位癌不易区别。

（2）宫颈原位癌：鳞状上皮全层发生癌变，但是基膜仍然保持完整，称原位癌。不典型增生和原位癌均局限于上皮内，所以合称宫颈上皮内瘤变。

2.宫颈早期浸润癌

原位癌继续发展，已有癌细胞穿过鳞状上皮基底层进入间质，但浸润不深（＜5 mm），并未侵犯血管及淋巴管，癌灶之间孤立，未出现融合。

3.子宫颈癌

癌继续发展，浸润深度＞5 mm，且侵犯血管及淋巴管，癌灶之间呈网状或团块状融合。

二、转移途径

以直接蔓延和淋巴转移为主，血行转移极少见。

（一）直接蔓延

直接蔓延最常见。癌组织直接侵犯邻近组织和器官，向下蔓延至阴道壁。向上累及到子宫腔；向两侧扩散至主韧带、阴道旁组织直至骨盆壁；向前、后可侵犯膀胱、直肠、盆壁等。

（二）淋巴转移

癌组织局部浸润后侵入淋巴管形成瘤栓，随淋巴液引流进入局部淋巴结，在淋巴管内扩散。淋巴转移一级组包括宫旁、宫颈旁、闭孔、髂内、髂外、髂总、骶前淋巴结；二级组包括腹股沟深浅淋巴结、腹主动脉旁淋巴结。

（三）血行转移

血行转移极少见，晚期可转移至肺、肝或骨骼等。

三、临床分期

采用国际妇产科联盟（FIGO，2000 年）修订的宫颈癌临床分期，大体分为五期（表10-2，图10-5）。

表 10-2　子宫颈癌的临床分期（FIGO，2000 年）

期别	肿瘤累及范围
0 期	原位癌（浸润前癌）
Ⅰ期	癌灶局限于宫颈（包括累及宫体）
Ⅰ$_a$期	肉眼未见癌灶，仅在显微镜下可见浸润癌
Ⅰ$_{a1}$期	间质浸润深度≤3 mm，宽度≤7 mm
Ⅰ$_{a2}$期	间质浸润深度＞3 至≤5 mm，宽度≤7 mm
Ⅰ$_b$期	肉眼可见癌灶局限于宫颈，或显微镜下可见病变＞Ⅰ$_{a2}$期
Ⅰ$_{b1}$期	肉眼可见癌灶最大直径≤4 cm
Ⅰ$_{b2}$期	肉眼可见癌灶最大直径＞4 cm
Ⅱ期	癌灶已超出宫颈，但未达盆壁。癌累及阴道，但未达阴道下1/3
Ⅱ$_a$期	无宫旁浸润

期别	肿瘤累及范围
Ⅱb期	有宫旁浸润
Ⅲ期	肿瘤扩散至盆壁和/或累及阴道下 1/3,导致肾盂积水或无功能肾
Ⅲa期	癌累及阴道下 1/3,但未达盆壁
Ⅲb期	癌已达盆壁,或有肾盂积水或无功能肾
Ⅳ期	癌播散超出真骨盆,或癌浸润膀胱黏膜及直肠黏膜
Ⅳa期	癌播散超出真骨盆或癌浸润膀胱黏膜或直肠黏膜
Ⅳb期	远处转移

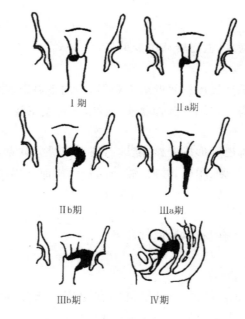

Ⅰ期　　　　Ⅱa期

Ⅱb期　　　　Ⅲa期

Ⅲb期　　　　Ⅳ期

图 10-5　子宫颈癌临床分期示意图

四、临床表现

(一)症状

早期,可无症状;随着癌细胞的进展,可出现以下表现。

1.阴道流血

阴道流血由癌灶浸润间质内血管所致,出血量根据病灶大小、受累间质内血管的情况而定。年轻患者常表现为接触性出血,即性生活后或妇科检查后少量出血。也有表现为经期延长、周期缩短、经量增多等。年老患者常表现为绝经后不规则阴道流血。

一般外生型癌出血较早,量多;内生型癌出血较晚,量少。一旦侵犯较大血管可引起致命性大出血。

2.阴道排液

阴道排液一般发生在阴道出血之后,呈白色或血性,稀薄如水样或米泔样。初期量不多、有腥臭;晚期癌组织坏死、破溃,继发感染则出现大量脓性或米汤样恶臭白带。

3.疼痛

疼痛为癌晚期症状。当宫旁组织明显浸润,并已累及盆壁、神经,可引起严重的腰骶部或坐骨神经痛。盆腔病变严重时,可以导致下肢静脉回流受阻,引起下肢肿胀和疼痛。

4.其他

(1)邻近器官受累症状。①压迫或侵犯膀胱、尿道及输尿管:排尿困难、尿痛、尿频、血尿、尿闭、膀胱阴道瘘、肾盂积水、尿毒症等。②累及直肠:里急后重、便血、排便困难、便秘或肠梗阻、直肠阴道瘘。③宫旁组织受侵:组织增厚、变硬、弹性消失,可直达盆壁,子宫固定不动,可形成"冰冻盆腔"。

(2)恶病质:晚期癌症,长期消耗,出现身心交瘁、贫血、低热、消瘦、虚弱等全身衰竭表现。

(二)体征

早期宫颈癌局部无明显病灶,宫颈光滑或轻度糜烂,与一般宫颈炎肉眼难以区别。随着病变的发展,类型不同,体征也不同。外生型宫颈上有赘生物呈菜花状、乳头状,质脆易出血。内生型宫颈肥大、质硬,如桶状,表面可光滑。晚期癌组织坏死、脱落可形成溃疡或空洞。阴道受累时,阴道壁变硬、弹性减退,有赘生物生长。若侵犯宫旁组织,三合诊检查可扪及宫颈旁组织增厚、变硬、呈结节状,甚至形成"冰冻骨盆"。

五、治疗原则

治疗以手术治疗为主,配合放疗和化疗。

(一)手术治疗

手术治疗适用于Ⅰa期~Ⅱa期无手术禁忌证的患者。根据临床分期不同,可选择全子宫切除术、子宫根治术和盆腔淋巴结清扫术。年轻患者可保留卵巢及阴道。

(二)放疗

放疗适用于各期患者,主要是年老、严重并发症或Ⅲ期以上不能手术的患者。分为腔内放疗和体外放疗两种方法。早期以腔内放疗为主、体外放疗为辅;晚期则以体外放疗为主、腔内放疗为辅。

(三)手术加放疗

手术加放疗适用于癌灶较大的患者,可先行放疗局限病灶后再行手术治疗;或手术后怀疑有淋巴或宫旁组织转移者,放疗作为手术的补充治疗。

(四)化疗

化疗用于晚期或有复发转移的患者,也可用于手术或放疗的辅助治疗,目前多主张联合化疗方案。

六、护理评估

(一)健康史

详细了解年轻患者有无接触性出血、年老患者绝经后阴道不规则流血情况。评估患者有无患病的高危因素存在,如慢性宫颈炎的病史及是否有人乳头瘤病毒、巨细胞病毒等的感染;婚育史、性生活史、高危男子性接触史等。

(二)身体状况

1.症状

详细了解患者阴道流血的时间、量、质、色等,有无妇科检查或性生活后的接触性出血;阴道排液的性状、气味;有无邻近器官受累的症状;有无疼痛,疼痛的部位、性质、持续时间等。全身有无贫血、消瘦、乏力等恶病质的表现。

2.体征

评估妇科检查的结果,如宫颈有无异常,有无糜烂和赘生物;宫颈是否出血、肥大、质硬、宫颈管外形呈桶状等。

(三)心理社会状况

子宫颈癌确诊早期,患者常因无症状或症状轻微,往往对诊断表示怀疑和震惊而四处求医,希望否定癌症诊断;当诊断明确,患者会感到恐惧和绝望,害怕疼痛和死亡,迫切要求治疗,以减轻痛苦、延长寿命。另外,恶性肿瘤对患者身体的折磨会给患者带来巨大的心理应激,而且手术范围大,留置尿管的时间长,疾病和手术对身体的损伤大,恢复时间长,患者很长时间不能正常地生活、工作。

(四)辅助检查

宫颈癌发展过程长,尤其是癌前病变阶段,所以应该积极开展防癌普查,提倡"早发现、早诊断、早治疗"。早期宫颈癌因无明显症状和体征,需采用以下辅助检查。

1.宫颈刮片细胞学检查

普查宫颈癌的主要方法,也是早期发现宫颈癌的主要方法之一。注意在宫颈外口鳞-柱上皮交界处取材,防癌涂片用巴氏染色。结果分 5 级:Ⅰ级提示正常、Ⅱ级提示炎症、Ⅲ级提示可疑癌、Ⅳ级提示高度可疑癌、Ⅴ级提示癌。巴氏Ⅲ级及以上需行活检。

2.碘试验

将碘溶液涂于宫颈和阴道壁,观察其着色情况。正常宫颈阴道部和阴道鳞状上皮含糖原丰富,被碘溶液染成棕色或深赤褐色。若不染色为阳性,说明鳞状上皮不含糖原。瘢痕、囊肿、宫颈炎或宫颈癌等鳞状上皮不含糖原或缺乏糖原,均不染色,所以本试验对癌无特异性。碘试验主要识别宫颈病变危险区,以便确定活检取材部位,提高诊断率。

3.阴道镜检查

宫颈刮片细胞学检查Ⅲ级或以上者,应行阴道镜检查,观察宫颈表面上皮及血管变化,发现病变部位,指导活检取材,提高诊断率。

4.宫颈和宫颈管活检

宫颈和宫颈管活检是确诊宫颈癌和癌前病变的"金标准"。可在宫颈外口鳞-柱上皮交界处3、6、9、12 点 4 处取材或碘试验不着色区、阴道镜病变可疑区取材做病理检查。宫颈活检阴性时,可用小刮匙刮取宫颈管组织送病理检查。

七、护理诊断

(1)排尿异常:与宫颈癌根治术后对膀胱功能影响有关。

(2)营养失调:与长期的阴道流血造成的贫血及癌症的消耗有关。

(3)焦虑:与子宫颈癌确诊带来的心理应激有关。

(4)恐惧:与宫颈癌的不良预后有关。

(5)自我形象紊乱：与阴道流恶臭液体及较长时间留置尿管有关。

八、护理目标

(1)患者能接受诊断，配合各种检查、治疗。

(2)出院时患者排尿功能恢复良好。

(3)患者能接受现实，适应术后生活方式。

九、护理措施

(一)心理护理

多陪伴患者，经常与患者沟通，了解其心理特点，与患者、家属一起寻找引起不良心理反应的原因，教会患者缓解心理应激的措施，学会用积极的应对方法，如寻求别人的支持和帮助、向别人倾诉内心的感受等，使患者能以最佳的心态接受并积极配合治疗。

(二)饮食与营养

根据患者的营养状况、饮食习惯协助制订营养食谱，鼓励患者进食高能量、高维生素及营养素全面的饮食，以满足机体的需要。

(三)阴道、肠道准备

术前3天需每天行阴道冲洗2次，冲洗时动作应轻柔，以免损伤子宫颈脆性癌组织引起阴道大出血。肠道按清洁灌肠来准备。另外，术前教会患者进行肛门、阴道肌肉的缩紧与舒张练习，掌握锻炼盆底肌肉的方法。

(四)术后帮助膀胱功能恢复

由于手术范围大，可能损伤支配膀胱的神经，膀胱功能恢复缓慢，因此，一般留置导尿管7～14天，甚至21天。

1.盆底肌肉的锻炼

术前教会患者进行盆底肌肉的缩紧与舒张练习，术后第2天开始锻炼，术后第4天开始锻炼腹部肌肉，如抬腿、仰卧起坐等。有资料还报道改变体位的肌肉锻炼有利于排尿功能的恢复，锻炼的强度应逐渐增加。

2.膀胱肌肉的锻炼

在拔除导尿管前3天开始定时开放导尿管，每2～3小时放尿1次，锻炼膀胱功能，促进排尿功能的恢复。

3.导残余尿

在膀胱充盈的情况下拔除导尿管，让患者立即排尿，排尿后，导残余尿，每天1次。如残余尿连续3次在100 mL以下，证明膀胱功能恢复尚可，不需再留置导尿管；如残余尿超过100 mL，应及时给患者再留置导尿管，保留3～5天后再行拔管，导残余尿，直至低于100 mL以下。

(五)保持负压引流管的通畅

手术创面大、渗出多，同时淋巴回流受阻，术后常在盆腔放置引流管，应密切注意引流管是否通畅，以及引流液的量、色、质，一般引流管于48～72小时后拔除。

(六)出院指导

(1)定期随访：护士应向出院患者和家属说明随访的重要性及随访要求。第1年内，出院后1个月首次随访，以后每2～3个月随访1次；第2年每3～6个月随访1次；第3～5年每半年随访 1 次;第 6 年开始每年随访 1 次。如有不适随时就诊。

（2）少数患者出院时尿管未拔,应教会患者留置导尿管的护理,强调多饮水、外阴清洁的重要性,勿将尿袋高于膀胱口,避免尿液倒流,继续锻炼盆底肌肉、膀胱功能,及时到医院拔导尿管、导残余尿。

（3）康复后应逐步增加活动强度,适当参加社交活动及正常的工作等,以便恢复原来的角色功能。

十、结果评价

（1）患者住院期间能以积极态度配合诊治全过程。

（2）出院时,患者无尿路感染症状,拔管后已经恢复正常排尿功能。

（3）患者能正常与人交往,正确树立自我形象。

（由菊丽）

第十一章

产 科 护 理

第一节 早 产

妊娠满 28 周至不满 37 足周(196～258 天)间分娩者称早产。此时娩出的新生儿称早产儿,出生体重为 1 000～2 499 g,各器官发育尚不够成熟。早产占分娩总数的 5％～15％。常见的原因有母体、胎儿和胎盘 3 个方面的因素。孕妇合并子宫畸形、宫颈内口松弛、子宫肌瘤、急慢性疾病及妊娠并发症时,易诱发早产;前置胎盘、胎盘早剥、胎儿畸形、胎膜早破、羊水过多、多胎等,亦可致早产。

临床表现主要是子宫收缩,最初为不规律宫缩,并常伴有少许阴道流血或血性分泌物,以后可发展为规律宫缩,与足月临产相似。胎膜早破的发生较足月临产多。以往有流产、早产史或本次妊娠期有阴道流血史的孕妇,容易发生早产。诊断并不困难,若子宫收缩较规律,间隔 5～6 分钟,持续 30 秒钟以上,伴以进行性宫口扩张 2 cm 以上时,可诊断为早产临产。处理原则主要是通过休息和药物治疗控制宫缩,尽量维持妊娠至足月。如早产已不可避免时,则应尽可能地预防新生儿合并症,以提高早产儿的存活率。

一、护理评估

(一)病史

详细评估孕妇的健康史及孕产史,注意孕妇有无可致早产的病因存在,并详细询问、记录孕妇既往出现的症状及接受治疗的经过。

(二)身心状况

妊娠晚期出现子宫收缩,5～10 分钟 1 次,持续 30 秒以上并伴有阴道血性分泌物,宫颈管缩短及宫口进行性扩张,即可诊断为先兆早产。如宫口≥4 cm 或胎膜早破,则早产已不可避免。

有的孕妇因不了解先兆早产的临床表现及早产的危害性,即使出现先兆早产征象,也不能及时到医院接受检查和治疗,只是到了早产不可避免时,才匆匆来医院就诊。

由于事发突然,孕妇尚未做好迎接新生命到来的准备,且担心胎儿提早娩出能否存活,往往感到恐惧、焦虑或愧疚,怀疑是否因为自己的过失而造成早产。

（三）诊断检查

通过全身检查及产科检查,核实孕周,评估胎儿体重、胎方位等,监测宫缩的强度及频率,监测胎心音变化,观察产程进展,确定早产的进程。

二、护理诊断

（一）知识缺乏

其与不了解先兆早产的征象和早产对新生儿的危害性有关。

（二）焦虑

其与担心早产儿的预后有关。

（三）有新生儿受伤的危险

其与早产儿发育不成熟有关。

三、护理目标

(1)孕妇能陈述先兆早产的临床表现及早产对新生儿的危害性,出现早产征象能及时就诊。

(2)孕妇自诉焦虑、恐惧感减轻。

(3)早产儿不存在因护理不当而发生的并发症。

四、护理措施

（一）一般护理

取左侧卧位卧床休息,以减少自发性宫缩,提高子宫血流量,改善胎盘功能,增加胎儿营养。多食用粗纤维食物,防止便秘,以免腹压增加而导致早产。同时避免吃不洁或刺激性强的食物,以防发生腹泻,诱发早产。

（二）病情观察

孕妇良好的身心状况可减少早产的发生,突然的精神创伤亦可诱发早产。故应随时观察、了解孕妇的精神状态和心理障碍,以便及早对症护理。此外,应注意孕妇有无腹痛或腹痛加重、阴道流血增多或出现阴道流水等,如有异常应及时通知医师,并协助处理。

（三）对症护理

若胎膜早破早产已不可避免,应尽快采用合理的治疗方案,充分估计胎儿的成熟度,避免发生呼吸窘迫综合征,估计短时间内不能分娩者,可选用剖宫产结束分娩。经阴分娩者,应考虑使用产钳和会阴切开术助产,以缩短产程,减少分娩过程中对胎头的压迫,以防早产儿颅内出血。同时充分做好早产儿保暖和复苏的准备,临产后慎用镇静剂,避免发生新生儿呼吸抑制。产程中孕妇应吸氧,新生儿出生后立即结扎脐带,防止过多母血进入新生儿血液循环,造成循环负荷过重。

（四）治疗护理

先兆早产的治疗主要是抑制宫缩,故应熟悉药物的用法、作用及不良反应。常用的抑制宫缩药物有如下几类。

1.β受体激动剂

其作用为激动子宫平滑肌中的 β_2 受体,抑制子宫平滑肌收缩,减少子宫的活动而延长妊娠期。但其不良反应较多,常使母儿双方的心率增快,孕妇血压下降、恶心、呕吐、血糖增高等,应予以注意。常用药物有利托君、沙丁胺醇等。

2.硫酸镁

其镁离子直接作用于子宫肌细胞,拮抗钙离子对子宫的活性,从而抑制子宫收缩。用药过程中应注意孕妇呼吸(不少于 16 次/分)、膝反射(存在)及尿量(不少于 25 mL/h)等。

3.其他

为避免早产儿发生呼吸窘迫综合征,在分娩前给予孕妇糖皮质激素如地塞米松等。可促进胎肺成熟。

五、评价

为减轻孕妇精神紧张,可安排时间与孕妇进行交谈、聊天,分散孕妇的注意力,也可指导孕妇采用放松疗法,如缓慢的深呼吸、全身肌肉放松,以增加睡意,保证充足的睡眠。加强营养,以增强体质。嘱孕妇避免诱发宫缩的活动,如保持平静的心情,勿抬举重物、性生活等。宫颈内口松弛者应于孕 14～16 周行子宫内口缝合术,防止早产的发生。

(管俊玲)

第二节　流　产

流产是指妊娠在 28 周前终止。分自然流产和人工流产,前者是胚胎或胎儿因某种原因不能健康发育,自然脱离母体而排出体外;后者是因某种原因应用人工方法终止妊娠,本节仅叙述自然流产。自然流产分为早期及晚期,妊娠 12 周以前为早期流产,12～28 周为晚期流产,自然流产的发生率为 10%～18%。是由多种原因造成的,大致分为以下几种原因。①遗传因素:基因异常是自然流产最常见的原因,早期流产因染色体异常者占 50%～60%。②免疫因素:妊娠后由于母儿双方免疫不适应,导致母体排斥胎儿而流产,近几年发现多种与流产有关的抗原、抗体。③母儿血型不合常是引起晚期流产的原因,如 ABO、Rh 血型不合。④外界因素:影响妊娠的外界因素很多,如孕妇接触有毒物质、放射线、创伤、机械性刺激等。⑤母体方面的因素多为全身性疾病,如急、慢性传染病,内分泌疾病,生殖器官疾病等。

一、护理评估

(一)病史

采集有无停经、早孕反应、阴道流血、阴道水样排液、组织物排出和腹痛史等,此为判断流产及识别流产类型的重要依据之一。

(二)身心状况

1.主要评估患者的生命体征

其包括体温、脉搏、呼吸、血压。

2.阴道流血的量及性状

阴道流血是否有血块、组织、量、味道、开始的时间及状况。

3.患者的一般情况

如面色、腹痛的程度、开始出现的时间及患者的心理状态。

(三)诊断检查

1.妇科检查

重点注意宫颈口有无扩张,有无组织物堵塞,子宫大小是否与停经月份相符,子宫质地、有无压痛,双侧附件有无压痛等。

2.实验室检查

(1)尿妊娠试验,血 HCG 测定,注意流产后血中 HCG 的消失约需 1 个月。

(2)抽血查血常规,以了解 RBC、WBC、血小板、HCT、Hb。

3.B 超

其用来确定诊断并指导正确处理。

二、护理诊断

(一)有组织灌注量改变的危险

其与流产出血有关。

(二)有感染的危险

其与反复出血、抵抗力下降、宫腔内组织物残留、宫口扩张长时间不闭合、刮宫无菌操作技术不严等有关。

(三)自理能力缺陷

其与先兆流产保胎需绝对卧床休息、静脉输液有关。

(四)焦虑

其与腹痛、流血、担心保胎能否有效或胎儿健康是否受影响有关。

(五)预感性悲伤

其与即将失去胎儿有关。

三、护理目标

(1)经过恰当的医护处理后,患者能维持正常的生命体征。

(2)不出现感染的征象。

(3)患者在卧床期间的生活需要得到满足。

(4)患者情绪稳定,能积极配合治疗和护理。

四、护理措施

(一)一般护理

由于流产的类型不同,所采用的护理措施也不同。但均应卧床休息,禁止性生活,以减少刺激、避免宫缩。给予高蛋白质、富含维生素、矿物质的食物,以保证母儿的营养需要。

(二)病情观察

对先兆流产和习惯性流产,要严密观察阴道流血量及腹痛变化,经休息与治疗后阴道流血减少、腹痛消失,经辅助检查证实胎儿存活,说明保胎成功。反之,阴道流血增多、腹痛加重或有组织排出,提示已由先兆流产发展为难免流产。如果阴道流血量很多,应立即阴道检查,以明确诊断,如出现休克,应遵医嘱输血、输液进行抢救,并立即行清宫术、止血,同时要检查有无胎盘、胚胎组织排出。

对稽留流产、感染性流产要注意观察全身症状,如体温升高、脉搏加快、白细胞增高、子宫压痛、阴道分泌物增多且有臭味,应通知医师给予抗感染治疗,防止引起盆腔炎、腹膜炎、败血症等。

(三)对症护理

各种类型的流产孕妇往往情绪紧张,尤其对切盼妊娠和习惯性流产的孕妇,一旦发现有流产先兆,情绪非常紧张、烦躁,甚至伤心。对这类孕妇,护士应关心、同情、给予安慰,使孕妇了解情绪紧张是促使流产的重要因素,调整宽松心情,保持稳定情绪,安心休养,是保胎的重要条件,使其主动配合治疗。

(四)治疗护理

先兆流产除注意休息外,要按医嘱给予药物治疗,对黄体功能不足者可给黄体酮 20 mg 肌内注射,也可给人绒毛膜促性腺激素(HCG)1 000 U 肌内注射,以促进黄体的分泌,以及口服维生素 E、叶酸等。对习惯性流产,应根据流产的原因进行治疗。宫颈功能不全者应在妊娠 12~20 周行子宫颈缝合术,术后要注意观察流产先兆,进行保胎治疗。若治疗失败,应及时拆除缝合线,以免造成宫颈裂伤;若手术成功,应提前入院,待分娩发动前拆除缝线。

流产感染,应先用抗生素治疗控制感染后再行清宫术;如阴道流血量多,则应与医师配合,在抗生素治疗的同时用卵圆钳将宫腔内容物夹出止血,但不宜用刮匙搔刮宫腔,以免感染扩散,待感染控制后再行清宫术。

五、评价

流产经治疗成功后要做好孕妇保健,注意适当的休息和营养,定期进行检查,在医师的指导下进行孕期自我监护,以期待胎儿正常发育。经治疗失败者,因失血、身体虚弱,除注意休息与营养外,要注意会阴部清洁,每天以消毒剂洗外阴,在子宫没有复旧前禁止性生活。

(管俊玲)

第三节 异位妊娠

孕卵在子宫腔外着床、生长发育,称异位妊娠,亦称宫外孕。异位妊娠包括输卵管妊娠、卵巢妊娠、宫颈妊娠、子宫残角妊娠。其中以输卵管妊娠最为多见,约占异位妊娠的 95%,是妇女常见的急腹症之一。可因输卵管妊娠流产或破裂引起腹腔内急性大出血,导致腹痛甚至休克,处理不及时可危及生命。

一、护理评估

(一)病史

仔细询问月经史以准确推断停经时间,并对不孕、安置宫内节育器、绝育术、输卵管再通术、盆腔炎等与宫外孕妇科病相关的高危因素予以高度重视。

（二）身心状况

详细询问患者出现腹痛的时间、性质、程度及有无伴随症状；阴道流血出现的时间、量的多少、有无流出物等，仔细评估患者的面色、表情、生命体征，详细进行腹部检查和盆腔检查，注意其阳性体征。

评估患者的心理状况。宫外孕破裂或不全流产者病情发展迅速，患者在较短的时间内经历剧烈腹痛、晕厥、休克等，患者和家属对这突如其来的变化难以接受，往往处于极度恐慌之中。患者不仅要面临死亡的威胁，还要面临此次怀孕失败的结局，以及再次妊娠的挫折，自责、悲观、气愤是最常见的情绪反应。

（三）辅助检查

1.后穹隆穿刺

后穹隆穿刺是一种经济、简单、可靠的诊断方法，适用于疑有腹腔内出血的患者。常规消毒后以10 mL或20 mL一次性注射器自后穹隆穿入直肠子宫陷凹，若抽出暗红色不凝固血液则为阳性结果，陈旧性宫外孕时可以抽出小血块或不凝固的陈旧血液。若穿刺针头误入静脉，则血较红，将标本放置10分钟左右，则血凝固。无内出血、内出血量少、血肿位置较高或直肠子宫陷凹有粘连时，可抽不出血液，因而穿刺阴性不能否认存在输卵管妊娠。

2.妊娠试验

异位妊娠患者体内的HCG水平较正常妊娠时低，正常宫内妊娠时，每48小时定量测定血清β-HCG值，呈成倍增长，而异位妊娠或宫内妊娠自然流产时，HCG显著低于此值。尿β-HCG定性测定是一种简便、快速的方法，适用于急诊患者。β-HCG阴性一般可以排除异位妊娠，β-HCG阳性则需鉴别是宫内妊娠还是异位妊娠。

3.超声诊断

超声检查时如发生下列征象，可怀疑为异位妊娠。

（1）子宫增大而宫腔内空虚无妊娠物。

（2）子宫外见到妊娠囊或胚胎。

（3）附件呈囊性块物，边界不规则。

（4）后陷凹内有囊性突出的块物。

（5）腹腔内存在无回声暗区或直肠子宫陷凹处积液暗区像。

4.腹腔镜检查

在直视下观察腹腔和盆腔内脏器可协助明确诊断，并可经腹腔镜切除未破裂的病灶。腹腔内大量出血或伴有休克者禁作腹腔镜检查。

5.血常规检查

可发现血红蛋白、红细胞、血细胞比容下降，白细胞上升。

二、护理诊断

（一）体液不足

其与宫外孕破裂或流产所致的大出血有关。

（二）疼痛

其与宫外孕流产或破裂所致的腹腔内出血、手术创伤有关。

（三）悲伤

其与此次怀孕失败有关。

（四）恐惧

其与生命受到威胁及今后再次妊娠的可能受到阻碍有关。

（五）有感染的危险

其与大出血机体抵抗力降低、术后留置导尿管、皮肤完整性受损等有关。

三、护理目标

（1）患者体液能得到及时补充。

（2）患者能尽早接受手术，尽快解除疼痛。

（3）患者和家属能正确面对现实，尽快度过悲伤期。

（4）患者心态平稳，能主动、积极配合医疗和护理工作。

（5）患者术后不出现感染征象。

四、护理措施

（一）一般护理

异位妊娠在确定手术治疗以前应绝对卧床休息，避免突然变动体位或增加腹压的动作，以预防继发性出血。应食用高蛋白质、维生素丰富和铁质多的食物，以辅助纠正贫血。如为大量出血应禁食，防止急症手术麻醉后呕吐。

（二）病情观察

异位妊娠的主要症状是腹痛，因妊娠的部位不同、出血量不同，临床表现各异，故应严密观察腹痛的部位和严重程度，如有昏厥、休克的表现，应注意生命体征变化。早期输卵管妊娠或胚胎已死亡者，常有不规则、点滴状阴道流血，呈深褐色，不超过月经量，可伴有蜕膜管型或蜕膜碎片从阴道排出，应保留送病理检查，切片中如见绒毛可诊断为宫内妊娠，仅见蜕膜、未见绒毛有助于异位妊娠的诊断。在保守治疗期间，应严密观察腹痛及内出血，如突然腹痛加重、血压下降、脉搏加快，为继发内出血的表现，应立即通知医师，及时输液并作手术前准备，严密观察生命体征变化。

（三）对症护理

异位妊娠多为急腹症，因严重腹痛或休克导致患者心情恐惧，迫切要求手术治疗，故应亲切冷静地安慰患者，讲明本病虽然发病急、症状重，但手术不复杂、效果好，鼓励患者配合医师积极治疗，即可康复。

（四）治疗护理

异位妊娠的治疗分为保守治疗和手术治疗。没有明确诊断以前需行后穹隆穿刺者应配合医师行妇科检查，备阴道检查器械、空针、穿刺针头。已明确诊断确定手术治疗者，应立即做手术前准备。有休克者同时进行抢救，输液、输血、给氧气吸入。保守治疗如用中药，以活血化瘀为主。如采用局部或全身化学药物治疗，常用甲氨蝶呤，可杀死胚芽，经治疗后若血或尿妊娠试验仍为阳性，提示胚胎继续存活，应严密观察是否转为阴性，若病情无改善应确定手术，立即作术前准备。

五、评价

术后应早期活动,6 小时后即可于床上翻身,48 小时后可起床,以预防内出血及手术刺激而造成肠粘连。注意生活要有规律,可经常散步、增加营养以促进机体康复。嘱 1 个月后复查,以了解恢复情况。有生育要求者,嘱其在身体完全恢复后到医院检查输卵管通畅情况,以利于再孕或继续治疗。

（管俊玲）

第四节　前　置　胎　盘

胎盘正常时附着于子宫体部前壁、后壁或侧壁。当胎盘部分或全部覆盖在子宫下段或子宫颈内口处时,其位置低于胎儿的先露部,称为前置胎盘。根据胎盘边缘与宫颈内口的关系,又分为完全性前置胎盘或中央性前置胎盘、部分性前置胎盘和边缘性前置胎盘。该病是妊娠晚期出血的主要原因之一。发病原因虽尚不明确,但与产褥感染、多产、多次剖宫产等子宫内膜病变有关,主要表现是妊娠晚期无痛性阴道出血,大量流血可导致孕妇贫血、休克、胎儿缺氧、窘迫甚至死亡;诊断除详细询问病史外,主要根据超声检查。

一、护理评估

（一）病史

仔细询问孕妇的健康史、孕产史及此次怀孕的情况:孕妇的年龄、产次;有无剖宫产史、人工流产史、子宫内膜炎及前置胎盘等病史;妊娠周数,胎位是否正常;孕期,特别是孕 28 周以后,是否出现无痛性、无诱因、反复阴道流血的情况,并充分估计出血量。

（二）身心状况

评估患者的一般情况及生命体征。反复多次或大量出血时,患者出现贫血貌,严重者出现休克表现。孕妇及其家属可因突然阴道流血而感到恐惧或担忧,既担心孕妇的健康,更担心胎儿的安危,可能表现为恐慌、紧张、失眠、手足无措等。

（三）诊断检查

1.产科检查

子宫大小与停经月份一致,胎方位清楚,先露高浮,胎心可以正常,也可因孕妇失血过多致胎心异常或消失。前置胎盘位于子宫下段前壁时,可于耻骨联合上方听到胎盘血管杂音。临产后检查宫缩为阵发性,间歇期子宫肌肉可以完全放松。

2.超声波检查

B 超断层像可清楚地看到子宫壁、胎头、宫颈和胎盘的位置,胎盘定位准确率达 95％。

3.阴道检查

阴道检查主要用于终止妊娠前为明确诊断、决定分娩方式的患者。阴道检查有扩大前置胎盘剥离面致大出血、危及生命的危险,如能确诊或流血过多则没有必要进行。个别确有必要,必须在输血、输液和做好手术准备的情况下方可进行。怀疑前置胎盘的患者切忌肛查。

4.实验室检查

查血常规,了解血红蛋白、红细胞数目、红细胞比积以评估有无贫血及贫血的程度;了解白细胞计数及分类以评估有无感染征象。测定凝血因子以估计机体的凝血功能。

5.胎儿状况评估

使用外监护仪测胎儿宫内情况、测羊水 L/S 比值等了解胎儿的成熟度,为处理做参考。

6.产后检查胎盘及胎膜

胎盘的前置部分可见陈旧性血块附着,呈黑紫色或暗红色,如这些改变位于胎盘的边缘,而且胎膜破口距胎盘边缘的距离少于 7 cm,则为部分性前置胎盘。

（四）产后评估

重点评估子宫复旧、阴道流血的情况及有无感染征象,如体温、脉搏、呼吸、白细胞计数及分类、宫底高度、子宫收缩、恶露量、性状、气味、伤口愈合情况等。同时,评估产妇对手术及分娩经历的生理、心理反应。

二、护理诊断

（一）组织灌注量改变

其与前置胎盘所致的大出血有关。

（二）有感染的危险

其与出血量多、机体抵抗力下降及胎盘剥离面距宫口近等有关。

（三）恐惧

其与担心本人及胎儿的安危有关。

（四）气体交换受损

其与低血容量及低血氧、胎盘剥离有关。

（五）自理能力缺陷

其与前置胎盘需绝对卧床休息有关。

三、护理目标

(1)患者血压、脉搏稳定,血流动力学指标恢复正常。

(2)住院期间患者未发生感染,体温、白细胞计数及分类正常。

(3)患者情绪稳定,恐惧症状减轻。

(4)尽可能维持胎儿的血氧供应,不发生因护理不当而造成的胎儿缺氧甚至死亡。

(5)患者卧床期间的基本生活需要能得到及时满足。

四、护理措施

（一）一般护理

根据不同的治疗方案采用不同的护理措施,如孕妇出血量少、妊娠周数<37 周、胎儿发育尚未成熟,需采取期待疗法,在保证孕妇安全的前提下,期待胎儿能达到或接近足月,提高胎儿成活率。此类孕妇应住院休息,以避免因活动牵拉子宫颈引起出血,待出血停止后可适当下地活动,给予高蛋白质、富含铁剂的食物,以纠正贫血。急性大量出血者应禁食,做好终止妊娠的准备。

(二)病情观察

前置胎盘的主要表现是反复发生无痛性出血,初次出血量较少,随着子宫下段不断伸展,出血量亦越来越多,偶尔有第一次出血量很多,尤其夜间孕妇在睡眠中也可能发生大量出血。根据出血的特点,在病情观察中应予以重视,尤其夜间要经常注意观察出血量,发现出血量多时应立即通知医师进行抢救,监护胎心、胎动及产兆。

(三)对症护理

前置胎盘的主要症状是阴道出血,往往因反复阴道流血尤其流血量较多者,表现为情绪紧张,担心母儿的生命安全。针对这种情况应向孕妇介绍病情,消除其顾虑,说明目前的医疗水平完全可以保证母婴安全,但要接受医护人员的指导,与其密切合作才能达到预期目的。

(四)治疗护理

前置胎盘随时可能发生大量阴道出血,如发生大量出血应立即输液、输血,纠正休克。完全性和部分性前置胎盘有 70%～90% 采用剖宫产,应做剖宫产的术前准备。禁做肛诊,避免因刺激引起更多的出血,如果需阴道检查进一步明确诊断,应首先输液再进行检查。若孕妇阴道大量流血而当地无条件处理,应先输液、输血,常规消毒进行阴道填纱布条、腹部加压、包扎,以暂时压迫止血,迅速转院。

五、评价

部分性或边缘性前置胎盘经阴道分娩者,产后护理与正常分娩的产后保健相同;如是经剖宫产分娩且出血较多者,要注意产后营养、纠正贫血,定期到医院检查,注意是否月经来潮,如长期闭经要认真检查,排除希恩综合征。

(管俊玲)

第五节　胎盘早剥

妊娠 20 周后或分娩期,正常位置的胎盘在胎儿娩出前部分或全部从子宫壁剥离,称胎盘早期剥离,简称胎盘早剥。其原因尚不明,与以下因素有关:血管病变、妊娠高血压综合征、慢性高血压、机械性因素如外伤、脐带过短、羊水过多、破膜时宫内压骤减、双胎第一胎娩出后或子宫静脉压突然升高等。

一、护理评估

(一)病史

详细询问患者的健康史及孕产史,注意收集与胎盘早剥有关的诱发因素,了解本次妊娠的经过,尤其是阴道出血、腹痛等情况。

(二)身心状况

重点评估阴道流血出现的时间、量、性质,患者目前的情况,是否有少尿、无尿、休克、凝血功能障碍的表现,腹痛的性质、有无伴随症状、子宫的张力、有无压痛、子宫大小与妊娠月份是否相符,宫底有无上升的征象,胎心、胎动情况,并通过详细的全身及腹部检查判断母儿目前的状况。

随着出血的增多、腹痛的加剧和周围医护人员为此所进行的一系列抢救措施,无时不在提示孕妇:其自身特别是腹中胎儿存在生命的威胁,因此,孕妇除表现出紧张、焦虑、烦躁不安、恐慌、哭泣外,更盼望自己及胎儿能通过医务人员的抢救和自身的配合而得到良好的结局。

（三）诊断检查

(1)B型超声检查:可确定有无胎盘早剥及估计剥离面的大小及胎儿的状况(有无胎动及胎心搏动)。B超可显示胎盘和子宫壁之间出现液性暗区,界限不太清楚;绒毛膜板向羊膜腔凸出;暗区内有时出现光点反射(积血机化)。

(2)除血、尿常规外,还应查血小板计数、出凝血时间、纤维蛋白原等与凝血功能有关的项目。血常规可帮助了解患者的贫血程度及有无感染征象;尿常规可了解肾功能及有无妊高征;凝血功能检查可了解患者的凝血功能。

二、护理诊断

（一）腹痛

其与胎盘剥离面积有关。若剥离面积＞1/3,孕妇突然发生持续性腹痛、腰酸背痛,疼痛程度与胎盘后积血量成正比。

（二）出血性休克

如果剥离面＞1/2,无论内出血或外出血都多,可致出血性休克,甚至发生凝血机制障碍,出血不止。

（三）有胎儿受伤的危险

其与胎盘功能障碍有关。

（四）焦虑

其与预感到个体健康受到威胁有关,与已经或预感到将要失去胎儿有关。

（五）知识缺乏

其与对胎盘早剥的认识有限有关。

三、护理目标

(1)纠正休克:输新鲜血,输液。

(2)及时终止妊娠:一旦确诊,必须即时终止妊娠。

(3)减轻孕妇的焦虑、恐惧感。

四、护理措施

（一）一般护理

轻型者的护理原则与正常分娩基本相同;重型者应根据孕妇的具体情况,如子宫内出血量较多、有休克表现,应采用平卧位,以利于纠正休克,暂禁食。

（二）病情观察

应严密观察阴道流血量与产程进展,测量子宫底高度,从孕妇入院开始应在子宫底处作一标记,观察子宫底是否升高,如有升高提示内出血量增多,同时要经常听胎心音,有条件的应持续胎心音监护。重型孕妇子宫内隐性出血多见,应严密观察生命体征变化,详细记录,观察阴道出血量,注意有无出血不凝或仅有较软的凝血块,预防 DIC 的发生,观察尿量,预防急性肾衰竭。重型孕妇因发病急、症状重,孕妇及家属情绪紧张、恐惧,故应沉着有序地工作,安慰患者,但对其家属应说明危险性及可能发生的并发症。

(三)治疗护理

轻型经阴道分娩者要采取尽量缩短产程的措施,可先行人工破膜,缩减子宫容积,压迫胎盘,使之不继续剥离;破膜后腹部加压沙袋,以腹带包扎腹部,以减少出血,必要时静脉滴注催产素,要注意滴注的速度,开始15滴/分,以后根据宫缩强度调节,如需要阴道检查,应准备检查物品、备血、输液后检查。重型者阴道流血量与孕妇贫血不成比例。血液多积聚于胎盘与子宫壁之间,孕妇处于休克状态,应立即抢救休克,输液、输血、氧气吸入,同时做好剖宫产的术前准备。

五、评价

再次妊娠要做好孕期保健及宣教,积极防治妊高征,对合并慢性高血压和慢性肾炎等高危妊娠者应加强管理,妊娠期避免腹部外伤。

(管俊玲)

第六节 胎膜早破

临产前胎膜自然破裂称为胎膜早破。为常见的分娩并发症,其发病率占分娩总数的2.7%~17%。常发生于宫颈内口松弛、胎膜发育不良、头盆不称、胎位异常致使羊膜腔内压力不均;羊水过多或多胎妊娠使羊膜腔内压力过高;妊娠后期性生活或机械性刺激易致绒毛-羊膜感染。

一、护理评估

(一)健康史

详细询问病史,了解诱发胎膜早破的原因,确定胎膜破裂的时间、妊娠周数,是否有宫缩及感染的征象。

(二)生理状况

1.症状和体征

孕妇主诉突然出现阴道流液或无控制的"漏尿",少数孕妇仅感觉到外阴较平时湿润,窥阴器检查见混有胎脂的羊水自子宫颈口流出,即可作出诊断。

2.辅助检查

(1)阴道酸碱度测定:正常阴道液 pH 值为 4.5~5.5,羊水 pH 值为 7.0~7.5。胎膜破裂后,阴道液 pH 值升高(pH≥6.5)。pH 诊断胎膜早破的敏感度为 90%,血液、尿液、宫颈黏液、精液及细菌污染可出现假阳性。

(2)阴道液涂片:取阴道液涂于玻片上,干燥后显微镜下观察,出现羊齿状结晶,用 0.5%硫酸尼罗蓝染色,显微镜下见橘黄色胎儿上皮细胞,用苏丹Ⅲ染色见黄色脂肪小粒,均可确定为羊水,准确率达 95%。

(3)胎儿纤连蛋白测定:胎儿纤连蛋白是胎膜分泌的细胞外基质蛋白。当宫颈及阴道分泌物内胎儿纤连蛋白含量>0.05 mg/L 时,胎膜抗张能力下降,易发生胎膜早破。

(4)胰岛素样生长因子结合蛋白-1(IGFBP-1):检测人羊水中胰岛素样生长因子结合蛋白-1,特异性强,不受血液、精液、尿液和宫颈黏液的影响。

(5)羊膜腔感染检测:①羊水细菌培养;②羊水涂片革兰染色检查细菌;③羊水白细胞介素-6≥7.9 ng/mL,提示羊膜腔感染;④血 C 反应蛋白>8 mg/L,提示羊膜腔感染;⑤降钙素原轻度升高表示感染存在。

(6)羊膜镜检查:可直视胎儿先露部,看见头发或其他胎儿部分,看不到前羊膜囊即可诊断为胎膜早破。

(7)B 超检查羊水量减少可协助诊断。

(三)高危因素

1.母体因素

反复阴道流血、阴道炎、长期应用糖皮质激素、腹部创伤、腹腔内压力突然增加(剧烈咳嗽、排便困难)、吸烟、药物滥用、营养不良、前次妊娠发生早产胎膜早破史、妊娠晚期性生活频繁等。

2.子宫及胎盘因素

子宫畸形、胎盘早剥、子宫颈功能不全、子宫颈环扎术后、子宫颈锥切术后、子宫颈缩短、先兆早产、子宫过度膨胀(羊水过多、多胎妊娠)、头盆不称、胎位异常(臀位、横位)、绒毛膜羊膜炎、亚临床宫内感染等。

(四)心理-社会因素

孕妇突然发生不可自控的阴道流液,可能惊惶失措,担心会影响胎儿及自身的健康,有些孕妇可能开始设想胎膜早破会带来的种种后果,甚至会产生恐惧心理。

二、护理诊断

(一)焦虑、恐惧

其与不了解早破水的原因与治疗、担心胎儿的安危有关。

(二)有胎儿受伤的危险

其与可能发生的早产、脐带脱垂、胎儿宫内感染有关。

(三)有感染的危险

其与胎膜早破、细菌上行进入宫腔有关。

(四)潜在并发症

胎膜早破的潜在并发症为早产和脐带脱垂。

三、护理目标

(1)减轻孕妇的焦虑、恐惧感。

(2)胎儿的危险性降低。

(3)产妇不发生感染。

(4)不因护理不当而发生早产和脐带脱垂。

四、护理措施

(一)一般护理

胎膜破裂后孕妇应立即住院,绝对卧床休息。及时听胎心,有条件的单位应行胎心率电子监护。若先露部尚未接触,应抬高床尾,以免脐带脱垂;若先露部已入盆,则可取半卧位,禁止灌肠。

鼓励孕妇进高蛋白质、高热量、富含维生素、易消化的饮食,以增加体力及机体抵抗力。破膜后孕妇一般精神较为紧张,恐惧羊水流出不利于胎儿顺利娩出,尤其不足月孕妇担心能否成活,往往多虑、心绪不佳,鉴于此应消除孕妇的种种顾虑,增加信心,使其积极配合各项治疗,达到顺利分娩的目的。

(二)对症护理

密切监护胎心变化及阴道排液情况,如发现胎心异常、阴道排液混浊且混有胎粪,应立即给氧,每分钟氧流量为 5 L,50％葡萄糖溶液 60 mL 加维生素 C 500 mg 静脉注射,并协助医师行阴道检查有无脐带脱垂。若脐带脱垂、宫口未开全,孕妇应立即取膝胸卧位,用脐带还纳器或用纱布包裹脐带缓缓送回宫腔,在阴道内填塞纱布条防止脐带再脱出,应将情况通知家属,待胎心好转后即行剖宫产术。

(三)治疗护理

应保持外阴清洁,每天用 0.1％新洁尔灭擦洗外阴,并用消毒会阴垫。尽量减少肛诊或阴道检查。若胎膜早破发生于妊娠 36 周以上者,超过 24 小时尚未临产,应予针刺引产或静脉滴注催产素引产;若胎膜早破发生于妊娠 36 周以下者,应力争给予保守治疗。胎膜早破常可引起子宫收缩,可应用子宫收缩抑制剂,如 β-肾上腺素能受体兴奋剂,如利托君、硫酸沙丁胺醇或静脉滴注硫酸镁,以抑制子宫收缩。预防和控制感染,对破膜后 12～24 小时是否加用抗生素有争论,即使加用抗生素亦应注意不宜使用过久,以免产生耐药性。每天测体温,如体温升高,白细胞计数 $\geqslant 15 \times 10^9/L$,流出的羊水有臭味或子宫有压痛;监测胎心率加快 $\geqslant 160$ 次/分,羊水细菌培养 $\geqslant 10^8/mL$;胎膜早破伴有感染,且有胎儿宫内感染可能,无论足月或不足月均应立即终止妊娠。

五、评价

分娩结束后除进行产褥期护理外,应给予抗生素预防和控制感染。应重视并加强孕期卫生指导,及时矫正异常胎位,孕期避免负重及腹部撞击。妊娠后期禁止性交。骨盆狭窄、胎位不正的孕妇,在预产期前住院待产。

(管俊玲)

第七节 过期妊娠

平时月经周期规则,妊娠达到或超过 42 周(＞294 天)尚未分娩者,称为过期妊娠。其发生率占妊娠总数的 3％～15％。过期妊娠使胎儿窘迫、胎粪吸入综合征、过熟综合征、新生儿窒息、围生儿死亡、巨大儿,以及难产等不良结局发生率增高,并随妊娠期延长而增加。

一、病因

过期妊娠可能与下列因素有关。

(一)雌、孕激素比例失调

内源性前列腺素和雌二醇分泌不足而孕酮水平增高,导致孕激素优势.抑制前列腺素和缩宫素的作用,延迟分娩发动,导致过期妊娠。

(二)头盆不称

部分过期妊娠胎儿较大,导致头盆不称和胎位异常,使胎先露部不能紧贴子宫下段及宫颈内口,反射性子宫收缩减少,容易发生过期妊娠。

(三)胎儿畸形

如无脑儿,由于无下丘脑,垂体肾上腺轴发育不良或缺如,促肾上腺皮质激素产生不足,胎儿肾上腺皮质萎缩,使雌激素的前身物质 16α-羟基硫酸脱氢表雄酮不足,从而雌激素分泌减少;小而不规则的胎儿不能紧贴子宫下段及宫颈内口诱发宫缩,导致过期妊娠。

(四)遗传因素

某家族、某个体常反复发生过期妊娠,提示过期妊娠可能与遗传因素有关。胎盘硫酸酯酶缺乏症是一种罕见的伴性隐性遗传病,可导致过期妊娠。其发生机制是因胎盘缺乏硫酸酯酶,胎儿肾上腺与肝脏产生的 16α-羟基硫酸脱氢表雄酮不能脱去硫酸根转变为雌二醇及雌三醇,从而使血雌二醇及雌三醇明显减少,降低子宫对缩宫素的敏感性,使分娩难以启动。

二、临床表现

(一)胎盘

过期妊娠的胎盘病理有两种类型:一种是胎盘功能正常,除重量略有增加外。胎盘外观和镜检均与妊娠足月胎盘相似;另一种是胎盘功能减退,肉眼观察胎盘母体面呈片状或多灶性梗死及钙化,胎儿面及胎膜常被胎粪污染,呈黄绿色。

(二)羊水

正常妊娠 38 周后,羊水量随妊娠推延逐渐减少,妊娠 42 周后羊水减少迅速,约 30％减至 300 mL 以下;羊水粪染率明显增高,是足月妊娠的 2～3 倍,若同时伴有羊水过少,羊水粪染率达 71％。

(三)胎儿

过期妊娠胎儿生长模式与胎盘功能有关,可分以下 3 种。

1.正常生长及巨大儿

胎盘功能正常者,能维持胎儿继续生长,约 25％成为巨大儿,其中 1.4％胎儿出生体重＞4 500 g。

2.胎儿成熟障碍

10％～20％过期妊娠并发胎儿成熟障碍。胎盘功能减退与胎盘血流灌注不足、胎儿缺氧及营养缺乏等有关。由于胎盘合成、代谢、运输及交换等功能障碍,胎儿不易再继续生长发育。临床分为3 期:第Ⅰ期为过度成熟期,表现为胎脂消失、皮下脂肪减少、皮肤干燥松弛多皱褶,头发浓密,指(趾)甲长,身体瘦长,容貌似“小老人”。第Ⅱ期为胎儿缺氧期,肛门括约肌松弛,有胎粪排出,羊水及胎儿皮肤黄染,羊膜和脐带绿染,同胎儿患病率及围生儿死亡率最高。第Ⅲ期为胎儿全身因粪染历时较长广泛黄染,指(趾)甲和皮肤呈黄色,脐带和胎膜呈黄绿色,此期胎儿已经历和渡过第Ⅱ期危险阶段,其预后反较第Ⅱ期好。

3.胎儿生长受限

小样儿可与过期妊娠共存,后者更增加胎儿的危险性,约 1/3 过期妊娠死产儿为生长受限小样儿。

三、处理原则

应根据胎盘功能、胎儿大小、宫颈成熟度综合分析,以确诊过期妊娠,并选择恰当的分娩方式终止妊娠,在产程中密切观察羊水情况、胎心监护,出现胎儿窘迫征象,行剖宫产尽快结束分娩。

四、护理

(一)护理评估

1.病史

准确核实孕周,确定胎盘功能是否正常是关键。诊断过期妊娠之前必须准确核实孕周。

2.身心诊断

平时月经周期规则,妊娠达到或超过 42 周(>294 天)未分娩者,可诊断为过期妊娠。由于孕妇结果的不可预知、恐惧、焦虑、猜测是过期妊娠孕妇常见的情绪反应。

3.诊断检查

实验室检查:①根据 B 型超声检查确定孕周,妊娠 20 周内,B 型超声检查对确定孕周有重要意义。妊娠 5~12 周以胎儿顶臀径推算孕周较准确,妊娠 12~20 周以胎儿双顶径、股骨长度推算预产期较好。②根据妊娠初期血、尿 HCG 增高的时间推算孕周。

(二)可能的护理诊断

1.有新生儿受伤的危险

与过期胎儿生长受限有关。

2.焦虑

与担心分娩方式、过期胎儿预后有关。

(三)预期目标

(1)新生儿不存在因护理不当而产生的并发症。

(2)患者能平静地面对事实,接受治疗和护理。

(四)护理措施

1.预防过期妊娠

(1)加强孕期宣教,使孕妇及家属认识过期妊娠的危害性。

(2)定期进行产前检查,适时结束妊娠。

2.加强监测,判断胎儿在宫内情况

(1)教会孕妇进行胎动计数:妊娠超过 40 周的孕妇,通过计数胎动进行自我监测尤为重要。胎动计数 12 小时>30 次为正常,12 小时<10 次或逐日下降,超过 50%,应视为胎盘功能减退,提示胎儿宫内缺氧。

(2)胎儿电子监护仪检测:无应激试验(NST)每周 2 次,胎动减少时应增加检测次数;住院后需每天 1 次监测胎心变化。NST 无反应型需进一步做缩宫素激惹试验(OCT),若多次反复相互现胎心晚期减速,提示胎盘功能减退、胎儿明显缺氧。因 NST 存在较高假阳性率,需结合 B 超检查,估计胎儿安危。

3.终止妊娠应根据胎盘功能、胎儿大小、宫颈成熟度综合分析,选择恰当的分娩方式

(1)终止妊娠的指征:已确诊过期妊娠,严格掌握终止妊娠的指征。①宫颈条件成熟;②胎儿体重>4 000 g 或胎儿生长受限;③12 小时内胎动<10 次或 NST 为无反应型,OCT 可疑;④尿

E/C 比值持续低值;⑤羊水过少(羊水暗区<3 cm)和/或羊水粪染;⑥并发重度子痫前期或子痫。终止妊娠的方法应酌情而定。

(2)引产:宫颈条件成熟、Bishop 评分>7 分者,应予引产;胎头已衔接者,通常采用人工破膜,破膜时羊水多而清者,可静脉滴注缩宫素。在严密监视下经阴道分娩。对羊水Ⅱ度污染者,若阴道分娩,要求在胎肩娩出前用负压吸管或吸痰管吸净胎儿鼻咽部黏液。

(3)剖宫产:出现胎盘功能减退或胎儿窘迫征象,不论宫颈条件成熟与否,均应行剖宫产尽快结束分娩。过期妊娠时,胎儿虽有足够储备力,但临产后宫缩应激力的显著增加超过其储备力,出现隐性胎儿窘迫,对此应有足够认识。最好应用胎儿监护仪,及时发现问题,采取应急措施,适时选择剖宫产挽救胎儿。进入产程后。应鼓励产妇左侧卧位、吸氧。产程中最好连续监测胎心,注意羊水性状,必要时取胎儿头皮血测 pH,及早发现胎儿窘迫,并及时处理。过期妊娠时,常伴有胎儿窘迫、羊水粪染,分娩时应做相应准备。胎儿娩出后立即在直接喉镜指引下行气管插管吸出气管内容物,以减少胎粪吸入综合征的发生。过期儿患病率和死亡率均增高,应及时发现和处理新生儿窒息、脱水、低血容量及代谢性酸中毒等并发症。

(五)护理评价

(1)患者能积极配合医护措施。

(2)新生儿未发生窒息。

(管俊玲)

第八节 妊娠剧吐

妊娠剧吐是指妊娠期恶心,频繁呕吐,不能进食,导致脱水,酸、碱平衡失调以及水、电解质紊乱,甚至肝肾功能损害,严重可危及孕妇生命。其发生率为 0.3%~1%。

一、病因

尚未明确,可能与下列因素有关。

(一)人绒毛膜促性腺激素(HCG)水平增高

因早孕反应的出现和消失的时间与孕妇血清 HCG 值上升、下降的时间一致;另外多胎妊娠、葡萄胎患者 HCG 值,显著增高,发生妊娠剧吐的比率也增高;而终止妊娠后,呕吐消失。但症状的轻重与血 HCG 水平并不一定呈正相关。

(二)精神及社会因素

恐惧妊娠、精神紧张、情绪不稳、经济条件差的孕妇易患妊娠剧吐。

(三)幽门螺杆菌感染

近年研究发现妊娠剧吐的患者与同孕周无症状孕妇相比,血清抗幽门螺杆菌的 IgG 浓度升高。

(四)其他因素

维生素缺乏,尤其是维生素 B_6 缺乏可导致妊娠剧吐;变态反应;研究发现几种组织胺受体亚型与呕吐有关,临床上抗组胺治疗呕吐有效。

二、病理生理

(1)频繁呕吐导致失水、血容量不足、血液浓缩、细胞外液减少,钾、钠等离子丢失使电解质平衡失调。

(2)不能进食,热量摄入不足,发生负氮平衡,使血浆尿素氮及尿酸升高;由于机体动用脂肪组织供给热量,脂肪氧化不全,导致丙酮、乙酰乙酸及 β 羟丁酸聚集,产生代谢性酸中毒。

(3)由于脱水、缺氧血氨基转移酶值升高,严重时血胆红素升高。机体血液浓缩及血管通透性增加,另外,钠盐丢失,不仅尿量减少,尿中可出现蛋白及管型。肾脏继发性损害,肾小管有退行性变,部分细胞坏死,肾小管的正常排泌功能减退,终致血浆中非蛋白氮、肌酐、尿酸的浓度迅速增加。肾功能受损和酸中毒使细胞内钾离子较多地移到细胞外,出现高钾血症,严重时心脏停搏。

(4)病程长达数周者,可致严重营养缺乏,由于维生素 C 缺乏,血管脆性增加,可致视网膜出血。

三、临床表现

(一)恶心、呕吐

多见于年轻初孕妇,一般停经 6 周左右出现恶心、呕吐,逐渐加重直至频繁呕吐不能进食。

(二)水电解质紊乱

严重呕吐、不能进食导致失水、电解质紊乱,使氢、钠、钾离子大量丢失,出现低钾血症。营养摄入不足可致负氮平衡,使血浆尿素氮及尿素增高。

(三)酸、碱平衡失调

机体动用脂肪组织供给能量,使脂肪代谢中间产物酮体增多,引起代谢性酸中毒。病情发展,可出现意识模糊。

(四)维生素缺乏

频繁呕吐、不能进食可引起维生素 B_1 缺乏,导致 Wernicke-Korsakoff 综合征。维生素 K 缺乏,可致凝血功能障碍,常伴血浆蛋白及纤维蛋白原减少,增加孕妇出血倾向。

四、辅助检查

(1)尿液检查:患者尿比重增加,尿酮体阳性,肾功能受损时,尿中可出现蛋白和管型。

(2)血液检查:血液浓缩,红细胞计数增多,血细胞比容上升,血红蛋白值增高;血酮体可为阳性,二氧化碳结合力降低;肝、肾功能受损害时胆红素、氨基转移酶、肌酐和尿素氮升高。

(3)眼底检查:严重者出现眼底出血。

五、诊断及鉴别诊断

根据病史、临床表现及妇科检查,诊断并不困难。可用 B 超检查排除滋养叶细胞疾病,此外尚需与可引起呕吐的疾病,如急性病毒性肝炎、胃肠炎、胰腺炎、胆管疾病、脑膜炎、脑血管意外及脑肿瘤等鉴别。

六、并发症

（一）Wernicke-Korsakoff 综合征

发病率为妊娠剧吐患者的 10%，是由于妊娠剧吐长期不能进食，导致维生素 B_1 缺乏引起的中枢系统疾病，Wernicke 脑病和 Korsakoff 综合征是一个病程中的先后阶段。

维生素 B_1 是糖代谢的重要辅酶，参与糖代谢的氧化脱羧代谢，维生素 B_1 缺乏时，体内丙酮酸及乳酸堆积，发生糖代谢的三羧酸循环障碍，使得主要靠糖代谢供给能量的神经组织、骨骼肌和心肌代谢出现严重障碍。病理变化主要发生在丘脑、下丘脑的脑室旁区域、中脑导水管的周围区灰质、乳头体、第四脑室底部、迷走神经运动背核，可出现不同程度的神经细胞和神经纤维轴索或髓鞘的丧失，伴有星形细胞和小胶质细胞的增生。毛细血管扩张，血管的外膜和内皮细胞明显增生，有散在小出血灶。

Wernicke 脑病表现为眼球震颤、眼肌麻痹等眼部症状，躯干性共济失调及精神障碍，可同时出现，但大多数患者精神症状迟发。Korsakoff 综合征表现为严重的近事记忆障碍，表情呆滞、缺乏主动性，产生虚构与错构。部分伴有周围神经病变。严重时发展为永久性的精神、神经功能障碍，出现神经错乱、昏迷甚至死亡。

（二）Mallory-Weis 综合征

胃-食管连接处的纵向黏膜撕裂出血，引起呕血和黑粪。严重时，可使食管穿孔，表现为胸痛、剧吐、呕血，需急症手术治疗。

七、护理措施

（一）病情观察

观察患者生命体征、全身营养状况及病情变化。严密观察病情变化，若发现孕妇呕吐物为胆汁、血性或咖啡色样，应通知医师。根据医嘱每天监测生命体征 2～3 次，每天观察孕妇的精神状态、皮肤弹性、巩膜颜色、尿量（每天尿量应在 1 000 mL 以上），准确记录液体出入量，发现异常及时通知医师。通过 B 超检查了解胎儿的发育情况。

（二）心理护理

反复发生孕吐的孕妇，会产生不同的压力及焦虑情绪，应关注其心理状态，关心、体贴孕妇，避免其情绪激动。使其了解妊娠呕吐是一种常见的生理现象，经过治疗和护理是可以缓解的，消除其不必要的思想顾虑，树立妊娠的信心，提高心理舒适度。

（三）生活护理

保持室内整洁、安静，避免异味、异物刺激，每天通风 2 次，每次 30 分钟。保证充足休息睡眠（7～8 h/d），待病情稳定后鼓励孕妇下床活动，促进胃肠蠕动，增加食欲。注意口腔卫生，除早晚刷牙外要经常漱口。

（四）饮食护理

呕吐剧烈时遵医嘱先禁食 2～3 天，给予补液治疗，每天 2 000～3 000 mL，待病情好转后少量进流食，给予清淡、易消化、适合口味、营养丰富的饮食，少量多餐。

（五）健康指导

（1）保持心情舒畅，有充分的休息和睡眠，进餐前有良好的口腔卫生。

（2）饮食宜清淡，易消化，少量多餐，禁食过甜、油炸及味道过浓的食物。

(3)指导孕妇起床前,吃一些干食物(饼干),可吃一些咸的食物,或尝试一些冷饮如酸奶、清凉果汁等。

(4)指导孕妇掌握自测脉搏,如活动后脉搏＞100 次/分,应停止活动立即休息,活动后如有头晕,应立即蹲下或坐下以防摔伤。

八、预后

绝大多数妊娠剧吐患者预后良好,仅少数病例因病情严重而需终止妊娠。然而,对胎儿方面,曾有报道妊娠剧吐发生酮症者,所生后代的智商较低。

(管俊玲)

第九节 胎 儿 窘 迫

胎儿窘迫是指孕妇、胎儿、胎盘等各种原因引起的胎儿宫内缺氧,影响胎儿健康甚至危及生命。胎儿窘迫是一种综合征,主要发生在临产过程,也可发生在妊娠后期。发生在临产过程者,可以是妊娠后期的延续和加重。

一、病因

胎儿窘迫的病因涉及多方面,可归纳为三大类。

(一)母体因素

妊娠妇女患有高血压疾病、慢性肾炎、妊娠高血压综合征、重度贫血、心脏病、肺源性心脏病、高热、吸烟、产前出血性疾病和创伤、急产或子宫不协调性收缩、缩宫素使用不当、产程延长、子宫过度膨胀、胎膜早破等;或者产妇长期仰卧位,镇静药、麻醉药使用不当等。

(二)胎儿因素

胎儿心血管系统功能障碍、胎儿畸形,如严重的先天性心血管疾病、母婴血型不合引起的胎儿溶血、胎儿贫血、胎儿宫内感染等。

(三)脐带、胎盘因素

脐带因素有长度异常、缠绕、打结、扭转、狭窄、血肿、帆状附着;胎盘因素有植入异常、形状异常、发育障碍、循环障碍等。

二、病理生理

胎儿窘迫的基本病理生理变化是缺血、缺氧引起的一系列变化。缺氧早期或者一过性缺氧时,机体主要通过减少胎盘和自身耗氧量代偿,胎儿则通过减少对肾与下肢血供等方式来保证心脑血流量,不产生严重的代偿障碍及器官损害。缺氧严重则可引起严重的并发症。缺氧初期通过自主神经反射兴奋交感神经,使肾上腺儿茶酚胺及皮质醇分泌增多,引起血压上升及心率加快。此时胎儿的大脑、肾上腺、心脏及胎盘血流增加,而肾、肺、消化系统等血流减少,出现羊水减少、胎儿发育迟缓等。若缺氧继续加重,则转为兴奋迷走神经,血管扩张,有效循环血量减少,主要器官的功能由于血流不能保证而受损,于是胎心率减慢。缺氧继续发展下去可引起严重的器官功能损害,尤其可以引起缺血缺氧性脑病甚至胎死宫内。此过程基本是低氧血症至缺氧,然后至代谢性酸中毒,主要表现为胎动减少、羊水少、胎心监护基线变异差、出现晚期减速甚至呼吸抑制。由于缺氧时肠蠕动加快,肛门括约肌松弛引起胎粪排出。此过程可以形成恶性循环,更加重母体及胎儿的危险。不同原因引起的胎儿窘迫表现过程可以不完全一致,所以应加强监护、积极评价、及时发现高危征象并积极处理。

三、临床表现

胎儿窘迫的主要表现为胎心音改变、胎动异常及羊水胎粪污染或羊水过少,严重者胎动消失。根据其临床表现,胎儿窘迫可以分为急性胎儿窘迫和慢性胎儿窘迫。急性胎儿窘迫多发生在分娩期,主要表现为胎心率加快或减慢;CST 或者 OCT 等出现频繁的晚期减速或变异减速;羊水胎粪污染和胎儿头皮血 pH 下降,出现酸中毒。羊水胎粪污染可以分为 3 度:Ⅰ度羊水呈浅绿色;Ⅱ度羊水呈黄绿色,浑浊;Ⅲ度羊水呈棕黄色,稠厚。慢性胎儿窘迫发生在妊娠末期,常延续至临产并加重,主要表现为胎动减少或消失、NST 基线平直、胎儿发育受限、胎盘功能减退、羊水胎粪污染等。

四、处理原则

急性胎儿窘迫者,应积极寻找原因并给予及时纠正。若宫颈未完全扩张、胎儿窘迫情况不严重者,给予吸氧,嘱产妇左侧卧位,若胎心率变为正常,可继续观察;若宫口开全、胎先露部已达坐骨棘平面以下 3 cm 者,应尽快助产经阴道娩出胎儿;若因缩宫素使宫缩过强造成胎心率减慢者。应立即停止使用,继续观察,病情紧迫或经上述处理无效者立即剖宫产结束分娩。慢性胎儿窘迫者,应根据妊娠周、胎儿成熟度和窘迫程度决定处理方案。首先应指导妊娠妇女采取左侧卧位,间断吸氧,积极治疗各种并发症或并发症,密切监护病情变化。若无法改善,则应在促使胎儿成熟后迅速终止妊娠。

五、护理评估

(一)健康史

了解妊娠妇女的年龄、生育史、内科疾病史如高血压疾病、慢性肾炎、心脏病等;本次妊娠经过,如妊娠高血压综合征、胎膜早破、子宫过度膨胀(如羊水过多和多胎妊娠);分娩经过,如产程延长(特别是第二产程延长)、缩宫素使用不当。了解有无胎儿畸形、胎盘功能的情况。

(二)身心状况

胎儿窘迫时,妊娠妇女自感胎动增加或停止。在窘迫的早期可表现为胎动过频(24 h >20 次);若缺氧未纠正或加重,则胎动转弱且次数减少,进而消失。胎儿轻微或慢性缺氧时,胎心率加快(>160 次/分);若长时间或严重缺氧。则会使胎心率减慢。若胎心率<100 次/分则提示胎儿危险。胎儿窘迫时主要评估羊水量和性状。

孕产妇夫妇因为胎儿的生命遭遇危险而产生焦虑,对需要手术结束分娩产生犹豫、无助感。对于胎儿不幸死亡的孕产妇夫妇,其感情上受到强烈的创伤,通常会经历否认、愤怒、抑郁、接受的过程。

(三)辅助检查

1.胎盘功能检查

出现胎儿窘迫的妊娠妇女一般 24 小时尿 E_3 值急骤减少 $30\%\sim40\%$,或于妊娠末期连续多次测定在 24 h 10 mg 以下。

2.胎心监测

胎动时胎心率加速不明显,基线变异率<3 次/分,出现晚期减速、变异减速等。

3.胎儿头皮血血气分析

胎儿头皮血 pH<7.20。

六、护理诊断(诊断问题)

(一)气体交换受损(胎儿)

与胎盘子宫的血流改变、血流中断(脐带受压)或血流速度减慢(子宫-胎盘功能不良)有关。

(二)焦虑

与胎儿宫内窘迫有关。

(三)预期性悲哀

与胎儿可能死亡有关。

七、预期目标

(1)胎儿情况改善,胎心率在 120~160 次/分。

(2)妊娠妇女能运用有效的应对机制控制焦虑。

(3)产妇能够接受胎儿死亡的现实。

八、护理措施

(1)妊娠妇女左侧卧位,间断吸氧。严密监测胎心变化,一般 15 分钟听 1 次胎心或进行胎心监护,注意胎心变化。

(2)为手术者做好术前准备,如宫口开全、胎先露部已达坐骨棘平面以下 3 cm 者,应尽快阴道助产娩出胎儿。

(3)做好新生儿抢救和复苏的准备。

(4)心理护理:①向孕产妇提供相关信息,包括医疗措施的目的、操作过程、预期结果及孕产妇需做的配合;将真实情况告知孕产妇,有助于其减轻焦虑,也可帮助产妇面对现实。必要时陪伴产妇,对产妇的疑虑给予适当的解释;②对于胎儿不幸死亡的父母亲,护理人员可安排一个远离其他婴儿和产妇的单人房间,陪伴他们或安排家人陪伴他们,勿让其独处;鼓励其诉说悲伤,接纳其哭泣及抑郁的情绪,陪伴在旁提供支持及关怀;若他们愿意,护理人员可让他们看看死婴并同意他们为死产婴儿做一些事情,包括沐浴、更衣、命名、拍照或举行丧礼,但事先应向他们描述死婴的情况,使之有心理准备。解除“否认”的态度而进入下一个阶段,提供足印卡、床头卡等作为纪念,帮助他们使用适合自己的压力应对技巧和方法。

九、结果评价

(1)胎儿情况改善,胎心率在 120~160 次/分。

(2)妊娠妇女能运用有效的应对机制来控制焦虑,叙述心理和生理上的感受。

(3)产妇能够接受胎儿死亡的现实。

(管俊玲)

第十二章

肿瘤科护理

第一节　PICC 技术及护理

一、PICC 置管流程

宣教、评估、填写知情同意书→准备用物、选择适宜用物→穿隔离衣、摆体位→测量置管长度和臂围→消毒、准备穿刺部位→置入穿刺导管→妥善固定→功能锻炼指导、健康教育宣教。

二、PICC 维护流程

核对维护手册、评估、测量臂围→评估皮肤情况→准备用物→摆体位、揭膜、消毒穿刺部位及导管→摆放导管、待干、贴膜→妥善固定→功能锻炼指导、健康教育宣教。

三、PICC 置管禁忌证及预防处理措施

(一)绝对禁忌证

上腔静脉压迫综合征(导致静脉管腔完全压迫者)。

(二)相对禁忌证

(1)上腔静脉压迫综合征(静脉管腔部分压迫者)。

(2)血液黏滞度增高,血小板$>300\times10^9/L$,FIB(纤维蛋白原)升高 1 倍以上。

(3)各种直径较大的实体瘤,如肝癌、肺癌、乳腺癌、胃癌、卵巢癌、胰腺癌等。

(4)肿瘤疾病进展,有转移病灶,相应肿瘤标志物异常。

(5)有血栓病史,有以上 5 项任何一项者需遵医嘱预防性使用抗凝剂(低分子肝素:齐征5 000 U或速避凝 4 100 U,每天 1～2 次,皮下注射;如长期带管口服华法林者,需监测 INR,并控制 INR 为 2.0～3.0)。

(6)出凝血时间异常者,应暂缓置管,监测出凝血时间至正常后再置管。

(7)乳腺癌患侧肢,需追问手术史,术中是否改变患侧贵要、头静脉走向,如有改变患侧禁忌置管。

(8)置管部位拟行放疗应暂缓置管。

四、PICC置管初期维护流程

(一)置管后指导患者行功能锻炼

(1)置管固定后指导患者立即用指腹(4指并拢)按压穿刺点30分钟,力度以穿刺点不渗血,又能保持血液正常流速为宜。

(2)置管1小时后指导患者自行用4指按压穿刺点(部位:穿刺点处及以下位置按压),轻轻行抬手摸头动作,每4小时4~5次,每天10~20次。置管24小时后即可增加至每小时15~20次。输液时指导患者置管侧肢体应放松,自由摆放,可适当抬高上肢;输液完毕指导患者可轻轻地进行握拳、旋腕以及上肢抬高运动,每次10分钟,每天2次;且每天应多次进行室内外散步运动,以上功能锻炼需持续坚持进行。

(3)指导患者置管侧上肢活动时力度不要过大、过猛。上肢应避免过度用力外展、旋转及屈肘运动,带管肢体勿提重物,但可进行日常生活活动,如轻轻地洗脸、刷牙、洗内衣、炒菜等(尽量避免出汗)。

(4)输液及睡眠时避免物品及躯体压迫置管侧肢体。

(二)置管后静脉炎的预防方法

有以下三种,可根据患者情况任选一种。

(1)置管后行喜疗妥加厚涂抹(涂抹范围:穿刺点贴膜上方沿静脉走向20 cm左右,宽10 cm左右,厚度为0.2 cm),纱布覆盖后手臂套上保鲜膜后局部热敷,每天3次,连续3天。不可用力揉搓置管侧上臂。

(2)神灯照射,每次照射15~20分钟,温度以患者能耐受为宜,避免持续低温烫伤。每天1~2次,连续3天,特殊情况除外。

(3)如意金黄散3 g加5 mL蜂蜜或麻油调配(外敷范围同上),每天1~2次,连续3天。

(三)及时排查血栓

置管后上肢局部如出现红、肿、热、痛等症状,应引起重视并及时测量臂围。与置管前臂围相比较,观察肿胀情况,并行B超检查。排查血栓后,再做上述处理。如确诊为血栓,即通知医师请血管外科会诊后再进行相应处理。

(四)巴德和BD型PICC导管的开管封管

(1)输液前均用20 mL生理盐水开管。

(2)输液后BD用20 mL生理盐水脉冲加10 mL空针抽取2~3 mL肝素盐水正压封管。巴德用20 mL生理盐水脉冲正压封管。

(五)置管后的注意事项

置管后72小时内穿刺点有渗血时,应及时更换贴膜,以后每周更换贴膜及可来福(或肝素帽),输液停止后每周冲管一次。特殊用药及导管异常情况时应及时进行处理和更换。

五、PICC置管后功能锻炼

(1)置管1小时后用4指按压穿刺点(避免按压搓揉血管内导管),轻轻行抬手摸头动作。

(2)置管侧上肢轻轻行握拳、旋腕及上肢抬高运动,每次10分钟,每天2次,每天进行室内外散步运动。

（3）置管侧肢体可进行日常活动，避免置管侧上肢过度外展、旋转及屈肘运动，勿提重物。

六、PICC置管后自我护理

（1）保持局部清洁干燥，勿擅自撕下贴膜。

（2）置管后若出现以下情况请及时与护士联系：①贴膜出现卷曲、松动、潮湿。②穿刺点及周围红、肿、疼痛、渗出。③导管外露刻度有变化。

（3）输液时置管侧肢体自由摆放，适当抬高。睡眠时保持舒适体位，尽量避免压迫置管侧肢体。

（4）淋浴前使用保鲜膜将贴膜上下10 cm严密包裹，切忌浸湿贴膜。

（5）治疗间歇期或出院后每7天到医院更换贴膜和外露接头并冲管，保持导管功能状态。

七、PICC置管后血栓的预防和护理

（一）静脉血栓的预防

（1）指导患者置管侧肢体适度活动，避免置管侧肢体做提重、过度外展、上举、旋转及屈肘运动，导致导管随肢体运动增加对血管内壁的机械刺激。可进行手及手腕部的运动（握拳、旋腕、手指运动）及抬臂运动，以促进穿刺侧上肢的血液循环。长期卧床、偏瘫患者应做被动运动。

（2）置管后3～4天每天在穿刺点上方沿血管走向，对上肢穿刺血管全程进行预处理，医嘱常规备喜疗妥霜3支。方法如下：沿血管走向涂抹喜疗妥霜，厚度约0.2 cm，每24小时换药一次，持续72小时，可在喜疗妥霜纱布外加湿热敷，每次10～15分钟，每天2～3次，以促进喜疗妥霜的透皮吸收。

（3）输液及睡眠时避免压迫置管侧肢体。

（4）指导患者感觉置管侧肢体不适时及时报告，有以下症状之一应及时行血管B超检查是否有血栓形成。①观察沿静脉走向有无红肿、疼痛等类似静脉炎的症状。②仔细观察置管侧上肢肢体有无肿胀、疼痛、皮温增高及皮肤颜色变化，及时发现静脉血栓的症状。③注意静脉血栓的隐匿症状，如患者主观感觉置管侧肢体、腋窝、肩臂部酸胀疼痛时，应给予高度重视。④在出现以上三条症状，经B超排除血栓，对症处理3天后无效，需再次复查B超，确认是否有血栓形成。⑤动态监测血常规变化，如置管期间出现血小板升高，应立即通知医师，遵医嘱行相应抗凝处理并监测置管侧上肢血管内有无静脉内膜粗糙、血流缓慢及血栓形成。

（二）静脉血栓的护理

血栓一旦形成，立即停止在PICC导管输入液体并封管，通知管床医师及护士长，并请血管外科医师会诊，遵医嘱及时给予抗凝及溶栓治疗，按血管外科意见决定是否拔出PICC导管。

（1）心理护理：患者患有恶性肿瘤，若再出现并发症，会导致思想负担加重，产生紧张恐惧心理，甚至对治疗失去信心。护士应主动与患者交流，讲解深静脉血栓发生的过程及溶栓治疗的必要性、安全性以及注意事项，使患者对并发症有全面的了解，从而保持良好的心境，积极配合治疗和护理。

（2）患肢的护理：急性期患者绝对卧床休息7～14天，抬高患肢20°～30°，以促进血液回流，注意患肢保暖，室温保持在25 ℃左右。

（3）患肢制动，不得按摩，以免造成栓子脱落，引起肺栓塞。

（4）每天测量患肢、健肢同一水平臂围，观察对比患肢消肿情况，并观察患肢皮肤颜色、温度、

感觉及桡动脉搏动,做好记录及时判断效果。

(5)严禁冷热敷:由于热敷促进组织代谢,同时增加动脉血流,可引起肿胀加重,增加耗氧量,对患者无益。冷敷会引起血管收缩,不利于解除疼痛和建立侧支循环(浅静脉血栓者请示血管外科遵医嘱给予栓塞浅静脉涂抹喜疗妥霜约 0.2 cm 厚度,每天 2～3 次,每次 10～15 分钟,以促进喜疗妥霜的透皮吸收。此方法可迅速改善患者局部疼痛肿胀的症状)。

(6)避免患肢输液和静脉注射(浅静脉血栓 PICC 导管保留者,请示医师可否在 PICC 导管处输液)。

(7)预防患肢压疮:由于患肢血液循环差且制动,容易引起压疮,故应保持床单的整洁,涂抹赛肤润保护受压处皮肤,患肢下垫小软枕。

(8)监测出血倾向:监测患者血常规、血小板、出凝血时间、凝血酶原时间、尿液分析、大便常规加隐血试验等。

(9)观察出血情况:包括皮肤及黏膜出血,牙龈、鼻腔出血,肉眼血尿,粪便是否带血,有无咯血,女性患者有无阴道出血,穿刺时针眼渗血,血压袖带绑扎处有无出血点,患者有无头痛等颅内出血症状。用药期间严格卧床,停药后 7 天方可下床活动。

(10)预防肺栓塞:血栓形成后 1～2 周最不稳定,栓子极易脱落,要十分警惕肺栓塞的发生。脱落的栓子可随静脉回流入心脏而进入肺动脉,导致肺栓塞,甚至危及患者的生命。所以对血栓形成患者除了积极抗凝、溶栓等综合治疗外,急性期患者应卧床 1～2 周,防止一切使静脉压增高的因素,避免栓子脱落。护士应严密观察,如患者突然出现剧烈胸痛、呼吸困难、咳嗽、咯血、发绀,甚至休克,应考虑肺栓塞发生,立即报告医师及时处理。

八、PICC 维护小组工作职责

(一)维护质量控制
(1)检查 PICC 穿刺处局部的维护状况。
(2)检查 PICC 并发症的预防及处理工作是否及时到位。

(二)护理文件书写质量控制
(1)检查护理文件首页、置管、维护、并发症的处理记录是否及时规范。
(2)检查有无同意书(置管同意书、拒绝置管同意书),填写是否规范及有无漏项。

(三)健康教育质量控制
(1)检查拒绝置管患者的健康教育是否落实,了解拒绝置管原因。
(2)检查在院患者 PICC 健康教育情况,检查置管后患者 PICC 相关知识的掌握情况:活动、淋浴、固定及自我观察护理能力。

(四)做好总结
检查汇总记录,汇总存在问题及分析、整改措施及上月问题追踪等。以上前 3 项检查记录每 2 周 1 次,汇总记录每月 1 次,于当月 26 日前将检查结果交至 PICC 门诊。

九、PICC 置管健康教育

(一)入院时健康教育
(1)采用带管患者现身说法、PICC 宣传手册、挂图、个别交流指导、集体讲座等方法,使患者了解 PICC 是一种先进的静脉输液工具及在治疗过程中的意义,指导患者及早置管。宣教内容:

①药物对血管损伤的原因，损坏血管的后果。②如何保护静脉血管及保护的最佳时间。③参观未置管做多次化疗的患者的血管情况，向患者展示因外周浅静脉输液而引起静脉炎或局部组织坏死的图片。④PICC的概念、目的、优点、适应证、可能发生的并发症及置管所需要的费用。⑤目前国内外PICC应用情况。

（2）护士主动及早给予评估，及早置入PICC导管，更能充分显示PICC导管的优越性。从以下几方面评估是否需PICC置管：①入院诊断；②治疗方案、输液药物的类型；③疗程，预计住院天数；④患者既往史及相关因素；⑤静脉状况，是否适应留置PICC导管。

（二）置管前健康教育

（1）改变患者的观念，使其明白置管的目的，只有在保护静脉的同时，才能保证安全用药。

（2）说明PICC的优点，使患者认识到置管的价值，认识到为化疗置管与应用化疗药物治疗疾病同等重要。

（3）置管前护士向患者说明外周血管及深静脉的解剖情况，运用简明扼要、通俗易懂的八个字说明置管的全过程，如消毒、进针、送管、包扎。使患者了解疼痛只是进针时瞬间的感觉，送管无痛苦，减轻其害怕和疼痛的顾虑。使其明确成功置管护士技术因素占一方面，自身血管因素也占一方面，从而避免了医疗纠纷。

（4）安慰、鼓励患者，减少其担心置管失败的顾虑，告诉患者行PICC置管确实存在失败的风险，但成功率＞95％。

（5）告之置管后，护士会认真填写PICC维护手册交给患者，在患者住院期间，护士也会耐心、细致、通俗的逐步进行讲解，使其易于接受并掌握维护要点，即使是农村患者也可回当地卫生院指导护士操作。

（三）置管中健康教育

（1）置管中及时给予患者心理安慰，指导其放松，避免过度紧张而致血管痉挛。

（2）置管前向患者告知导管未达上腔静脉的各种原因，并准备2～3条血管作准备，有条件尽量在B超下利用改良塞丁格技术行肘上穿刺，如未顺利到达上腔静脉需重复穿刺时，患者仍能放松情绪继续配合。

（3）对于外周血管条件较差者，安排有经验、穿刺技术较好的护士进行操作，有条件的医院最好在B超下行肘上穿刺，提高置管成功率，减少不必要的浪费及反复穿刺带来的疼痛。

（4）拍片后发现导管尖端置入到颈外静脉或在其他静脉内折回，未到达上腔静脉，可在模拟定位机引导下作调整（在无菌操作下将导管退回到所需位置，严格消毒后再重新缓慢送管，直至上腔静脉）。

（四）置管后健康教育

（1）置管1小时后用4指按压穿刺点（避免按压搓揉血管内导管），轻轻行抬手摸头动作。

（2）置管侧上肢轻轻行握拳、旋腕及上肢抬高运动，每次10分钟，每天2次；每天进行室内外散步运动。

（3）置管侧肢体可进行日常活动，避免置管侧上肢过度外展、旋转及屈肘运动，勿提重物和进行剧烈运动。

（4）穿刺部位应保持清洁干燥，当贴膜被污染（或可疑污染）、潮湿、脱落、卷边等应及时更换。

（5）输液及睡眠时避免物品及躯体压迫置管侧肢体，置管侧手臂避免测血压。

（6）注意衣服袖口不宜过紧；更衣时，注意不要将导管勾出或拔出；穿衣时，先穿患侧衣袖再穿健侧衣袖;脱衣时,先脱健侧衣袖,后脱患侧衣袖。

(7)常见并发症的护理:①置管后患者对固定的透明敷贴过敏,出现红疹、起疱伴瘙痒时,护士应勤换药,每天 1 次,并以剪口纱布固定,局部涂地塞米松软膏,并做好健康教育。②置入导管的血管出现静脉炎表现时,患者感觉胀痛,可沿静脉走向外涂欧莱凝胶、喜疗妥或外敷如意金黄散可缓解。③穿刺点出现炎症反应,如红、肿,甚至伴脓性分泌物,患者感疼痛、紧张,可使用活力碘或庆大霉素纱布外敷,连续 3～5 天,可明显缓解红肿及疼痛现象;对伴有脓性分泌物者,使用甲硝唑纱布外敷 3～5 天后可明显缓解。④如发现输液滴数减慢,排除输液导管方面的问题外,应考虑 PICC 是否发生堵管,分析堵管的原因,并给予相应的处理。如为药物沉积,可修剪减压套筒(巴德 PICC 管),日常护理操作中应严格遵守脉冲冲管和正压封管的原则;如为回血堵塞(易发生回血的因素有更换输液不及时,咳嗽、便秘等使胸腔压力增高),可使用尿激酶进行溶栓处理。⑤化疗患者血栓形成性疾病的发生率为 5.4%～17.6%,行 PICC 置管后由于血流缓慢,更易促进血栓形成,可在医师指导下口服溶栓剂,如肠溶阿司匹林,长期小剂量口服(每次250 mg,每天 1 次),不但能降低血液的高凝状态,而且有益于防止肿瘤的转移,还可用双嘧达莫及活血化瘀的中药制剂。

(五)出院前健康教育

指导每位患者带好 PICC 维护手册,PICC 维护手册详细记录导管型号、置管日期、操作者及电话号码,导管置入位置,PICC 日常生活指导维护及注意事项。指导患者妥善保管好 PICC 维护手册,出院或穿刺后,回家多准备 2 张贴膜备用。

(张 冲)

第二节 甲状腺癌

一、概述

甲状腺癌是甲状腺最常见的恶性肿瘤,多见于女性。其中乳头状癌多见于 30～45 岁的妇女,占成人甲状腺癌的 60%,预后较好。滤泡状腺癌多见于 50 岁左右中年人,占 2%。未分化癌多见于 70 岁左右老年人,约占 15%。髓样癌来源于滤泡旁降钙素分泌细胞(癌细胞),预后不如乳头状癌,但较未分化癌好。

二、诊断

(一)症状

甲状腺癌患者的主诉常为"颈部肿块"或"颈部结节"。在病史询问中,要特别注意肿块或结节发生的部位、时间、生长速度,是否短期内迅速增大,是否伴有吞咽困难、声音嘶哑或呼吸困难,是否伴有面色潮红、心动过速及顽固性腹泻等表现,是否因患其他疾病进行过头颈部、上纵隔放射治疗及有无[131]I治疗史等,是否暴露于核辐射污染的环境史,从事的职业是否有重要放射源以及个人的防护情况等。髓样癌有家族遗传倾向性,家族中有类似患者,可提供诊断线索。

(二)体征

甲状腺癌多为单个结节,结节可为圆形或椭圆形,有些结节形态不规则,质硬而无明显压痛,常与周围组织粘连而致活动受限或固定。若发生淋巴结转移,常伴有颈中下部、胸锁乳突肌旁肿大的淋巴结。一般来说,甲状腺单个结节比多个结节、小的实质性结节比囊性结节、男性比女性的甲状腺癌可能性大,但多发性结节、囊性结节均不能排除甲状腺癌的可能。家族型甲状腺髓样癌常为双侧肿块,并可有压痛。

甲状腺癌较大时可压迫和侵袭周围组织与器官,常有呼吸困难、吞咽困难及声音嘶哑。远处转移时,可出现相应的临床表现。甲状腺髓样癌可有肠鸣音亢进、气促、面颈部阵发性皮肤潮红、血压下降及心力衰竭等类癌综合征体征。

(三)检查

1.实验室检查

(1)甲状腺功能测定:一般应测定血清 TT_4、FT_4、TT_3、FT_3、sTSH。必要时还应检测抗甲状腺球蛋白抗体和 TPOAb 或 TSAb 等。如均正常,一般不考虑有甲状腺功能异常。如 $sTSH < 0.5$ mU/L,FT_4(或 FT_3)正常或稍升高,即应考虑有亚临床型甲亢可能。甲状腺癌患者的甲状腺功能一般正常,少数可因肿瘤细胞能合成和分泌 T_3、T_4 而出现甲亢症状,较轻者可仅有 TSH 下降和 FT_3、FT_4 的升高。肿瘤出血、坏死时,有时也可出现一过性甲亢。

(2)血清甲状腺球蛋白测定:血清 TG 测定主要用于分化良好的甲状腺癌的复发判断。当血 TSH 很低时,一般测不到 TG,使用重组的人 TSH(rhTSH)后,TG 分泌增多,血 TG 一般升高 10 倍以上;分化程度差的肿瘤患者升高<3 倍。但分化较好的甲状腺癌患者(约 20%)血清中存在 TG 自身抗体,用免疫化学和 RIA 法测定 TG 时可使 TG 呈假性升高或降低。分析结果时必须引起注意。

接受 $L-T_4$ 治疗的甲状腺癌患者,如血清 TG 正常或测不出,提示复发的可能性小,5 年存活率高;如血清 TG 高于正常,提示肿瘤已复发。

(3)血清 CT 测定及五肽胃泌素兴奋试验:血清 CT 升高是甲状腺髓样癌的较特异标志物。髓样癌患者在滴注钙剂后,血 CT 进一步升高,而正常人无此反应。因此,血清 CT 测定及钙滴注兴奋试验可作为本病的诊断依据,同时可作为家族型甲状腺髓样癌患者家族成员的筛选与追踪方法之一。血清 CT 测定还可用于筛选非家族型甲状腺髓样癌和甲状腺 C 细胞增生症病例。

因此,在甲状腺肿瘤的术前诊断中,血 CT 测定和五肽胃泌素兴奋试验已经成为继细针活检、B 超、放射核素扫描等的另一项诊断方法。

2.影像学诊断

(1)超声波检查:了解甲状腺容量和血流情况,B 超较 SPECT、CT、MRI 等均有优越性,尤其在了解血流情况方面其优点突出;了解甲状腺结节的大小、位置,可发现"意外结节",明确甲状腺后部的结节位置及其与附近组织的关系;作为结节穿刺、活检的引导,甲状腺 B 超检查已成为甲状腺肿瘤术前诊断和术后追踪的重要手段。在高分辨 B 超系统中,加入立体定位系统(3D 扫描 B 超),可进一步提高其敏感性和诊断效率。

(2)甲状腺核素扫描:采用 ^{131}I 或 ^{99m}Tc 作为示踪剂对甲状腺进行扫描,可显示甲状腺肿块的大小、位置、形态、数目及功能状态,有助于甲状腺肿块的性质及异位甲状腺肿块的鉴别与定位。热结节和温结节多为良性甲状腺腺瘤(但也有例外),而凉结节和冷结节提示无功能甲状腺腺癌、甲状腺囊肿或伴有出血坏死及甲状腺癌肿。特别是男性患者,出现边界不清的单个冷结节时,要高度考虑甲状腺癌的可能。

临床上应用核素扫描显像检查的另一目的是确定甲状腺结节(包括肿瘤)的功能性(摄取碘、合成和分泌 TH 等)。与^{131}I或^{123}I比较,^{99m}Tc的特异性和敏感性更高,而且不会导致碘甲亢。

甲状腺恶性病变行甲状腺全切后,可用诊断性^{131}I检查来判断是否有病灶复发。如血清 TG 水平>10 ng/mL,可应用^{131}I甲状腺扫描,以确定是否有复发或甲状腺外转移。

(3)甲状腺区 CT 扫描:可用于肿瘤的分级。在 CT 上发现任何多发性淋巴结存在钙化、血供增多、增大、出血,形态不规则,或在 MRI 上发现结节呈低至中等 T_1 和 T_2 信号强度(提示含多量 TG),不论甲状腺内有无病灶,都要考虑甲状腺癌转移灶的可能。

(4)甲状腺区 MRI 检查:MRI 能清楚地显示甲状腺位置、大小、肿块与腺体及与周围组织的关系。甲状腺良性肿瘤常为边界清楚、局限性长 T_1 与长 T_2 信号肿块。甲状腺癌常表现长 T_1 及不均匀长 T_2 异常肿块。肿块可向上下蔓延,左右浸润,常伴有颈部淋巴结肿大。

3.细针穿刺细胞学检查

临床上,凡有甲状腺结节(尤其是迅速增大的单个的甲状腺结节)患者都要想到甲状腺癌可能。细针(或粗针)抽吸甲状腺组织,进行细胞学检查是鉴别甲状腺肿块病变性质的简单、易行且较可靠的方法。

其具体方法:选用 22～27 号针头套在 10 mL 或 25 mL 针筒上,颈部常规消毒后,将针头刺入甲状腺肿块抽吸,也可将针头转换几个不同的角度进行抽吸,抽吸的标本涂片做细胞学检查。

(四)诊断要点

甲状腺癌的诊断应综合病史、临床表现和必要的辅助检查。

(1)甲状腺肿块多数在无意中或普查时发现,增长速度较快,有的患者出现声音嘶哑或呼吸吞咽困难,亦有甲状腺肿块不明显而首先发现颈淋巴结肿大者。检查时肿块边界欠清、表面高低不平、质硬、活动度小或完全固定,颈部常可扪及肿大淋巴结。髓样癌约有 15%病例呈家族性倾向,可伴发肾上腺嗜铬细胞瘤和甲状旁腺瘤等内分泌系统肿块。

(2)既往有头颈部的 X 线照射史。现已确诊 85%的儿童甲状腺癌的患者都有头颈部放射史。

(3)B 超有助于诊断。放射性核素扫描示大多数甲状腺癌表现为冷结节。

(4)血清降钙素测定对早期诊断甲状腺髓样癌有十分重要的价值,用放射免疫法测定,患者血清降钙素水平大多在 0.2 μg/L(200 pg/mL)以上。

(5)有多发性内分泌腺瘤病的家族史,常提示甲状腺髓样癌。

(6)孤立性甲状腺结节质硬、固定,或伴有压迫症状。

(7)存在多年的甲状腺结节,突然生长迅速。

(8)有侵犯、浸润邻近组织的证据,或扪及分散的肿大而坚硬的淋巴结。

(9)借助^{131}I甲状腺扫描、B 超、细胞学检查、颈部 X 线片、血清降钙素测定、间接喉镜等检查,可明确诊断。

(10)确诊应依靠冰冻切片或石蜡切片检查。

(五)鉴别诊断

1.表现为甲状腺结节的亚急性甲状腺炎

本病有明显的局部疼痛病史,有的伴有发热,或 2 周前有上呼吸道感染史。体格检查结节质地硬,与周围粘连,有明显压痛。实验室检查白细胞计数可增高,血沉增快,或基础代谢增高而摄碘率降低,ECT 示冷结节或放射碘分布稀疏或不显影。

2.桥本甲状腺炎

40 岁以上女性多见,大多起病隐匿。多数表现为双侧甲状腺弥漫性增大,质地坚硬如硬橡皮状,表面光滑,晚期可表现为结节状。实验室检查 50%～80%桥本病患者血清中甲状腺球蛋白抗体和甲状腺微粒体抗体阳性,80%～90%患者过氧化酶抗体阳性,晚期患者 TSH 升高。本病可与甲状腺癌合并存在,与甲状腺淋巴瘤也有较高相关性。与该病的鉴别诊断有一定难度,可行细针穿刺细胞学检查,必要时行活检。

三、治疗

甲状腺癌的治疗原则因肿瘤的病理类型不同而有所不同,切除肿瘤及其转移的区域淋巴结是唯一有效的方法,其他治疗如放射治疗、化学治疗、内分泌治疗等可作为辅助性的治疗措施。

(一)手术治疗

乳头状腺癌恶性程度低,如果肿瘤局限于腺体内,颈部淋巴结尚无转移,可将患侧腺体及峡部全部切除,对侧腺体大部切除,不需行颈淋巴结清除术,若颈部淋巴结已有转移,则需同时清除患侧的颈部淋巴结。滤泡状腺癌的早期治疗原则与乳头状腺癌相同,若已发生远处转移,为了术后对转移灶的^{131}I治疗,可考虑行全甲状腺切除术。甲状腺髓样癌常为多发性,故应行甲状腺全切术或患侧腺叶切除及峡部切除术,对侧行腺叶次全切除术。未分化癌由于恶性程度高,发展迅速,一般不进行手术治疗。

(二)放射治疗

不同病理类型的甲状腺癌放射治疗的敏感度不同,其中以未分化癌最为敏感,是未分化癌的主要治疗方法,乳头状腺癌和滤泡状腺癌常可经手术根治而无须放疗,但对术后有少量癌组织残留、手术无法切除、远处有孤立性转移灶者可选用放疗。

(三)^{131}I治疗

^{131}I治疗主要适用于治疗有摄碘能力的甲状腺转移性病灶和不能手术或手术切除不完全的原发肿瘤灶,特别是对滤泡状腺癌;而对未分化癌、髓样癌无效。

(四)内分泌治疗

任何甲状腺癌均应长期用抑制剂量的甲状腺素维持治疗,对分化好的甲状腺癌尤为适用,可起到预防复发的效果,即使是晚期分化性甲状腺癌,应用甲状腺素治疗,也可使病情有所缓解。

(五)化学治疗

目前甲状腺癌的化疗效果尚不理想,主要用于化学治疗复发者和病情迅速进展的患者,对分化差或未分化甲状腺癌可作为术后的辅助治疗。

四、病情观察

(1)观察肿块的性质、大小、质地、活动度以及肿块侵犯的表现。

(2)术后随访,仔细查体,包括残余甲状腺组织、颈部淋巴结以及颈部软组织;实验室检查包括 TSH 和 TG;特殊检查包括 B 超以及 X 线胸片;必要时行^{131}I全身扫描。

五、注意事项

(一)医患沟通

(1)提倡诊疗全程注意医患沟通。

(2)术前就疾病全身情况、检查项目、初步诊疗方案等情况与患者进行沟通。

(3)术中有重要情况需要改变原先的治疗方案时,应与患方进行沟通,并让患方知情同意并签字。

(4)术后就患者恢复情况、进一步治疗方案与患方进行交流。

(二)经验指导

(1)甲状腺癌的诊断是一个比较复杂的问题,主要依靠详细地询问病史和细致的体格检查。在诊断时,不要过分依赖肿块表面不平和质地坚硬作为甲状腺癌的特征,有些甲状腺癌的肿块可以柔软光滑,活动度也较大。

(2)甲状腺 ECT 扫描不作为常规检查手段。有资料显示,冷结节中恶性 16%,温结节中恶性 9%,热结节中恶性 4%。ECT 扫描资料对甲状腺癌的诊断帮助作用不大,但是热结节提示高功能腺瘤或继发性甲亢可能。

(3)术前、术中须仔细检查颈部淋巴结状况,以查体为主,必要时可行超声检查,资料作为参考。镜下淋巴结转移的临床意义有争议,甲状腺癌患者颈部淋巴结阳性率高,尤其是乳头状癌,儿童可达 80%,但可能多数并不发展成为临床转移,因此不提倡预防性颈淋巴结清扫。

(4)需要指出的是,在施行甲状腺腺体全部切除时,最好施行所谓"囊内切除",也就是说要尽量保留腺体背面的囊壁。囊壁上面残留的腺体组织可用锐缘的刮匙刮去,这样可避免喉返神经的损伤,也能保护甲状旁腺。

(5)再次甲状腺手术操作比较困难,甚至可发生难以预计的困难。周围组织结构、器官的损伤较易发生,特别是喉返神经、喉上神经损伤、甲状旁腺损伤,气管损伤较易发生。尤其是近期内的再次甲状腺手术,由于首次手术中对颈白线部位的操作,致使气管前粘连、瘢痕形成,使气管前间隙不清晰,再次甲状腺手术造成切开颈白线困难。因此,手术时应谨慎注意。

(6)术中对可疑甲状旁腺样组织应保留,不可把甲状旁腺组织误认为是瘢痕、脂肪、甲状腺小结节而予以切除。

六、护理

(一)术前护理

(1)心理护理:做好患者及家属的安慰、解释工作,关心、体贴患者,满足其合理需求,使患者以良好的心理状态迎接手术。

(2)出现气管压迫症状的患者应采取半卧位,安静休息,保持呼吸道通畅。床旁备好气管切开包、气管内插管、吸引器、氧气等急救物品。

(3)出现局部突然肿胀、呼吸极度困难、脉搏增快等症状时,应考虑癌肿坏死出血压迫气管,需及时通知医师,并立即做好救治准备。

(4)术前需放疗或化疗者,按放、化疗护理常规进行。

(二)术后护理

(1)患者回病室后,取平卧位,若有颈部引流管,正确连接引流装置。血压平稳,患者清醒后即取半坐卧位,以利呼吸和引流。

(2)颈部放置冰块,预防切口出血。

(3)生命体征的监测:密切观察生命体征的变化,术后每小时测血压、脉搏、呼吸,4小时测1次体温,以便早期发现有无内出血、呼吸困难、声音嘶哑、手足麻木抽搐等。如有异常及时通知医师,以便采取措施。

(4)保持呼吸道通畅行气管切开或气管插管者,应及时吸出气道痰液和血液,并严防管腔深部被痰或血块堵塞;妥善固定气管,防止脱出;发现皮下气肿,应及时报告医师;加强肺部理疗。

(5)床旁备气管切开包。行颈淋巴结清扫术的患者,手术创伤大,疼痛不适时予镇静止痛,以利休息。注意水、电解质的补充。若癌肿较大、长期压迫气管,可造成气管软化,术后尤其注意患者的呼吸状况,床边备无菌手套和气管切开包,一旦发现有窒息的危险,立即配合行气管切开及床旁抢救。

(6)甲状腺癌根治术后,应注意保持引流通畅,防止皮瓣坏死;定时观察并记录引流液性状和量,如发现引流液呈乳白色,提示可能有乳糜漏,应及时通知医师处理。

(7)饮食病情平稳或全麻清醒后,给少量饮水。若无不适,鼓励进食或经吸管吸入便于吞咽的流质饮食,克服吞咽不适的困难,逐步过渡到半流质饮食和软食。向患者说明饮食、营养对于切口愈合、机体修复的重要性。

(8)术后放、化疗者,按常规进行护理。

(9)加强心理护理。

(三)手术并发症的预防及护理

(1)术后出血多发生在术后48小时内,是术后最危急的并发症。主要由于止血不彻底、不完善或结扎线脱落引起。术后咳嗽、呕吐、过频活动或谈话是出血的诱因。①术中先结扎后缝合,杜绝止血不彻底、不完善或结扎线脱落的现象。缝皮前将"甲状腺简易负压引流装置"放于创腔的最低处,以利引流和准确记录。②术后让血压平稳患者取半坐卧位,严密观察P、R、BP的变化,注意有无发生呼吸困难和窒息。③观察颈部是否迅速增大,切口敷料有无渗血。④指导患者使用正确的咳嗽方法,针对不同原因引起的呕吐进行相应处理,限制探视,让患者尽量使用手势或书写等方式沟通,以减少出血的发生。

(2)甲状腺危象主要是由于术前准备不足,甲亢症状未能很好控制。

(四)健康指导

(1)介绍疾病有关知识、手术的必要性。

(2)指导患者进行术中头颈过伸体位及术后头部转动方法的练习。

(3)讲解情绪与健康的关系,嘱其保持乐观向上的态度和情绪稳定。

(4)介绍放、化疗有关知识和信息,嘱其坚持治疗,减少复发机会。

(5)告知需及时就诊的异常征象,嘱定时复查,发现异常及时就诊。

(6)颈淋巴结清扫术者,斜方肌不同程度受损,因此,切口愈合后应开始肩关节和颈部的功能锻炼,随时注意保持患肢高于健侧,以纠正肩下垂的趋势。功能锻炼应至少到出院后3个月。

(7)甲状腺癌手术后宜多吃含碘量高的食物,如海带、紫菜、干贝、海蜇、海参、鱼肚、蚶、蛤、甲鱼;多吃具有消结散肿作用的食物,包括菱、芋芳、油菜、芥菜、猕猴桃;多吃具有增强免疫力的食物,包括香菇、蘑菇、木耳、核桃、薏苡仁、红枣、山药;忌烟、酒;忌辛辣刺激性食物,如葱、蒜、花椒、辣椒、桂皮、姜;忌肥腻、油煎食物。

(张 冲)

第三节 乳 腺 癌

乳腺癌是女性最常见的恶性肿瘤之一,发病率逐年上升,部分大城市乳腺癌占女性恶性肿瘤之首位。

一、病因

乳腺癌的病因尚未完全明确,研究发现乳腺癌的发病存在一定的规律性,具有高危因素的女性容易患乳腺癌。

(1)激素作用:雌酮及雌二醇对乳腺癌的发病有直接关系。

(2)家族史:一级亲属患有乳腺癌病史者的发病率是普通人群的2～3倍。

(3)月经婚育史:月经初潮早、绝经年龄晚、不孕及初次足月产年龄较大者发病率会增高。

(4)乳腺良性疾病:乳腺小叶有上皮增生或不典型增生可能与本病有关。

(5)饮食与营养:营养过剩、肥胖等都会增加发病机会。

(6)环境和生活方式:北美等发达国家发病率约为发展中国家的4倍。

二、临床表现

早期乳腺癌往往不具备典型的症状和体征,不易引起重视,常通过体检或乳腺癌筛查发现。以下为乳腺癌的典型体征。

(一)乳腺肿块

80%的乳腺癌患者以乳腺肿块首诊。

(1)早期:肿块多位于乳房外上象限,典型的乳腺癌多为无痛性肿块,质地硬,表面不光滑,与周围分界不清。

(2)晚期:①肿块固定;②卫星结节;③皮肤破溃。

(二)乳头溢液

非妊娠期从乳头流出血液、浆液、乳汁、脓液,或停止哺乳半年以上仍有乳汁流出。

(三)皮肤改变

出现"酒窝征""橘皮样改变"或"皮肤卫星结节"。

(四)乳头、乳晕异常

其表现为乳头皮肤瘙痒、糜烂、破溃、结痂、脱屑,伴灼痛,以致乳头回缩。

(五)腋窝淋巴结肿

初期可出现同侧腋窝淋巴结肿大,肿大的淋巴结质硬、可推动。晚期可在锁骨上和对侧腋窝摸到转移的淋巴结。

三、辅助检查

(一)X 线检查

钼靶 X 线片是乳腺癌诊断的常用方法。

（二）超声显像检查

超声显像检查主要用途是鉴别肿块囊性或实性,超声检查对乳腺癌诊断的正确率为80%～85%。

（三）磁共振检查

软组织分辨率高,敏感性高于X线片检查。

（四）肿瘤标志物检查

(1)癌胚抗原。

(2)铁蛋白。

(3)单克隆抗体:用于乳腺癌诊断的单克隆抗体CA15-3对乳腺癌诊断符合率为33.3%～57%。

（五）活体组织检查

乳腺癌必须确定诊断方可开始治疗,目前检查方法虽然很多,但至今只有活检所得的病理结果才能做唯一确定诊断的依据。

1.针吸活检

其方法简便、快速、安全,可代替部分组织冰冻切片,阳性率较高,在80%～90%,且可用于防癌普查。

2.切取活检

由于本方法易促使癌瘤扩散,一般不主张用此方法,只在晚期癌为确定病理类型时可考虑应用。

3.切除活检

疑为恶性肿块时切除肿块及周围一定范围的组织即为切除活检。

四、处理原则及治疗要点

（一）外科手术治疗

对早期乳腺癌患者,手术治疗是首选。

（二）辅助化疗

乳腺癌术后辅助化疗和内分泌治疗能提高生存率,降低复发率。辅助化疗方案应根据病情和术后病理情况决定,一般用CMF(环磷酰胺＋甲氨蝶呤＋氟尿嘧啶)、CAF(环磷酰胺＋阿霉素＋氟尿嘧啶)、CAP(环磷酰胺＋阿霉素＋顺铂)方案,根据具体情况也可选用NA(长春瑞滨＋表柔比星)、NP(长春瑞滨＋顺铂)、TA(紫杉醇＋阿霉素)或TC(紫杉醇＋环磷酰胺)等方案。

（三）放射治疗

1.乳腺癌根治术后或改良根治术后辅助放疗

术后病理≥4个淋巴结转移,或原发肿瘤直径＞5 cm,或肿瘤侵犯肌肉者,术后做胸壁和锁骨上区放疗;术后病理检查腋窝淋巴结无转移或有1～3个淋巴结转移者,放疗价值不明确,一般不需要做放疗;腋窝淋巴结未清扫或清扫不彻底的患者,也需放疗。

2.乳腺癌保乳术后放疗

所有保乳手术患者,包括浸润性癌、原位癌早期浸润和原位癌的患者均应术后放疗。但对于年龄≥70岁,$T_1N_0M_0$,且ER(＋)的患者可考虑术后单纯内分泌治疗,不做术后放疗。

（四）内分泌治疗

(1)雌激素受体(ER)(＋)和/或孕激素受体(PR)(＋)或激素受体不明显者,不论年龄、月经情况、肿瘤大小、腋窝淋巴结有无转移,术后均应给予内分泌治疗。ER(＋)和PR(＋)内分泌治疗的疗效好(有效率为60%～70%);ER或PR 1种(＋)者,疗效减半;ER(－)、PR(－)内分泌治疗无效(有效率为8%～10%),预后也差。然而CerbB-2(＋)者,其内分泌治疗效果均不佳,且预后差。

(2)常用药物。①抗雌激素药物:他莫昔芬、托瑞米芬。②降低雌激素水平的药物:阿那曲唑、来曲唑。③抑制卵巢雌激素合成:戈舍瑞林。

(五)靶向治疗

靶向治疗适用于癌细胞HER-2高表达者,可应用曲妥珠单抗,单独使用或与化疗药物联合应用均有一定的疗效,可降低复发转移风险。

五、护理评估

(一)健康史

(1)询问与本病相关的病因、诱因或促成因素。

(2)主要评估一般表现及伴随症状与体征。

(3)了解患者的既往史、家族史。

(二)身体状况

(1)观察患者的生命体征,注意有无发热。

(2)观察有无皮肤瘙痒。

(3)观察有无乏力、盗汗与消瘦等。

(三)心理-社会状况

(1)评估时应注意患者对自己所患疾病的了解程度及其心理承受能力、以往的住院经验、所获得的心理支持。

(2)家庭成员及亲友对疾病的认识,对患者的态度。

(3)家庭应对能力,以及家庭经济情况,有无医疗保障等。

六、护理措施

(一)心理护理

(1)做好患者及家属的思想工作,减轻焦虑。

(2)向患者解释待治疗结束后可以通过佩戴假乳或乳房重建术来矫正。

(3)向患者解释脱发只是应用化疗药物暂时出现的一个不良反应,化疗后头发会重新生长出来。

(4)指导患者使用温和的洗发液及软梳子,如果脱发严重,可以将头发剃光,然后戴假发或者戴帽子。

(5)坚持患肢的功能锻炼,使患肢尽可能地恢复正常功能,减轻患者的水肿,以免影响美观。

(二)肢体功能锻炼的护理

术后24小时内,活动腕关节,练习伸指、握拳、屈腕运动;术后1～3天,进行前臂运动,屈肘伸臂,注意肩关节夹紧;术后4～7天,可进行肘部运动,用患侧手刷牙、吃饭等,用患侧手触摸对侧肩及同侧耳;术后1周,进行摆臂运动,肩关节不能外展;术后10天,可进行托肘运动及爬墙运动(每天标记高度,直至患肢高举过头)。功能锻炼一般每天锻炼3～4次,每次20～30分钟为宜。

(三)饮食护理

指导患者加强营养支持,为患者提供高蛋白质、高维生素、高热量、无刺激性、易消化的食物,如瘦肉、蛋、奶、鱼、橘皮、海带、紫菜、山楂、鱼、各种瓜果等,禁服用含有雌激素的保健品。鼓励患者多饮水,每天饮水量≥2 000 mL。

(四)乳腺癌化疗皮肤护理

乳腺癌的化疗方案中大多数都是发泡性药物,化学性静脉炎的发病率很高,静脉保护尤为重要,护士在进行静脉穿刺过程中应选择粗直、弹性良好的血管,有计划的更换使用血管,并在化疗后指导患者局部涂擦多磺酸黏多糖(喜疗妥)以恢复血管的弹性。

(五)乳腺癌放疗皮肤护理

选择宽大柔软的全棉内衣。照射野可用温水和柔软毛巾轻轻蘸洗,禁止用肥皂和沐浴液擦洗或热水浸浴。局部放疗的皮肤禁用碘酒、乙醇等刺激性药物,不可随意涂抹药物和护肤品。局部皮肤避免粗糙毛巾、硬衣领、首饰的摩擦;避免冷热刺激如热敷、冰袋等;外出时,局部放疗的皮肤防止日光照射,如头部放疗的患者外出时要戴帽子,颈部放疗的患者外出时要戴围巾。放射野位于腋下、腹股沟、颈部等多汗、皱褶处时,要保持清洁干燥,并可在室内适当暴露通风。局部皮肤切忌用手指抓挠,勤修剪指甲,勤洗手。护士应严密观察患者静脉滴注化疗药物时的用药反应,如静脉滴注紫杉醇类药物时,用药前遵医嘱应用地塞米松,用药前半小时肌内注射异丙嗪及苯海拉明等抗过敏药物;用药时给予血压监测,注意观察患者的血压变化,如出现过敏症状,应立即停药,遵医嘱给予对症处置。

七、健康教育

(1)向患者讲解肢体水肿的原因,要避免患肢提重物,避免在患肢静脉输液、测血压等。注意术后患肢的功能锻炼,保持血液通畅。穿衣先穿患侧,脱衣先脱健侧。

(2)护士应做好随访工作,定期检查患者功能锻炼的情况,及时给予指导。

(3)指导患者术后5年内避免妊娠,防止乳腺癌复发。

(4)患者在治疗过程中配合医师监测血常规变化,每周化验血常规1次,定期复查。

(5)内分泌治疗的患者应定期复查子宫内膜,预防子宫内膜癌的发生。

八、乳腺癌自查方法

(一)对镜自照法

首先面对镜子,两手叉腰,观察乳房的外形。然后再将双臂高举过头,观察两侧乳房的形状、轮廓有无变化;乳房皮肤有无红肿、皮疹、浅静脉怒张、皮肤皱褶、橘皮样改变等异常;观察乳头是否在同一水平线上,是否有抬高、回缩、凹陷,有无异常分泌物自乳头溢出,乳晕颜色是否有改变。最后,放下两臂,双手叉腰,两肘努力向后,使胸部肌肉绷紧,观察两侧乳房是否等高、对称,乳头、乳晕和皮肤有无异常。

(二)平卧触摸法

首先取仰卧位,右臂高举过头,并在右肩下垫一小枕头,使右侧乳房变平。然后将左手四指并拢,用指端掌面检查乳房各部位是否有肿块或其他变化。检查方法有3种:一是顺时针环形检查法,即用四个手指从乳头部位开始环形地从内向外检查。二是垂直带状检查法,即用四手指指端自上而下检查整个乳房。三是楔形检查法,即用四手指指端从乳头向外呈放射状检查。然后用同样方法检查左侧乳房,并比较两侧乳房有何不同。最后用拇指和示指轻轻挤捏乳头,如有透明或血性分泌物应及时报告医师。

(三)淋浴检查法

淋浴时,因皮肤湿润更容易发现乳房问题。方法是用一手指指端掌面慢慢滑动,仔细检查乳房的各个部位及腋窝是否有肿块。

(张　冲)

第十三章

老年科护理

第一节　老年人肺炎

一、概述

老年人感染性疾病中,肺部感染最为常见,是老年人的重要死亡原因之一。老年人由于机体抵抗力降低及患慢性支气管炎、肺气肿、糖尿病等基础疾病者较多,肺炎的发生率和病死率较一般人群高,今后 65 岁以上的老年人逐年增多,老年人肺炎的诊治必将会受到重视。

老年人肺炎的病因绝大多数由微生物引起,其中以细菌性肺炎最为多见,如肺炎球菌、金黄色葡萄球菌、革兰阴性菌、真菌等。病毒、支原体也是老年肺炎的常见病原体。这些病原体常常是复合致病。近年来,革兰阴性菌在老年人肺炎中的发病率有所增加,其中以铜绿假单胞菌、克雷伯杆菌为多见。此外,放射、物理、化学等因素也可引起肺炎。老年人解剖结构有生理功能变化引起上呼吸道保护性反射减弱,病原体易进入下呼吸道;免疫功能下降;口咽部细菌寄生增加,也更易进入下呼吸道发生肺炎。临床中常遇到的无明显诱因而发生吸入性肺炎,多见于年老体弱,各系统及器官功能下降,行动障碍或长期卧床及吞咽动作不协调者,易误吸而致的肺部感染。

二、主要表现

大多数特别是老年人症状不典型,起病多缓慢而隐袭。发热不显著或有中度不规则发热,很少畏寒或寒战。全身症状较重,乏力倦怠、食欲锐减。轻度咳嗽,痰多黏稠,咳出困难,量不大,有些患者的起始症状是嗜睡或意识模糊、腹泻。脉速、呼吸急促,肺突变体征不典型,常发现呼吸音减低,肺底部啰音。

本病可并发心力衰竭和休克,严重者可出现弥散性血管内凝血、急性肾衰竭等并发症。

三、治疗要点

(一)控制感染

细菌性肺炎合理的治疗应该做痰培养及药敏试验,痰培养是哪种细菌,对哪种抗菌药敏感,就选用哪种抗生素,这样在治疗上才有针对性。但在痰培养结果未出现以前或因某些因素的影响,培养不出阳性结果,经验治疗也很重要。临床上一般地细菌性肺炎分为革兰阳性球菌肺炎和革兰阴性杆菌肺炎。起病急剧,血白细胞计数明显增高、中性粒细胞计数增高,再结合临床表现,一般可考虑为革兰阳性球菌肺炎,可选用哌拉西林钠、头孢唑林钠、阿米卡星、环丙沙星等药物治疗。年老体弱、久病卧床,白细胞计数不增高或略增高,一般以革兰阴性杆菌肺炎的可能性大,选用氨基糖苷类加第二代头孢菌素或第三代头孢菌素等药物治疗。

(二)支持疗法

患者应卧床休息。鼓励其翻身、咳嗽、咯痰,对痰黏稠不易咳出者加用止咳化痰药。有缺氧及呼吸困难症状者给予吸氧。给予高热量、高蛋白质、高维生素饮食,酌情静脉给予清蛋白、血浆、氨基酸等。

(三)并发症治疗

老年肺炎并发症有时可引起严重后果,积极治疗并发症极为重要。呼吸衰竭发病率较高,应加强氧疗,如仍不改善可行气管插管,机械通气。心力衰竭是肺炎死亡的重要原因,一旦发生心力衰竭应立即给予强心、利尿治疗。休克多见于低血容量休克和感染性休克,应补充血容量,并合理选用血管活性药物。

四、护理措施

在老年肺炎整个过程中精心护理极为重要。

(1)急性期应多卧床休息,活动困难者应定时翻身,急性期后应加强活动。

(2)严密观察病情变化 注意的神志改变警惕感染性休克的发生。定时测生命体征,记出入量,注意出入量平衡。

(3)给予高蛋白质、高维生素、高热量流质饮食,适当食用新鲜蔬菜水果以保持大便通畅,鼓励多饮水。

(4)对急性期,应加强氧疗,给予低流量持续吸氧。

(5)高热者应给予物理降温 如乙醇擦浴、冰袋。使体温控制在38 ℃以下,必要时可给予药物降温。

(6)鼓励咳嗽,咯出痰液 房间空气湿化,给予祛痰药或雾化吸入,定时进行叩背、咳嗽练习,以利排痰。

(7)留取痰标本的方法:尽量在抗生素使用前或停止使用抗生素2天以上留取痰标本,患者晨起用白开水漱口3～4次,用力从肺深部咳出痰液,留置在消毒痰盒中,及时送检。

五、保健

避免受寒,过度疲劳,酗酒等诱发因素,老年人应重视合理饮食,保证充足营养,坚持户外活动,并学会心理调节,对增强体质,预防呼吸道感染都非常重要。对于易感人群如慢性肺疾病、糖尿病、慢性肝病,以及年老体弱者,应使用多价肺炎球菌疫苗、流感病毒疫苗,对提高免疫力预防或减轻疾病的发生,都会产生积极的效果。

(于丽敏)

第二节　老年人肺癌

一、概述

肺癌的发病率随着年龄的增长而提高,近年来,恶性肿瘤中死亡率上升最快的是肺癌。因此,肺癌是威胁老年人生命的一个重要疾病,应引起足够的重视。其主要致病因素与长期大量吸烟有关,且随吸烟年限、吸烟量的增长而患病率增加。同时与空气污染、职业因素、病毒感染,以及家庭遗传因素有关。

二、主要表现

(一)呼吸系统症状

1.咳嗽

常以阵发性、刺激性干咳为首发症状,当支气管阻塞,继发感染时痰量增多,变为脓性痰。

2.咯血或血痰

多为间断或持续性痰中带血,偶有大咯血。

3.胸痛

轻度胸痛常见,当胸膜或胸壁受侵犯时常出现严重持续、剧烈的疼痛。

(二)全身症状

发热及恶病质,当合并有阻塞性肺炎或肺不张时常有发热,肺部炎症可以反复发生,可因肿瘤组织坏死出现癌性发热。晚期肺癌可以出现疲乏、无力、消瘦、贫血和食欲缺乏。

(三)肺外表现

肺外表现是指与肺癌有关所引起的内分泌、神经肌肉、结缔组织及血液、血管异常改变,又称副癌综合征。

(四)转移的表现

当肺癌出现转移,可出现相应的表现如声音嘶哑、咽下困难、胸腔积液、胸闷、气憋等。

三、治疗要点

(一)手术治疗

手术仍为非小细胞肺癌的首选治疗,因为手术治疗可为提供最大的治愈的可能性。凡是无远处转移,不侵犯胸内主要脏器或胸膜腔、心肺功能可以耐受手术者,都应采取手术治疗。

(二)化学治疗

化学治疗仍是当今小细胞肺癌的首选治疗。

(三)放射治疗

放射治疗是一种局部治疗手段。主要起辅助治疗作用。

(四)免疫治疗

免疫治疗是继手术、化学治疗和放射治疗三大治疗措施之后的一种新的治疗方法。主要有干扰素、白细胞介素-2、植物多糖等。可与任何治疗措施配合应用。

(五)中药治疗

中药可改善临床症状和生存质量,提高生存率,减轻对化、放疗的不良反应,预防肿瘤复发转移。

(六)介入治疗

介入治疗是指在 X 线设备的监视下,将抗肿瘤药物和/或栓塞剂经动脉导管注入,对肿瘤病变进行直接治疗。

四、护理措施

老年由于衰老,患病后身心变化与青壮年不同,尤需重视下列措施。

(一)饮食

进食高蛋白质、高维生素、高热量易消化饮食,少量多餐,向患者说明保证营养的重要性,鼓励主动进餐。

(二)卧床休息与适量活动交替

保证身心休息,以降低基础代谢率,间断起床活动,到室内或室外空气新鲜,人群稀少的地方,活动量以自觉无疲劳为度,少量多次活动为好。

(三)症状护理

肿瘤压迫出现呼吸困难、肺炎、疼痛均应及时吸氧,姑息放射治疗、给予止痛。

(四)化学治疗、放射治疗护理

化学治疗药物静脉注射速度要慢,以减轻对血管的刺激。若有血管外渗应即刻停止静脉注射,并予以局部普鲁卡因封闭。化学治疗前注射止吐药以减轻恶心呕吐反应,化学治疗期间患者出现心悸胸闷应及时听心率,做心电图;化学治疗、放射治疗均应定时查白细胞、血小板;患者均可能脱发,使患者有思想准备,并解除思想顾虑。放射治疗中患者出现咳嗽、呼吸困难加重,应考虑放射性肺炎的可能,应及时吸氧,保持呼吸道通畅。进食吞咽不适有可能发生放射性食管炎,应给予流质饮食。

五、保健

既然吸烟与肺癌的发生有一定关系,首先提倡不吸烟。我国已重视"三废"的处理,严格控制工业和机动车所产生的废气,对预防有重要的意义。肺癌的关键在于早期发现,早期治疗,因此要定期查体,特别是 40 岁以上长期吸烟者要每半年或一年做 X 线胸部检查,以便早期发现及时手术,才能取得较好的治疗效果。

(于丽敏)

第三节 老年人气胸

一、概述

气胸指当空气或其他气体进入肺周围的胸膜间隙时所有或部分的肺塌陷。气胸有不同的类型,分为开放性、自发性和张力性气胸。本病是常见的呼吸急症,大多发病急骤,病情严重,要求迅速作出诊断和正确处理。否则可因肺脏萎缩和纵隔受压移位导致急性进行性呼吸、循环衰竭而死亡。

二、主要表现

(一)闭合性气胸

根据胸膜腔积气量及肺萎陷程度可分为小量、中量和大量气胸。小量气胸指肺萎陷在30%以下,患者可无明显呼吸与循环功能紊乱。中量气胸肺萎陷在30%～50%,而大量气胸肺萎陷在50%以上,均可出现胸闷、气急等低氧血症的表现。查体可见气管向健侧偏移,伤侧胸部叩诊呈鼓音,呼吸音明显减弱或消失,少部分伤员可出现皮下气肿且常在肋骨骨折部位。X线胸片是诊断闭合性气胸的重要手段,但小量气胸尤其是伤情不允许立位后前位摄片者易被漏诊。胸腔穿刺可有助于诊断,也是治疗手段。

(二)张力性气胸

患者常表现有严重呼吸困难、发绀,伤侧胸部叩诊为高度鼓音,听诊呼吸音消失。若用注射器在第2或第3肋间穿刺,针栓可被空气顶出。这些均具有确诊价值。另外,检查时可发现脉搏细弱,血压下降,气管显著向健侧偏移,伤侧胸壁饱满,肋间隙变平,呼吸动度明显减弱。并可发现胸部、颈部和上腹部有皮下气肿,扣之有捻发音,严重时皮下气肿可扩展至面部、腹部、阴囊及四肢。胸部X片虽可直观显示胸腔大量积气,肺萎缩成小团,纵隔明显向健侧移位,以及纵隔内、胸大肌内和皮下有气肿表现,但应强调指出,千万不可依赖和等待X线检查而致耽误时间,引起不良后果。

(三)开放性气胸

开放性气胸患者常在伤后迅速出现严重呼吸困难、惶恐不安、脉搏细弱频数、发绀和休克。检查时可见胸壁有明显创口通入胸腔,并可听到空气随呼吸进出的"嘶-嘶"声音。伤侧叩诊鼓音,呼吸音消失,有时可听到纵隔摆动声。

三、治疗要点

(一)排气的适应证选择

闭合性气胸肺压缩＜30%时,大多能自行吸收,不需排气。肺压缩＞30%时,需排气。

(二)排气方法

(1)紧急简易排气法:病情危重无专用设备情况下,可用50～100 mL注射器;在患侧锁骨中线第2肋间或腋前线第4～5肋间穿刺排气。亦可用一根粗注射针,尾部扎一橡皮指套在其末端剪一裂缝起活瓣作用,插入胸腔排气。

(2)闭式引流排气法:部位选择同上。

(3)负压吸引连续排气法。

(三)复发性气胸

除上述处理外,一般采用外科处理,对年龄大、心肺功能差的主张采用胸膜融合术;可用四环素等,诱发化学性无菌性胸膜炎,使两层胸膜粘连,减少复发。

四、护理措施

(一)病情观察

(1)观察胸痛、咳嗽、呼吸困难的程度,及时与医师联系采取相应措施。

(2)观察呼吸、脉搏、血压及面色变化。

(3)胸腔闭式引流术后应观察创口有无出血、漏气、皮下气肿及胸痛情况。

(二)护理要点

(1)尽量避免咳嗽,必要时遵医嘱给止咳剂。

(2)减少活动,保持大便通畅,避免用力屏气,必要时采取相应的排便措施。

(3)胸痛剧烈,可遵医嘱给予相应的止痛剂。

(4)根据病情准备胸腔穿刺术、胸腔闭式引流术的物品及药物,并及时配合医师进行有关处理。胸腔闭式引流时按胸腔引流护理常规。

(5)给予高蛋白质,适量粗纤维饮食。

(6)半卧位,给予吸氧,氧流量一般在 3 L/min 以上。

(7)卧床休息。

五、保健

(1)饮食护理,多进高蛋白质饮食,不挑食,不偏食,适当进粗纤维素食物。

(2)气胸痊愈后,1 个月内避免剧烈运动,避免抬、举重物,避免屏气。

(3)保持大便通畅,2 天以上未解大便应采取有效措施。

(4)预防上呼吸道感染,避免剧烈咳嗽。

(于丽敏)

第四节　老年人肠结核

一、概述

肠结核是结核杆菌侵入肠道引起的慢性特异性感染,多继发于肠外结核,特别是开放性肺结核,且好发于回盲部。其临床表现为腹痛,大便习惯改变,腹部包块及发热、盗汗、消瘦等结核毒性反应,但缺乏特异的症状和体征。本病治疗以抗结核药为主。通过合理、充分用药,本病一般可获痊愈。

二、主要表现

肠结核女性多于男性。常有体弱、消瘦、贫血、食欲下降、不规则发热和盗汗等全身症状。但增殖型肠结核全身症状较轻。

(一)溃疡型

溃疡型肠结核的临床表现主要是肠炎症状。多有慢性右下腹痛及脐周痛,有时疼痛可波及全腹。腹痛为隐痛或痉挛性疼痛,餐后加重,排便后减轻。除腹痛外,常有腹泻和便秘交替出现。腹泻多为水泻或稀便。病变累及结肠时,可有黏液和脓血便及里急后重感。尚有低热、盗汗、消瘦、食欲减退等全身症状。体验时右下腹有压痛,肠鸣音活跃,伴有肠腔狭窄时可见肠型。急性穿孔时,可出现剧烈腹痛和弥漫性腹膜炎体征。

(二)增殖型

增殖型病变在临床上主要表现为慢性不完全性低位肠梗阻症状。随着肠腔的缩小,梗阻趋向完全,此时有典型的肠梗阻症状:有腹胀、阵发性腹痛,停止排便排气,时有呕吐。体检时可见腹部胀气和肠型、肠鸣音亢进。有时也可扪及腹部肿块,肿块多位于右下腹、质地较硬,不易推动,较难与癌性肿块相鉴别。

三、治疗要点

(一)抗结核药物

常采用异烟肼 0.3 g,口服,每天 1 次;利福平 0.45 g,口服,每天 1 次,联合化学治疗,疗程6～9 个月。对严重肠结核或伴有肠外结核者,一般加用链霉素 0.75 g,肌内注射,每天 1 次,或吡嗪酰胺 0.5 g,口服,3 次/天,或乙胺丁醇 0.25 g,口服,3 次/天。

(二)全身支持疗法

加强营养支持。

(三)对症治疗

腹痛时用颠茄 16 mg,口服,3 次/天,或山莨菪碱 10 mg,肌内注射。腹泻严重应补液,纠正电解质紊乱。合并完全性肠梗阻、急性穿孔及大出血者,应及时采用外科手术治疗。

(四)手术治疗

伴有活动性肺结核的溃疡型肠结核患者不宜行外科治疗,因该型肠结核病变广泛,不易全部切除,术后复发可能甚大,且可导致结核播散。

四、护理措施

(一)疾病观察

(1)疼痛情况。

(2)腹泻及肠功能改变情况。

(3)消瘦及发热。

(二)护理要点

1.肠结核护理注意要点

应注意劳逸结合,避免劳累,应加强营养,进食富含多种维生素、蛋白质和热量的饮食,腹痛可口服阿托品 0.3～0.6 mg、颠茄合剂 10～15 mL;腹泻可口服止泻药及钙剂,严重腹泻者应注意维持水电解质平衡。

2.疼痛的护理

(1)与患者多交流,分散其注意力。

(2)严密观察腹痛特点,正确评估病程进展状况。

(3)采用按摩、针灸方法,缓解疼痛。

(4)根据医嘱给患者解痉、止痛药物。

（5）如患者突然疼痛加剧,压痛明显,或出现便血等应及时报告医师并积极抢救。

3.营养失调的护理

（1）给患者解释营养对治疗肠结核的重要性。

（2）与患者及家属共同制订饮食计划。应给予高热量、高蛋白质、高维生素饮食。

（3）严重营养不良者应协助医师进行静脉营养治疗,以满足机体代谢需要。

（4）每周测量患者的体重,并观察有关指标,如电解质、血红蛋白。

五、保健

（一）休息与营养

活动性肠结核,须卧床休息,积极改善营养,必要时给予静脉高营养治疗,以增强抵抗力。

（二）预防

主要是针对肠外结核,特别是肺结核的预防。对于肺结核应早期诊断、早期治疗,肺结核患者不要吞咽痰液。加强防治结核病的卫生宣传教育,牛奶要经过灭菌消毒,提倡分餐制,切实做好卫生监督。

（于丽敏）

第五节　老年人心绞痛

一、概述

本病是老年人常见的疾病,是由冠状动脉供血不足,心肌急剧和暂时的缺血与缺氧而致阵发性前胸压榨感或疼痛为特点的临床证候。常有劳累或情绪激动诱发,持续数分钟,经休息或使用硝酸酯制剂后完全缓解。

二、主要表现

心绞痛是患者自觉症状,典型病史诊断率达 90%。因此,仔细询问病史是诊断心绞痛的主要手段,任何实验室检查均不能替代。心绞痛症状包括 5 个方面。

（一）疼痛部位

典型部位位于胸骨后或左胸前区,每次发作部位相对固定,手掌大小范围,甚至横贯全胸,界限不很清楚。可放射至左肩、左臂内侧,达无名指和小指,或放射至咽、牙龈、下颌、面颊。

（二）疼痛性质

为一种钝痛,常为压迫、发闷、紧缩、烧灼等不适感,重症发作时常伴出汗。

（三）诱因

劳力性心绞痛发生在劳力时或情绪激动时,包括饱餐、排便均可诱发;卧位心绞痛常在平卧后 1～3 小时内,严重者平卧数十分钟发生;自发心绞痛发作常无诱因;变异心绞痛常在午间或凌晨睡眠中定时发作。

（四）持续时间

一般 3～5 分钟，重度可达 10～15 分钟，极少数＞30 分钟，超过者需与心肌梗死鉴别。

（五）缓解方式

劳力性心绞痛发作时被迫停止动作或自行停止活动数分钟即可完全缓解；舌下含硝酸甘油 1～3 分钟即完全缓解，一般不超过 5 分钟；卧位心绞痛需立即坐起或站立才可逐渐缓解。

三、治疗要点

心绞痛的治疗原则是降低心肌耗氧量、增加心肌供血、改善侧支循环。

（一）纠正冠心病易患因素

如治疗高血压、高血脂、糖尿病、戒烟、减轻体重等；对贫血、甲状腺功能亢进症、心力衰竭等增加心肌氧耗的因素亦加以纠治。

（二）调整生活方式，减轻或避免心肌缺血的发生

对于心绞痛，应养成良好的生活习惯，消除各种诱发因素，如避免劳累、情绪激动、饱餐、寒冷、大量吸烟等。

（三）药物治疗

1.硝酸酯类

重要的抗心绞痛药物。硝酸酯类药物系静脉和动脉扩张剂，在低剂量下以静脉扩张为主，大剂量时同时扩张动、静脉。

2.β受体阻滞剂

β受体阻滞剂治疗心绞痛的机制是通过降低心率、心肌收缩力和心室壁张力而使心肌耗氧量降低，故适用于劳力性心绞痛。

3.钙通道阻滞剂

其作用机制为：①阻滞钙离子细胞内流，使心肌收缩力降低，血管扩张；②解除冠状动脉痉挛；③减慢心率；③对抗缺血引起的心肌细胞内钙超负荷。

4.抗血小板药物

常用阿司匹林 50～150 mg，每天 1 次；双嘧达莫 25 mg，每天 3 次。

（四）手术和介入性治疗

对于心绞痛，待临床症状控制以后，有条件者应行冠脉造影检查，根据造影结果，视病变的范围、程度、特点分别选择行冠状动脉腔内成形术或冠状动脉搭桥术。

四、护理措施

（一）病情观察

1.症状观察

（1）部位：常见于胸骨中段或上段之后，其次为心前区，可放射至颈、咽部，左肩与左臂内侧，直至环指和小指。

（2）性质：突然发作的胸痛，常呈压榨、紧闷、窒息感，常迫使停止原有动作。

（3）持续时间：多在 1～5 分钟，很少超过 15 分钟。

（4）诱因因素：疼痛多发生于体力劳动、情绪激动、饱餐、受寒等情况下。

（5）缓解方式：休息或含服硝酸甘油后几分钟内缓解。

2.体征

发作时面色苍白、冷汗、气短或有濒死恐惧感,有时可出现血压波动或心律、心率的改变。

3.症状的处理

密切观察脉搏、血压、呼吸的变化情况;密切观察疼痛的部位、性质、范围、放射性、持续时间、诱因及缓解方式,以利于及时正确地判断、处理。在有条件情况下应进行心电监护,无条件时,对心绞痛发作者应定期检测心电图观察其改变。

(二)护理要点

(1)主要表现为疼痛,应即刻给予休息、停止活动、舌下含服硝酸甘油,必要时给予适量镇静剂,如地西泮等,发作期可给予吸氧。休息心绞痛发作时应立即就地休息、停止活动。

(2)饮食:给予高维生素、低热量、低动物脂肪、低胆固醇、适量蛋白质、易消化的清淡饮食,少量多餐,避免过饱及刺激性食物与饮料,禁烟酒,多吃蔬菜、水果。

(3)保持大便通畅。

(4)心理护理。

五、保健

(1)指导合理安排工作和生活,急性发作期间应就地休息,缓解期注意劳逸结合。

(2)消除紧张、焦虑、恐惧情绪,避免各种诱发因素。

(3)指导正确使用心绞痛发作期及预防心绞痛的药物。

(4)宣传饮食保健的重要性让主动配合。

(5)定期随访。

(于丽敏)

第六节　老年人心包炎

一、概述

心脏外面有脏层和壁层两层心包膜,如它们发生炎症改变即为心包炎,可使心脏受压而舒张受限制。心包炎可分为急性和慢性两类,慢性心包炎较严重的类型是缩窄性心包炎。

二、主要表现

症状可能为原发性疾病如感染时的发冷、发热、出汗、乏力等症状所掩盖。心包炎本身的症状有以下几方面。

(一)心前区疼痛

主要见于炎症变化的纤维蛋白渗出阶段。心前区疼痛常于体位改变、深呼吸、咳嗽、吞咽、卧位尤其当抬腿或左侧卧位时加剧,坐位或前倾位时减轻。疼痛通常局限于胸骨下或心前区,常放射到左肩、背部、颈部或上腹部,偶向下颌,左前臂和手放射。右侧斜方肌嵴的疼痛系心包炎的特有症状,但不常见。

（二）心脏压塞的症状

可出现呼吸困难、面色苍白、烦躁不安、发绀、乏力、上腹部疼痛、水肿甚至休克。

（三）心包积液对邻近器官压迫的症状

肺、气管、支气管和大血管受压迫引起肺淤血，肺活量减少，通气受限制，加重呼吸困难，使呼吸浅而速。常自动采取前卧坐位，使心包渗液向下及向前移位，以减轻压迫症状。气管受压可产生咳嗽和声音嘶哑。食管受压可出现咽下困难症状。

（四）全身症状

心包炎本身亦可引起发冷、发热、心悸、出汗、乏力等症状，与原发疾病的症状常难以区分。

三、治疗要点

治疗原发病，改善症状，解除循环障碍。

（一）一般治疗

急性期应卧床休息，呼吸困难者取半卧位，吸氧，胸痛明显者可给予镇痛剂，必要时可使用可待因或哌替啶。加强支持疗法。

（二）病因治疗

结核性心包炎给予抗结核治疗，用药方法及疗程与结核性胸膜炎相同，也可加用泼尼松每天 15～30 mg，以促进渗液的吸收减少粘连。风湿性者应加强抗风湿治疗。

（三）解除心脏填塞

大量渗液或有心脏填塞症状者，可施行心包穿刺术抽液减压。

四、护理措施

（一）病情观察

（1）疼痛：急性心包炎主要表现为心前区尖锐的剧痛或沉重的闷痛。可放射至左肩，疼痛可随呼吸或咳嗽加剧。应十分重视的主诉并及时给予处理。

（2）呼吸困难：为急性心包性渗液时最突出症状，为慢性缩窄性心包炎最主要症状。护理人员应密切观察呼吸频率及节律，及时与医师联系。

（3）当出现心脏填塞征象时可出现静脉压升高，动脉压降低，严重者可出现休克。由于渗液积聚还可出现体循环淤血征，如肝-颈回流征阳性、胸腹水，面部及下肢水肿。常有奇脉，并注意有无心律失常发生。

（二）护理要点

1.休息与卧位

应卧床休息，取半卧位，认真做好一级护理。

2.饮食

给予高热量、高蛋白质、高维生素饮食。

3.保持大便通畅

见循环系统疾病护理常规。

4.高热护理

及时做好降温处理，及时更换衣裤，定时测量体温并做好记录。

五、保健

(1)加强个人卫生,预防各种感染。

(2)遵医嘱及时、准确地使用药物并定时随访。

(于丽敏)

第七节 老年人急性心肌梗死

一、概述

急性心肌梗死是冠心病4种类型中最严重的一种,也是危害老年人最严重的疾病之一,由于冠状动脉分支完全梗死,引起心肌坏死。本病多发生于安静状态或夜间睡眠时,但是尽管其发作突然,但它在发作之前大多有些征兆,如原来没有心绞痛者,突然发作心绞痛,或者原来有心绞痛发作者,发作越加频繁,时间延长,服硝酸甘油效果不佳甚至无效,或者原来有高血压,心绞痛发作时血压反而下降,并出现晕厥等情况,此时均应警惕急性心肌梗死的发生。

二、主要表现

(一)先兆

据统计15%～65%的患者有各种先兆症状,表现为发作性肌无力,以四肢最为明显,或诉乏力、体力下降、消化不良、呕吐等,或有稳定型心绞痛突然演变为恶性心绞痛,或临床表现为梗死前心绞痛的患者均提示心肌梗死随时可能发生。

(二)疼痛

最常见的是原有的稳定型心绞痛变为不稳定型,或继往无心绞痛,突然出现长时间心绞痛。疼痛典型的心肌梗死症状包括突然发作剧烈持久的胸骨后压榨性疼痛、休息和含硝酸甘油不能缓解,常伴烦躁不安、出汗、恐惧或濒死感;少数患者无疼痛,一开始即表现为休克或急性心力衰竭。

(三)胃肠症状

部分患者疼痛位于上腹部,被误认为胃穿孔、急性胰腺炎等急腹症,脑卒中样发作可见于年龄大的。

(四)全身症状

发热、粒细胞增高,血沉增快;胃肠道症状多见于下壁梗死患者;心律失常见于75%～95%患者,发生在起病的1～2周内,而以24小时内多见,前壁心肌梗死易发生室性心律失常,下壁心肌梗死易发生房室传导阻滞;心力衰竭主要是急性左心衰竭,在起病的最初几小时内发生,发生率为32%～48%,表现为呼吸困难、咳嗽、发绀、烦躁等症状。

(五)体征

心界可轻到中度增大,心率增快或减慢,心音减弱,可出现第四心音或第三心音,10%～20%患者在发病2～3天出现心尖部收缩期杂音提示乳头肌功能不全,但要除外室间隔穿孔,此时常伴有心包摩擦音,若合并心力衰竭与休克会出现相应体征。

三、治疗要点

及早发现,及早住院,并加强入院前就地处理。治疗原则为挽救濒死的心肌,缩小梗死面积,保护心脏功能,及时处理各种并发症。

(一)监护和一般治疗

急性期绝对卧床 1～3 天;吸氧;持续心电监护观察心率、心律变化及血压和呼吸,监护 3～5 天,必要时监测肺毛楔入压和静脉压;低盐、低脂、少量多餐、保持大便通畅,1 周下床活动,2 周在走廊内活动,3 周出院,严重者适当延长卧床与住院时间。

(二)镇静止痛

用吗啡或哌替啶肌内注射,4～6 小时可重复 1 次。烦躁不安者用哌替啶和异丙嗪肌内注射或静脉注射。

(三)调整血容量

入院后尽快建立静脉通道,前 3 天缓慢补液,注意出入平衡。

(四)缩小梗死面积的措施

溶栓治疗:可使血运重建,心肌再灌注。发病 6 小时内,有持续胸痛,ST 段抬高,且无溶栓禁忌证者,可选用尿激酶或链激酶加入 0.9％氯化钠溶液中 30 分钟内滴入,继用肝素抗凝治疗 3～5 天。

(五)抗心律失常

利多卡因预防性用于易产生心室颤动、发病 6 小时内的初发年轻。

(六)急性心肌梗死后合并心源性休克和泵衰竭的治疗

肺水肿时首选硝普钠静脉滴注,同时用吗啡、呋塞米、毛花苷 C,并须监测血容量、血压、心排血量及肺毛楔入压,心源性休克可用多巴胺、多巴酚丁胺或间羟胺,如能维持血压,可加用硝普钠。有条件者用主动脉内气囊反搏术,可提高存活率。

(七)急性心肌梗死二期预防

出院前利用 24 小时动态心电监测、超声心动图、放射性同位素运动试验,发现有症状或无症状性心肌缺血和严重心律失常,了解心功能,从而估计预后,决定并实行冠状动脉造影,经皮腔内冠状动脉成形术或冠状动脉搭桥术,以预防再梗死或猝死。

(八)生活与工作安排

出院后经 2～3 个月,酌情恢复部分或轻工作,以后部分患者可恢复全天工作,但要避免过劳或过度紧张。

四、护理措施

(一)病情观察

1.急性心肌梗死的早期发现

(1)突然严重的心绞痛发作或原有心绞痛程度加重,发作频繁,时间延长或含服硝酸甘油无效并伴有胃肠道症状者,应立即通知医师,并加以严密观察。

(2)心电图检查 S-T 段一时性上升或明显下降,T 波倒置或增高。

2.三大合并症观察

（1）心律失常：①室性期前收缩，即期前收缩出现在前一心搏的 T 波上；②频发室性期前收缩，每分钟超过 5 次；③多源性室性期前收缩或室性期前收缩呈二联律。以上情况有可能发展为室性心动过速或心室颤动。必须及时给予处理。

（2）心源性休克：早期可以出现烦躁不安，呼吸加快，脉搏细速，皮肤湿冷，继之血压下降、脉压变小。

（3）心力衰竭：心力衰竭早期突然出现呼吸困难、咳嗽，心率加快、舒张早期奔马律，严重时可出现急性肺水肿，易发展为心源性休克。

（二）护理要点

（1）疼痛：绝对卧床休息，注意保暖，并遵医嘱给予解除疼痛的药物，如硝酸异山梨酯，严重者可选用吗啡等。

（2）心源性休克：应将头部及下肢分别抬高 30°～40°，高流量吸氧，密切观察生命体征、神志、尿量，必要时留置导尿管观察每小时尿量，保证静脉输液通畅，有条件者可通过中心静脉或肺微血管楔压进行监测。应做好的皮肤护理、口腔护理、按时翻身预防肺炎等并发症，做好 24 小时监测记录。

（3）密切观察生命体征的变化，预防并发症，如乳头肌功能失调或断裂、心脏破裂、室壁瘤、栓塞等。

五、保健

（1）积极治疗高血压、高脂血症、糖尿病等疾病。

（2）合理调整饮食，适当控制进食量，禁忌刺激性食物及烟、酒，少吃动物脂肪及胆固醇较高的食物。

（3）避免各种诱发因素，如紧张、劳累、情绪激动、便秘、感染等。

（4）注意劳逸结合，当病程进入康复期后可适当进行康复锻炼，锻炼过程中应注意观察有否胸痛、呼吸困难、脉搏增快，甚至心律、血压及心电图的改变，一旦出现应停止活动，并及时就诊。

（5）按医嘱服药，随身常备硝酸甘油等扩张冠状动脉的药物，并定期门、随访。

（6）指导及家属当病情突然变化时应采取简易应急措施。

（**于丽敏**）

第八节　老年人慢性肺源性心脏病

一、概述

患有多年慢性支气管炎的中老年人可并发阻塞性肺气肿，常可出现逐渐加重的呼吸困难，初时往往在活动后气短，渐至休息时也感气促，在寒冷季节常因呼吸道感染使症状加重，甚至发生发绀或呼吸衰竭。由于长期反复咳嗽使肺泡膨胀、压力增高、肺泡周围毛细血管受压而阻力加大，加重了心脏负担，久之可导致肺源性心脏病。

肺源性心脏病是老年常见病。简单地说就是肺源性心脏病的简称,慢性支气管炎反复发作,支气管黏膜充血、水肿,大量黏液性渗出物阻塞小气道,气道不通畅,造成肺泡间隔断裂,影响气体交换功能,就会出现肺气肿。由于支气管炎不断发作,甚至引起支气管周围炎和肺炎,炎症波及附近的肺动脉和支气管动脉,致使这些动脉的管壁增厚、管腔变得狭窄,就会引起肺动脉压力增高,进而引起右心室和右心房肥大。发展成为阻塞性肺气肿,最后导致肺源性心脏病。支气管炎→肺气肿→肺源性心脏病,这就是本病演变的 3 个阶段。

二、主要表现

(一)原有肺部疾病的表现

有长期的咳嗽、咳痰、气促和哮喘等症状和肺气肿体征,如桶状胸,肺部叩诊呈高清音,肺下界下移。听诊呼吸音减弱或有干、湿啰音,心浊音界不易叩出,心音遥远,某些患者可伴有杵状指。

(二)心脏受累的表现

肺部疾病累及心脏的过程是逐渐的长期的,早期仅为疲劳后感到心悸气短,以及肺动脉高压及右心室肥大,如肺动脉第二心音亢进。剑突下有较明显的心脏搏动。叩诊可能肺动脉及心浊音界扩大,但多数因伴有肺气肿而不易查出,随病程进展逐渐出现心悸,气急加重,或有发绀。后期可出现右心衰竭的表现,如颈静脉怒张、肝大和压痛、下肢水肿和腹水。心悸常增快,可有相对性二尖瓣关闭不全,在三尖瓣区或剑突下可闻及收缩期吹风样杂音,或心前区奔马律。

(三)呼吸衰竭的表现

病变后期如继发感染,往往出现严重的呼吸困难、咳喘加重。白黏痰增多或吐黄绿色脓痰,发绀明显,头痛,有时烦躁不安,有时神志模糊,或嗜睡,或谵语,四肢肌肉抖动即所谓"肺性脑病";其原因是血氧减少,二氧化碳潴留中毒,酸碱平衡失调,电解质紊乱及脑组织 pH 下降等一系列内环境紊乱所致。

三、治疗要点

(一)基础疾病和发病诱因的治疗

在治疗肺实质性疾病引起的肺源性心脏病时,应积极有效地控制感染。根据临床表现和痰细菌培养及药物敏感试验结果合理选用抗生素。感染细菌不明确时应使用兼顾球菌和杆菌的抗菌药物。保持呼吸道通畅,鼓励咳痰,气道局部湿化或用祛痰药排痰,应用支气管扩张药,包括 β 受体激动药、茶碱及抗胆碱药物等。合理实施氧疗,合并呼吸衰竭伴中度以上二氧化碳潴留的宜用持续性控制性给氧,以达到既能将血氧含量提高到生命安全水平,又能避免二氧化碳过度升高对呼吸的抑制。氧流量通常控制在 0.8 ~ 1.5 L/min,使氧分压调整在 6.7 ~ 8.0 kPa(50~60 mmHg);往往病情愈重,氧流量控制愈严格。若在前述治疗过程中神志状态恶化,呼吸明显抑制,咳嗽反射减弱,二氧化碳分压>10.7 kPa(80 mmHg)时,可试用呼吸兴奋药。对其效果尚有不同的看法。常用药物的疗效依次为多沙普仑、香草酸二乙胺、氨苯噻唑、巴豆丙酰胺及尼可刹米。重症呼吸衰竭经保守治疗 12~24 小时无效时,应及时实施机械通气治疗。经鼻腔插管比经口腔或气管切开有更多的优点,已被普遍应用。在治疗肺血管病引起的肺源性心脏病时,对肺血栓形成或栓塞宜应用口服抗凝药(如华法林)或肺动脉血栓摘除术治疗;活动性肺血管炎需抗炎或服用肾上腺皮质激素。

(二)肺动脉高压的降压治疗

降低肺动脉压为一辅助治疗,常用的血管扩张药有钙通道阻滞剂(硝苯地平)、肼屈嗪、肾上腺能受体阻断药(酚苄明、酚妥拉明、妥拉唑林、哌唑嗪)、硝酸盐制剂及血管紧张素转换酶抑制剂(后者只用于缺氧性肺源性心脏病)。血管扩张药可产生某些不良反应,特别在重症,可引起低血压、低氧加重、矛盾性肺动脉压升高,甚至猝死,因此,应在密切监护下使用。

(三)心力衰竭的治疗

与一般心力衰竭的治疗基本相同,可慎用地高辛,使用利尿药、血管扩张药和血管紧张素转换酶抑制剂(卡托普利、依那普利)等。当并存有重度呼吸衰竭时,应侧重于使呼吸通畅,注意防止过度利尿引起排痰困难。

(四)稳定期的康复治疗

康复治疗的目的是稳定情绪,逆转的心理和心理病理状态,并尽可能提高心肺功能和生活质量。常用的疗法如下。

1.教育

对及其家庭成员进行有关肺源性心脏病的卫生常识教育和医护指导,以调动战胜疾病的主动精神。

2.长期家庭氧疗

每天吸氧至少15小时以上,长期坚持。这不仅能降低肺动脉压力,增加心排血量,缓解症状,增强体质,改善预后,甚至可使增厚的肺血管改变逆转。

3.中药扶正固本、活血化瘀治疗

常用的药物有黄芪、党参、白术、防风、茯苓、麦冬、五味子、紫河车、丹参、当归、川芎等。

4.预防感冒、及时控制肺部感染

可用肺炎球菌疫苗和流感病毒疫苗预防肺内感染,也可试服黄芪或间歇注射核酪以提高机体的免疫功能。继发于病毒感染的呼吸道细菌感染以流感嗜血杆菌、肺炎链球菌及部分革兰阴性杆菌最为常见,因此,应及时选用对这些细菌比较敏感的抗生素进行治疗。

5.改善心肺功能

常用的药物有肾上腺能受体激动药和茶碱类药物,部分可试用皮质激素。其他尚有气功疗法、呼吸治疗及物理治疗等。

四、护理措施

(一)心理护理

因长期患病,对治疗失去信心,护士应经常与谈心,解除对疾病的忧虑和恐惧,增强与疾病斗争的信心;同时要解决实际困难,使其安心治疗。

(二)生活护理

心肺功能代偿良好时,可让适当参加体能锻炼,但不易过度活动,还应注意休息。当出现呼吸困难、发绀、水肿等症状加重时、心肺功能失代偿时,应绝对卧床休息或半坐卧位,抬高床头减轻呼吸困难,给低流量持续氧气吸入,生活上满足需求,做好生活护理,加强病情巡视。

(三)基础护理

病室保持整洁、光线充足,经常开窗,空气对流,温湿度要适当。对长期卧床应预防压疮发生,保持皮肤清洁,每4小时按摩受压部位或给气垫床,骨突部位给棉垫圈或气圈,每天早晚用温水擦洗臀部,经常为翻身,更换衣服。保证营养供给,做好口腔护理,防止口腔溃疡、细菌侵入,必要时用复方硼砂溶液漱口。减少院内感染,提高护理质量。

(四)饮食指导

肺源性心脏病是慢性疾病,应限制钠盐摄入,鼓励进食高蛋白质、高热量、多维生素食物,同时忌辛辣刺激性食物,戒烟、酒,出汗多时应给钾盐类食物,不能进食者可行静脉补液,速度不宜过快,以减轻心脏负担。

(五)控制感染

控制呼吸道感染是治疗肺源性心脏病的重要措施。应保持呼吸道通畅,可给氧气吸入,痰多时可行雾化吸入,无力排痰者及时吸痰,协助患者翻身;按医嘱给抗生素,注意给药方法和用药时间,输液时应现用现配,以免失去疗效;做好 24 小时出入量记录,对于全身水肿,注射针眼处应压迫片刻,以防感染。用利尿剂时,需观察有无水电解质紊乱及给药效果。

(六)密切观察病情,提高对病情的观察能力

要认真观察神志、发绀,注意体温、脉搏、呼吸、血压及心率变化,输液速度不宜过快,一般以 20～30 滴/分为宜,以减轻心脏负担。护士夜间加强巡视,因肺源性心脏病的死亡多发生夜间 0～4 时,询问病情要详细,观察有无上消化道出血及肺性脑病的征象,警惕晚期合并弥散性血管内凝血,发现情况及时报告医师,所以护士在抢救治疗肺源性心脏病中起着重要作用。

五、保健

(1)严寒到来时,要及时增添衣服,尽量避免着凉,不能让自己有畏寒感,外出时更要注意穿暖。因一旦受凉,支气管黏膜血管收缩,加之肺源性心脏病免疫功能低下,很容易引起病毒和细菌感染。一般先是上呼吸道,而后蔓延至下呼吸道,引起肺炎或支气管肺炎。此外,脚的保暖对肺源性心脏病也十分重要,不可忽视。

(2)多参加一些户外活动,接触太阳光。天气晴朗时早上可到空气新鲜处如公园或树林里散散步,做一些力所能及的运动,如打太极拳、做腹式呼吸运动,以锻炼膈肌功能,并要持之以恒。出了汗及时用干毛巾擦干,并及时更换内衣。研究结果表明,长期坚持力所能及的运动,可提高机体免疫功能,能改善肺功能。运动量以不产生气促或其他不适为前提。避免到空气污浊的地方去。

(3)保持室内空气流通。早上应打开窗户,以换进新鲜空气。在卧室里烧炭火或煤火尤其是缺乏排气管时,对肺源性心脏病不利,应尽量避免。

(4)生活要有规律。每天几点钟起床,几点钟睡觉,何时进餐,何时大便,何时外出散步,都要有规律。中午最好睡睡午觉。心情要舒畅,家庭成员要和睦相处。肺源性心脏病由于长期受疾病折磨,火气难免大些,应尽量克制,不要发脾气。

(5)吸烟者要彻底戒烟,甚至不要和吸烟者一起叙谈、下棋、玩牌等,因被动吸烟对肺源性心脏病同样有害。有痰要及时咳出,以保持气道清洁。

(6)要补充营养。肺源性心脏病多有营养障碍,消瘦者较多,但又往往食欲不好。原则上应少食多餐,还可适当服一些健胃或助消化药。不宜进食太咸的食品。

(7)肺源性心脏病并发下呼吸道感染的表现往往很不典型,发热、咳嗽等症状可能不明显,有时仅表现为气促加重、痰量增多或痰颜色变浓。这都应及时到医院就诊,不要耽误。

(8)自己不要滥用强心、利尿和普萘洛尔类药物。因用药不当可加重病情,甚至发生意外。

（9）有条件者可进行家庭氧疗，这对改善缺氧，提高生活质量和延长寿命都有所裨益。

（10）为提高机体免疫功能，在严寒到来之前可肌内注射卡介苗注射液，每次 1 mL，每周 2 次，共 3 个月。这样可减少感冒和上呼吸道感染发生。

（于丽敏）

第九节　老年人低血压

一、概述

什么是低血压？无论是由于生理或病理原因造成血压收缩压低于 13.3 kPa(100 mmHg)，那就会形成低血压，平时我们讨论的低血压大多为慢性低血压。慢性低血压据统计发病率为 4%左右，老年人群中可高达 10%。慢性低血压一般可分为 3 类：①体质性低血压，一般认为与遗传和体质瘦弱有关，多见于 20～50 岁的妇女和老年人，轻者可无如何症状，重者出现精神疲怠、头晕、头痛，甚至昏厥。夏季气温较高时更明显。②直立性低血压是从卧位到坐位或直立位时，或长时间站立出现血压突然下降超 2.7 kPa(20 mmHg)，并伴有明显症状。这些症状包括头昏、头晕、视力模糊、乏力、恶心、认识功能障碍、心悸、颈背部疼痛。直立性低血压与多种疾病有关，如多系统萎缩、糖尿病、帕金森病、多发性硬化病、围绝经期障碍、血液透析、手术后遗症、麻醉、降压药、利尿药、催眠药、抗精神抑郁药等，或其他如久病卧床，体质虚弱的老年人。③继发性低血压是由某些疾病或药物引起的低血压，如脊髓空洞症、风湿性心脏病、降压药、抗抑郁药和慢性营养不良症、血液透析患者。

二、主要表现

病情轻微症状可有头晕、头痛、食欲缺乏、疲劳、脸色苍白、消化不良、晕车船等；严重症状包括直立性眩晕、四肢冷、心悸、呼吸困难、共济失调、发音含糊，甚至昏厥，需长期卧床。这些症状主要因血压下降，导致血液循环缓慢，远端毛细血管缺血，以致影响组织细胞氧气和营养的供应，二氧化碳及代谢废物的排泄。尤其影响了大脑和心脏的血液供应。长期如此使机体功能大大下降，主要危害包括视力、听力下降，诱发或加重阿尔茨海默病，头晕、昏厥、跌倒、骨折发生率大大增加。乏力、精神疲怠、心情压抑、忧郁等情况经常发生，影响了患者生活质量。据国外专家研究显示，低血压可能导致脑梗死和心肌梗死。直立性低血压病情严重后，可出现每当变换体位时血压迅速下降，发生晕厥，以致被迫卧床不起，另外诱发脑梗死、心肌缺血、给患者、家庭和社会带来严重问题。

三、治疗要点

低血压轻者如无任何症状，无需药物治疗。主要治疗为积极参加体育锻炼，改善体质，增加营养，多喝水，多吃汤，每天食盐略多于常人。重者伴有明显症状，必须给予积极治疗，改善症状，提高生活质量，防止严重危害发生。近年来推出 α 受体激动剂管通，具有血管张力调节功能，可增加外周动、静脉阻力，防止下肢大量血液瘀滞，并能收缩动脉血管，达到提高血压，加大脑、心脏等重要脏器的血液供应,改善低血压的症状,如头晕、乏力、易疲劳等症状。其他药物还有麻黄碱、双氢麦角碱、氟氢可的松等,中药治疗等效果和不良反应有待进一步考察。

四、护理措施

(1)适当增加食盐用量,同时多饮水,较多的水分进入血液后可增加血容量,从而可提高血压。

(2)增加营养,吃些有利于调节血压的滋补品,如人参、黄芪、生脉饮等。此外,适当喝些低度酒也可提高血压。

(3)加强体育锻炼,提高机体调节功能。体育锻炼无论对高血压或低血压都有好处。

(4)为防止晕倒,老年低血压平时应注意动作不可过快过猛,从卧位或坐位起立时,动作应缓慢一点。排尿性低血压还应注意,在排尿时最好用手扶住一样较牢固的东西,以防摔倒。

(5)药物治疗,可选用米多君、哌甲酯、麻黄碱等升压药及三磷腺苷、辅酶A、B族维生素及维生素C,以改善脑组织代谢功能。

五、保健

(1)平时养成运动的习惯,均衡的饮食,培养开朗的个性,以及足够的睡眠。所以低血压的人,生活应有规律。

(2)低血压入浴时,要小心防范突然起立而晕倒,泡温泉也尽量缩短时间。

(3)对血管扩张剂、镇静降压药等慎用。

(4)有直立性低血压的人可以穿弹性袜。夜间起床小便或早晨起床之前先宜活动四肢,或伸一下懒腰,这样活动片刻之后再慢慢起床,千万不要一醒来就猛然起床,以预防短暂性大脑缺血。也可以在站立之前,先闭合双眼,颈前屈到最大限度,而后慢慢站立起来,持续10~15秒后再走动,即可达到预防直立性低血压的目的。

(于丽敏)

第十节 老年人贫血

一、概述

贫血是老年人临床常见的症状。随着年龄的增加,贫血发病率也会上升,因为老年人的某些生理特点与贫血的发生也有一定的关系。老年人贫血主要是缺铁性贫血和慢性疾病性贫血,其次为营养性巨幼细胞贫血。在经济条件较差的人群中易发生营养性贫血。老年人贫血的发生较为缓慢、隐蔽,常会被其他系统疾病症状所掩盖。如心悸、气短、下肢水肿及心绞痛等症状在贫血及心血管疾病时均可出现,临床上多考虑为心血管疾病而忽视了贫血的存在。实际上,也可能是贫血加重了心血管的负担,使原有的心脏病症状加重。此外,贫血时神经精神症状常较为突出,如淡漠、无欲、反应迟钝,甚至精神错乱,常被误诊为老年精神病。

贫血是一种症状,造成贫血的原因比较复杂,对老年人贫血应该寻找出造成贫血的真正原因。老年人贫血常见原因是营养不良或继发于其他全身性疾病。再生障碍性贫血及溶血性贫血不多见。营养不良性贫血中以缺铁性贫血最常见。食物缺铁,吸收不良或慢性失血均可造成铁的缺乏。老年人咀嚼困难,限制饮食,胃酸缺乏,吸烟喝酒,饭后饮茶等都可造成铁吸收障碍。慢性失血以胃溃疡出血、十二指肠溃疡出血、消化道肿瘤出血、痔疮、鼻出血及钩虫感染为常见。继发性贫血的常见原因是老年人肿瘤、肾炎和感染。有些药物如某些降糖、氯霉素、抗风湿药、利尿药等,除可直接对骨髓造血功能影响外,还可通过自身免疫机制造成溶血性贫血。

二、主要表现

老年人贫血进展缓慢,其症状、体征与贫血本身及由引起贫血的原发病共同所致,其表现与贫血的程度、发生的进度、循环血量有无改变有关。

(一)皮肤黏膜

皮肤黏膜苍白最为常见,苍白程度受贫血程度、皮内毛细血管的分布、皮肤色泽、表皮厚度以及皮下组织水分多少的影响。苍白比较明显的部位有睑结膜、口唇、甲床、手掌及耳轮。

(二)肌肉

主要表现为疲乏无力,是由于骨骼肌缺氧所致。

(三)循环系统

表现为活动后心悸、气短,严重贫血可出现心绞痛、贫血性心脏病、心脏扩大乃至心力衰竭。

(四)呼吸系统

表现为气短和呼吸困难。

(五)中枢神经系统

缺氧可致头昏、头痛、耳鸣、眼花、注意力不集中及记忆力减退、困倦、嗜睡乃至意识障碍。

(六)消化系统

常见食欲减退、腹胀、恶心、腹泻、便秘、消化不良等。

三、治疗要点

老年人贫血的治疗原则与年轻人相同,首先针对病因。一般用药原则是针对性强,尽量单一用药,剂量要充足,切忌盲目混合使用多种抗贫血药。老年人贫血一般多为继发性贫血,当然是要以治疗原发病为主,只有治好了原发病,贫血症状才有可能得到纠正。

四、护理措施

(一)休息

可视贫血的严重程度及发生速度而定,对严重贫血并伴有临床症状的,要采取适当休息,限制下床活动,卧床或绝对卧床休息。对有一定代偿能力的,要给予一定的关照。休息的环境应清洁、安静、舒适、阳光充足、空气流通。温湿度适宜,并与感染隔离。

(二)病情观察

观察体温、脉搏、呼吸、血压情况的变化,及可能合并出现的出血与感染的早期临床表现,及时处理。

(三)营养

应给予高热量、高蛋白质、高维生素及含无机盐丰富的饮食。通过适当调整饮食以协助改善胃肠道症状。

（四）症状护理

心悸、气短者应尽量减少活动,降低氧的消耗,必要时吸氧。头晕系脑组织缺氧所致,应避免突然变换体位,以免造成晕厥后摔倒受伤。有慢性口腔炎及舌炎时应注意刷牙,用复方硼砂溶液定时漱口,口腔溃疡时可贴溃疡药膜。

（五）皮肤毛发护理

定期洗澡、擦澡、保持皮肤和毛发清洁。

（六）心理护理

耐心、细致地做好思想工作,关心体贴,解除的各种不良情绪反应及精神负担,增强战胜疾病的信心。心力衰竭或烦躁、易怒、淡漠、失眠,面色、手掌和黏膜苍白。

五、保健

（1）平时应注意膳食的均衡,食物中应有充足的新鲜蔬菜、肉类、奶类及蛋类制品,菠菜、芥蓝菜、黑木耳、桂圆、红枣、海带、猪肝富含铁质食物,经常调配食用,对预防营养不良性贫血有较好的作用。对已查明正在治疗原发病的贫血老年人,有辅助配合治疗的效果。

（2）对老年人来讲,许多急性、慢性疾病,特别是常见的感染性疾病都可引起继发性贫血,如肿瘤、慢性支气管炎、结核、胆囊炎、肾盂肾炎、前列腺肥大、尿路感染、糖尿病及慢性肝炎或肝硬化等。因此,积极有效地预防这些疾病,一旦患有这些疾病应及时进行治疗,不让疾病长期不愈,就可减少继发性贫血的发生率。

（于丽敏）

第十四章

麻醉科护理

第一节 不同麻醉方式的护理

麻醉学是研究临床麻醉、急救复苏、重症监测治疗和疼痛治疗的专门学科,其中临床麻醉是麻醉学的主要内容。麻醉是应用药物或其他方法,使患者机体或机体的一部分痛觉暂时消失,为手术创造良好条件的技术。理想的麻醉要求做到安全、无痛和适当的肌肉松弛。根据麻醉作用部位和所用药物的不同将临床麻醉分为局部麻醉、全身麻醉两大类。椎管内麻醉属于局部麻醉范畴,因有其自身的特殊性,临床上将其作为专门的麻醉方法。护理人员承担了麻醉前准备、麻醉中配合和麻醉后的护理工作,因此应熟悉麻醉的基本知识,掌握麻醉患者的护理工作,从而提高患者麻醉的安全性。

一、常用麻醉方法

(一)局部麻醉

1.常用局部麻醉药物(表 14-1)

表 14-1 常用 4 种局麻药的性能

局麻药	毒性*	麻醉强度*	显效时间（min）	作用时间（h）	常用浓度（%）			次限量（mg）
					表面麻醉	局部麻醉	神经阻滞	
普鲁卡因	1	1	5～10	0.75～1	—	0.5	1～2	1 000
丁卡因	12	10	10	2～3	0.5～1（眼）1～2	—	0.15～0.3	表面麻醉 40 神经阻滞 80
利多卡因	4	4	<2	1～2	2～4	0.25～0.5	1～2	表面麻醉 100 局部麻醉 400 神经阻滞 400
丁哌卡因	10	16	3～5	5～6	—	—	0.25～0.5	150

* 毒性及麻醉强度以普鲁卡因＝1。

(1)按化学结构分类:可分为酯类和酰胺类。常用的酯类局麻药有普鲁卡因、丁卡因;酰胺类局麻药有利多卡因、丁哌卡因和罗哌卡因等。因酯类局麻药易引起患者变态反应,所以目前临床常用局麻药多为酰胺类。

(2)按临床作用时效分类:可分为短效(如普鲁卡因)、中效(如利多卡因)和长效局麻药(如丁哌卡因、丁卡因和罗哌卡因)。

2.常用局部麻醉方法

局部麻醉分为表面麻醉、局部浸润麻醉、区域阻滞和神经阻滞四类。

(1)表面麻醉:将穿透力强的局麻药与黏膜接触,使其透过黏膜阻滞浅表的神经末梢而产生的局部麻醉现象,称为表面麻醉,常用于眼、鼻、咽喉、气管和尿道等处的浅表手术或内镜检查。一般眼部的表面麻醉多采用滴入法,鼻腔黏膜常采用棉片浸药填敷法,咽及气管内黏膜用喷雾法,尿道内黏膜表面麻醉用灌入法。临床上常用的表面麻醉药有2%~4%利多卡因,1%~2%丁卡因。

(2)局部浸润麻醉:沿手术切口将局麻药按组织层次由浅入深注射在组织中,使神经末梢发生传导阻滞,称为局部浸润麻醉,是应用最广的局麻方法。常用药物为0.5%~1%普鲁卡因,0.25%~0.5%利多卡因。如无禁忌,局麻药中加入少量肾上腺素,可降低吸收速度,延长麻醉时间并减少出血。

(3)区域阻滞麻醉:将局麻药注射在手术区的四周及基底部的组织中,阻滞通向手术区的神经末梢和细小的神经干,称为区域阻滞麻醉。此法常与局部浸润麻醉合用,常用药物为0.5%~1%普鲁卡因,0.25%~0.5%利多卡因。

(4)神经阻滞麻醉:将局麻药注射到神经干、丛、节的周围,使其所支配的区域产生麻醉作用。例如颈丛神经阻滞、臂丛神经阻滞分别用于颈部手术和上肢手术等,常用药物为1%~2%利多卡因,0.5%~0.75%丁卡因。

(二)椎管内麻醉

将局麻药选择性注入椎管内的某一腔隙中,使部分脊神经的传导功能发生可逆性阻滞的麻醉方法,称椎管内麻醉。根据局麻药注入的腔隙不同,分为蛛网膜下腔阻滞、硬脊膜外腔阻滞。椎管内麻醉时,患者神志清醒,镇痛效果确切,肌肉松弛良好,但可引起一系列生理功能紊乱,也不能完全消除内脏牵拉反应,需加强管理。

1.蛛网膜下腔阻滞麻醉

蛛网膜下腔阻滞麻醉,又称腰麻,是将局麻药注入蛛网膜下腔,作用于脊神经根,使一部分脊神经的传导受到阻滞的麻醉方法。特点是使麻醉平面以下区域产生麻醉现象,止痛完善,肌肉松弛良好,操作简便。

(1)适应证:适用于手术时间在2~3小时的下腹部、盆腔、肛门、会阴和下肢手术。

(2)禁忌证:①中枢神经系统疾病。②穿刺部位皮肤感染。③脊柱畸形、外伤。④全身情况极差(如休克等)。⑤婴幼儿及不合作者。⑥老年人、孕妇、高血压、心脏病或有水、电解质及酸碱平衡失调者。

(3)常用药物:最常用的是普鲁卡因和丁卡因。一般多使用比重比脑脊液高的重比重液。使用时,用5%葡萄糖溶液或脑脊液溶解至总量3 mL,使之成5%浓度即可。

(4)操作方法:患者屈体侧卧,弓腰抱膝。选择第3、4或第4、5腰椎棘突间隙为穿刺点,见有脑脊液滴出,即注入药液。注射后立即测麻醉平面和血压,如平面过高或血压下降均应立即处理。影响蛛网膜下腔阻滞平面的因素包括药物剂量、比重和容积,其中以药物剂量最为重要。如药物因素不变,则穿刺间隙、患者体位及注药速度等是影响麻醉平面的重要因素。

2.硬脊膜外阻滞麻醉

将局麻药注入硬膜外间隙,作用于脊神经根,使其支配区域产生暂时性麻痹的麻醉方法,称硬脊膜外阻滞或硬膜外麻醉。特点是麻醉效果为节段性,可在硬膜外腔留置导管,技术要求较高。给药方式有单次法和连续法两种。因可间断注入麻醉药,手术时间不受限制。

(1)适应证:适用范围比腰麻广,主要适用于腹部、腰部和下肢手术,尤其适用于上腹部手术,也可用于颈、胸壁和上肢手术。

(2)禁忌证:与腰麻相似,凝血机制障碍者禁用。

(3)常用药物:该类药物应具备穿透性和弥散性强、起效时间短、作用时间长、不良反应小等特点,常用药物为利多卡因、丁卡因和丁哌卡因。

(4)操作方法:穿刺体位、进针部位和针所经过的层次均与腰麻相同,仅硬膜外穿刺在针尖通过黄韧带后即需停止前进。在预定的椎间隙进行穿刺,出现负压证实针头在硬膜外腔后,插入导管退出穿刺针,经留置导管向硬膜外腔注药。影响硬膜外阻滞的因素有药物容量、注药速度、导管位置和方向等。妊娠后期由于下腔静脉受压,硬膜外间隙静脉充盈,间隙相对变小,用药量减少。机体处于低凝状态时,容易引起硬膜外腔出血和血肿等并发症。

(三)全身麻醉

全身麻醉(简称全麻)是麻醉药物经呼吸道吸入或静脉、肌内注射进入人体内,对患者的中枢神经系统产生暂时性抑制,呈现暂时性意识及全身痛觉消失,反射活动减弱,肌肉松弛状态的一种麻醉方法。全身麻醉是临床最常使用的麻醉方法,其安全性、舒适性均优于局部麻醉和椎管内麻醉。按给药途径的不同,全身麻醉可分为吸入麻醉、静脉麻醉和复合全身麻醉。

1.吸入麻醉

经呼吸道吸入挥发性液体或气体麻醉药物而产生全身麻醉的方法称吸入麻醉。吸入麻醉可产生安全、有效的完全无知觉状态,使患者消除焦虑,肌肉松弛,痛觉消失。

(1)吸入麻醉的方法。①开放滴药吸入麻醉:将挥发性液体麻醉药(如乙醚等)直接滴在特制的麻醉面罩纱布上,患者吸入药物的挥发气体而进入麻醉状态。目前很少采用。②气管内吸入麻醉:指在药物诱导下,将特制气管导管经口腔或鼻腔插入气管内,连接麻醉机吸入麻醉药而产生麻醉的方法。优点是便于吸出呼吸道分泌物,确保呼吸道通畅;不受手术体位及手术操作的限制;易控制麻醉药的用量和麻醉深度,适用于各种大手术,尤其是开胸手术。

(2)常用吸入麻醉药。①氟烷:优点是术后恶心、呕吐发生率低,因其可降低心肌耗氧量,适用于冠心病患者的麻醉。缺点是安全范围小,有肝损害的危险;肌松作用不充分。氟烷麻醉期间禁忌用肾上腺素和去甲肾上腺素。②恩氟烷:优点是不刺激气道,不增加分泌物,肌肉松弛效果好,可与肾上腺素合用。缺点是对心肌有轻微抑制,在吸入浓度过高时可产生惊厥,深麻醉时抑制呼吸和循环。③异氟烷:优点是麻醉诱导及复苏快,肌肉松弛良好,麻醉性能好,较少引起颅内压增高,是颅脑手术较好的麻醉剂之一。缺点是价格昂贵,有刺激性气味,可使心率增快。④氧化亚氮:也称笑气,其优点是麻醉诱导及复苏迅速,镇痛效果强,不刺激呼吸道黏膜。缺点是麻醉效能弱,使用高浓度时易产生缺氧。

2.静脉麻醉

自静脉注入麻醉药,通过血液循环作用于中枢神经系统而产生全身麻醉的方法,称为静脉麻醉。静脉麻醉最突出的优点是无需经气道给药,不污染手术间,操作方便,药物无爆炸性等。缺点是镇痛效果不强,肌肉松弛效果差;可控性不如吸入麻醉;药物代谢受肝肾功能影响;个体差异较大;无法连续监测血药浓度变化。

(1)分类。①按给药方式分类:分单次、间断和连续给药,后者可分人工设置或计算机设置给药速度。②按具体用药分类:包括硫喷妥钠、氯胺酮和羟丁酸钠静脉麻醉等。

(2)常用静脉麻醉药。①硫喷妥钠:一种超短效的巴比妥类药物,用药后1分钟就进入麻醉状态,消失也快,需小剂量反复注射;患者醒后无任何不适,麻醉效果佳。适用于全身麻醉的诱导及不需肌肉松弛的短小手术。②氯胺酮:属分离性麻醉药,其特点是体表镇痛作用强,临床上出现痛觉消失后而意识可能部分存在,这种意识和感觉分离的现象称为分离麻醉。麻醉中咽喉反射存在,在苏醒后可能出现精神症状。临床主要用于体表小手术的麻醉以及全身麻醉的诱导。③地西泮类:临床常用的是咪达唑仑,其作用强度为地西泮的 1.5～2 倍,诱导剂量为 0.2～0.3 mg/kg,静脉注射后迅速起效。④丙泊酚(异丙酚):属于超短效静脉麻醉药,临床主要用于全身麻醉的诱导与维持,尤其适用于小儿和颅脑外科手术的麻醉。复苏迅速,苏醒后无后遗症。

3.复合麻醉

复合麻醉又称平衡麻醉,常以多种药物或方法合理组合使用,借以发挥优势,取长补短,最大限度地减少对患者生理功能的不利影响,同时充分满足麻醉和手术的需要。根据给药途径不同分为全静脉复合麻醉和静吸复合麻醉。

(1)全静脉复合麻醉:在静脉麻醉诱导后,采用多种短效静脉麻醉药复合应用,以间断或连续静脉注射法维持麻醉。其用药包括静脉麻醉药、麻醉性镇痛药和肌肉松弛药。

(2)静吸复合麻醉:在静脉麻醉的基础上,于麻醉减浅阶段间断吸入挥发性麻醉药。一方面可维持麻醉相对稳定,另一方面还可减少吸入麻醉药的用量,且有利于麻醉后迅速复苏。

二、麻醉前护理

麻醉前护理是麻醉患者护理工作的首要步骤和重要环节之一。做好麻醉前的护理工作,对于保证患者麻醉期间的安全性、提高患者对麻醉和手术的耐受力、减少麻醉后并发症等均具有重要意义。

(一)护理评估

1.健康史

了解患者既往有无中枢神经系统、心血管系统及呼吸系统疾病等病史;既往麻醉及手术史;近期有无应用强心药、利尿药、抗高血压药、降血糖药、镇静药、镇痛药、抗生素以及激素等用药史;有无药物、食物等过敏史;有无遗传性疾病的家族史;有无烟酒嗜好以及有无药物成瘾等个人史。

2.身体状况

重点评估心、肺、肝、肾和脑等重要脏器功能状况,患者的生命体征及营养状况,水、电解质代谢和酸碱平衡情况,牙齿有无缺少、松动或义齿,局麻穿刺部位有无感染,脊柱有无畸形及活动受限。

3.心理-社会状况

了解患者的情绪状态和性格特征,对疾病、手术和麻醉的认识程度,对术前准备、护理配合和术后康复知识的了解程度,患者的经济状况和社会支持程度等。

（二）护理诊断及医护合作性问题

1.恐惧或焦虑

其与对麻醉和手术缺乏了解有关。

2.知识缺乏

缺乏有关麻醉及麻醉配合的知识。

（三）护理目标

（1）患者恐惧或焦虑减轻。

（2）了解有关麻醉及麻醉配合知识。

（四）护理措施

1.提高机体对麻醉和手术的耐受力

努力改善患者的营养状况,纠正各种生理功能紊乱,使各重要脏器的功能处于较好的状态,为麻醉创造条件。

2.心理护理

用恰当的语言向患者讲解麻醉方法和手术方案、配合方法,安慰并鼓励患者,缓解患者恐惧、焦虑情绪,取得患者的信任和配合,确保麻醉与手术的顺利实施。

3.胃肠道准备

择期手术患者麻醉前常规禁食 12 小时,禁饮 4～6 小时,以减少术中、术后因呕吐和误吸导致窒息的危险。急诊手术的患者,只要时间允许,应尽量准备充分。饱食后的急诊手术患者,可以采取局部麻醉方式,因手术需要必须全麻者,则应清醒插管,主动控制气道,避免引起麻醉后误吸。

4.局麻药过敏试验

应详细了解患者的药物过敏史。普鲁卡因使用前,常规做皮肤过敏试验,并准备好肾上腺素和氧气等急救用品。

5.麻醉前用药

用药目的:稳定患者情绪,减轻患者的心理应激反应;抑制呼吸道及唾液腺分泌,保持呼吸道通畅;消除因手术或麻醉引起的不良反应,提高痛阈,增强麻醉效果,减少麻醉药用量。临床工作中,常根据患者病情、手术方案、拟用麻醉药及麻醉方法等确定麻醉前用药的种类、剂量、用药途径等(表 14-2)。一般手术前一晚给催眠药,术前 30～60 分钟应用抗胆碱药和其他类药物各一种合理配伍,肌内注射。抗胆碱药物能抑制汗腺分泌和影响心血管活动,甲状腺功能亢进、高热、心动过速者不宜使用。吗啡有抑制呼吸中枢的不良反应,故小儿、老年人应慎用,孕妇、呼吸功能障碍者禁用。

6.麻醉物品的准备

药品准备包括麻醉药和急救药。器械准备包括吸引器、面罩、喉镜、气管导管、供氧设备、麻醉机、监测仪等。

7.健康教育

（1）术前向患者详细讲解麻醉方法和手术过程,消除患者不必要的顾虑和恐惧。

（2）指导患者自我调控,保持情绪稳定。

（3）术前指导患者练习术中的特殊体位,便于手术的配合。

（4）讲解术后并发症的表现、预防及康复训练方法,使患者有充分的心理准备。

表 14-2　麻醉前用药的种类、作用及应用方法

药物类型	药名	作用	成人用法和用量
安定镇静药	地西泮	安定镇静、催眠、抗焦虑、抗惊厥、中枢性肌肉松弛及一定的抗局麻药毒性的作用	肌内注射 5～10 mg
	氟哌利多		肌内注射 5 mg
催眠药	苯巴比妥	镇静、催眠、抗惊厥，并能防治局麻药毒性反应	肌内注射 0.1～0.2 g
镇痛药	吗啡	镇痛、镇静，提高痛阈，增强麻醉效果	肌内注射 5～10 mg
	哌替啶		肌内注射 50～100 mg
抗胆碱药	阿托品	抑制腺体分泌，解除平滑肌痉挛和迷走神经兴奋	肌内注射 0.5 mg
	东莨菪碱		肌内注射 0.2～0.6 mg

（五）护理评价

（1）患者紧张、焦虑以及恐惧心理是否得到缓解，能否积极主动配合治疗、安静地休息和睡眠。

（2）能否很好地配合麻醉，生命体征是否稳定，是否出现窒息、呼吸困难等麻醉潜在并发症。

三、常用麻醉护理

（一）护理评估

（1）了解麻醉方法、手术方式、术中情况、出血量、尿量、输液输血量及用药情况。

（2）密切观察局部麻醉有无毒性反应及变态反应；椎管内麻醉有无呼吸、循环系统及局部并发症；全麻至苏醒前是否发生呼吸系统、循环系统和中枢神经系统并发症。

（二）护理诊断

（1）有窒息的危险：与麻醉过程中、麻醉后发生呕吐引起的误吸有关。

（2）潜在并发症：局麻药毒性反应、呼吸道梗阻、循环功能衰竭等。

（3）头痛：与脑脊液压力降低有关。

（三）护理目标

（1）避免发生呕吐，呕吐后及时处理，避免窒息。

（2）生命体征稳定。

（3）麻醉后无明显头痛。

（四）护理措施

1.局部麻醉患者的护理

（1）一般护理：局麻药对机体影响小，一般无需特殊护理。门诊手术患者若术中用药多、手术过程长，应于术后休息片刻，经观察无异常后方可离院，若有不适，立即就诊。

（2）局麻药的毒性反应与护理。①毒性反应：局麻药吸收入血后，单位时间内血中局麻药浓度超过机体耐受剂量就可发生毒性反应，严重者可致死。②常见原因：一次用量超过患者的耐量；误将药液注入血管内；局部组织血运丰富，吸收过快或局麻药中未加肾上腺素；患者体质衰弱，耐受力低；肝功能严重受损，局麻药代谢障碍；药物间相互影响使毒性增高。应用小剂量局麻药后即出现毒性反应者称为高敏反应。③临床表现：轻度毒性反应患者表现为嗜睡、眩晕、多语、惊恐不安和定向障碍等症状。此时若药物停止吸收，一般在短时间内症状可自行消失，否则出现

意识丧失、谵妄、惊厥,严重时出现呼吸、心跳停止。④急救:立即停止给药,吸氧,保持呼吸道畅通;烦躁不安患者可进行肌内或静脉注射地西泮 10～20 mg,有惊厥者给予 2.5％硫喷妥钠 1～2 mg/kg,缓慢静脉注射;出现呼吸、循环功能抑制的患者应进行面罩给氧,人工呼吸,静脉输液,给予升压药麻黄碱或间羟胺维持血压;心率缓慢者静脉注射阿托品等;呼吸、心搏骤停者,立即进行心肺复苏。⑤预防:限定麻醉药剂量,一次最大剂量普鲁卡因不超过 1 g,利多卡因不超过0.4 g,丁卡因不超过 0.1 g;麻醉前用巴比妥类、地西泮、抗组胺类药物,提高毒性阈值;在每100 mL局麻药中加入0.1％肾上腺素 0.3 mL,可减慢局麻药的吸收,减少毒性反应的发生,并能延长麻醉时间,但不能用于指(趾)、阴茎神经阻滞麻醉和高血压、心脏病、甲状腺功能亢进、老年患者;注药前常规回抽,无血液时方可注药;根据患者状态或注射部位适当减量,如在血液循环丰富的部位,年老、体弱及对麻醉药耐受力差的患者,用药要适当减量。

(3)局麻药的变态反应与护理:多见于普鲁卡因和丁卡因。预防的关键是麻醉前询问过敏史和进行药物过敏试验。变态反应的临床表现为注入少量局麻药后出现荨麻疹、喉头水肿、支气管痉挛、低血压和血管神经性水肿等体征。必须立即停止用药,给予对症抗过敏处理。病情严重者立即皮下或静脉注射肾上腺素,然后给皮质激素或抗组胺药物。

2.椎管内麻醉患者的护理

(1)蛛网膜下腔麻醉的护理。

1)体位:穿刺时协助麻醉师摆好患者体位,注药后立即帮助患者平卧,以后根据麻醉要求调整体位。麻醉后常规去枕平卧 6～8 小时。

2)观察病情:严密监测血压、脉搏和呼吸的变化。继续输液,连接和固定好各种引流管。

3)并发症及护理。①血压下降,心动过缓:因交感神经抑制,迷走神经亢进所致。应立即快速输液,以扩充血容量。必要时静脉或肌内注射麻黄碱 15～30 mg。心动过缓时静脉注射阿托品0.3～0.5 mg。②呼吸抑制:因麻醉平面过高使呼吸肌运动无力或麻痹所致,表现为胸闷气短、说话无力、发绀,如出现严重呼吸困难,应给予气管插管、人工呼吸、给氧等抢救措施。③腰麻后头痛:因蛛网膜穿刺处脑脊液漏,颅内压降低,颅内血管扩张所致;也可因腰穿出血或药物刺激蛛网膜和脑膜所致。典型的头痛可发生在穿刺后6～12 小时,疼痛常位于枕部、顶部或颞部,呈搏动性,抬头或坐起时加重。约75％的患者在 4 天内症状消失,多数不超过 1 周,但个别患者的病程可长达半年以上。麻醉时采用细针穿刺、提高穿刺技术、缩小针刺裂孔、保证术中术后输入足量液体及手术后常规去枕平卧 6～8 小时可预防头痛发生;出现头痛症状者,应平卧休息,服用镇痛或镇静类药物,每天饮水或静脉补液 2 500～4 000 mL。严重头痛者经上述处理无效时,可在硬膜外腔隙注入生理盐水或右旋糖酐-70 15～30 mL,疗效较好。

4)对症处理:注意有无恶心呕吐、尿潴留、穿刺处疼痛等,若发现异常,配合医师做相应处理。

(2)硬膜外麻醉的护理。

1)硬脊膜外麻醉的并发症及护理。①全脊髓麻醉:硬膜外麻醉最严重的并发症。因麻醉穿刺时,穿破硬脊膜,将大量药液误注入蛛网膜下腔而产生异常广泛的阻滞,引起意识丧失,呼吸停止,血压下降,继而心搏骤停而致死。一旦疑有全脊髓麻醉,应立即进行面罩正压通气,必要时进行气管插管维持呼吸,输液、用升压药,维持循环功能,如抢救及时,呼吸、血压和神志可能恢复。硬膜外麻醉前常规准备抢救器械,穿刺时认真细致,注药前先回抽,观察有无脑脊液,注射时先用3～5 mL 试验剂量并观察 5～10 分钟,改变体位后需再次注射试验剂量,以重新检验,防止患者术中躁动。②穿刺损伤脊神经根:多由于穿刺不当所致。如穿刺过程中患者主诉有电击样痛并向单侧肢体传导,应调整进针方向。术后出现该神经根分布区疼痛或麻木,一般2周内多能缓解或消失,但麻木可遗留数月,可对症治疗。③硬膜外血肿:因穿破血管而引起出血,血肿压迫脊髓可并发截瘫。如发现患者有下肢的感觉运动障碍,应在8小时内手术清除血肿。置管动作宜细致轻柔,对凝血功能障碍或在抗凝治疗期间患者禁用硬膜外阻滞麻醉。④硬膜外脓肿:无菌操作不严格或穿刺经过感染的组织,可引起硬膜外腔隙感染甚至形成脓肿,出现全身感染表现及头痛、呕吐、颈项强直等脑膜刺激症状。应用大剂量抗生素治疗,在出现截瘫前及早手术切开椎板排脓。

2)麻醉后处理:麻醉后患者平卧4~6小时,其他护理同腰麻。

3.全身麻醉患者的护理

(1)并发症的观察和护理。

1)呕吐与窒息:呕吐可发生于麻醉诱导期、术中或麻醉苏醒期,呕吐物误吸入呼吸道可导致窒息或吸入性肺炎。应密切观察呕吐的先兆,如发现恶心、唾液分泌增多且频繁吞咽时,立即将患者上身放低、头偏向一侧,以利呕吐物排出,同时迅速清理口、鼻腔内残留的呕吐物。若呕吐物已进入呼吸道,应诱发咳嗽或进行气管内插管,彻底清除呼吸道内异物。

2)呼吸暂停:多见于使用硫喷妥钠、丙泊酚或氯胺酮等施行的小手术,也见于全身麻醉者苏醒拔管后,是因苏醒不完全而发生呼吸暂停,表现为胸腹部无呼吸动作,发绀。一旦发生,应立即施行人工呼吸,必要时在肌松药辅助下气管内插管进行人工呼吸,吸氧。

3)呼吸道梗阻:上呼吸道梗阻最常见原因是舌后坠及咽部分泌物积聚堵塞气道。吸气困难为主要症状,舌后坠时可听到鼾声,咽部有分泌物则呼吸时有水泡音。完全梗阻时出现鼻翼扇动和三凹征。一旦发生则应立即托起下颌或置入咽导管,及时清除分泌物,梗阻即可解除。下呼吸道梗阻的常见原因为气管、支气管分泌物积聚,应给予气管内插管,清除分泌物。

4)急性支气管痉挛:好发于既往有哮喘病史或对某些麻醉药过敏者,气管内导管插入过深致反复刺激隆突或诱导期麻醉过浅均可诱发。患者表现为呼吸阻力极大,两肺下叶或全肺布满哮鸣音,严重者气道压异常增高可>3.92 kPa(40 cmH$_2$O)。应在保证循环稳定的情况下,快速加深麻醉,经气管或静脉注入利多卡因、氨茶碱、皮质激素、平喘气雾剂等,松弛支气管平滑肌。

5)低血压:麻醉药引起的血管扩张、术中器官牵拉所致的迷走神经反射、大血管破裂引起的大失血以及术中长时间血容量补充不足或不及时等均可引起低血压。应根据手术刺激强度调整麻醉状态;根据失血量,快速补液,酌情输血,必要时使用升压药。

6)心搏骤停与心室颤动:全身麻醉最严重的并发症。原因复杂,多发生于原有器质性心脏病、低血容量、高或低碳酸血症、高或低钾血症等患者,麻醉深度不当、呼吸道梗阻、手术牵拉内脏等均可成为诱发因素,需立即施行心肺复苏。

(2)全麻恢复期的护理:全麻手术结束至苏醒前,药物对机体的影响将持续一段时间,易发生呼吸系统、循环系统和中枢神经系统并发症。必须重视麻醉恢复期的护理,严密观察生命体征,争取及早发现并及时处理各种并发症。具体护理措施如下。

1)一般护理:了解麻醉和手术方式、术中用药情况、出血量及尿量等。保持输液及各种引流管通畅,监测记录用药及出入量。

2)安置适当卧位:清醒前去枕平卧,头偏向一侧或侧卧。

3)密切观察病情:①全麻苏醒前应有专人护理,每15~30分钟测量脉搏、呼吸、血压1次,同时观察意识、肢体运动和感觉、口唇与皮肤色泽、心电图和血氧饱和度,并做好记录,直至患者完全清醒。②保持呼吸道通畅。床边备吸痰器和气管切开包,防止呕吐物引起误吸和窒息。③保持正常体温。因手术中内脏暴露时间长,多数大手术后患者体温较低,应给予保暖,但避免烫伤。④保证患者安全。麻醉恢复过程中,患者可能出现躁动现象,应专人守护,适当约束,防止坠床、外伤、拔除输液管和引流管等。⑤评估患者麻醉恢复情况,达到以下标准可转回病房。神志清醒,有定向力,能正确回答问题;呼吸平稳,能深呼吸及咳嗽,$SaO_2 > 95\%$;血压、脉搏平稳,心电图无严重心律失常和 ST-T 改变。

(五)护理评估

评估:①患者呼吸道是否通畅,有无缺氧症状。②患者生命体征是否平稳。③各种麻醉的潜在并发症是否避免。

四、术后镇痛管理

(一)术后镇痛的意义

手术后疼痛是一种伤害性刺激,可引起机体一系列的病理生理改变。有效的术后镇痛有利于患者早期下床活动,促进胃肠功能的早期恢复,减少肺部并发症及下肢静脉血栓的形成,加速康复进程。

(二)术后镇痛的方法

1.传统方法

传统镇痛方法是在患者需要时根据医嘱肌内注射阿片类药物镇痛(吗啡或哌替啶)。因需经历患者需要-开处方-肌内注射-起效的过程,不能做到方便及时、反应迅速,结果使多数患者存在不同程度的镇痛不全,且多次肌内注射还增加了患者的痛苦。

2.现代方法

现代术后镇痛的宗旨是尽可能完善地控制术后疼痛,使患者感觉不到疼痛。可请患者参与镇痛方法的选择,使用患者自控镇痛、硬膜外置管镇痛以及持续外周神经阻滞镇痛等新型镇痛装置和技术。具体方法如下。

(1)持续镇痛:以镇痛泵持续输入小剂量镇痛药。

(2)患者自控镇痛:在持续镇痛基础上,允许患者根据自身对疼痛的感受,触发释放一定量的药物。该电子泵系统可在预先设定的时间内对患者的第二次要求不做出反应,以防止药物过量。它包括患者自控静脉镇痛:以阿片类药物为主;患者自控硬膜外镇痛:以局麻药为主;皮下自控镇痛:药物注入皮下;神经干旁阻滞镇痛:以局麻药为主。

(3)其他:物理疗法、神经电刺激以及心理治疗等。

(三)术后镇痛的并发症及护理

1.并发症

(1)恶心、呕吐:术后引起恶心、呕吐的原因很多,阿片类药物对延髓呕吐中枢化学感受区的兴奋作用可能是引起恶心、呕吐的主要原因。术后呕吐可增加腹压,加剧切口疼痛,引发伤口出血,故出现呕吐时应给予甲氧氯普胺(胃复安)注射,同时采取平卧位头偏向一侧,防止呕吐物误入气管。

(2)呼吸抑制:阿片类药物最危险的不良反应为直接作用于脑干,抑制呼吸中枢,导致呼吸衰竭。开始表现为呼吸频率减慢,继而通气量减少,呼吸运动不规则,最后出现呼吸抑制,每分钟呼吸频率<10 次,甚至停止。一旦发生上述表现,应立即报告医师,采取急救措施。

（3）内脏运动减弱：发生尿潴留时予以留置导尿管，可将导尿管的拔出时间延长至镇痛结束；若消化道排气延迟，甲氧氯普胺能促进胃肠运动，在减轻恶心、呕吐症状的同时减轻胃潴留。通过术后早期活动可预防或减轻以上情况发生。

（4）皮肤瘙痒：瘙痒是阿片类药物诱发组胺释放而引起的不良反应，表现为荨麻疹和瘙痒，给予抗组胺类药物可使症状缓解，严重者可以用纳洛酮对抗。

2.护理

（1）护士在术前应详细向患者介绍所使用镇痛方法的益处及操作要领，同时使患者增强战胜疼痛的信心。

（2）监测记录患者的生命体征：监测呼吸变化是自控镇痛护理的关键，应每小时测量呼吸1次，每6小时测量血压、脉搏、体温各1次，并做好记录，直到自控镇痛结束。由于局麻药及吗啡类药物有扩张血管作用，加上术中血容量相对不足，少数患者可出现低血压反应。当发现血压较基础血压下降10％时，可适当加快输液速度。当血压下降20％时，则应暂停使用镇痛药并补液。

（3）评价镇痛效果：镇痛不全或患者需要更为复杂地调整剂量时，要与麻醉科人员联系。

（4）保护留置导管，防止脱落、扭曲，以防影响药物的输入。同时注意观察局部有无发红或脓性分泌物渗出，如发生感染，应报告医师及时拔管并加强抗感染治疗。

（5）协助诊治并发症，发现异常应立即停用镇痛泵。遇呼吸抑制、心搏骤停的紧急情况，则立即就地抢救，同时请麻醉科会诊参与。

（赵　楠）

第二节　围麻醉期患者的整体护理

麻醉及手术均可影响患者生理状态的稳定性，使患者生理功能处于应激状态；妇产科疾病与并存的内科疾病又有各自不同的病理生理方面的改变，这些因素使得麻醉与手术的风险增加。为提高麻醉与手术的安全性，在麻醉与手术前对全身情况和重要器官生理功能进行充分估计，并尽可能加以维护和纠正。例如一老年心律失常型冠心病患者，行分段子宫诊刮术，虽然是个小手术，如果术前不重视对心肌缺血及心律失常的治疗，围术期患者可能会因精神紧张或手术刺激而使心肌缺血加重，诱发室性心动过速或室颤，导致患者死亡。

全面的麻醉与手术前病情估计和准备工作应包括以下几个方面：①全面了解患者的全身健康状态和特殊病情。②明确全身状况和器官功能存在哪些不足，麻醉与手术前需做哪些准备。③明确器官疾病和特殊病情的危险所在，术中可能发生什么意外情况，需采取什么防治措施。④评估患者接受麻醉和手术的耐受力。⑤做好常规准备工作。

一、护理评估

（一）了解病史

手术前仔细查看住院记录，并有目的地了解个人史、过去史、手术史及治疗用药史。如患者有哮喘病而医师询问病史时可能忽略，护士应将此类重要信息告知医师，还有如患者术前一直在自服阿司匹林等药物,护士也应告知医师让患者及时停药并延期手术。

(二)全身状况

术前护士应观察患者有无营养障碍、贫血、脱水、水肿、发热、发绀、消瘦或过度肥胖,了解近期内的体重变化,如近期内体重显著减轻者,对麻醉手术的耐受能力较差,应告知医师。

1.精神状态

观察患者是否紧张和焦虑,估计其合作程度。询问患者对麻醉和手术有何顾虑和具体要求,酌情进行解释和安慰。焦虑情绪严重者,可提前通知麻醉医师进行相应处理。有明显精神症状者,应请精神科医师确诊并治疗。

2.器官功能状态

手术前应全面了解心、肺、肝、肾、脑等重要生命器官的功能状态,注意体温、血压、脉搏、呼吸等生命体征的变化,查看心电图、胸片、血、尿等常规检查的结果。

(1)体温上升者常表示体内存在感染病灶或炎症,或代谢紊乱。体温低于正常者,表示代谢低下,情况差,对麻醉及手术的耐受能力低。

(2)血压升高者,应在双上肢反复多次测量血压,明确其原因、性质和波动范围,协助医师决定手术前是否需要抗高血压治疗,同时要估计其累及心、脑、肾等重要器官功能损害的程度。

(3)血红蛋白、血细胞比容可反映贫血、脱水及血容量的大致情况。成人血红蛋白低于 80 g/L 或高于 160 g/L 时,麻醉与手术时易发生休克或栓塞等危险,均需手术前尽可能纠正。

(三)体格检查

1.呼吸系统

观察呼吸次数、深度、形式(即胸式呼吸、腹式呼吸)及潮气量大小,有无呼吸道不通畅或胸廓异常活动和畸形。这些观察对于全麻深浅的正确判断和维持麻醉平稳,以及术后是否会发生肺部并发症等都有重要的关系。此外,要重视肺部听诊和叩诊检查,参阅 X 线透视和摄片结果,尤其对 60 岁以上老年人,或并存慢性肺部疾病的患者更需重视,有时可获得病史和体检不能查出的阳性发现。遇有下列 X 线检查征象者应待诊断明确,病情稳定后再行择期手术:气管明显移位或狭窄,纵隔占位病变压迫邻近大血管、脊神经、食管或气管,肺气肿、肺炎、肺不张、肺水肿或肺实变,脊椎、肋骨或锁骨新鲜骨折,心包炎或心脏明显扩大等。对并存急性上呼吸道感染(鼻塞、咽充血、疼痛、咳嗽、咳痰或发热等)者,除非急症手术,否则至少需推迟到治愈 1 周以后再手术。对于慢性支气管炎或肺部疾病患者,或长期吸烟者,注意痰量、性状、黏稠度、是否易于咳出,需采取预防术后肺并发症或病变播散的措施,禁用刺激呼吸道的麻醉药。对于影响呼吸道通畅度的病情要特别重视,如鼻中隔偏曲、鼻甲肥大、鼻息肉、扁桃体肥大、颈部肿物压迫气管、声带麻痹、大量咯血、呕血、频繁呕吐、昏迷、过度肥胖以及颈项过短等,麻醉中都易引起急性呼吸道阻塞,均需常规采用清醒气管内插管,或事先做好抢救准备(如气管插管用具、抽吸器、气管切开器械包及纤支镜等)。对拟行气管内插管的患者,必须常规检查呼吸道有关解剖及其病理改变。

2.心血管系统

除检查血压、脉搏、皮肤黏膜颜色和温度等周围循环外,要注意心脏听诊和叩诊,周围浅动脉、眼底动脉和主动脉情况。有心脏扩大、桡动脉和眼底动脉硬化、主动脉迂曲伸直者,在麻醉用药量、麻醉深度、氧供应、输液速度和输液量以及消除手术刺激不良反应等处理上,都必须格外谨慎合理。这类患者对麻醉的耐受性很差。心脏听诊有杂音,但无心脏功能障碍者,对麻醉的耐受未必很差。有心律失常者,需用心电图确诊其性质,并予治疗。对40岁以上的患者,术前需常规检查心电图,以排除冠心病。据统计,术前能查出心电图异常而给予适当处理者,死亡率可降低50％。此外,对心肺功能的代偿程度作出恰当估计,十分重要。

3.脊柱

对拟行椎管内麻醉者,常规检查脊柱情况和脊髓功能甚为重要。应明确脊柱有无病变、畸形或变形,穿刺点邻近组织有无感染,是否存在出血性疾病或使用抗凝药治疗,是否有经常头痛史,是否存在隐性脊髓病变。如果存在或怀疑有上述情况,为避免发生全脊麻、脊髓病变加重或椎管内血肿形成、感染化脓而继发截瘫等并发症,应禁用椎管内麻醉。

4.体表血管

观察颈外静脉,平卧时静脉塌陷提示血容量不足,静脉怒张提示心功能不全或输液过量。检查四肢浅表静脉,选定输液穿刺点,估计有无穿刺困难情况。

二、护理诊断

(一)恐惧

其与疾病的诊断及担心生命的安危有关。

(二)焦虑

其对疾病的预后及麻醉、手术缺乏了解所致。

(三)疼痛

其与妇产科急腹症有关,如卵巢囊肿蒂扭转、输卵管妊娠破裂。

三、麻醉手术前护理措施

(一)精神状态准备

多数手术患者术前都存在不同程度的恐惧、紧张和焦虑心理。情绪激动或彻夜失眠均可导致中枢神经或交感神经系统过度活动,由此足以削弱患者对麻醉与手术的耐受力。近来研究证实患者的免疫能力也受到明显的影响。因此,术前必须设法解除患者的思想顾虑和焦虑情绪,应从关怀、安慰、解释和鼓励着手,例如酌情将手术目的、麻醉过程、手术体位等情况,用恰当的语言向患者作具体解释,针对患者存在的疑问进行交谈,取得患者的信任,争取充分合作。术前精神准备措施:①一般访视加交谈;②一般访视加患者阅读"手术简介"小册子;③一般访视加患者阅读"手术简介"和交谈、讨论及释疑。比较结果证实,第③组患者术前焦虑水平最低,术后疼痛和不安最轻;术后头24小时的镇痛药需求量最少;食欲恢复得最早;术后前6天的恢复过程最平稳,正常活力恢复最快。

尽管术前焦虑与术后恢复之间的相关性,目前还存在争议,但医护人员切实做到对患者关心、体贴并进行安慰和解释,主动控制患者术前、术后的焦虑程度仍为一项重要的常规医护措施,不容忽视。具体护理措施:术前交谈、视听介绍及指导阅读"手术简介"小册子;对焦虑程度特别严重的患者可以约麻醉医师从手术前数天开始访视患者,每天与患者访谈1~2次,每次约20分钟,采用正面引导、集中注意力及被动放弃各种心烦意乱的话题,以引起"松弛"效果,已证实确可产生减低氧耗、降低动脉血压等功效。借助药物解除焦虑:目前最常用的主要有咪达唑仑、地西泮及氯甲西泮。咪达唑仑为水溶性,苯二氮䓬类药物,具有镇静、抗焦虑、遗忘、抗惊厥、肌肉松弛等功效。最近的研究表明,咪达唑仑可以改善手术患者的睡眠质量,从而防止患者免疫力的降低。由于咪达唑仑具有起效迅速、清除半衰期短(2.1～3.4 小时)、代谢产物无活性、对局部组织和静脉无刺激等优点,现已广泛应用于术前患者。一般口服剂量为 15 mg,静脉注射剂量为 2.5～7.5 mg,肌内注射剂量为 0.07～0.1 mg/kg。老年人对咪达唑仑较敏感,故剂量需酌减,如 90 岁老年人静脉注射咪达唑仑的剂量宜<0.03 mg/kg。

术前患者已有疼痛会加重焦虑,焦虑又可加剧疼痛。镇静、抗焦虑和镇痛药的联合应用可产生协同效应。但需注意联合用药可产生呼吸抑制的不良反应,能诱发低氧血症,甚至窒息。

(二)营养状况的改善

营养不良致蛋白质和某些维生素不足,可明显降低麻醉与手术耐受力。蛋白质不足常伴有贫血或低血容量,耐受失血的能力降低,还可伴有组织水肿而影响切口愈合和降低术后抗感染能力。维生素缺乏可致营养代谢异常,术中易出现循环功能或凝血功能异常。对营养不良患者,如时间允许,应尽可能经口补营养,一般选用高蛋白质饮食,或请营养科医师定食谱。如时间不充裕,或患者不能或不愿经口饮食,可通过注射水解蛋白和维生素等进行纠正,清蛋白低下者,最好给浓缩清蛋白注射液。

(三)适应手术后需要的训练

有关术后饮食、体位、大小便、切口疼痛或其他不适,以及可能需要较长时间输液、吸氧、胃肠减压、导尿及各种引流等情况,术前可酌情将其临床意义向患者讲明,以争取配合。多数患者不习惯在床上大小便,术前需进行锻炼。必须向患者讲清楚术后深呼吸、咳嗽、咳痰的重要性,并训练正确执行的方法。

(四)胃肠道准备

择期手术中,除用局麻做小手术外,不论采用何种麻醉方式,均需常规排空胃,目的在于防止术中术后反流、呕吐,避免误吸、肺部感染或窒息等意外。胃排空时间正常人为 4～6 小时。情绪激动、恐惧、焦虑或疼痛不适等可致胃排空显著减慢。为此,成人一般应在麻醉前至少 8 小时,最好 12 小时开始禁饮、禁食,以保证胃彻底排空;在小儿术前也应至少禁饮、禁食 8 小时,但乳儿术前 4 小时可喂一次葡萄糖水。有关禁饮、禁食的重要意义,必须向患者及家属交代清楚,以争取合作。

(五)膀胱的准备

患者送入手术室前应嘱其排空膀胱,以防止术中尿床和术后尿潴留,对盆腔手术则有利于手术野显露和预防膀胱损伤。危重患者或复杂大手术,均需于麻醉诱导后留置导尿管,以利观察尿量。

(六)口腔卫生准备

麻醉后,上呼吸道一般性细菌易被带入下呼吸道,在手术后抵抗力低下的状况下,可能引起肺部感染并发症。为此,患者住院后即应嘱患者早晚刷牙、饭后漱口,有松动龋齿或牙周炎症者需经口腔科诊治。进手术室前应将活动义齿摘除,以防麻醉时脱落,甚至被误吸入气管或嵌顿于食管。

(七)输液输血准备

施行中等以上的手术前,应检查患者的血型,准备一定数量的浓缩红细胞,做好交叉配血试验。凡有水、电解质或酸碱失衡者,术前均应常规输液,尽可能作补充和纠正。

(八)治疗药物的检查

病情复杂的患者,术前常已接受一系列药物治疗,手术前除要全面检查药物的治疗效果外,还应重点考虑某些药物与麻醉药物之间存在相互作用的问题,有些容易在麻醉中引起不良反应。为此,对某些药物要确定是否继续服用、调整剂量再用或停止使用。例如洋地黄、胰岛素、皮质激素和抗癫痫药,一般都需要继续用至术前,但应核对剂量重作调整。对1个月以前曾服用较长时间皮质激素,而术前已经停服者,手术中仍有可能发生急性肾上腺皮质功能不全危象,故术前必须恢复使用外源性皮质激素,直至术后数天。正在施行抗凝治疗的患者,手术前应停止使用,并需设法拮抗其残余抗凝作用。患者长期服用某些中枢神经抑制药,如巴比妥、阿片类、单胺氧化酶抑制药、三环类抗忧郁药等,均可影响对麻醉药的耐受性,或于麻醉中易诱发呼吸和循环意外,故均应于术前停止使用。安定类药(如吩噻嗪类药——氯丙嗪)、抗高血压药(如萝芙木类药——利舍平)、抗心绞痛药(如 β 受体阻滞剂)等,均可能导致麻醉中出现低血压、心动过缓,甚至心缩无力,故术前均应考虑是否继续使用、调整剂量使用或暂停使用。

(九)手术前晚复查

手术前晚应对全部准备工作进行复查。如临时发现患者感冒、发热、妇女月经来潮等情况时,除非急症,否则手术应推迟施行。手术前晚睡前宜给患者服用镇静催眠药,以保证有充足的睡眠。

四、手术当天及术中的护理措施

(1)患者入手术室前,巡回护士调节好室温,使患者感到温暖舒适,以免着凉感冒。

(2)手术室护士在患者入手术室后对不同年龄的患者用不同的方式亲切地打招呼,查对患者时用一种拉家常的方式而不能像查户口或审问,避免加重患者紧张情绪。

(3)根据要求,协助医师按时填写《麻醉手术前访视记录表》,围术期用药应"三查八对"。

(4)对患者提出的疑问应尽可能答复或解释,适当地满足患者的小小要求,像挠痒痒等,并对手术与麻醉方式做简单明了的介绍。

(5)轻柔地使用约束带,同时向患者解释这样做仅仅是为了她的安全,不要让其联想到"五花大绑""上刑场"之类的词。手臂外展角度<90°,手臂放于托手板上,一定要软布包裹,防止腕、肘、肩关节受压。另外,血压计袖带同样要绑得适宜,防止出现红色压痕。

(6)正确摆放截石位,避免出现局部皮肤压伤、静脉血栓形成和腓总神经损伤等并发症。术后随访注意患者下肢的皮肤颜色、温度、感觉、运动功能。提醒患者如出现异常反应及时与医师联系。

(7)巡回护士在进行一些与患者身体有接触的操作或准备(如绑约束带、静脉穿刺等)时,应先与患者招呼一声(比如说会有点不舒服,有点痛等),让其有心理准备,以免加重其原有紧张情绪。

(8)洗手、巡回护士在术前准备过程中应轻柔、高效,避免发出太大响声;不喧闹,不闲扯,不随意开玩笑,以保证手术室的安静。

(9)手术中经常询问患者有何不适,有时抚摸其不适处或轻握其手可使患者得到安慰和鼓励,让其体会到有人关心她,从而增加战胜疾病的信心。

(10)防止感染,从以下几个方面注意:①所有手术人员按手术室要求穿、戴,并且皮肤无破损、感染,患感冒的医务人员不得进入手术室;严格遵守无菌操作,如有污染或怀疑污染应及时更换、消毒。②所有器械、敷料包经高压灭菌符合要求后方可使用,同时包布应完整无破损及潮湿。一次性用品使用时严格检查批号及包装有无破损。③静脉穿刺时应严格消毒皮肤并严守操作规程,用无菌贴膜固定好。使用三通给药后及时盖好三通帽。④术中遵医嘱及时使用抗生素。⑤切口应清洁、备皮,如需在手术间备皮则应注意防止碎屑飞扬及剃破皮肤。⑥手术组人员术中避免不必要的交谈、说笑。

(11)敏捷地配合麻醉医师进行硬膜外麻醉,协助患者摆好体位,在麻醉医师操作过程中陪在患者身边,这样既可使患者很好地与麻醉医师合作,又可防止患者意外受伤。

(12)静脉穿刺时先做好解释工作,穿刺时穿破皮肤后套管针直接送入血管,避免在皮下组织内行走,以减轻穿刺带来的痛苦。术中巡视患者,注意保持液体无漏出或空气栓子。输液、给药时应严格查对药液的批号、透明度,有无沉淀及包装有无破损等,同时要与麻醉医师共同核对后方可使用。输血前与麻醉医师共同核对血型单、交叉配血单、采血日期,防止输错血型。冷藏血在输前应稍加温。

(赵　楠)

第三节　围麻醉期常见并发症的处理及护理

一、术后躁动的处理及护理

手术结束停止麻醉后患者苏醒,但有些患者可能出现意识模糊、嗜睡、定向障碍、躁动不安等脑功能障碍。术后躁动患者往往表现为交感神经兴奋,从而增加循环系统并发症和术后出血量;剧烈的活动将造成伤口裂开,输液管、引流管脱落甚至导致手术失败、意外受伤等严重并发症。术后躁动的危险因素:术后患者呼吸功能受抑制,血压过低,代谢紊乱,水、电解质紊乱,术前有癫痫病史等中枢神经系统并发症,术前长期服用精神治疗药、镇静药、乙醇及麻醉药品等。子宫、卵巢等切除手术可导致剧烈的情感反应,另外,疼痛、尿潴留、胃膨胀、恶心、呕吐、眩晕等因素均可引起术后躁动。可采用如下护理措施防治术后躁动。

(1)尽量减少造成术后躁动的因素,包括术中维持恰当的麻醉深度,术后注意观察患者呼吸功能并常规术后输氧,维持血压稳定,充分的术后镇痛及避免不良刺激等。

(2)在躁动原因未明确之前,主要是加强护理,以防挣扎而导致伤口裂开,引流管、导尿管及输液管被拔出;采取必要的防护措施,以防发生患者从床上翻下而致摔伤等意外性伤害。

(3)如躁动的原因较为明确,应立即予以消除。对可能的原因去除后躁动仍无明显缓解或原因不明的躁动患者,若无呼吸和循环功能不全,可适当使用起效快、作用时间短的镇静催眠药,如咪达唑仑、丙泊酚等。切忌在呼吸循环不稳定的情况下使用上述药物,否则将导致严重并发症,甚至危及患者的生命安全。

二、麻醉手术期寒战的处理及护理

围麻醉手术期 5%～65% 的患者会出现寒战现象,其发生原因目前尚不十分清楚。若手术时患者长时间持续寒战,机体耗氧量和二氧化碳产生增加,进而易产生低氧血症、乳酸性酸中毒、每分通气量和心排血量增加以及眼压增高,对老年人、冠心病、高血压、肺功能不全等患者的围术期恢复极为不利;严重的寒战会出现整个躯体明显抖动,这将使冠心病患者心肌缺血明显加剧,可导致严重心律失常、心肌梗死,甚至死亡,所以应积极防治围术期的寒战。

(一)注意围术期的保暖,防止体温下降

因为硬膜外麻醉及手术消毒时需要暴露手术患者,故患者入手术室前即应将室内温度调整在 24~28 ℃。手术中如需用大量生理盐水冲洗腹腔,宜用同体温的温盐水,大量输液、输血者亦可采用预温热的方法。

(二)药物治疗

地西泮、咪达唑仑、哌替啶、氟哌利多、异丙嗪等药物均有消除寒战的作用,可以酌情选用,但要警惕药物的不良反应。

(三)输氧

输氧能有效预防低氧血症的发生。

三、围术期呼吸抑制的处理及护理

围术期呼吸抑制的发生率很高,临床表现为呼吸幅度变小、呼吸频率过低、节律不规则、呼吸道梗阻及呼吸暂停等。引起呼吸抑制的原因:①患者自身病理生理状况,如年老、体弱、肥胖、肺部感染、肺气肿、肺心病、哮喘、营养不良、肝肾功能受损等。②麻醉药蓄积或残留作用,如宫颈癌广泛根治手术患者接受大剂量中长效肌松药、吸入性麻醉药、镇痛镇静药。③手术后疼痛,亦可以影响患者通气功能。护理措施如下。

(1)术前加强对肺部感染患者的治疗:根据细菌培养加药敏检查,选用适当的抗生素。

(2)对肺功能不全的患者应重视肺功能的锻炼,提高呼吸储备能力。

(3)加强对术后患者呼吸功能的观察:定期检查患者的呼吸频率、呼吸幅度,对可疑患者可行脉搏氧饱和度监测和血气分析。

(4)术后患者应常规输氧:研究表明,硬膜外麻醉或全身麻醉后 24 小时内许多患者将出现不同程度的缺氧,而输氧能很好地解决这一问题。

(5)保持患者呼吸道通畅:术后舌后坠引起呼吸道梗阻可采用托下颌、置口咽通气道或气管内插管等手段。

(6)及时清除呼吸道分泌物:手术创伤和吸入麻醉均可抑制肺泡表面物质活性,致肺顺应性降低,肺泡萎陷;痰液潴留于气道,可引起支气管堵塞及小叶性肺不张,易继发肺部感染;如有大量的黏稠痰液,不能及时排出,可能会造成呼吸道窒息而危及生命。因此,术后要鼓励患者咳嗽、深呼吸,拍击胸壁协助患者咳痰;尽早开始雾化吸入,湿化气道有利于支气管纤毛恢复运动。对咳痰无力,呼吸功能严重不全,并有神志恍惚或昏迷者,应及时气管插管或气管造口插管,彻底吸痰,供氧及应用呼吸器治疗。

(7)伤口疼痛的处理:手术后患者因伤口疼痛往往不愿主动深呼吸或用力咳嗽排痰,恰当应用吗啡类镇痛药或硬膜外注射低浓度丁哌卡因加小剂量吗啡类镇痛药能有效镇痛,可使患者敢于深呼吸及咳嗽,由此可显著改善通气,减少肺部并发症,但同时不应忽视镇痛药所致的不良反应。

(8)应随时准备好面罩加压给氧,机械通气,抽吸器等物品及纳洛酮和多沙普仑等药品。

四、围术期恶心、呕吐的护理

妇产科手术患者围术期恶心、呕吐的发生率较高,围术期恶心、呕吐不仅给患者增添痛苦,而

且会导致水、电解质,酸碱平衡紊乱,伤口撕裂而影响患者的术后恢复。某些患者可因误吸而发生吸入性肺炎甚至死亡,故对围术期恶心、呕吐的防治十分重要。

围术期恶心、呕吐的易发因素包括以下几点。①年龄:儿童和青春期术后恶心、呕吐发生率最高,老年人术后恶心、呕吐的发生率较低。②性别:女性术后恶心、呕吐的发生率是男性的2~3倍。③肥胖患者术后恶心、呕吐的发生率较高。④术前有运动呕吐史和呕吐阈值较低的患者容易发生恶心、呕吐。⑤患者对手术如有恐惧和担忧,精神上有沉重的负担,通过大脑皮质兴奋呕吐中枢,引起恶心、呕吐。⑥进食后不久进行手术或术后不久即进食均易引起术后恶心、呕吐,但如果禁食时间过长也会触发呕吐,特别是女性患者。可采用如下护理措施防治围术期恶心、呕吐。

(一)解除患者思想顾虑和急躁情绪

术前就要重视对围术期恶心、呕吐的预防,要将手术目的、麻醉方式、手术体位以及手术中可能出现的不适情况给患者作恰当的解释,消除患者的思想顾虑,取得患者的信任。

(二)禁食

适当的禁食可明显降低围术期恶心、呕吐的发生率,除用局麻做小手术外,不论采用何种麻醉方式,成人应在麻醉手术前8~12小时禁饮禁食。

(三)适当镇痛

患者会因伤口疼痛而呻吟,这将使进入胃内的气体增加而导致恶心、呕吐,而单纯应用麻醉性镇痛药如哌替啶也可致恶心、呕吐,故选择适当的药物及给药途径行术后镇痛亦有助于降低术后恶心、呕吐的发生。

(四)药物

常用的止吐药包括氟哌利多、甲氧氯普胺、昂丹司琼、异丙嗪、东莨菪碱等。

(五)其他

其他包括针灸,避免使用有严重胃肠刺激的药物,维持水、电解质、酸碱平衡及尽量少移动患者等。

(赵 楠)

第十五章

康复科护理

第一节 康复护理评定的概述

一、康复护理评定的概念

康复评定是对患者功能状况和潜在能力的判断,也是对患者各方面的资料收集、量化、分析并与正常标准进行比较,是康复医学的重要组成部分。WHO 将功能障碍分为功能形态障碍、能力障碍和社会因素障碍。在康复评定中,功能形态障碍评定包括肌力、肌张力、关节活动度、身体形态测量、平衡功能、协调功能和认知功能评定等;能力障碍评定包括独立生活能力评定、作业活动能力等;社会因素障碍评定包括自然环境、人文环境和职业环境评定。

康复护理评定是康复评定的重要组成部分,是收集康复护理对象的功能形态、能力和社会环境等资料,与正常标准进行比较和分析,确定康复护理问题,为制定康复护理措施提供参考依据。

二、康复护理评定的目的

(1)评定存在的康复护理问题,制定康复护理目标。通过收集患者功能形态、能力和社会环境等资料,确定功能障碍的原因、部位、性质和程度,以及对个人生活和社会活动的影响,明确护理诊断。

(2)为制定、修改康复护理措施提供依据,并评定康复治疗的效果。康复患者功能障碍,多数是不可逆的,其功能只能得到改善,而不能完全恢复正常。在进行康复护理评定时,应根据护理诊断制定康复护理措施。经过康复护理后,须对患者的功能障碍再次进行评定,以评价护理效果,并根据评定结果进一步修订康复护理方案。

(3)康复护理方案的优劣,选择投资少而收益大的康复护理计划加以实施,使康复护理取得最佳的社会效益。

(4)进行预后评估,为残疾等级的划分提供依据。通过康复护理评定,对患者功能预后做出客观、准确的预测,使其了解哪些功能障碍通过康复治疗可以得到改善或恢复,而哪些不能改善或恢复,从而使患者对康复护理结果有一个正确的认识。同时,根据康复护理后患者功能障碍、日常生活活动能力、工作能力丧失的程度进行残疾程度划分。

三、康复护理评定内容

康复护理评定的内容很多(包括运动功能评定、心肺功能评定、感知认知功能评定、躯体一般状况评定、日常生活活动能力评定、独立生活能力评定、生活质量评定等几方面的评定),只有对患者进行全面、认真、细致的康复护理评定,才能发现护理问题、制定护理措施及护理目标。值得指出的是,康复护理评定需要多次重复进行,始终贯穿于康复护理全过程。

(高丽娜)

第二节　痉挛的康复护理

一、概述

痉挛是中枢神经系统损害后出现的肌肉张力异常增高的综合征,是牵张反射亢进的一种临床表现,是一种以速度依赖的紧张性牵张反射亢进为特征的运动功能障碍。痉挛的速度依赖是指伴随肌肉牵伸速度的增加,肌肉痉挛的程度也增高。痉挛可以影响患者的日常生活活动和康复训练,严重痉挛是患者功能恢复的主要障碍,给患者的身心带来很大的痛苦,不利于其身心健康的恢复。

痉挛是一种病理生理状态,由于肌肉的张力增高,从而使随意运动失去了良好的活动背景,运动变得笨拙、吃力、肌肉容易疲劳。并且由于痉挛使肢体长期处于某种体位而导致软组织挛缩,形成畸形。对患者的影响包括:①增加运动的阻力,使随意运动难以完成;②由于阻力增加,运动迟缓,难以控制,难以完成精巧的动作;③由于反应迟钝,动作协调困难,容易摔倒;④强直痉挛,不便护理,容易发生压疮等并发症;⑤影响步态和日常生活活动。

二、分类

痉挛的发生为脑损伤后上运动神经控制系统对下位神经元的抑制作用下降或中断,使得周围的β、γ神经元兴奋性升高,从而增加了肌梭对刺激的敏感性,降低反射的阈值,从而出现牵张反射亢进,肌肉痉挛。

(一)脑源性痉挛

一般在发病后3～4周出现。脑干、基底节、皮质及其下行运动径路受损,皆可表现出瘫痪肢体的肌张力持续性增高、痉挛,肢体的协调性下降,精细活动困难,呈现典型的"画圈"行走步态。脑瘫儿双下肢痉挛呈现剪刀步态。

(二)脊髓源性痉挛

一般在发病后4～6个月出现,晚于脑源性痉挛出现的时间。颈、胸、腰段的高位脊髓完全损伤临床表现为痉挛,骶段的脊髓完全性损伤临床表现为迟缓性瘫痪。

(三)混合性痉挛

多发性硬化损伤脑白质和脊髓的轴突而出现痉挛。

三、康复护理评定

(一)病因评估

确定是脑源性痉挛、脊髓性痉挛还是混合性痉挛。评估内容包括:体检、痉挛的质和量评价、痉挛的功能评价等。

(二)痉挛程度评定

改良 Ashworth 分级法是临床上评定痉挛的主要方法。手法检查是检查者根据受试者关节被动运动时所感受的阻力来进行分级评定。生物力学评定方法包括钟摆试验和等速装置评定方法。

(三)对痉挛产生的影响进行评估

(1)有无肌肉的挛缩、异常的姿势及关节畸形。

(2)有无功能的下降和活动困难。

(3)有无运动速度下降、协调性运动困难和活动容易疲劳。

(4)有无日常生活活动和社会功能下降。

四、康复治疗

痉挛的表现个体差异较大,制定治疗方案时应因人而异,首先针对每个患者分析其问题特殊所在。单以痉挛不能决定是否治疗,治疗痉挛与否以及如何积极实施应以患者的功能状态为指导,加强康复小组协作共同进行。综合多种方法治疗痉挛才能收到较好成效。常用的治疗方案为七步阶梯治疗方案。

(一)解除诱因

痉挛与各种外界刺激有关,因此在治疗前应积极预防诱发肌痉挛的因素,如发热、结石、尿路感染、压疮、疼痛、便秘和加重肌痉挛的药物等。通常诱因解除后,肌痉挛会有明显减轻。

(二)姿势和体位

某些姿势和体位可以减轻肌痉挛。患者应该从急性期开始采取抗痉挛的良好体位,可使异常增高的肌张力得到抑制,如脑血管意外、颅脑外伤的急性期采取卧位抗痉挛模式体位,可减轻肌痉挛;脊髓损伤者利用斜板床站立,也可减轻下肢肌痉挛。脑瘫患儿的正确抱姿等。

(三)物理治疗

(1)电疗:将波宽和频率相同,但出现的时间有先有后的两组方波,分别刺激痉挛肌及其拮抗肌,使两者交替收缩,利用交互抑制和高尔基腱器兴奋引起的抑制以对抗痉挛。经皮神经电刺激疗法是一种使用广泛的低频电疗方法。在痉挛患者的治疗中,主要是通过刺激痉挛肌的拮抗肌收缩,通过交互抑制的原理,降低痉挛肌的张力。

(2)冷疗:用冰敷或冰水浸泡痉挛肢体 $5\sim10$ 秒,可使肌痉挛产生一过性放松。因为突然的冷刺激常常引起肌肉的紧张和张力的升高,但是持续的冷疗则可以降低神经肌肉的兴奋性,从而降低肌肉张力。

(3)水疗:水压对肌肉持久的压迫与按摩有利于肌痉挛的缓解。室温保持在 25 ℃,水温宜在 30 ℃左右。

(4)热疗:温热疗法也可以降低神经张力,降低肌肉的张力。如各种传导热(如蜡、砂、泥等)、辐射热(红外线)及内生热(超短波)等。

（5）肌电生物反馈：可减少静止时肌痉挛及其相关反应，也可抑制被动牵伸时痉挛肌的不自主活动。利用肌电生物反馈再训练痉挛肌的拮抗肌，也能起到交替抑制的作用。

（四）运动疗法

运动疗法包括主动运动、被动运动和按摩等治疗手法。如肱二头肌痉挛可练习肱三头肌的主动和抗阻收缩；被动屈曲足趾可降低肌张力；深而持久的肌肉按摩，或温和地被动牵张痉挛肌可降低肌张力。

（五）康复工程技术

康复工程技术主要是运用矫形器材预防和治疗痉挛带来的肌肉和关节的挛缩、关节活动度下降及被动牵拉痉挛肌肉以降低张力。如用于内收肌痉挛的外展矫形器，用于屈肘肌痉挛的充气压力矫形器，用于足下垂内外翻的踝足矫形器等。

（六）药物治疗

如单曲林、巴氯芬、A 型肉毒素、神经溶解阻滞技术等。

（七）手术治疗

手术治疗痉挛，不仅可通过对神经进行手术，切断某些神经通路而降低神经的兴奋性，例如脊神经后根切断术、脊髓切开术等，目前已经较少采用；还可通过手术矫正痉挛导致的肢体畸形，从而提高患者的肢体功能和生活质量。

五、护理

（1）积极进行康复教育，预防伤害性刺激，减轻或消除增强和加重痉挛的因素，如压疮、骨折、感染、焦虑或精神过度紧张、不良体位、便秘等。

（2）告知患者控制痉挛有利于预防畸形及挛缩，便于护理，增加耐受力和肢体运动能力。鼓励患者参加静止站立、踏车、散步等活动，以助于减轻肌肉强直。

（3）由于运动阻力增加，患者运动迟缓，难以控制，难以完成精巧的动作，护士应注意协助患者完成；由于躯干的伸肌群收缩会破坏坐位和站立平衡，要防止患者突然摔倒。

（4）不是所有的痉挛都需要治疗。部分患者的轻度痉挛对其功能使用有重要帮助，如下肢的伸肌一定程度的痉挛对下肢伸展的关节的扣锁有一定的辅助作用，但严重痉挛则影响患者活动，应考虑治疗。需向患者解释清楚。

（5）被动运动及按摩时，嘱患者做痉挛肌等长收缩，然后主动放松，再做被动牵张时，能显著减少牵张阻力。视患者情况可行 1 天多次进行被动运动及按摩。

（6）严密观察药物的疗效及不良反应。如单曲林不良反应有无力、头晕、胃肠道反应、肝脏损害；巴氯芬不良反应有头昏、乏力、恶心和感觉异常。告知患者留陪护，防跌倒。

（高丽娜）

第三节　颅脑损伤的康复护理

颅脑损伤是目前导致全球病死和病残的主要公众健康问题，幸存者常伴有不同类型和程度的功能障碍，严重制约了患者的生活水平，给家庭和社会带来了巨大的生存压力和经济负担，尤其对于病情危重、病程迁延的重症颅脑损伤患者,甚至遗留身心功能障碍终身。康复护士是康复治疗团队中必不可少的重要成员,在循证的基础上,康复护士与多学科的康复团队紧密协作,进行早期、科学化、规范化、系统化的康复护理管理,能有效预防或改善颅脑损伤患者继发性的功能障碍,有效减少并发症和后遗症,最大限度地提高或恢复生活自理能力,从而帮助患者早日康复,提高生存质量,尽早重返家庭与社会。

一、颅脑损伤急性期特点

(一)意识障碍

伤后绝大多数患者都有立即出现的意识丧失,轻者数秒至数分钟即可逐渐清醒,重者可持续昏迷至死亡。大脑皮层和脑干网状结构是维持清醒的重要结构,当外力作用在头部引起广泛的皮质功能障碍或脑干网状结构的功能紊乱时,患者即发生长短不一的意识障碍,包括意识模糊、嗜睡、昏睡、浅昏迷和深昏迷等。

(二)头痛、呕吐

头部外伤后头痛可因头皮、颅骨的创伤所致,也可由蛛网膜下腔出血、颅内出血、颅内压的高低或脑血管的异常舒缩引起。头部局限性疼痛的部位,常代表致伤着力点,而整个头部持续性剧痛伴眼球胀痛进行性加重时,常暗示颅内有继发性血肿可能。

(三)瞳孔改变

不同部位和程度的脑损伤可出现不同类型的瞳孔改变:①若伤后一侧瞳孔立即散大,对光反射消失,但患者意识清醒,应考虑动眼神经的直接原发性损伤;②若伤后双侧瞳孔扩大或缩小,但对光反射正常,患者意识清醒,则无临床意义;③若双侧瞳孔大小不等,一侧或双侧忽大忽小,伴眼球位置歪斜,表示中脑受伤;④若双侧瞳孔极度缩小,对光反射消失伴中枢性高热,为脑桥损伤;⑤若一侧瞳孔先缩小后散大,对光反射迟钝,患者意识障碍进行性加重,但对侧瞳孔早期正常,后期随之散大,为典型的小脑幕切迹疝;⑥若双侧瞳孔均散大固定,对光反射消失,多示濒危状态。

(四)生命体征紊乱

脑损伤时,患者可立即出现意识障碍、面色苍白及四肢松软等一过性表现,同时伴有呼吸、脉搏浅弱、节律紊乱、血压下降,经数分钟后可逐渐恢复正常。若伤后呼吸、脉搏、血压的暂时性紊乱时间延长,且无恢复的迹象,说明脑干有较严重的损伤;若伤后生命体征已恢复平稳,随后又逐渐出现血压增高、脉压增大、呼吸和脉搏变慢("两慢一高")等改变,说明患者出现进行性颅内压增高,常提示颅内继发性血肿。

(五)锥体束征阳性

若伤后患者出现双侧锥体束征,双下肢肌张力增加、腱反射亢进,病理反射阳性,常示脑干受压;若伤后早期未出现锥体束征,继后逐渐出现,同时伴有躁动和意识障碍加重者,常为颅内继发血肿信号。头部受伤患者一侧浅反射减退或消失,常表示对侧大脑半球损伤;一侧肢体腱反射亢进并伴有恒定的病理反射阳性时,也说明对侧大脑半球运动区受损。

(六)脑疝

脑疝是颅脑损伤后颅内压增高的最严重后果,以小脑幕切迹疝和枕骨大孔疝常见。

(七)特殊表现

颅脑损伤的临床表现有其共性,但因个体差异、年龄悬殊、致伤因素的多变和受伤部位不同,也呈现出特殊临床特点。

二、康复护理评估

(一)一般情况评估

了解患者受伤史、现场状况及既往史;进行全身及局部体格检查,了解患者有无颅内压增高迹象,患者的生命体征是否平稳,意识状态、瞳孔、肢体活动及神经系统体征的变化;根据医嘱进行血常规、尿常规、细菌培养、细菌计数、药敏试验等实验室检查;了解 X 线、CT 以及 MRI 的检查结果,以判断脑损伤的严重程度及类型。

(二)昏迷严重程度评估

依据格拉斯哥昏迷量表(Glasgow coma scale,GCS)进行评分。GCS 包括睁眼反应(E)、言语反应(V)和肢体运动(M)3 个维度,分数越低表明意识障碍越严重。12~14 分为轻度意识障碍,9~11 分为中度意识障碍,3~8 分为重度意识障碍即昏迷。

(三)躯体运动功能评估

躯体运动功能评估包括肌力评定、肌张力评定、关节活动度评定、平衡和协调功能评定、步态分析及四肢运动功能评定等。

1.肌力评定

根据徒手肌力检查(MMT)肌力分级标准,一般将肌力分为 0~5 级,共 6 个级别,根据完成动作的能力进行分级,对肌力在 3 级以上的患者,可采用器械评定方法,常用握力测试、捏力测试、背肌力测试等。

2.肌张力评定

常用改良 Ashworth 痉挛评定量表,首先观察受检肌肉在放松、静止状态下的紧张度,然后通过被动运动来判断。

3.关节活动度评定

关节活动度(range of motion,ROM)又称关节活动范围,是指关节活动时可达到的最大运动弧度。关节活动有主动与被动之分,关节活动范围分为主动活动和被动活动范围。主动关节活动范围是指作用于关节的肌肉随意收缩使关节运动时所通过的运动弧;被动关节活动范围是指由外力使关节运动时所通过的运动弧。一般采用量角器进行评定。

4.平衡和协调功能评定

常采用如 Fugl-Meyer 运动功能评定量表,包括运动、感觉平衡、关节活动度及疼痛,总分226 分。其他方法还包括步态分析及四肢运动功能评定等。

(四)皮肤功能评估

评估有无压力性损伤风险,常用 Braden 量表。结果判断:总分为 23 分,分数越低,发生压疮危险性越高。≤12 分,为具有压疮发生高度危险;13~14 分具有中度危险;15~16 分具有轻度危险,年龄≥70 岁者分值提升至 15~17 分为轻度危险。

(五)营养状态评估

评估有无存在营养失调。常用营养风险筛查表:总评分≥3 分表明患者有营养不良或有营养风险,需要营养支持;总评分<3 分需每周复评,复评结果≥3 分,需要营养支持。同时需要结合患者的临床指标、疾病状态、胃肠道功能和误吸风险等进行综合营养评估。

三、康复护理措施

（一）维持生命体征平稳

（1）密切观察病情，患者伤后可出现持续的生命体征紊乱。病情监测时，为避免患者躁动影响结果的准确性，应按照呼吸、脉搏、血压的顺序每15～30分钟进行观察并记录。

（2）伤后早期，由于组织创伤反应，可出现中等程度地发热；若损伤累及脑干，可导致体温调节紊乱，出现体温不升或中枢性高热；伤后即发生高热，多为视丘下部或脑干损伤；伤后数天发热，需警惕有无感染性并发症。

（3）注意呼吸节律和深度、脉搏快慢和强弱以及血压和脉压的变化。若伤后血压上升，但脉搏缓慢有力伴呼吸深慢，提示颅内压增高，应警惕颅内血肿或脑疝发生；枕骨大孔疝可突然发生呼吸骤停；闭合性颅脑损伤呈现休克征时，应检查有无内脏出血，如应激性溃疡出血、迟发性脾破裂等。

（二）保护脑功能

1.防止颅内压增高，维持脑组织正常灌注

（1）体位：抬高床头 15°～30°，促进颅内静脉回流，减轻脑水肿。

（2）吸氧：采用过度通气和高压氧吸入能提高血氧含量，减低二氧化碳分压，使细胞外液的 pH 增加，脑血管收缩、脑血流量减少，加快颅内静脉回流，降低颅内压。

（3）保持呼吸道通畅：呼吸道梗阻时，胸腔内压力及 $PaCO_2$ 增高可致脑血管扩张、脑血流增多而引起颅内压增高。及时清除呼吸道分泌物和呕吐物；舌根后坠者，可放置口咽通气管；对意识不清及咳痰困难者，应及时吸痰，并定时翻身叩背，预防肺部并发症。

（4）避免剧烈咳嗽和便秘：剧烈咳嗽和便秘均可使腹腔内压力骤然升高而导致颅内压增高。避免并及时治疗感冒、咳嗽。颅内压增高患者因限制水分摄入及脱水治疗，常出现大便干结，告知患者切勿排便用力，可予以开塞露通便，必要时戴手套掏出粪块，禁忌高压灌肠。

（5）躁动的处理：颅内压升高、呼吸不顺、尿潴留、排便费力以及冷、热、饥饿等不舒适均可以引起患者躁动。首先应积极寻找引起患者躁动的原因，不盲目使用镇静剂或强制性约束，以免患者挣扎使颅内压进一步增高。加强病情观察，适当保护以防坠床、自伤、拔管及其他意外。遵医嘱定时定量给予抗癫痫药物，一旦发作协助医师及时抗癫痫及降颅压处理。

（6）遵医嘱正确使用药物。①脱水剂：通过提高血渗透压及利尿的方法使脑组织内水分及脑脊液减少，呋塞米＋甘露醇＋清蛋白联合使用是目前降低颅内压的最佳方案，但使用高渗性液体后血容量突然增加，可加重循环负担，有心力衰竭和肺水肿的风险，需要严格把控输液速度，遵医嘱定时、反复使用。②激素：通过降低脑血管通透性、恢复血管屏障功能而改善脑水肿。需警惕有无应用激素诱发的应激性溃疡出血、感染等不良反应。③冬眠低温治疗：控制高热以降低脑代谢率和脑耗氧量，增加脑组织对缺氧的耐受性，改善细胞膜通透性，防止脑水肿进一步发展。低温治疗前应观察并记录患者的生命体征、意识状态、瞳孔和神经系统病症，作为治疗后观察的基础，降温和复温均需循序渐进，以 1 ℃/h 速度为宜。低温时患者肠蠕动减少，应观察有无胃潴留、腹胀、便秘、消化道出血等表现，注意防止反流和误吸。④辅助过度换气：过度换气可引起脑血流减少和脑缺氧加重，因此定时血气分析非常重要。维持患者 PaO_2 于 12.0～13.3 kPa（90～100 mmHg）、$PaCO_2$ 于 3.3～4.0 kPa（25～30 mmHg）水平为宜。过度换气不宜超过24小时，以免引起脑缺血。

2.维持有效的脑室引流

颅脑损伤术后，为有效控制颅内压、引流脑室积血、降低伤口脑脊液漏，常需留置脑室引流管，即经颅骨钻孔穿刺侧脑室，放置引流管将脑脊液引流至体外的一种方法。常用于治疗脑脊液循环受阻所致的颅内高压危急态、颅内肿瘤或其他病变形成梗阻性脑积水、引流脑室出血或脑出血破入脑室者血液或术中作脑室穿刺放出侧脑室脑脊液，便于手术操作、开颅手术后引流血性脑脊液，减轻脑膜刺激症状。有效脑室引流对颅脑损伤患者控制颅内压、避免颅内感染有着举足轻重的作用。

(1)患者病情稳定即可将床头抬高15°～30°，引流管最高处应距侧脑室平面上10～15 cm，始终保持正常颅内压，保持正常的引流速度。

(2)保持引流通畅，妥善固定。引流管不可受压、扭曲、成角、折叠；适当限制患者头部活动范围，活动或翻身时避免牵拉引流管。引流管通畅时，管内不断有脑脊液流出，液面随患者呼吸、心跳上下波动，若引流管内无脑脊液流出，应查明原因，可能是：①颅内压低于16.0～20.0 kPa(120～150 mmHg)，可将引流瓶(袋)降低再观察有无脑脊液流出。②引流管放入脑室过深过长，致使在脑室内盘曲成角，可请医师对照X线片，将引流管缓慢向外抽出至有脑脊液流出，然后重新固定。③管口吸附于脑室壁，可将引流管轻轻旋转，使管口离开脑室壁。④引流管被小血凝块或破碎脑组织所堵塞。严格消毒管口后，用无菌注射器轻轻向外抽吸，禁止注入生理盐水冲洗，必要时更换引流管。

(3)观察并记录引流液的颜色、性质、量，术后1～2天可略呈血性渐变橙黄色；异常时浑浊、呈毛玻璃状或有絮状物提示颅内感染；并记录24小时引流量；控制引流速度，引流速度控制在10～15 mL/h，若引流过快过多，易出现低颅压性头痛、恶心、呕吐此时抬高或暂夹闭引流管。引流液＜500 mL/d。

(4)保持头部伤口干燥，如有浸湿应查明原因；引流管一旦脱出，应立即用无菌敷料覆盖创口，及时通知医师进行处理。更换体位时，先固定引流管；搬动患者时，先夹闭引流管，以免引起逆行感染。

(5)严格遵守无菌操作原则：每天更换头枕无菌小巾，每天定时更换引流瓶(袋)时，应先夹闭引流管以免流出的脑脊液逆流脑室，注意保持整个装置的无菌状态，必要时做脑脊液常规检查或细菌培养。

(6)脑室引流管一般放置3～4天，此时脑水肿期已过，颅内压开始逐渐降低。把关前一天应施行抬高引流瓶(袋)或夹闭引流管24小时，以了解脑脊液循环是否通畅，有无颅内压再次升高的表现。若患者出现头痛、呕吐等颅内压增高的表现，应立即放低引流瓶(袋)或开放引流管，并告知医师。拔管时应先夹闭引流管，以免管内液体逆流入脑室引起感染。拔管后，切口处若有脑脊液漏出，应立即报告医师，以免引起颅内感染。

四、恢复期康复护理

恢复期间，急性期常见症状有所减轻，生命体征趋向平稳。

(一)临床特点

1.意识障碍

意识是指大脑的觉醒程度，是机体对自身及周围环境刺激做出应答反应的能力。意识内容包括定向、感知、注意、记忆、思维、情感和行为等，是人类的高级神经活动，可通过语言、躯体运动和行为表达。意识障碍是指机体对自身及周围环境缺乏反应的一种精神状态。通过对患者的言语、疼痛、瞳孔、对光反射、吞咽反射、角膜反射等来判断患者意识障碍的程度。脑损伤后,意识障碍的患者经急性期治疗后,部分患者可完全恢复,但重度损伤者可持续昏迷或称为植物人,或恢复部分意识。

2.运动功能障碍

脑损伤患者可因受伤原因、部位、病情严重程度等不同而遗留复杂多样的运动功能障碍。如锥体束损害引起的偏瘫、单瘫、双侧瘫,也可出现帕金森综合征、共济失调、舞蹈样动作等锥体外系表现。患者若合并复合伤,如周围神经损伤、脊髓损伤、骨折、关节损伤等,则在原发症状基础上表现出多种运动功能障碍。

3.言语和吞咽功能障碍

脑损伤可导致失语、构音障碍或言语失用等言语或高级认知功能障碍,其中以失语症最为常见。失语症患者在语言的理解、形成和表达方面能力受限或丧失,而不是由于精神障碍、感觉异常或肌肉软弱无力或痉挛造成。临床上常见的失语类型包括运动性(表达性)和感觉性(感受性)失语。脑损伤患者吞咽障碍主要表现为液体或固体食物进入口腔、吞下过程发生障碍或吞下时发生呛咳、哽噎,可引起营养不良、脱水、心理障碍、吸入性肺炎、窒息等并发症,是导致患者生存质量下降、病死率升高的重要因素。

4.认知功能障碍

主要表现为对信息的处理速度及效率降低,注意力分散,学习与记忆障碍,交流、执行等功能发生不同程度地障碍。主要包括记忆障碍、注意力障碍、推理/判断障碍、执行功能障碍和交流障碍。

(1)记忆障碍:以近记忆障碍多见,指不能记住伤后发生的事情,但对以前的记忆影响不大。有些患者记忆障碍可出现于发病2年后,严重影响了患者的工作及生存质量。

(2)注意力障碍:指完成一项事情时无法集中注意力,严重时无法将注意力从一件事情转移到另一件事情上,或分别注意同时发生的两件事。

(3)推理/判断障碍:广泛性颅脑损伤可出现高水平的思维障碍,表现为分析和综合能力水平下降,抽象、推理能力降低,判断和解决问题能力差。

(4)执行功能障碍:指进行有目标的活动时,有多个认知成分,但无法正常选择和执行。例如:要完成如厕,需要先来到卫生间,解开腰带,坐在马桶上进行。执行功能障碍者常常未解开腰带就坐在马桶上。

(5)交流障碍:主要表现为语言障碍和理解障碍。早期可出现找词困难,难以构成复杂的句子,较高级的语言障碍持续时间长,同时伴有思维障碍。

5.精神心理障碍

脑损伤后可出现各种类型的精神异常、情感障碍,表现为各种妄想、幻觉、癔症样发作、人格改变和性格改变等。患者的心理和感情异常表现形式多种多样,伤后初期可表现为过度的期盼和乐观,当面对恢复的缓慢进程又转变为悲观、消极和失望。有些患者意志消极,焦虑不安、情感冷漠甚至抑郁自杀,有些患者则表现为莫名欣快,甚至无端哭泣或傻笑。

6.脑损伤综合征

头部损伤3个月后,仍然存在或者出现的一系列神经精神症状,患者表现为头昏、头痛、疲乏、睡眠障碍、记忆力下降、精力及工作能力的下降、心慌、多汗、性功能下降等。神经系统检查没有阳性的体征。

(二)康复护理评估

1.一般情况评估

了解患者受伤史及既往史;进行全身及局部体格检查,患者的生命体征是否平稳,意识状态、瞳孔、肢体活动及神经系统体征的变化;根据医嘱进行血常规、尿常规、细菌培养、细菌计数、药物浓度检测等实验室检测;了解 X 线、CT 以及 MRI 的检查结果,以判断脑损伤的严重程度及类型。了解患者心理和社会支持状况,患者及照顾者对疾病的认识和适应程度。

2.认知功能评估

颅脑损伤患者常见的认知障碍有记忆障碍和知觉障碍。记忆障碍包括近记忆障碍和远记忆障碍,近记忆障碍可采用物品辨认-撤除-回忆法评估,远记忆障碍可采用 Wechsler 记忆评价试验,用记忆商数反映患者记忆好坏,如果低于标准分,则说明记忆功能缺陷,需要进一步检查。知觉障碍可采用 Rivermead 行为记忆测验评估。

3.心理、情感及精神状态评定

脑损伤者度过急性期之后,各类心理社会问题的因素开始凸显,如:焦虑、抑郁、情绪不稳定、攻击性、神经过敏、呆傻、类妄想狂、强迫观念、急性压力综合征/创伤后应激综合征、睡眠障碍等。常用评估量表如简易智能精神状态检查量表(MMSE)、LOCTA 认知功能的成套测验、汉密尔顿抑郁量表、焦虑自评量表等。

4.言语功能评估

颅脑损伤患者常伴失语症、构音障碍和言语失用。失语症常用评定方法包括:谈话、复述、口语理解、命名失语等;构音障碍常用评定方法包括:发音器官的运动功能、神经反射及言语功能;言语失用常用评定方法包括:患者的言语可理解程度、说话速率、韵律等。

5.吞咽功能评估

明确是否存在吞咽障碍,诊断其发生的可能病因,了解吞咽过程存在的解剖和生理异常。护士首先需要对患者进行吞咽功能的初筛,常用评估方法包括简易吞咽功能评估(反复唾液吞咽试验和洼田饮水试验)、摄食-吞咽过程评定等,当患者出现吞咽功能异常,如洼田饮水试验结果为 2 级及以上,说明吞咽存在风险,需立即转介给言语治疗师和医师进行进一步的吞咽评定和仪器评定等。

6.膀胱功能评估

脑损伤患者常存在尿失禁、尿潴留或二者交替存在等问题。常用评定方法如下。

(1)排尿日记:反映每次排尿量、排尿间隔时间、患者的感觉,每天排尿总次数及总尿量,能客观反映患者的症状。

(2)尿流动力学检查:尿流动力学检查能客观地反映逼尿肌、尿道内、外括约肌各自的功能状态及其在储尿、排尿过程中的相互作用。主要评估:①自由尿流率;②残余尿量测定:正常情况下残余尿量在 100 mL 以下;③充盈期膀胱容量压力变化:能准确记录膀胱的感觉、逼尿肌稳定性、膀胱容量、有无自主神经过反射等表现。顺应性通常为 $20\sim40$ mL/cmH$_2$O;④逼尿肌漏尿点压测定:可预测上尿路损害风险,当逼尿肌漏尿点压≥3.92 kPa(40 cmH$_2$O)时,继发上尿路损害的风险显著增加。⑤影像尿流动力学检查:该项目可准确评估逼尿肌-尿道括约肌协调失调,目前推荐神经源性膀胱尽可能接受此项检查。

7.肠道功能评估

脑损伤患者常存在便秘、大便失禁或两者交替存在等问题。肠道动力及肛门直肠功能检测是评估直肠功能的重要策略之一。每天进行肠鸣音听诊,便秘时肠鸣音减少,数分钟才听到一次,称为肠鸣音减弱,腹泻时肠蠕动增强时,肠鸣音达每分钟 10 次,称为肠鸣音增强。推荐使用布里斯托大便分类法对排便性状进行分类,第一型和第二型表示有便秘;第三型和第四型是理想的便形,尤其第四型是最容易排便的形状;第五至第七型则代表可能有腹泻。

8.日常生活活动能力评定

日常生活活动(activities of daily living,ADL)能力,改良 Barthel 指数,对进食、洗澡、修饰、穿衣、控制大小便、如厕、床椅转移、平地行走及上下楼梯 10 项日常生活活动的独立程度评定,满分 100 分;>60 分有轻度功能障碍,能独立完成部分日常生活活动,需要部分帮助;41~60 分有中度功能障碍,需要极大的帮助方能完成日常生活活动;≤40 分有重度功能障碍,大部分日常生活活动能力不能完成,依赖明显。

(三)康复护理措施

1.精神障碍

精神障碍是颅脑损伤最严重的并发症之一,若早期得不到积极有效的治疗,可能转变为长期或终身损害。早期康复护理介入能有效改善患者精神状态,提高生存质量。精神障碍是颅脑损伤最严重的并发症,若早期得不到积极有效的治疗,可能转变为长期或终身损害。制订系统全面的早期康复护理计划有助于改善患者的精神状态。

(1)确保安全是精神障碍康复护理的首要原则。保持地面平整、干燥,光线明亮,打开病床防护栏,热水瓶专柜放置,室内禁止摆放刀、剪等锐器。

(2)合理用药是精神障碍患者的主要治疗方式,结合患者的年龄、性别、健康状态等每天动态评估药物的作用与不良风险。

(3)以鼓励、暗示、诱导的方式协助或督促患者自我照顾,如进食、如厕和料理个人卫生等。

(4)采用愉快因子刺激疗法改善患者负性情绪,避免激发精神症状的各种因素。

(5)颅脑损伤越重,精神障碍症状持续时间越长,重视与患者及照顾者的沟通,将患者病情、预后、约束带使用、跌倒和伤人等防范及时与照顾者沟通,取得理解与配合。

(6)午睡、夜间、饭前、交接班前后加强防范,以防走失、坠楼、自杀等意外发生。

(7)病情稳定时鼓励患者在照顾者陪同时下床活动,主动参与社会交往。

2.认知障碍

70%~80%的颅脑损伤幸存者存在认知功能障碍,认知障碍是造成患者后期生活无法自理、走失、受伤等问题的主要原因。配合康复团队尽早进行认知康复训练,对改善患者认知功能十分重要。70%~80%的颅脑损伤幸存者存在认知功能障碍,认知障碍是造成患者后期生活无法自理、走失、受伤等问题的主要原因。科学早期的康复护理介入对改善患者认知功能非常重要。

(1)入院 8 小时内使用简易智能精神状态检查量表和蒙特利尔认知评估量表对患者进行全面的认知功能评估。

(2)从简单发音开始,有意识的与患者进行字、词的认识表述及简单对话训练,根据训练结果逐渐加大难度。

(3)在照顾者的参与下,对患者进行空间、时间、季节、物品、环境等认知强化辨认。

(4)指导患者回忆往事,循序渐进地加大重要事件及亲友同事等的认知范围,适时给予提示、纠正、赏识及肯定。

（5）根据患者病情，进行亲人关系、自然现象、空间概念、数字分类、是非辨别及自我认知等训练。

（6）训练患者对事物的异同、范围限度、人际亲疏以及言行判断与扩展等的感知能力，视伤情给予同步强化。

（7）播放患者熟悉及喜爱的歌曲、影视插曲，指导照顾者对患者肢体进行不定时接触安抚。

3.言语交流障碍

25％的颅脑损伤患者均产生不同程度的言语障碍，伤后无法交流或交流不畅给患者心理造成很大的创伤，早期康复护理干预有助于最大限度地恢复交流能力，同时防止习得性失用或不适当的代偿行为。

（1）治疗前对患者进行标准的失语症筛查，判断患者是否存在失语症、类型及程度。

（2）为患者营造一个合适的语言环境，安静整洁，训练时限制无关人员进出，减少患者不必要的紧张，安排无言语障碍病友同室，增加交流机会。

（3）缩唇呼吸有利于控制控制发音和音量，推荐在饭前或饭后 1 小时进行。

（4）在言语治疗师的指导下进行个体化言语康复训练，指导患者做唇舌训练、发音训练、听理解训练、口语表达训练及书写训练等，对于言语障碍较重的患者辅以肢体语言、交流板等代偿方式。

（5）当患者拒绝交流、出现暴躁、焦虑情绪时，给予心理疏导的同时，对患者的微小进步进行鼓励、表扬，帮助患者重拾对治疗和生活的信心，必要时转介给心理治疗师。

（6）指导患者在日常生活活动中学习和运用各种交流技术是言语训练的主要方面。指导照顾者帮助患者在日常生活中学习语言，将每天日常生活中经常出现的动作告诉患者，并帮助其学习、复述出对应的词语如吃饭、喝水等。

4.吞咽障碍

颅脑损伤患者吞咽障碍发生率为 30％～73％，患者常因进食困难而引起水、电解质及营养物质摄入不足，吞咽功能受损是导致颅脑损伤患者发生误吸呛咳、肺部感染、窒息甚至死亡的主要原因。早期康复护理介入能有效改善患者的吞咽功能，满足患者营养需求。

（1）推荐入院 24 小时内，经口摄食前接受吞咽障碍筛查，通常使用反复唾液吞咽试验、饮水试验、改良饮水试验和进食评估问卷调查（eating assessment tool，EAT-10），必要时进行吞咽造影检查。

（2）对进食姿势、对食物的认知、食物放入口的位置、安全一口量、进食时间（包括一次吞咽时间和一次进食时间）、呼吸情况、进食食物的形态及质地、进食后痰液是否增多、咳出的痰液是否有食物以及口服药物进行全面评估。

（3）根据吞咽造影检查结果，适当增加凝固粉，改变食物性状和质地，调整头颈部位姿势使吞咽通道走向、腔径大小位置改变，避免误吸和残留。推荐在吞咽造影检查下，选择有效的吞咽姿势。

（4）推荐成人选择杯子，勺子，吸管，有嘴杯或运动水杯等。

（5）营造干扰少、噪声低、照明足的进食环境，同时通过进食前、中、后的情境策略、言语提示、书面提示、身体提示、视觉提示等增进社交互动，改善进食体验。

（6）调整合适的进食量和进食速度，前一口吞咽完成后再进食下一口，某一性状食物进食时间超过10秒时,禁止吃此性状的食物。

(7)做好摄食状况记录,记载食谱内容、进食时间、摄食量、噎食情况。

5.运动感觉障碍

颅脑损伤患者常遗留躯体运动障碍和偏身感觉障碍,严重影响了患者躯体的协调、平衡及运动功能,感觉的丧失和迟钝还易造成烫伤、创伤和感染等系列不安全事件。早期康复护理介入是改善运动感觉功能障碍的关节环节。

(1)入院8小时内对患者的肌力、肌张力、关节活动度以及全面的感觉功能进行评估。

(2)早期正确良肢位摆放。①仰卧位易引起紧张式颈反射和迷路反射,维持时间<1小时。摆放方法:头枕于枕头上,枕头高低适宜,面部朝向患侧,在患侧肩胛下方垫一小枕,使肩上抬,肘伸直,腕关节处于背伸位,手指伸开。患侧臀部、大腿下垫一长枕,使患侧骨盆向前突。②患侧卧位可促进本体感觉输入,减轻患侧躯体疼挛,以60°~80°倾斜为佳,维持时间<2小时。摆放方法:患侧肩应前伸,肘关节伸展,前臂旋后,手指张开,掌心向上,避免患肩受压和后缩。健侧下肢向前屈髋、屈膝置于软枕上,患侧下肢在后,髋关节、膝关节微屈,踝关节置于90°位,以防足下垂和足内翻。③健侧卧位有利于患侧血液循环,维持时间<2小时。摆放方法:躯干与床面呈直角,患侧上肢用枕头垫起,患侧肩关节前屈90°~130°,腕关节和肘关节保持伸展。患侧下肢屈髋、屈膝位放在身前另一软枕上,并使踝关节置于90°位,以防足下垂和足内翻,健侧下肢自然放置。④半卧位易引紧张性颈反射,颅脑损伤后偏瘫患者不建议采取半卧位,提倡早期由卧位-坐位过渡,取坐位时,髋关节尽量保持接近90°的屈曲位,背部用枕头垫好,保持躯体伸展,双侧上肢伸展位放在床前桌子上,臀部下放软垫,双膝屈曲50°~60°,膝下垫软垫,患侧足底踏沙袋,保持踝关节中立位或背屈。

(3)使用棉签、冷热毛巾交替擦敷或实物触摸筛选等方法训练触觉、温度觉等浅感觉功能,通过肢体轻拍、叩打、触摸、冰敷刺激等方法进行深感觉障碍的感觉运动训练。

(4)在物理治疗师指导下由上到下、由近到远、左右两侧顺序地做上肢、下肢各关节的被动运动,辅以挤压和负重训练。

(5)患者意识清楚、生命体征平稳后,可循序渐进进行床上主动运动,包括Bobath握手、桥式运动等。

(6)当患肢肌力达到Ⅲ~Ⅳ级,坐位能持续30分钟时缓慢进行躯干俯仰、侧屈运动,配合上肢以锻炼坐位的平衡功能。当下肢肌力达Ⅳ级以上方可训练行走,初始步行可在平行杠内进行迈步训练,再过渡到辅助下行走、扶拐行走,直至独立行走。

(7)日常生活与训练中要注意防烫/灼冻伤,防刮擦伤、碰伤、拉伤或扭伤或骨折等。

6.外伤性癫痫

外伤性癫痫是颅脑损伤后严重的并发症,发病率在20%~50%,准确迅速地抢救是防止癫痫发作进一步损害脑功能、引起其他并发症的重要环节。

(1)准备好抢救物品,出现先兆症状立即停止活动,平卧,头偏向一侧,保持呼吸道通畅。

(2)实施安全性保护,置于单间,避免和减少诱发癫痫发作的各种因素。

(3)清理呼吸道分泌物,2~4 L/min氧气吸入,必要时吸痰,维持 SpO_2 >96%。

(4)遵医嘱建立2条以上输液通路,严格控制滴速。

(5)禁食,使用开口器,防止咬伤、误吸。

(6)详细记录发作过程、发作时间、持续时间、抽搐开始部位、向哪一侧扩展,发作后有无肢体瘫痪、意识改变、瞳孔变化、大小便失禁、患者有无受伤,如舌咬伤、肌肉拉伤、关节脱位、骨折等。

(7)癫痫患者多需终身服药,但擅自停药、减药、换药及拒服的比例高达 67％,患者与照顾者共同参与、个体化规范的长程管理能使患者达到最好的治疗效果。

7.神经源性膀胱

神经源性膀胱是颅脑损伤后常见的并发症,发生率高达 36％。早期个体化的膀胱管理有利于改善膀胱的排尿和储尿功能,提高患者的生存质量。

(1)早期处理以留置导尿管为主,包括经尿道留置导尿管和耻骨上膀胱造瘘,以预防膀胱过度储尿和感染,也是神经源性尿崩症水电解质平衡监测的重要手段。

(2)推荐病情稳定后尽早拔除导尿管,尽量缩短留置导尿管时间。间歇导尿被国际尿控协会推荐为治疗神经源性膀胱功能障碍的首选方法,必须遵循其实施原则、应用条件与标准方法。

(3)男性尿失禁患者可以考虑使用阴茎套和外部集尿器。为防止乳胶过敏,推荐使用具有自黏功能的硅胶外部集尿器。

(4)常规进行尿液检查,了解是否存在泌尿系统感染等,并可以间接反映肾功能状况。

(5)推荐记录排尿日记,协助患者进行行为训练。

(6)任何辅助膀胱排空的方法或手法辅助、腹部加压排尿等都必须谨慎其不良后果,必须在尿动力学检查允许下实施、并定期随访。

(7)必要时行泌尿系统影像学检查,以发现可能存在的尿路解剖结构或功能异常。

8.神经源性肠道

2.2％～15％的颅脑损伤患者存在神经源性肠道的困扰,主要与肠道失中枢神经支配造成感觉运动障碍,结肠活动和肛门直肠功能发生紊乱有关,表现为便秘、大便失禁等肠道并发症。个体化早期康复护理介入有利于改善患者的肠道功能。

(1)根据营养师建议调整膳食结构,定时、定质、定量多食纤维素较多的食物。

(2)每天液体摄入量维持在 40 mL/kg＋500 mL/d。果汁具有刺激肠蠕动和通便的功能,牛奶易导致腹胀和便秘,应避免饮用。

(3)建立定时排便习惯,根据餐后胃结肠蠕动反射最强的特点,排便安排在早餐或晚餐后。保持每天同一时间排便,即使没有便意,也应坚持每天坐位 15 分钟左右,联合提肛运动和排便动作。

(4)排便姿势以坐位最佳,便于增加腹压并借助重力作用使大便易于排出,如病情不允许以左侧卧位较好。

(5)推荐餐后 30 分钟及排便前 15 分钟进行腹部按摩。

9.日常生活活动能力障碍

颅脑损伤患者由于运动功能、认知功能、感觉功能、言语功能等多种功能障碍并存,常导致衣、食、住、行、个人卫生以及家居独立、工作独立障碍。进行早期针对性日常生活活动能力训练对改善患者预后,能否顺利回归社会和再就业十分重要。

(1)使用健手洗手、洗脸,借助患手被动搓洗。

(2)选择适当的碗、筷子、吸管等,将必需品放在便于取用的位置。协助其健手将食物放入患手中,由患手将食物放入口中,训练患手功能,进食量从 3～5 mL 开始,逐渐增加到一汤匙,选择有适当黏性、不易松散的食物。

(3)吞咽困难者进行口腔操训练,做张口、闭口、伸舌动作,给予咽部冷刺激和做空吞咽动作,推荐饭后 1 小时进行。

(4)穿脱衣训练,穿衣时先穿患侧再穿健侧,脱衣时先脱健侧,再脱患侧。

(5)进行洗漱、梳头、如厕、沐浴等个人卫生活动自理训练。起初健手代替患手操作,继之训练患手操作、健手辅助,或只用患手操作。

10.心理障碍

脑损伤患者度过急性期之后,可出现焦虑、抑郁、情绪不稳定、攻击性、神经过敏、呆傻、类妄想狂、强迫观念、急性压力综合征/创伤后应激综合征、睡眠障碍等心理障碍。良好的心理是脑损伤后康复训练成功的基础和保障。

(1)康复小组进行早期心理护理评估,了解患者的性格特征、情绪状态、心理水平,制订出符合患者本身的有针对性的心理护理计划。

(2)首先要尊重、理解患者,接待患者时态度要和蔼,语言要亲切,以消除患者的紧张心理,其次又要让患者认识到躯体功能的恢复需要一个过程,消除其焦虑心理。

(3)通过观察、晤谈、调查、量表测查,直至采用实验手段,对患者作综合的信息收集工作,常用的量表有抑郁量表、状态焦虑问卷、家庭功能调查表、综合生存质量问卷、症状自评量表、自评抑郁量表、汉密尔顿焦虑量表等。

(4)遵医嘱使用相应药物改善症状,如焦虑不安可选用艾司唑仑或阿普唑仑,失眠可选用氯硝西泮,或艾司唑仑及劳拉西泮等,神经症样症状可选用吡硫醇,外伤后精神分裂样综合征可选用锥体外系不良反应较少、较轻者的药物,对有控制障碍、冲动、兴奋者,可选用氟哌啶醇,对有情绪不稳、暴躁者,可用卡马西平。

(5)建议运用共情、倾听、解释、保证、指导与建议、鼓励等方式来理解和关心患者,训练的过程中,适时运用快乐训练法,对患者的微小进步都及时给予鼓励,建立患者语言康复的信心和决心,以满足患者的心理需求,改善患者的情绪,为患者提供指导、支持和帮助。

(6)在心理治疗师的指导下采取放松技术、认知疗法、行为治疗、小组治疗等。

（高丽娜）

第四节 脑性瘫痪的康复护理

一、概述

脑性瘫痪简称脑瘫,是自受孕开始至婴儿期各种原因所致的非进行性脑损伤综合征,主要表现为运动障碍及姿势异常。随着新生儿急救医学的发展,早产儿、低出生体重儿成活率的提高以及社会、环境等因素,由于病因复杂、发病机制复杂、临床表现多样、可能伴有多种并发症等,使脑瘫的预防与康复治疗成为世界性的难题,多年来世界范围内脑瘫发病率和患病率没有明显下降趋势。

(一)流行病学

脑瘫的发病率在世界范围内为 1.5‰~4‰,平均约为 2‰。我国幅员辽阔,各地经济发展、生活水平及医疗条件差别很大。据文献报道,我国脑瘫的发病率为 1.8‰~4‰。从调查结果看,脑瘫发病率各国差别不大,城乡差别不大,男性略高于女性。近 50 年来,由于产科技术、围产医学、新生儿医学的发展,新生儿死亡率、死胎发生率均有明显下降,但脑瘫发病率并无减低,而重症脑瘫的比例有增多趋势。这种现象与当今 NICU 监护技术提高有关,使许多过去很难存活的早产儿和极低出生体重儿得以存活,而这些婴儿患脑瘫的机会明显高于足月儿和正常体重儿。

(二)病因

脑瘫的直接病因是在脑发育成熟前,脑损伤和/或发育缺陷导致以运动障碍和姿势异常为主的综合征。造成脑瘫的病因按时间可划分为 3 个阶段,即出生前、围产期和出生后。

1.出生前

出生前病因包括:①母体因素,母亲孕期大量吸烟、酗酒、理化因素、妊娠期感染、先兆流产、用药、妊娠中毒症、外伤、风湿病、糖尿病、弓形体病、胎儿期的循环障碍、母亲智力落后、母体营养障碍、重度贫血等。②遗传因素,近年来研究认为,遗传因素对脑瘫的影响很重要,双胞胎同时患脑瘫、家族中已经有脑瘫患儿再发生脑瘫的概率偏高。

2.围产期

围产期病因包括:①患脑瘫的危险性随着出生体重偏离同胎龄标准体重的程度而增加,低出生体重儿或巨大儿患脑瘫的概率可高于正常体重数十倍;②早产是目前发现患脑瘫的最主要因素之一;③胎盘功能不全,缺氧缺血等被认为与脑瘫有关。

3.出生后

新生儿期惊厥、呼吸窘迫综合征、吸入性肺炎、败血症、缺氧缺血性脑病、颅内出血、脑积水、胆红素脑病及颅内感染、低血糖症、脑外伤等都被认为是脑瘫的危险因素。

(三)分型

1.按异常运动的特征

按异常运动的特征分为六型包括:①痉挛型;②不随意运动型;③强直型;④共济失调型;⑤肌张力低下型;⑥混合型。

2.按瘫痪部位

按瘫痪部位分为五型包括:①单瘫;②双瘫;③三肢瘫;④偏瘫;⑤四肢瘫。

二、临床表现

(一)痉挛型

痉挛型最常见,占脑瘫的 $60\%\sim70\%$,主要损伤部位是锥体系。患儿肌张力增高、姿势异常,被动屈伸肢体时有"折刀"样感觉。其主要表现为上肢手指关节掌屈,拇指内收,腕关节屈曲,前臂旋前,肘关节屈曲,肩关节内收;坐位时出现拱背坐位、W 状坐位;下肢髋关节屈曲、内收、内旋,膝关节屈曲或过伸展,足内、外翻,尖足,行走时呈剪刀步态;由于关节活动受限,自主运动困难,严重者可出现肌肉痉挛和关节畸形。

(二)不随意运动型

不随意运动型约占脑瘫的 20%,损伤部位为锥体外系。其表现为肌张力动摇不定,在紧张兴奋时肌张力增高,安静和睡眠时肌张力变化不明显,难以用意志控制头部、手、脚、上肢等部位的运动,动作不稳,走路摇晃,头部控制差,分离动作困难,当进行有意识、有目的的运动时,不自主运动增多,安静时不随意运动消失。常伴有流涎、咀嚼吞咽困难、挤眉弄眼、表情奇特等。原始反射持续存在并通常反应剧烈,尤其以非对称性紧张性颈反射姿势多见。本型可表现为手足徐动、舞蹈样动作、扭转痉挛等,也可同时具有上述几种表现。此型患儿易紧张、怕受刺激,护理人员应注意采取相应的护理措施避免刺激。

(三)强直型

强直型较为少见,由锥体外系损伤所致。其表现为肢体僵硬,活动减少,被动运动时,伸肌和屈肌持续抵抗,肌张力呈铅管状或齿轮状增高,无腱反射亢进,常伴有智力落后、情绪异常、语言障碍、癫痫、斜视、流涎等。此型一般临床症状较重,护理困难。

(四)共济失调型

本型不多见,多与其他型混合,约占脑瘫的5%。其主要损伤部位为小脑,表现为平衡障碍,肌张力低下,无不自主运动。本体感觉及平衡感觉丧失,不能保持稳定姿势。患儿步态不稳,走路呈醉酒步态,容易跌倒,步幅小,重心在足跟部,身体僵硬,方向不准确,过度动作或多余动作较多,动作呆板而机械。常伴手和头部轻度震颤,眼球震颤极为常见。语言缺少抑扬声调,而且徐缓。

(五)肌张力低下型

肌张力低下型表现为肌张力低下,肌力降低,四肢呈软瘫状,自主动作减少,仰卧位四肢外展、外旋,似仰翻的青蛙,俯卧位不能抬头,四肢不能支撑,腹部贴床,由于肌张力低下,易发生吸吮、吞咽困难和呼吸道堵塞,可伴有智力落后、癫痫等并发症。

(六)混合型

两种或几种类型的症状同时存在于一个患儿身上,以痉挛型和不随意运动型症状同时存在为多见。

三、主要功能障碍

(一)运动障碍

脑瘫患儿的运动发育一般不能达到同龄正常儿的发育水平,常表现为运动模式及姿势异常、原始反射延迟消失、肌张力异常等,不同类型的脑瘫患儿其运动功能障碍表现不同。①脑瘫患儿运动发育异常,翻、坐、爬、站、走等明显落后于正常儿童;②脑瘫患儿肌张力机制受到损伤,可出现肌张力增高导致肢体僵硬;肌张力降低导致肢体松软,不能维持正常体位;肌张力波动导致肢体不随意运动;肌张力不协调导致共济失调;③脑瘫患儿神经反射异常,原始反射及病理反射不能如期消失。

(二)视觉障碍

视觉中枢或传导路损伤在脑瘫患儿中占一定比例,控制运动功能的眼部肌肉受累而导致斜视的脑瘫患儿几乎占半数。其主要表现为内、外斜视,视神经萎缩,动眼神经麻痹,眼球震颤及皮质盲。部分脑瘫患儿可存在弱视。

(三)听力损害

脑瘫患儿可伴有听觉神经通路的损伤,易见于不随意运动型。由于是由耳至脑的部分神经损伤,因此称之为中枢性听力障碍,应与儿童常见的由于感染所造成的传导性听力障碍相区别。中枢性听力障碍目前尚无有效方法修复损伤的神经,但应根据损伤的程度,尽早采取积极措施。

(四)言语障碍

部分脑瘫患儿控制语言和发音的肌肉受累,出现语言交流困难,表现为语言发育迟缓、构音不清、发音困难、不能成句说话、不能正确表达甚至完全失语。有1/3～2/3的脑瘫患儿存在不同程度的言语障碍,包括发音障碍、共鸣障碍及发音迟缓等。

(五)癫痫或惊厥

癫痫在脑瘫患儿中比较常见,大约50%的脑瘫患儿容易发生惊厥,有的发生新生儿惊厥,有的只是在儿童时期发生一两次而无严重的惊厥。发作时表现可为全身性阵挛、部分发作和继发性大发作。发作时一般以意识丧失和全身抽搐为特征,表现为上睑抬起、眼球上翻、口吐白沫、呼吸增快以及大小便失禁等。

(六)心理行为异常

脑瘫患儿可以出现行为异常,如自残行为、暴力倾向、睡眠障碍、性格异常等。脑瘫患儿对社会、家庭的适应性低于正常儿童,心理适应力低。患儿体质的安定度、个人的安定度低于正常儿童,呈现性格的不安定倾向及发展的不平衡特征。因此,要注意观察脑瘫患儿的行为,采取有效措施预防异常行为的发生,同时要积极矫治,避免症状加重。

(七)学习困难

大约一半脑瘫患儿伴有轻度或中度学习困难,他们的智商一般<70。有的脑瘫患儿看似没有大的问题,但可能存在阅读困难或计算困难。有的患儿阅读和计算非常好,但却难以建立形状的概念,从而画图画的能力极差。严重的学习困难,更使脑瘫患儿对于走路、说话、活动等学习十分缓慢。

(八)生活功能障碍

由于运动发育落后和感觉障碍,导致患儿日常生活活动能力降低,如吞咽咀嚼困难、流涎、易受伤、缺乏自理能力等。

(九)智力障碍

智力障碍以痉挛型脑瘫患儿多见,不随意运动型患儿多数智力正常。

(十)其他

脑瘫患儿因肌张力增高可伴有进食困难和排泄困难,同时,免疫力降低,易发生呼吸系统、消化系统等疾病。

四、康复评定

(一)整体发育水平的评定

整体发育水平的评定常采用适合患儿年龄阶段的发育量表,如贝利婴幼儿发育量表、丹佛发育筛查测验、儿童社会适应量表等,用以判断患儿发育损害的范围和程度,确定是否存在智力低下、语言障碍和交往障碍等伴随障碍。同时也要了解患儿家属对疾病的知识和对治疗的要求和希望,以判断其对治疗的依从性和参与性。

(二)运动功能评定

(1)运动功能发育评定:如Peabody运动发育量表和脑瘫儿童粗大运动功能评估。

(2)异常姿势和运动模式的评定:如观察仰卧位、俯卧位、坐位、跪立位及立位行走的姿势和运动模式等。

(3)肌力评定:常用的肌力测定方法有徒手肌力检查、简单器械的肌力测试、等速肌力测试。

(4)肌张力评定:常用修订的Ashworth痉挛评定量表对肌张力进行评定。

(5)关节活动度评定:可选用不同的测量工具,如各种量角器、皮尺等,必要时也可用X线或摄像机拍摄后进行计算分析。临床上应用最普遍测量工具的是量角器。

（6）平衡与协调功能评定。

（7）步态分析。

五、康复治疗

脑瘫的康复是针对患儿存在的各种功能障碍进行全面的、多样化的康复治疗和护理，帮助患儿获得最大的运动、智力、语言和社会适应能力，以改善生活质量，适应家庭和社会生活。

（一）物理治疗

物理治疗包括运动疗法及物理因子疗法。

运动疗法是小儿脑瘫康复治疗广泛采用的康复治疗技术，如关节活动技术的主动运动、主动助力运动和被动运动；关节松动技术；软组织牵伸技术；肌力训练技术的主动助力运动、主动运动、抗阻力运动；牵引技术；神经生理治疗技术中最常应用的是神经发育疗法。上述各类技术中，最为广泛采用的是神经发育疗法。我国于 20 世纪 80 年代初期最早引入的是治疗小年龄组脑瘫的诱导疗法（Vojta 疗法）及被广泛应用的神经发育学疗法（Bobath 疗法）为主；Rood 技术、Brunnstrom 技术、本体感觉神经肌肉促进技术、TempleFay 技术、Domain 技术、运动再学习等被不同程度地应用。其他技术如强制性诱导疗法、减重步态训练、平衡功能训练等，以及借助于辅助器具的训练都有不同程度的开展。

（二）作业治疗

1.保持正常姿势

按照儿童发育的规律，通过包括游戏在内的各种作业活动训练，保持患儿的正常姿势。

2.促进上肢功能的发育

通过应用各种玩具，以游戏的形式促进患儿正常的上肢运动模式和视觉协调能力；通过使用木棒、鼓棒、拔起插棒等方法，促进患儿手的抓握能力；矫正患儿拇指内收。

3.促进感觉、知觉运动功能的发育

进行感觉统合训练，对于扩大患儿感知觉运动的领域，促进表面感觉和深部感觉的发育，正确判断方向、距离、位置关系等都十分重要。

4.促进日常生活动作能力

作业疗法的最终目的是达到患儿的生活自理能力，如训练饮食动作时需要头的控制、手眼协调、手的功能、咀嚼、吞咽时相应部位的运动；训练更衣动作、洗漱动作、排泄动作、洗浴动作、书写动作等。

5.促进情绪的稳定和社会适应性

从婴幼儿起，调整其社会环境，通过游戏、集体活动来促进脑瘫患儿的社会性和情绪的稳定。

（三）言语治疗

言语治疗包括：①日常生活交流能力的训练；②进食训练；③构音障碍训练；④语言发育迟缓训练；⑤利用语言交流辅助器具进行交流的能力训练等。

（四）引导式教育

引导式教育又称 Petö 疗法。不同年龄的脑瘫患儿，尤其是 3 岁以上的脑瘫患儿和不随意运动型脑瘫患儿效果最好。

（五）其他疗法

其他疗法包括传统医学康复疗法、药物治疗、手术治疗、辅助器具及矫形器、水疗、马术治疗、多感官刺激、游戏及文体治疗、音乐治疗等。

六、康复护理

(一)环境指导

康复机构治疗环境应设有特殊防护装置,如把手、护栏、防滑地毯等,以保证患儿活动安全。由于脑瘫患儿运动功能障碍及肌张力异常,应采取各种护理措施防止患儿发生意外。保持呼吸道通畅,进食、进水时防止呛入气道,防止分泌物及残存食物阻塞呼吸道,对卧床患儿加用床挡等保护具避免坠床,暖水瓶、热水袋等物品远离患儿,防止烫伤。

(二)纠正异常姿势

1.适宜的卧位

正确的体位摆放能使患儿保持正确姿势,从而纠正异常姿势、抑制异常运动模式。①侧卧位,保持双上肢前伸,两手靠近,髋膝屈曲向前,以利于前臂及手的控制,促进双手正中指向,抑制异常反射。侧卧位有利于降低肌张力和促进动作的对称,是痉挛型患儿最佳床上卧位。②俯卧位,可通过颜色、声音及训练手法刺激促使患儿抬头,有利于训练小儿头控制能力。也可在其胸前放一低枕头,使其双臂向前伸出,当患儿能向前抬起或能转动时,可以抽去枕头。痉挛型屈曲严重的患儿可采取俯卧位,但有严重 TLR 姿势反射持续存在时,不宜长时间采取俯卧位。③仰卧位,将患儿头及肩垫起,屈髋屈膝,以防身体挺直。也可将患儿放置在恰当的悬吊床内,悬吊床中间凹陷的特殊形状可以限制头背屈和四肢过度伸展,保持头部在中线位置。为避免患儿的视野狭窄和斜视,可在床上方悬挂一些玩具,吸引患儿的视线,同时,应将患儿双手放在胸前,以利于患儿手部功能的恢复。对于身体和四肢以伸展为主的脑瘫患儿,可采用仰卧位。

2.正确的抱姿

通过怀抱患儿可以刺激患儿的头部控制能力、纠正异常姿势。①痉挛型脑瘫患儿的抱姿:此型患儿身体长期处于僵直状态,因此抱这类患儿时应先控制患儿于屈曲模式,与患儿对面而立抱起患儿,将患儿双腿先分开、屈曲,双手分开,略微低头,也可让患儿把头枕于抱者肩上。②不随意运动型脑瘫患儿的抱姿:此型患儿不自主运动增多,头部控制能力差,因此抱这类患儿时应注意促进头部稳定和正中指向,使患儿的双手合在一起,双腿靠拢、屈曲,抱者站在患儿背面将患儿抱起,尽量贴近抱者胸部。③其他抱姿:共济失调型脑瘫患儿合并痉挛型或不随意运动型特点,故对这类患儿的抱法与前面基本相同,注意采取相应体位,抑制异常姿势。肌张力低下型脑瘫患儿,身体像"软面条"一样无力,当抱这类患儿时,除了帮助把双腿蜷起,头微微下垂外,最重要的是给他一个很好的依靠。混合型脑瘫患儿应根据其临床表现以哪一类型为主,采取相应抱姿。

3.睡姿调整

脑瘫患儿由于非对称性紧张性颈反射持续存在头偏向一侧,不能保持头的中立位,应时常调整患儿的睡姿,可采用侧卧位,睡眠时将患儿双手合拢放于胸前,使患儿双手趋近身体中心位,缩短两上肢之间的距离,并抑制角弓反张及头部、躯干和四肢的非对称姿势,也可采用悬吊式软床上的仰卧位与侧卧位交替。

4.坐位体位

(1)椅或凳坐位:脑瘫患儿可通过坐椅子或凳子维持正确的坐位体位,进而使双下肢承重,提高整个身体的协调能力。痉挛型脑瘫患儿可选用不带靠背的凳子或小木箱练习坐姿,保持头颈与脊柱成一直线,同时髋关节屈曲,膝关节屈曲,全足底着地;不随意运动型脑瘫患儿,可选用高度适合的靠椅,令其髋、膝和踝关节均屈曲成 90°,促进髋关节的屈曲。也可将其两腿分开,置于靠椅的两侧,令患儿骑跨在有靠背的椅子上,双手抓住靠背;肌张力低下型患儿坐在椅子上表现为脊柱不能竖直,不能抬头,可用两手扶持在患儿的两侧腰骶部,四指在外侧,拇指放于脊柱的两侧,轻轻向下推压,给患儿一个支点,促进患儿抬头与躯干伸直。

(2)床上坐位:痉挛型脑瘫患儿,操作者在患儿身后,用两上肢从患儿双腋下伸向大腿,扶住大腿内侧,将患儿拉向自己,使患儿躯干的重量负荷于他自己的坐位支撑面上,并要保持两下肢外展的姿势;不随意运动型的患儿,床上的最佳坐位应该屈曲患儿的双下肢,使患儿形成一种腹部紧贴大腿的坐位,然后握住患儿的双肩,缓慢加压的同时将两肩向前向内推压,使患儿将两手伸出,在前面支持身体或抓玩具。

5.站立体位

站立是行走的基础,正确的静态站立体位是两腿站直脚底踩平,头居中,躯干伸展,双肩与双髋分别处于水平位。动态的站立体位是指站立时头、躯干、四肢各部位可任意进行,适当活动而仍能保持平衡。患儿能保持坐位平衡后,可进行站立训练。

(1)扶站:①肌张力低下患儿,用身体支持患儿站立,操作者先固定患儿双足,然后一只手扶住其胸部,另一只手扶住其膝关节,若该患儿腰腹肌无力,脊柱不能充分伸展时,则用胸部给予支撑,令其站立。②痉挛型双瘫患儿,操作者首先鼓励其站立,在必要时,从其后面给予膝部一定的支撑,引导其向前、后、左、右进行慢慢地摆动;使身体保持平衡,并训练其在身体前屈时,足跟随之移动。③具有抓握能力的患儿,令患儿两手抓住栏杆,操作者固定其双脚后,双手扶住其膝关节并向后拉伸,同时,用上臂抵住其臀部,然后用语言诱导其双下肢节律性地用力向上起,此过程中,扶膝关节的手要一松一紧;或者令患儿站于平行杠之间,双手扶杠,若患儿不能很好地抓紧双杠,操作者可用手掌压在其手背上,固定其双上肢,并给予一定的扶持,使其习惯扶杠站。

(2)靠站:脑瘫患儿靠墙站立,操作者可帮助患儿把双手放置身体两侧,臀部、躯干靠墙,双足分开等于肩宽,并固定患儿的双足,平放于地面。对于脊柱前凸的患儿,操作者可用手轻轻地推顶其腹部,使其脊柱伸展或在腹部加用一定的重力,使患儿的重心垂直于地面,置于双足中间。对于腰腹肌无力的患儿,操作者用双手握持患儿双肩,以达到能够靠墙站的目的之后,再固定其双足。为使患儿的平衡能力得到进一步提高,可使用左右移动其骨盆的办法来调节患儿的重心。为使患儿膝关节得到很好的控制,可握住患儿双膝,使其处于一定角度的前屈位,对于膝关节呈前屈位的患儿,操作者可采用夹板和双手被动矫正,达到使其主动用力的目的后,解除夹板;对于膝关节过伸展的患儿,则采用膝关节固定,在其靠墙站时,双手握住双膝关节,使其处于一定角度的前屈位,使患儿膝关节得到很好的控制。

(3)独站:对于所有的脑瘫患儿来讲,学会正确的站立是学会正确行走的基础,逐渐减轻对患儿的扶持,直到能独站为止。正确的站立姿势为头部保持在正中位,上身挺直,髋、膝伸展,双腿稍分开,脚掌平放在地面上,双足与肩同宽。操作者双手控制患儿肩部和腰部,双足置于其双足外缘并夹紧,将操作者的双足踩在患儿的足面上固定,然后根据情况,操作者的双手从半脱离到全脱离其身体的方法以训练其单独站能力,根据患儿在脱离帮助的情况下所表现的各种姿势进行调整及诱导,如让患儿的双手做向前伸或向后伸等动作来诱导患儿的保持性反应。同时,操作者应计算患儿站立的时间,用"一、二、三、四、五……"等来激发患儿的积极性,以配合各种训练动作能够完成,采用不固定双足的方法进行训练。患儿能独站后,可进行立位平衡训练。患儿能保持静态站立平衡后,可进行动态站立平衡训练,例如:让患儿站立时,身体向前、后、左、右倾斜,使身体重心向两侧髋、膝部转移,或让患儿双下肢在一前一后情况下,倾斜身体,令其一侧下肢承重的情况下,控制另一侧下肢向前做小幅度的跨步动作,双下肢交替进行。当患儿能够支撑这一动作之后让患儿脱离帮助,自己站起并反复诱导,更好地提高患儿的平衡能力及头、躯干、下肢的协调能力。

(三)促进日常生活活动能力

1.进食护理

(1)进食姿势的选择:应以避免全身肌张力升高,避免不必要的不自主运动或异常运动模式出现,保持身体左右对称,促进正中指向为原则,可采用抱坐进食、面对面进食和坐姿矫正进食等方法。对于坐位困难的患儿可用靠垫等予以支撑身体,调整双手的位置靠近胸前正中,进而辅助进食;也可让患儿坐在固定的椅子上进食,通过固定坐姿矫正,维持有利的进食体位。

(2)辅助进食:对于咀嚼、吞咽困难的患儿,护理人员要积极进行辅助进食,将食物喂到患儿口内时,要立即用手托起小儿下颌,促使其闭嘴,若食物不能及时吞咽,可轻轻按摩患儿颌下舌根部,以促进吞咽动作的完成。

(3)进食注意事项:进食时保持患儿颈部竖直,利于吞咽,避免呛咳,在喂食时,切勿在患儿牙齿紧咬的情况下,强行将食匙抽出,以防损伤牙齿及口腔黏膜,应待患儿自动松口时,将食匙迅速抽出,喂食时要使患儿保持坐位或半坐位,头处于中线位,避免患儿头后仰时导致异物吸入。同时,患儿进食时应创造良好的进食环境,避免精神刺激,鼓励较大年龄的患儿学习进食动作,完成独立进食。

2.穿脱衣物的护理

(1)衣服的穿脱:穿套头衫或背心时,先穿上患侧或功能较差侧袖子,再穿上健侧或功能较好侧袖子,然后以健手为主将衣服套入头部,拉下衣角;脱衣时,先以健侧或功能较好的手为主拉起衣角,将衣服从头上脱下,然后,健侧或功能较好的一侧先脱下衣袖,患侧或功能较差的一侧后脱。穿对襟衣服时,可先将其下面的纽扣扣好,根据患儿的情况,留1~2个上面的纽扣不扣,然后按照套头衫的穿脱方法进行训练。

(2)裤子的穿脱:取坐位,先将患侧或功能较差的下肢套入裤筒,再穿另一侧,然后躺下,边蹬健足,边向上提拉裤子到腰部并系好。脱法与穿法相反。脑瘫患儿应在坐、立、手的训练基础上积极鼓励进行更衣训练,采取合适的方法便于穿脱衣物。

3.洗漱护理

(1)洗脸、洗手:对于年龄较小、不能维持坐位、手功能极度低下的患儿,由他人帮助取合理、舒适的体位洗漱;对于坐位时不稳的患儿进行洗脸、洗手时,鼓励患儿将双手放在一起,保持正中位;如果患儿双膝不能伸直可让患儿坐在凳子或矮椅子上进行洗脸、洗手;对能站立的患儿可让其一手有抓握物体做支撑,另一手进行洗脸,毛巾可做成手套,洗起来更加方便。

(2)辅助洗浴:对不同类型的脑瘫患儿,洗浴的方法也不相同。①痉挛型:此型患儿在洗澡时应采取俯卧位,这样可抑制伸肌高度紧张,有效抑制异常反射的出现,对于这类患儿最好选择盆浴,水温要适度,避免淋浴和水温不适给患儿带来的不良刺激。②肌张力低下型:此型患儿在洗澡时应采取半坐位,可选择使用"沐浴床"进行训练,这样可给予头部、颈部、躯干足够的支持,有助于沐浴动作的完成。将"沐浴床"安装在配套使用的长圆形浴盆上,让患儿坐在浴盆中,水浸泡到患儿胸部为宜。③不随意运动型:此型患儿在洗澡时应采取坐位,并采取躯干加固定带的方法,这样有利于沐浴动作的顺利完成。

（3）独自洗浴训练：对于平衡能力和手功能尚可的患儿，可让他自己练习洗浴，从安全和提供方便的角度考虑，可在浴盆周围安装扶手及特殊装置。患儿在浴盆中玩耍可以学习许多功能动作，可在水中放一些可漂浮的玩具，也可以让患儿看自己的手、足，从中学习抓握及认识自己身体的能力。同时，脑瘫患儿大多数皮肤感觉缺失，可通过用毛巾摩擦身体、涂抹肥皂等刺激皮肤，增强皮肤的感觉能力。

4.排泄护理

当患儿两岁以上，能自己示意大小便时，才适合排便训练，训练过早常见效甚慢或者失败。家长可以记录下患儿24小时内排便的次数和时间，一般选在患儿集中排便前的半个小时进行训练，定时令患儿在便器或痰盂上坐15分钟，让其养成坐便器上排便的习惯。使用痰盂时，应把痰盂放在一个方形或圆形的痰盂盒中，可以增加稳定性，盒子的高度以患儿坐在其上，双脚能踏到地面为宜，这样患儿在解大小便时坐在上面比较有安全感。对较小的患儿可以放在护理者膝上，一方面可以支持患儿背部并稍向前倾，腿部弯曲，两腿分开，放坐在椅子便盆上。对稍大的患儿选择和设计合适的便桶很重要，可将便桶置于纸箱中，前面有横杆以利于支持，也可以将便桶放置在倒置的板凳中，四周有横杆提供更好的支持。

训练内容包括：脱下裤子→坐在便器上→站起→提好裤子的全部过程。如需取手纸，卫生纸必须置于患儿伸手可取的范围内。排泄训练实际是一项综合训练，包括穿脱裤子、坐位平衡、蹲起训练、手功能训练等。训练患儿养成定时大小便习惯，并掌握在便盆上排泄的方法，学习使用手纸和穿脱裤子。

5.语言功能训练

首先要保持正确的姿势，维持患儿头的正中位置，在面对患儿眼睛的高度与其交谈。积极提供语言刺激，激发患儿对语言的兴趣，树立患儿学说话的信心，要鼓励患儿发声，当患儿发声时要立刻答应并与其对话或点头示意，同时予以表扬及鼓励。语言训练是一项长期而艰苦的工作，需要极大的耐心与持之以恒。

（四）心理康复护理

护理人员应给予脑瘫患儿更多的爱心，给予患儿家长更多的理解，对其运动、语言、智力等方面的功能障碍不歧视、不嘲讽，对长期接受护理的患儿不厌其烦、态度和蔼，耐心细致地照顾患儿，让其感受到温暖和关爱。经常与患儿交流，包括眼神鼓励、语言沟通和身体爱抚，给患儿讲故事，组织集体游戏，创造良好的成长环境。

七、家庭社区康复指导

脑瘫的康复是一个长期的过程，所需费用高、耗时长、给家庭和社会带来极大的负担，因此，加强宣教，积极预防具有重要意义。

（一）脑瘫的预防

结合母婴之间各种危险因素的联系，采取多种预防措施，告知家长预防脑瘫发生的知识和措施，从产前保健、围产期保健和出生后3个阶段进行预防，宣传优生优育，实行婚前保健，避免近亲结婚，阻断遗传病及先天缺陷；积极开展产前检查，防止感染性疾病发生；避免早产、低体重儿和巨大儿出生，预防窒息、颅内出血和核黄疸，出生后预防感染性疾病的发生，预防高热惊厥。

（二）早发现、早治疗

婴儿出生后应定期到医疗机构进行体格检查，特别是母亲孕期出现不正常情况，难产、早产、新生儿窒息等情况者更应密切观察,对脑瘫做出早期诊断,早期加以综合干预治疗,避免错过康复治疗的关键时期。

(三)指导家庭训练

家庭治疗是脑瘫康复的一个重要环节,患儿每天通过自身的日常生活动作的完成,来达到训练目的,因此,应教给家长、患儿日常生活活动训练的内容和方法,包括脑瘫患儿正确的卧床姿势、如何正确抱脑瘫患儿、脑瘫患儿进食体位等,避免过分保护,应采用鼓励性和游戏化的训练方式。帮助家长树立起良好的心态和坚定的信念,最终使患儿学会生活的基本技能,适应环境,回归家庭,回归社会。

(高丽娜)

第十六章

手术室护理

第一节 手术室应急情况处理

一、心搏骤停

心搏骤停是指各种原因(如急性心肌缺血、电击、急性中毒)导致心脏突然停止搏动,有效泵血功能消失,造成全身循环中断、呼吸停止和意识丧失而引起全身严重缺血、缺氧。一旦发生手术患者心搏骤停,手术团队成员应第一时间进行快速判断,并实施心肺复苏术(cardio pulmonary resuscitation,CPR)。

(一)术中发生心搏骤停的原因

1.各种心脏病

各种心脏病,如心肌梗死、心肌病、心肌炎、严重心律失常、严重瓣膜疾病。

2.麻醉意外

术中麻醉过深,或大量应用肌松剂,或气管插管引起迷走神经兴奋性升高,使原来有病变的心脏突然停跳。

3.药物中毒或过敏

常见的术中药物中毒有局麻药(普鲁卡因胺)中毒,常见的术中过敏有抗生素过敏、术中血液制品过敏等。

4.心脏压塞

心脏外科手术中,如术中未完全止血或术中出血,未及时将血引流出心包,易形成血块而导致心脏压塞。

5.血压骤降

血压骤降,如快速大量失血、失液,或术中使用过量的扩血管药物,可使手术患者的血压骤降至零,心搏骤停。

(二)心肺复苏术的实施

心肺复苏术是针对呼吸、心跳停止的急症危重患者所采取的关键抢救措施,即胸外按压形成暂时的人工循环并恢复自主搏动,采用人工呼吸代替自主呼吸,快速电除颤转复心室颤动,尽早使用血管活性药物恢复自主循环的急救技术。若手术患者由心脏压塞引起心跳、呼吸骤停,应当马上实行手术,清除心包血块。对心跳、呼吸骤停的急救有效的指标:触及大动脉搏动,收缩压8 kPa(60 mmHg)以上;皮肤、口唇、甲床的颜色由紫转红;瞳孔缩小,对光反射恢复,睫毛反射恢复;自主呼吸恢复;心电图表现室颤波由细变粗。

1.迅速评估

如果患者为术中已实施麻醉监护的手术患者,可以通过监护仪实时监测数据和触摸颈动脉搏动,判断脉搏和呼吸;但不可反复观察心电示波,丧失抢救时机;如果为术中未实施麻醉监护的手术患者,则手术室护士或手术医师应迅速判断其意识反应、脉搏和呼吸情况,若手术患者意识丧失,深昏迷,呼之不应,手术室护士或手术医师要用2根或3根手指触摸患者的喉结再滑向一侧,于此平面的胸锁乳突肌前缘的凹陷处,触摸颈动脉搏动,检查至少5秒,但不要超过10秒,如果10秒内没有明确地感受到脉搏,应启动心肺复苏应急预案。

2.启动心肺复苏应急预案

如果麻醉师在场,手术室护士应配合麻醉师和手术医师一同进行心肺复苏。如果患者为局麻手术患者,手术室巡回护士应当立刻呼叫麻醉师来帮助,同时协助手术医师开始心肺复苏术。

3.胸外按压及呼吸复苏

(1)胸部按压:抢救者站于手术患者的一侧,使手术患者仰卧在坚固、平坦的手术床上,如果手术患者取特殊体位(如俯卧位、侧卧位),手术团队应将其翻转为仰卧位,翻转时应尽量使其头部、颈部和躯干保持在一条直线上。抢救者一只手的掌根放在手术患者胸部的中央,另一只手的掌根置于第一只手上,伸直双臂,使双肩位于双手的正上方。要用力、快速按压,胸骨下陷至少5 cm,按压频率每分钟至少100次,每次按压后让胸壁完全回弹,尽量减少按压中断。

(2)开放气道,进行呼吸支持:如果已给手术患者置气管插管,则应使用呼吸机或简易人工呼吸器进行呼吸支持。如果未给手术患者置气管插管,则手术室护士应协助麻醉师或手术医师用仰头提颏法和推举下颌法开放气道,同时给予人工呼吸面罩做呼吸支持,同时应尽快实施气管内插管,连接呼吸器或麻醉机。

仰头提颏法是指抢救者一只手置于手术患者的前额,用手掌推动,使其头部后仰,另一只手的手指置于颏附近的下颌下方,提起下颌,使颏上抬。推举下颌法是指抢救者同时托起手术患者的左下颌、右下颌,无须仰头,当手术患者存在脊柱损伤的可能时,应选择推举下颌法开放气道。

(3)胸内心脏按压:在胸外心脏按压无效的情况下,可实施胸内心脏按压。应用无菌器械,局部消毒,于左第4肋间前外侧切口进胸,膈神经前纵向剪开心包,正确地施行单手或双手心脏按压术。一般用单手按压时,拇指和大鱼际紧贴右心室的表面,其余4指紧贴左心室后面,均匀用力,有节奏地进行按压和放松,每分钟60~80次。双手胸内心脏按压用于心脏扩大、心室肥厚者。抢救者把左手放在右心室面,把右手放在左心室面,用双手手掌向心脏做对合按压,其余与单手胸内心脏按压相同。切勿用手指尖按压心脏,以防止心肌和冠状血管损伤。术后彻底止血,置胸腔引流管。

(三)电除颤

部分循环骤停的手术患者实际上是心室颤动。在心脏按压过程中,对出现心室颤动者随时进行电击除颤,使其恢复窦性节律。

1.胸外除颤

将除颤电极包上盐水纱布或涂上导电膏,把一个电极放在患者胸部右上方(锁骨正下方),把另一个电极放在左乳头下(心尖部),对成人一般选用 200～400 J,对儿童选用 50～200 J。第一次除颤无效时,可酌情加大能量,再次除颤。

2.胸内除颤

术中或开胸抢救时使用胸内除颤电极板,电极板蘸以生理盐水,在左、右两侧夹紧心脏,对成人用 10～30 J,放电后立即观察心电监护波形,了解除颤效果。

二、外科休克

休克是一种急性的综合征,是指各种强烈致病因素作用于机体,使循环功能急剧减退,组织器官的微循环灌流严重不足,导致细胞缺氧和细胞功能障碍,以至重要生命器官的功能、代谢发生严重障碍的全身危重病理过程。休克分为低血容量性、感染性、心源性、神经性和过敏性休克。其中低血容量休克是在手术患者中最常见的休克类型,由于体内或血管内血液、血浆或体液等大量丢失,有效血容量急剧减少,于是血压降低和产生微循环障碍。脾破裂出血、肝破裂出血、宫外孕出血、四肢外伤、术中大出血等可造成低血容量性休克。

(一)低血容量性休克的临床表现

早期患者出现精神紧张或烦躁,面色苍白,出冷汗,肢端湿冷,心跳加快,血压稍高。晚期患者出现血压下降,收缩压<10.7 kPa(80 mmHg),脉压<2.7 kPa(20 mmHg),心率加快,脉搏细速,烦躁不安或表情淡漠,严重者出现昏迷,呼吸急促,发绀,尿少,甚至无尿。

(二)低血容量性休克的急救措施

休克的预后取决于病情的轻重程度、抢救得是否及时、抢救措施是否得力。所以一旦手术患者发生低血容量性休克,手术室护士应采取以下护理措施,协助手术医师、麻醉师,共同对手术患者进行急救。

1.一般护理措施

休克的手术患者被送入手术室后,首先应维持手术患者的呼吸道通畅,同时使其仰卧于手术床上并给予吸氧;选择留置针,迅速建立静脉通路,保证补液速度;调高手术间温度,为手术患者盖棉被,同时可使用变温毯等主动升温装置,维持手术患者的正常体温。

2.补充血容量

治疗低血容量休克的首要措施是迅速补充血容量,短期内快速输入生理盐水、右旋糖酐、全血或血浆、清蛋白以维持有效回心血量。同时正确地评估失液量,可以根据临床症状、中心静脉压、尿量和术中出血量等进行判断。对休克患者术前必须常规留置导尿管,以备记录尿量。术中出血量包括引流瓶内的血量及血纱布上的血量,巡回护士应正确评估、计算术中出血量后告知手术医师。在快速补液时,手术室护士应密切观察手术患者的心肺功能,防止急性心力衰竭;在给手术患者输注库血前,要适当给库血加温,预防术中低体温的发生。

3.积极处理原发病

(1)术前大量出血引起休克:对术前因肝破裂出血、脾破裂出血、宫外孕出血等而休克的患者,手术团队成员应分秒必争,立即实施手术以止血。

(2)四肢外伤引起休克:手术室护士事先准备止血带,并协助手术医师及时环扎止血带,并记录使用的起止时间。

（3）术中大出血：洗手护士在无菌区内做好应急配合，密切关注手术野，协助手术医师采取各种止血措施，传递器械、缝针时应确保动作迅速、准确。巡回护士应及时向洗手护士提供各类止血物品和缝针，与麻醉师共同准备并核对血液制品。

（4）剖宫产术中发生大出血：手术医师可以通过按摩子宫、使用缩宫素、缝扎等方式进行止血，巡回护士应及时准备缩宫素等增强子宫收缩的药物。如遇胎盘滞留或胎盘、胎膜残留的情况，洗手护士应配合手术医师尽快徒手剥离胎盘、控制出血，若未能有效控制出血，在输血、抗休克的同时，行子宫次全切除术或全子宫切除术，巡回护士应及时给洗手护士提供手术器械、敷料及特殊用物，并准确地清点和记录添加的器械和纱布。

4.及时执行医嘱

在抢救手术患者的紧急情况下，巡回护士可以执行手术医师的口头医嘱，执行前必须复述，得到确认后方可执行。

5.做好病情观察及记录

注意观察手术患者的生命体征，记录出入量（输血量、输液量、尿量、出血量、引流量等），记录各类抢救措施、术中用药及病情变化。

三、输血反应

输血是临床抢救患者、治疗疾病的有效措施，在外科手术领域应用较广。一般情况下输血是安全的，但仍有部分患者在输血或输入某些血液制品后出现各种反应，可能由供者、受者的血细胞表面同种异型抗原型别不同所致。常见的输血反应为 ABO 血型不符导致的溶血反应。除了溶血反应，还有非溶血性反应（即发热反应、变态反应）。

（一）溶血反应

溶血反应是最严重的输血反应，死亡率高达 70%。发生溶血反应的患者，临床表现与发病时间、输血量、输血速度、血型、溶血的程度密切相关而且差异性大。术中全麻患者较早出现的征象是手术野出血、渗血和不明原因的低血压、无尿。

（二）发热反应

发热反应是最常见的非溶血性输血反应，发生率可达 40%。发热反应通常在输血后1.5～2 小时发生，症状可持续 0.5～2 小时，其主要表现为输血过程中手术患者发热、打寒战。如遇发生发热反应的手术患者，立即终止输血，用解热镇痛药或糖皮质激素处理。造成该不良反应的原因有血液或血制品中有致热原，受血者多次受血后产生同种白细胞和/或血小板抗体。

（三）变态反应

变态反应是输血常见的并发症之一，发生在输血过程中或输血后数分钟，临床表现为受血者出现荨麻疹、血管神经性水肿，重者有全身皮疹，喉头水肿，支气管痉挛，血压下降等。造成该不良反应的原因有所输血液或血制品含变应原，受血者本身为高过敏体质或因多次受血而过敏。

（四）对输血反应的急救措施

一旦发生输血反应，应立即停止输血，更换全部输液管路。遵医嘱进行抗过敏等治疗，紧急情况下，手术医师可以下口头医嘱，但护士必须完整复述口头医嘱，得到确认后方可执行之。将未输完的血液制品及管道妥善保存，送输血科。

四、火灾

手术室发生火灾虽然罕见，但是如果手术室工作人员忽视防火安全管理，操作不规范，火灾就可能发生。因此,手术室工作人员要充分认识到火灾的危险性,提高防范手术室火灾意识,防止发生火灾,并制定火灾应急预案,一旦发生火灾,将损失降至最低。

(一)手术室发生火灾的危险因素

1.火源

(1)手术室内有多种仪器设备,如电刀、激光、光纤灯源、无影灯、电脑、消毒器,设备及线路老化、破损发生漏电、短路,接头接触不良,使用后忘记关闭电源等,均是手术室发生火灾的导火索。

(2)手术室相对封闭的空间:如果通风不良、湿度过低,物体间相互摩擦极易产生静电,遇可燃物或助燃剂即可能导致火灾。

(3)高危设备的使用不当:如高频电刀在使用时会产生很高的局部温度,输出功率越高,产生温度也越高,遇到高浓度氧和酒精时就会诱发燃烧。

2.氧气

氧气是最常见的助燃剂。患者在手术过程中一般需持续供氧,故手术室中特别是在患者头部可有局部高氧环境。术中采用面罩吸氧,密闭不严造成无菌巾下腔隙中的氧达到较高的浓度,可燃物在此环境中很容易燃烧。

3.可燃物

手术室内可燃物很多,有酒精、碘酊、无菌巾、纱布、棉球、胶布等,酒精挥发和氧气浓度增大可形成一种极易燃烧的混合物,一旦有火源就能燃烧,严重者可引起爆炸。

(二)手术室火灾的预防措施

1.加强手术室管理

改进手术室的通风设备,防止氧气和酒精在空气中积聚的浓度过高;定期对仪器设备、线路进行维护和检修;氧气瓶口、压力表上应防油、防火,不可缠绕胶布或将其存放在高温处,使用完毕立即关好阀门;制定手术室防火安全制度及火灾应急预案;在手术室内放置灭火器材,保证消防通道通畅。

2.加强术中管理

使用电刀时严格控制输出功率,严禁超出电刀使用的安全值范围;使用酒精或碘酊消毒时,不可过湿擦拭,待其挥发完全后再开始使用电刀;使用任何带电的仪器设备前,必须确定不处在高氧环境中,使用完毕及时关闭电源;对需要面罩吸氧的手术患者,应尽量给予低流量吸氧。

3.加强手术室工作人员的消防安全意识

树立防患于未然的观念,杜绝火灾隐患,防止发生火灾。组织全体医务人员学习一些基本的防火灭火安全知识,掌握灭火器材的使用方法。手术室配备的灭火器主要是二氧化碳灭火器,适合扑灭易燃液体、可燃气体、带电物质引起的火。

(三)手术室火灾的应急预案及处理

1.原则

原则是早发现,早报警,早扑救,及时疏散人员,抢救物资,各方合作,迅速扑灭火灾。

2.现场人员应对火灾的4个步骤

(1)救援:组织患者及工作人员及时离开火灾现场;对于不能行走的患者,采用抬、背、抱等方式转移。

(2)报警:利用就近电话迅速向医院火灾应急部门报警及拨打119报警,有条件者按响消防报警按钮,迅速向火灾监控中心报警;在拨打119报警时讲清单位、楼层/部门、起火部位、火势大小、燃烧的物质和报警人的姓名,并通知邻近部门关上门窗、熟悉灭火计划和随时准备接收患者;与此同时,即刻向保卫科、院办、主管副院长汇报,并派人在医院门口接应和引导消防车进入火灾现场。

(3)限制:关上火灾区域的门、窗、分区防火门,防止火势蔓延。

(4)灭火或疏散:如果火势不大,用灭火器材灭火;如果火势过猛,按疏散计划,及时组织患者和其他人员撤离现场。

3.救助人员灭火、疏散的步骤

救助人员接到报警而到达后,立即采取以下步骤展开灭火和疏散。

(1)报警通报:立即通知所有相关领导、部门以及可能殃及的区域,要求相关人员到位,启动相应流程,做好灭火和疏散准备。

(2)灭火:①确定火场情况,做到"三查三看"。一查火场是否有人被困,二查燃烧的是什么物质,三查从哪里到火场最近;一看火烟,定风向,定火势,定性质,二看建筑,定结构,定通路,三看环境,定重点,定人力,定路线。②在扑救中,参加人员必须自觉服从现场最高负责人的指挥,沉着、机智,正确地使用灭火器材,做到先控制、后扑灭。③抓住灭火的有利时机,对存放精密仪器、昂贵物资的部位,应集中使用灭火器灭火,一举将火灾扑灭在初起阶段。④有些物品在燃烧过程中可产生有毒气体,扑救时应采取防毒措施,例如,使用氧气呼吸面罩,用湿毛巾、口罩捂住口鼻。

(3)疏散:积极抢救受火灾威胁的人员,应根据救人任务和现有的灭火力量,首先组织人员救人,同时部署一定力量灭火,在力量不足的情况下,应将主要力量投入救人工作。

4.疏散的原则和方法

(1)火场疏散先从着火的房间开始,再向着火层以上各层疏散救人;本着患者优先的原则,医院员工有责任引导患者向安全的地方疏散。即先近后远,先上后下。要做好安抚工作,不要惊慌、随处乱跑,要服从指挥;对于被火围困的人员,应通过内线电话或手机等通信工具,告知其自救办法,引导他们自救脱险。

(2)疏散通道被烟雾所阻时,应用湿毛巾或口罩捂住口鼻,尽量把身体贴近地面,匍匐前进,向消防楼梯转移,离开火场;对火灾中的受伤人员,抢救人员应用担架、轮椅等,及时将伤员撤出危险区域。

(3)禁止使用电梯,防止突然停电造成人员被困在电梯里。在疏散通道口必须设立哨位指明方向,保持通道畅通无阻;最大限度地分流,避免大量人员涌向一个出口,造成伤亡事故。

(4)疏散与保护物资:对受火灾威胁的各种物资,是进行疏散还是就地保护,要根据火场的具体情况决定,目标是尽量避免或减少财产的损失。在一般情况下,应先疏散和保护贵重的、有爆炸和毒害危险的以及处于下风向的物资。疏散出来的物资不得堵塞通路,应放置在免受烟、火、水等威胁的安全地点,并派人保护,防止丢失和损坏。

五、停电

手术室停电通常可分为由人为原因造成的停电和意外情况引起的停电。如维修线路、错峰用电、拉闸限电或打雷时保护性地关闭电源等,应事先告知手术室,手术室工作人员要做好停电准备,保证手术安全。若停电由恶劣天气、火灾、电路短路等意外情况引起,虽无法事先预料,但要提高警惕,完善应急工作。

（一）手术室停电的预防措施

1.按手术室建筑标准做好配电规划

医院及手术室应建立两套供电系统,当其中一路发生故障时,自动切换至备用系统,保障手术室及其他重要部门的供电。医院及手术室还应备有应急自供电源系统,当两套外供系统全部出现故障时,可紧急启动自供电源系统,维持短时间供电,为抢修赢得时间,为患者的安全提供保障。

2.加强手术室管理

每个手术间配备有足够的电插座,术中用电尽量使用吊塔与墙上的电源插座,少用接线板,避免地面拉线太多。对电插座应加盖密封,防止进水,避免电路发生故障。每个手术间有独立的配电箱及带保险管的电源插座,以防一个手术间故障影响整个手术室的运作。设备科相关人员必须定期对手术室的电器设备进行检测和维护。手术室内严禁私自乱拉、乱接电线。如发生断电,应马上通知相关人员查明原因。

3.加强手术室工作人员的用电安全意识

制定防止术中意外停电制度、停电应急预案,组织学习安全用电知识,术中合理使用电器设备,防止仪器短路。

（二）手术室停电的应急预案及处理

1.手术间突发停电

（1）手术室工作人员立即报告科主任、护士长,电话报告医院相关部门。

（2）巡回护士使用应急灯照明,保证手术进行,对清醒的患者做好安抚工作。

（3）断电后麻醉呼吸机、监护仪、微量输液泵等用电设备均停止工作,尽量使用手动装置替代动力装置,如把使用呼吸机改为手控呼吸器,监护仪蓄电池失灵无法正常工作,应手动测量血压、脉搏和呼吸,以及时判断患者的生命体征,保证手术患者的呼吸、循环支持。

（4）防止手术野的出血,维持手术患者的生命体征稳定。如单间手术间停电,可以先将电刀、超声刀等仪器接手术间外的电源;如整个手术室停电,应立即启动应急电源。

（5）关闭所有用电设备的开关(除接房外电源的仪器外),由专业人员查明断电原因,解决问题后恢复供电。

（6）做好停电记录,包括停电时间及过程。

2.手术室内计划停电

（1）医院相关部门提前通知手术室停电时间,手术室工作人员做好停电前准备。

（2）停电前相关部门再次与手术室工作人员确认,以保证手术的安全。

（3）解决问题后及时恢复供电。

（赵　楠）

第二节　手术室护士职业危害及防护

手术室护士在工作中常需面对各种高危因素,如患者的血液、体液、放射线、有害气体,而且每天工作繁重,节奏紧张,因此手术室护士是容易受到职业危害的群体。手术室护士必须树立职业安全意识,妥善处理现存及突发问题,正当防护,最大限度地保证自己的健康。

一、血源性感染

手术室的工作环境特殊,工作人员直接接触患者的血液、分泌物、呕吐物等,因此感染血源性传染病的概率较高。

(一)血源性感染的危险因素

医院内血源性传播的疾病有20多种,常见且危害性大的是乙型病毒性肝炎、丙型病毒性肝炎、艾滋病。体液按所含病毒浓度从高到低依次为血液、血液成分、伤口感染性分泌物、阴道分泌物、羊水、胸腔积液、腹水。乙型肝炎病毒(HBV)感染是手术室护士意外血源性感染中最常见的,有研究表明手术室护士的HBV感染率明显高于内科及外科护士,其感染率高达30%。目前我国艾滋病发病率呈迅猛增长的趋势,当发生针刺伤时,0.004 mL带有艾滋病病毒(HIV)的血液足以使伤者感染。此外,从感染病毒到发生转移有一定时间,如HBV的为8周,HCV的为8周,HIV的为6个月。从感染病毒到出现症状的时间可能更长,如HBV的为45~60天,HCV的为45~60天,HIV的为12年。这段时间内,伤者作为病毒携带者也成为危险因素之一。

(二)血源性感染的途径

血源性感染主要分为经非完整性皮肤传播和黏膜传播。经非完整性皮肤传播具体表现为护理操作和传递器械的过程中,意外发生针刺伤、刀割伤,新鲜伤口或皮肤的陈旧性伤口直接接触到沾有患者的体液或血液的敷料、器械后感染病毒。经黏膜传播具体表现为手术配合中患者的体液、血液直接溅入手术室护士的眼内,手术室护士通过角膜感染病毒。血源性感染的途径不包括通过吸入血气溶胶传播。

(三)血源性感染的防范措施

1.个人防护

手术室护士应定期进行健康检查,接种相关疫苗,加强个人免疫力。定期培训,强调防止意外血源性感染的必要性,增强个人防范意识。

2.术前评估

做好术前访视。除急诊手术外,术前应了解患者相关检查和化验的结果,如肝功能,有无乙型肝炎病毒(HBV)、丙型肝炎病毒(HCV)、梅毒病毒、艾滋病病毒(HIV)。针对检查和化验结果呈阳性的手术患者,手术人员应在术中采取相应的防护措施;针对无化验结果的手术患者,应视其为阳性,手术人员做好标准预防。

3.防护措施

根据具体情况做好充分的自我安全防护。进行有可能接触手术患者体液的护理操作时必须戴手套,手部皮肤有破损者戴两层手套,脱去手套后再用皂液和流动水充分冲洗。手术医师和洗手护士应戴具有防渗透性能的口罩、防护眼镜或带有面罩的口罩,穿具有渗透性能的手术衣,阻挡可能飞溅到面部的血液、体液。手术配合中需保持思想高度集中,避免疲劳操作,正确放置和传递锐器;回收针头等锐器时,避免锐利端朝向接收者,防止刺伤;传递锐器时,应将其放入弯盘进行传递;卸除锐器时必须使用持针器,不能徒手卸除。

4.术后处理

完成感染手术后,参加手术的人员必须脱去污染的手术衣、手套、换鞋(脱鞋套),完成之后方能离开手术间,沐浴、更换衣裤后才能参加其他手术。术后按规范处理物品,清洗回收器械时,注意先将针头、刀片等锐器卸下,并弃入有特殊警示标记的锐器医疗废弃物桶。手工清洗器械时,应戴护目镜、防渗透性口罩,穿防水隔离衣,戴手套。术后应用含氯溶液或酸水湿式清洁手术间的地面及物品。

(四)意外血源性感染后的处理

1.皮肤接触血液、体液

立即用皂液和流动水清洗污染皮肤。

2.黏膜接触血液、体液

若手术患者的血液或体液溅入眼睛,立即用大量清水或生理盐水冲洗,然后滴含有抗生素的眼药水。

3.针刺或刀割伤

(1)立即脱去手套,向远心端挤出血液并用大量肥皂水或清水清洗伤口,再将手浸泡于3%碘附内3分钟,最后贴上敷料。

(2)受伤后处理:伤后24小时内报告护士长及预防保健科,登记在册。暴露源不明者按阳性处理。72小时内做HIV/HBV/HCV等基础水平检查,怀疑HBV感染者,立即注射乙肝高价免疫球蛋白和乙肝疫苗;怀疑HIV感染者,短时间内口服大剂量叠氮胸苷(AZT),然后进行周期性(6周、12周、6个月)复查。

二、化学性危害

相对其他临床科室而言,手术室环境封闭,存在多种危害因素,例如,空气中常常存在一定浓度的挥发性化学消毒剂和吸入性麻醉药,这些都直接或间接地影响医务人员的健康。

(一)化学性危险因素

1.化学消毒剂

手术间及手术物品的消毒与灭菌、标本的浸泡都要用到一些化学消毒剂,如甲醛、戊二醛、含氯消毒剂、环氧乙烷。这些消毒剂对人的神经系统、呼吸道、皮肤、眼睛、胃肠道等有损害。长期吸入高浓度混有戊二醛的空气或者直接接触戊二醛容易引起眼灼伤、头痛、皮肤黏膜过敏等;甲醛会直接损害呼吸道黏膜,引起支气管炎、哮喘,急性大量接触可致肺水肿,使细胞突变,可能致畸、致癌;环氧乙烷侵入人体可损害肝、肾和造血系统。

2.挥发性麻醉气体

目前手术室普遍采用禁闭式麻醉装置,但仍有许多麻醉废气直接或间接排放在手术室内。若麻醉机呼吸回路泄漏以及手术结束后拔除气管导管,患者自然呼吸,可使麻醉气体排放到手术间内,造成空气污染。这对医务人员的听力、记忆力、理解力、操作能力等都会造成一定的影响。长期接触该类气体,该类气体的毒性会在人体内的蓄积,影响肝、肾功能,可引起胎儿畸变、自发性流产和生育力降低。

3.臭氧

开启紫外线灯对房间进行消毒时,会产生臭氧。在空气中可嗅知的臭氧浓度为0.02~0.04 mg/L,当臭氧浓度达到5~10 mg/L时可引起心跳加速,对眼、黏膜和肺组织都有刺激作用,能破坏肺表面活性物质,引起肺水肿和哮喘等疾病。

4.化疗药物

肿瘤手术过程中经常需要配制化疗药,巡回护士处理这些化疗药物时不可避免地吸入含有药物的气溶胶，或皮肤沾染药液，虽然剂量较小，但其累积作用可产生远期影响，如白细胞计数减少，自然流产率升高。环磷酰胺在尿液中的代谢物有诱发尿道肿瘤的危险。

（二）化学性危害的防范措施

1.化学消毒剂

减少化学消毒剂的使用，尽量用等离子灭菌替代戊二醛浸泡及环氧乙烷灭菌。医务人员避免接触化学消毒剂，减轻职业损害。工作人员在检查、使用和测试化学消毒剂时，必须戴好帽子、口罩、手套、防护眼罩，准确操作，如不慎把化学消毒剂溅到皮肤和眼睛上，要用清水反复冲洗。应尽量使消毒、灭菌容器密闭，例如，给戊二醛消毒容器加盖，减少消毒剂在空气中挥发；在使用以戊二醛等消毒剂浸泡的器械前，必须将消毒剂冲洗干净；应把环氧乙烷灭菌器置于专门的消毒室内，并安装良好的通风设施，减少有害气体在手术室内残留。

2.化疗药物

配制化疗药物时，先要做好自身防护，穿隔离衣，戴手套、口罩、帽子，必要时戴防护眼罩；熟练掌握化疗药物的配制方法，防止药液和雾粒逸出。孕妇禁止接触化疗药物。加强化疗废弃物的管理，将其与其他物品分开管理，将其存放于规定的密闭容器中，送有关部门做专业处理。

3.麻醉废气管理

工作人员加强自身防护。选用密闭性良好的麻醉机，进行定期检测，防止气源管道系统泄漏。加强麻醉废气排污设备管理，改善手术室的通风条件。根据手术种类及患者的具体情况，选择合适的麻醉方式，并合理安排手术间。护士在妊娠期间应尽量减少接触吸入性麻醉药的机会。

三、物理性危害

手术室内众多物理因素（如噪声、手术过程中产生的烟雾、电灼伤及辐射）威胁着手术室工作人员的健康。

（一）物理性危险因素

1.噪声

手术室内的噪声持续存在，却经常被忽视，噪声常来源于监护仪、负压吸引器、电锯等。手术室工作人员长期暴露于噪声中，可产生头痛、头晕、耳鸣、失眠、焦虑等症状。噪声不仅对人体听觉、神经系统、消化系统、内分泌系统以及人的情绪有负面影响，还可能不利于团队协作及正常工作的开展。

2.手术烟雾

术中使用电外科设备、高热能激光、外科超声设备，腔镜手术中二氧化碳气体泄漏等可产生烟雾，对人体产生负面影响。由气溶胶、细胞碎片等组成的手术烟雾，可能引起呼吸道炎症反应、焦虑、眩晕、眼部刺激症状等，此外手术烟雾还可能成为某些病毒的载体，传播疾病。

3.辐射

随着外科手术日趋数字化和精细化，C型臂机不只用于骨科手术，已运用于越来越多的科室手术。手术室工作人员如对其放射的X线不进行有效防护，容易导致自主神经功能紊乱以及恶性肿瘤，而且会影响生育能力，导致不孕、流产、死胎、胎儿畸形等。

（二）物理性危害的防范措施

1.噪声防护

为防止或减少手术室内噪声，手术室工作人员走路要轻而稳，不得高声谈笑，说话声音要低。

在实施各类操作或放置物品时,动作应轻柔。定期对手术室所有仪器设备进行普查和检修,淘汰部分陈旧且噪声大的仪器;对器械台、麻醉机、推车的车轮定期维修并上润滑剂,使用时尽量减少推、拉的次数。手术中对电动吸引器等产生较响声音的设备即用即开。严格管理手术过程中的参观及进修人员。

2.手术烟雾防护

手术室工作人员均应正确佩戴外科口罩,遇特殊情况可佩戴 N95 口罩或激光型口罩,以有效隔离手术烟雾。术中使用易产生手术烟雾的仪器设备时,洗手护士应主动或提醒手术医师及时吸尽烟雾。腹腔镜手术时严格检查气腹机与二氧化碳连接处是否密闭,二氧化碳储存瓶是否有泄漏。手术室应配备便携式烟雾疏散系统和便携式吸引电刀,及时吸尽产生的手术烟雾。

3.辐射防护

进行有 X 线透视的手术,手术前手术室工作人员必须穿好铅制护颈和铅袍以保护甲状腺和躯干,并于手术间内设置铅屏风,避免 X 线直接照射身体。孕妇避免接触 X 线辐射。在放射性暴露过程中,所有人员至少离开X线射线管 2 m,并且退至铅屏风之后。在放射性暴露中应尽可能使用吊索、牵引装置、沙袋等维持手术患者的正确体位,手术室工作人员不应用手来维持患者的体位,若迫不得已,应佩戴防护性铅制手套。进行X线透视的手术间门外应悬挂醒目的防辐射标识,提示其他人员远离。应把铅袍或铅衣摊平或垂直悬挂。专业人员定期进行测试和检查各类防辐射设施。手术室管理者合理安排手术人员,避免手术室护士短时间内大剂量接受 X 线照射,并要求参加该类手术的护士佩戴 X 线计量器,定期交防保科监测,以便了解护士接受 X 线的剂量。

4.电灼伤防护

定期请专业人员检修手术室专用线路和电器设备。手术室护士要严格遵守用电原则,熟悉仪器操作,避免电灼伤,记录各类仪器的使用情况,出现问题及时报告维修。

四、身心健康危害

随着医疗技术的发展,高、精、尖技术的广泛应用,手术室护士承担的工作中明显加重。手术室护士应在紧张而有序的工作与生活中保持自身的身心健康,应对各种工作压力源,提高工作效率及护理工作质量,同时促进个人身心健康,更好地适应手术室工作。

(一)影响身心健康的危险因素

手术室护理工作繁重,工作的连续性强,机动性强,加班概率高,长期连续工作中导致饮食不规律、站立时间长,使许多护士患有胃十二指肠溃疡、下肢静脉曲张、胃下垂、颈椎病等。长期的疲劳与困顿,无疑对工作、学习、生活产生负面影响。

(二)身心健康的维护

1.调整好心态

手术室护士应调整好心态,保持乐观的心境;对工作全身心投入,不把消极情绪带入工作,用积极情绪感染和影响别人;善于学习和积累应对各种困难和挫折的经验,改变自身的适应能力;通过自我调节、自我控制,使自己处于良好的状态。

2.加强业务学习,提高工作能力

手术室护士应掌握手术室护理理论及知识,熟悉手术类别及手术医师的习惯,提高配合手术的能力及应急处理能力,增强工作自信心。

3.保持良好的生理、心理状态

手术室护士应安排好作息时间,保证充足的睡眠;增强自身体质,均衡营养,坚持体能锻炼;建立良好的人际关系,创造和谐的工作氛围,丰富业余生活,缓解精神压力,消除心理疲劳。

4.关爱护士,引导减压

人性化管理,尊重、爱护每一位护士。低年资护士缺少工作经验,害怕应对复杂的手术,常会紧张、失眠,可开展"一对一"传、帮、带活动,设立心理调适课程等,帮助护士自我减压。

5.创造良好的工作环境

管理人员的认知与决策对护士行为起着重要的导向作用,因此在管理上应适当调整护士的工作强度,采取弹性排班制。安排护士依次公休,且保证每位护士的自主公休,安排外出旅游。

(赵　楠)

第三节　手术中的护理配合

一、洗手护士配合

(一)洗手护士工作流程

洗手护士工作流程主要包括以下几个步骤:①准备术中所需物品;②外科手消毒;③准备无菌器械台;④清点物品;⑤协助铺手术巾;⑥传递器械物品配合手术;⑦清点物品;⑧关闭伤口;⑨清点物品;⑩手术结束器械送消毒供应中心处理。

(二)洗手护士职责

1.手术前准备职责

洗手护士应工作严谨、责任心强,严格落实查对制度和无菌技术操作规程;术前了解手术步骤、配合要点和特殊准备,熟练配合手术;按不同手术准备术中所需的手术器械,力求齐全。

2.手术中配合职责

洗手护士应提前15分钟洗手,进行准备。具体工作分器械准备、术中无菌管理和物品清点几个部分。

(1)器械准备包括:①整理器械台,物品定位放置;②检查器械零件是否齐全,关节性能是否良好;③正确、主动、迅速地传递所需器械和物品;④及时收回用过的器械,擦净血迹,保持器械干净。

(2)术中无菌管理包括:①协助医师铺无菌巾;②术中严格遵守无菌操作原则,保持无菌器械台及手术区整洁、干燥,无菌巾如有潮湿,应及时更换或重新加盖无菌巾。

(3)物品清点包括:①与巡回护士清点术中所需所有物品,术后确认并在物品清点单上签名;②术中病理标本要及时交予巡回护士管理,防止遗失;③关闭切口前与巡回护士共同核对术中所用的所有物品,正确无误后,告知主刀医师,才能缝合切口,关闭切口及缝合皮肤后再次清点所有物品。

3.手术后处置职责

术后擦净手术患者身上的血迹,协助包扎伤口;术后器械确认数量无误后,用多酶溶液浸泡15分钟,初步处理后送消毒供应中心按器械处理原则集中处理,不能正常使用的器械做好标识并通知及时更换。

二、巡回护士配合

(一)巡回护士工作流程

巡回护士工作流程主要包括以下10个步骤:①术前访视手术患者;②核对(患者身份、所带物品、手术部位);③检查(设备仪器、器械物品);④麻醉前实施安全核查(Time-Out);⑤放置体位;⑥开启无菌包,清点物品;⑦协助术者上台;⑧配合使用设备仪器,供应术中物品,加强术中巡视观察;⑨手术结束前清点物品,保管标本;⑩手术结束后与病房交接。

(二)巡回护士工作职责

1.术前准备职责

(1)术前实施术前访视,了解患者病情、身体、心理状况以及静脉充盈情况,必要时简单介绍手术流程,给予心理支持;了解患者手术名称、手术部位、术中要求及特殊准备等。

(2)术前了解器械、物品的要求并准备齐全;检查所需设备及手术室环境,处于备用状态。

(3)认真核对患者姓名、床号、住院号、手术名称、手术部位、血型、皮试、皮肤准备情况;按物品交接单核对所带物品;用药时认真做到"三查七对"。

(4)根据不同手术和医师要求放置体位,手术野暴露良好,使患者安全舒适。

2.术中配合职责

(1)与洗手护士共同清点所有物品,及时准确地填写物品清点单,并签全名。

(2)协助手术者上台,术中严格执行无菌操作,督查手术人员的无菌操作。

(3)严密观察病情变化,重大手术做好应急准备。

(4)严格执行清点查对制度,包括各种手术物品、输血和标本等,及时增添所需各种用物。

(5)保持手术间安静、有序。

3.手术后处置职责

(1)手术结束,协助医师包扎伤口。

(2)注意保暖,保护患者隐私。

(3)患者需带回病房的物品应详细登记,并与工勤人员共同清点。

(4)整理手术室内一切物品,物归原处,并保证所有仪器设备完好,呈备用状态。

(5)若为特殊感染手术,按有关要求处理。

三、预防术中低体温

低体温是手术过程中最常见的一种并发症,60%~90%的手术患者可发生术中低体温,而术中低体温可导致诸多并发症,由此增加的住院天数和诊疗措施,会导致额外医疗经费的支出。因此手术室护士应采取有效的护理措施来维持手术患者的正常体温,预防低体温的发生。

(一)低体温的定义和特点

通常当手术患者的核心体温低于36 ℃时,将其定义为低体温。在手术过程中发生的低体温呈现出3个与麻醉时间相关的变化阶段:重新分布期、直线下降期和体温平台期。重新分布期,指发生在麻醉诱导后的 1 小时内,核心温度迅速向周围散布,可导致核心温度下降大约1.6 ℃;直线下降期,指发生在麻醉后的数个小时内,在这一时期,手术患者热量的流失超过新陈代谢所产热量。在这一时期给予患者升温能有效限制热量的流失;体温平台期,指在之后一段手术期间内,手术患者体温维持不变。

(二)与低体温相关的不良后果和并发症

手术过程中出现的低体温,除了给手术患者带来不适、寒冷的感觉外,在术中及术后可能导致一系列不良后果和并发症,包括术中出血增加,导致外源性输血、术后伤口感染率增加、术后复苏时间延长、麻醉复苏时颤抖、心肌缺血、心血管并发症、药物代谢功能受损、凝血功能障碍、创伤手术患者的死亡率增加、免疫功能受损、深静脉血栓发生率增加。

(三)与低体温发生相关的风险因素

1.新生儿和婴幼儿

由于新生儿和婴幼儿体积较小,体表面积相对较大,从而导致热量快速地通过皮肤流失;同时新生儿和婴幼儿的体温中枢不完善且体温调节能力较弱,容易受环境温度的影响,当手术房间室温过低时,其体温会急剧下降。

2.外伤性或创伤性手术患者

由于失血、休克、快速低温补液、急救被脱去衣服等多因素导致外伤性或创伤性手术患者极易在手术过程中发生低体温,而且研究显示术中低体温会增加创伤性手术患者的死亡率。

3.烧伤手术患者

被烧伤的组织引起的热辐射、暴露的组织与空气进行对流传导以及皮肤保护功能的损伤,都使烧伤手术患者成为发生低体温的高危人群。

4.麻醉

全麻和半身麻醉(包括硬膜外麻醉和脊髓麻醉)过程中使用的麻醉药物尤其是抑制血管收缩类药物,使手术患者血管扩张,导致核心温度向患者体表散布。因此当麻醉过程长于 1 小时,患者发生低体温的风险增加。

5.年龄

老年手术患者在生理上不可避免地出现生命器官功能减退,如脂肪肌肉组织的减少、新陈代谢率降低、对温度敏感性减弱等,以及对麻醉和手术的耐受性和代偿功能明显下降,因此更容易导致低体温。

6.其他与低体温发生相关的因素

包括体重(消瘦患者)、代谢障碍(甲状腺功能减退、垂体功能减退)、抗精神病和抗抑郁症药物治疗的慢性疾病、使用电动空气止血仪、手术室室温过低、低温补液及血液制品输注、手术过程中开放的腔隙等。

(四)围术期体温监测

1.围术期体温监测的重要性

围术期常规监测体温,能够为手术室护士制订护理计划提供建议;将体温监测结果与风险因素的评估结合,有助于采取有效措施,预防和处理低体温。

2.体温监测方式

能准确监测核心体温的四种体温监测方式是鼓膜监测法、食管末梢监测法、鼻咽监测法和肺动脉监测法,其中尤以前 3 种在围术期可行性较高。此外,常用的体温监测部位还包括肛门、腋窝、膀胱、口腔和体表等。

（五）围术期预防低体温的护理干预措施

1.术前预热手术患者

进行麻醉诱导前对手术患者进行至少 15 分钟的预热，能有效缩小患者核心温度和体表温度的温度梯度，同时能减小麻醉药物引起的血管扩张作用，预防低体温的发生，尤其是低体温发生第一阶段时核心温度的下降。

2.使用主动升温装置

（1）热空气加温保暖装置：临床循证学已证明热空气动力加温保暖装置能安全有效预防术中低体温，对新生儿、婴幼儿、病态肥胖患者均有效果。

（2）循环水毯：将循环水毯铺于手术患者身下能有效将热量通过接触传导传递给患者，维持正常体温。

3.加温术中输液或输血

术中当手术患者需要大量输液或输血时，尤其当成年手术患者每小时的输液量超过 2 L 时，应该考虑使用加温器将补液或血液加温至 37 ℃，防止因过量低温补液输入引起的低体温。同时有研究表明热空气动力加温保暖装置与术中静脉补液加温联合使用，预防低体温的效果更佳。

4.加温术中灌洗液

在进行开放性手术的过程中，当需要进行腹腔、胸腔、盆腔灌洗时，手术室护士可加温灌洗液至 37 ℃左右或用事先放于恒温箱中的灌洗液进行术中灌洗。

5.控制手术房间温度

巡回护士应有效控制手术间温度，避免室温过低。在手术患者进手术间前 15 分钟开启空调，使手术间的室温在手术患者到达时已达到 22～24 ℃。

6.减少手术患者暴露

将大小适宜的棉上衣盖在非手术部位，保证非手术区域的四肢与肩部不裸露，起到保暖的作用。在运送手术患者至复苏室或病房的过程中，选用相应厚薄盖被，避免手术患者肢体或肩部裸露在外。

7.维持手术患者皮肤干燥

术前进行皮肤消毒时，须严格控制消毒液剂量，避免过剩的消毒液流至手术患者身下；术中洗手护士应及时协助手术医师维持手术区域的干燥，及时将血液、体液和冲洗液用吸引装置吸尽；手术结束时，应及时擦净擦干皮肤，更换床单保持干燥。

8.湿化加温麻醉气体

对麻醉吸入气体进行湿化加温这种护理预防措施对预防新生儿和儿童发生低体温尤其有效。

四、外科冲洗和术中用血、用药

（一）外科冲洗

即在外科手术过程中采用无菌液体或药液冲洗手术切口、腔隙及相关手术区域，达到减少感染、辅助治疗的目的。常用于以下 2 种情况。

1.肿瘤手术患者

常采用 42 ℃低渗灭菌水 1 000～1 500 mL 冲洗腹腔，或化疗药物稀释液冲洗手术区域，并保留 3～5 分钟,可以有效防止肿瘤脱落细胞的种植。

2.感染手术患者

常采用生理盐水 2 000～3 000 mL 冲洗,或低浓度消毒液体冲洗感染区域,尤其对于消化道穿孔的手术患者可以有效降低术后感染率。

(二)术中用血

1.术中用血的方式

根据患者的病情,可采用以下几种方式。①静脉输血:经外周静脉、颈内静脉、锁骨下静脉进行输血;②动脉输血:经左手桡动脉穿刺或切开置入导管,是抢救严重出血性休克的有效措施之一,该法不常用,可迅速补充血容量,并使输入的血液首先注入心脏冠状动脉,保证大脑和心脏的供血;③自体血回输:使用自体血回输装置,将术中患者流出的血进行回收,经抗凝、过滤、离心后,将分离沉淀所得的红细胞加晶体液即可回输给患者。

2.术中用血的注意事项

手术中用血具有一定的特殊性,应注意以下几个方面:①巡回护士应将领血单、领取血量、手术房间号等交接清楚;输血前巡回护士应与麻醉医师实施双人核对;核对无误,双方签名后方可使用,以防输错血。②避免快速、大量地输入温度过低的血液,以防患者体温过低而加重休克症状。③输血过程中应做好记录,及时计算出血量和输血量,结合生命体征,为手术医师提供信息以准确判断病情。④手术结束而输血没有结束,血制品必须与病房护士当面交班,以防出错。⑤谨防输血并发症及变态反应,特别是在全麻状态下,许多症状可能不典型,必须严密观察。

(三)术中用药

手术室的药品除了常规管理外,还必须注意以下几点:①手术室应严格区分静脉用药与外用药品,统一贴上醒目标签,以防紧急情况下拿错;②麻醉药必须专柜上锁管理,对人体有损害的药品应妥善保管;建立严格的领取制度,使用须凭专用处方领取;③生物制品、血制品及需要低温储存的药品应置于冰箱内保存,定期清点。

五、手术物品清点

手术过程中物品的清点和记录非常重要,应遵循以下原则:①清点遵循"二人四遍清点法"原则,即洗手护士和巡回护士两人,在手术开始前、关闭腔隙前、关闭腔隙后、缝合皮肤后分别进行清点;②在清点过程中,洗手护士必须说出物品的名称、数量和总数,清点后由巡回护士唱读并记录;③清点过程必须"清点一项、记录一项";④如果在清点手术用物时,发现清点有误,巡回护士必须立即通知手术医师,停止关闭腔隙或缝合皮肤,共同寻找物品去向,直至物品清点无误后再继续操作。物品清点单作为病史的组成部分具有法律效应,不可随意涂改。

六、手术室护理文书记录

护理文书是护理工作以书面记录保存的档案,是整个医疗文件的重要组成部分,护理文书与医疗记录均属于具有法律效力的证明文件。规范的手术室文书记录对提高手术室护理质量、确保手术安全、提高患者满意度起到了重要的辅助作用。

(一)手术室护理文书记录意义

手术护理文书指手术室护士记录手术患者接受专科护理治疗的情况,能客观反映事实。部分手术护理文书需保存在病历内,并且具有法律效力。特别是《医疗事故处理条例》引入了"举证责任倒置"这一处理原则,护理文书书写的规范及质量显得更为重要。手术室护士,应本着对手术患者负责、对自己负责的认真态度,根据卫生健康委员会 2010 年 3 月 1 日印发的《病历书写规范》要求及手术室护理相关规范制度,如实、准确地书写各类护理文书。

(二)手术室护理文书记录的主要内容

手术室护理文书一般包含四大部分:手术患者交接、手术安全核查、术中护理及手术患者情况和手术物品清点情况。

1.手术患者交接记录

记录的护理表单是《手术患者转运交接记录单》。手术患者入手术室后,巡回护士与病区护士进行交接,对手术患者的神志、皮肤情况、导管情况、带入手术室药物及其他物品等内容交接记录并签名;手术结束后,巡回护士对手术患者的神志、皮肤情况、导管情况、带回病区或监护室药物及其他物品等内容进行记录并签名。

2.手术安全核查

记录的护理表单是《手术安全核查表》。手术室巡回护士与手术医师、麻醉师应分别在麻醉实施前、手术划皮前和患者离开手术室前进行手术安全核查,核查步骤必须按照手术安全核查制度的内容和流程进行,每核对一项内容,并确保正确无误后,巡回护士依次在《手术安全核查表》相应核对内容前打钩表示核对通过。核对完毕无误后,三方在《手术安全核查表》上签名确认。巡回护士应负责督查手术团队成员正确执行手术安全核查制度和签名确认,不得提前填写《手术安全核查表》或提前签名。

3.术中护理及患者情况

记录的护理表单是《手术室护理记录单》。护理记录内容主要包括手术体位放置、消毒液使用、电外科设备及负压吸引使用、手术标本管理、术前及术中用药、术中止血带使用和植入物管理等内容。

4.物品清点情况

记录的护理表单是《器械、纱布、缝针等手术用品清点单》。手术室护士应记录手术中所使用的器械、纱布、缝针等手术用品名称和数目,确保所有物品不遗落在手术患者体腔或切口内。手术过程中如需增加用物,应及时清点并添加记录。手术结束,巡回护士与洗手护士应确认物品清点情况后,签名确认。

(三)手术室护理文书的书写要求

根据《病历书写基本规范》,填写手术护理记录单时,应符合以下的要求:①使用蓝黑墨水或碳素墨水填写各种记录单,要求各栏目齐全、卷面整洁,符合要求,并使用中文和医学术语,时间应具体到分钟,采用 24 小时制计时。②书写应当文字工整、字迹清晰、表述准确、语句通顺、标点正确;出现错字时用双划线在错字上,不得采用刮、粘、涂等方法掩盖或去除原来的字迹。③内容应客观、真实、准确、及时、完整,重点突出,简明扼要,并由注册护理人员签名;实习医务人员、试用期医务人员书写的病历应当经过本医疗机构合法执业的医务人员审阅、修改并签名。④护士长、高年资护士有审查、修改下级护士书写的护理文件的责任。修改时,应当使用同色笔,必须注明修改日期、签名,并保持原记录清楚、可辨。⑤抢救患者必须在抢救结束后 6 小时内据实补记,并加以注明。

七、手术标本处理

(一)标本处理流程

1.病理标本

由手术医师在术中取下标本交给洗手护士,由洗手护士交予巡回护士;巡回护士将标本放入容器,并贴上标签,写明标本名称;术后与医师核对后,加入标本固定液,登记签名,交给专职人员送病理科,并由接受方核对签收。

2.术中冰冻标本

由手术医师在术中取下标本,交给洗手护士,由洗手护士交给巡回护士;巡回护士将标本放入容器,并贴上标签,写明标本名称,立即与手术医师核对,无误后登记签名,交给专职人员送病理科,并由接受方核对签收;病理科完成检查后电话通知手术室护士,同时传真书面报告;巡回护士接到检查结果后立即通知手术医师。

(二)注意事项

(1)术中取下的标本应及时交予巡回护士,装入标本容器,及时贴上标签,分类放置。

(2)术中标本应集中放置在既醒目又不易触及的地方妥善保管;传送的容器应密闭,以确保标本不易打翻。

(3)术后手术医师与巡回护士共同核对,确认无误后加入标本固定液,登记签名后将标本置于标本室的指定处。

(4)专职工勤人员清点标本总数,准确无误后送病理室,病理室核对无误后签收。

(沙俊通)

第四节　普外科手术的护理

普通外科是外科领域中历史最长、发展较全面的学科。该学科内容广泛,是外科其他各专业学科的基础;其范围较大,除了各个专业学科,如颅脑外科、骨科、整形外科、泌尿外科等之外,其余未能包括在专科范围内的内容均属于普通外科的范畴。普通外科手术以腹部外科为基础,还包括了甲状腺疾病、乳腺疾病、周围血管疾病等。在实际工作中,普通外科又可分出一些学科,如胃肠外科、肛肠外科、肝胆外科、胰腺外科、周围血管外科等。下面以几个经典的普通外科手术为例,介绍手术的护理配合。

一、急性肠梗阻手术的护理配合

小肠分为十二指肠、空肠和回肠三个部分。十二指肠起自胃幽门,与空肠交接处为十二指肠悬韧带(Treitz韧带)所固定。回肠末端连接盲肠,并具回盲瓣。空肠和回肠全部位于腹腔内,仅通过小肠系膜附着于腹后壁。肠梗阻是指肠内容物不能正常运行、顺利通过肠道,是外科常见急腹症之一常为物理性或功能性阻塞,发病部位主要为小肠。小肠梗阻是指小肠肠腔发生机械性阻塞或小肠正常生理位置发生不可逆变化,如肠套叠、肠嵌闭和肠扭转等。绝大多数机械性肠梗阻需作外科手术治疗,缺血性肠梗阻和绞窄性肠梗阻更需及时急诊手术处理。

(一)主要手术步骤及护理配合

1.手术前准备

手术患者取仰卧位,行全身麻醉。切口周围皮肤消毒范围为:上至剑突、下至大腿上 1/3,两侧至腋中线。按照腹部正中切口手术铺巾法建立无菌区域。

2.主要手术步骤

(1)经腹正中切口开腹:22 号大圆刀切开皮肤,电刀切开皮下组织、腹白线、腹膜,探查腹腔。

(2)分离:切开相应肠系膜,分离、切断肠系膜血管,传递血管钳 2 把钳夹血管,解剖剪剪断,慕丝线结扎或缝扎。

(3)分别切断肠管近远端:传递肠钳钳夹肠管,15 号小圆刀于两肠钳间切断,移除标本,传递碘伏棉球擦拭残端(图 16-1)。

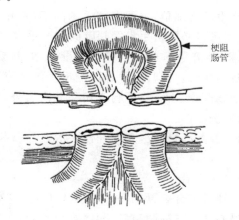

图 16-1　切断肠管

(4)关闭腹腔:传递温生理盐水冲洗腹腔;放置引流管,三角针慕丝线固定;传递可吸收缝线或圆针慕丝线关腹。

(5)行肠肠吻合:对拢肠两断端,传递圆针慕丝线连续缝合或传递管型吻合器吻合(图 16-2)。

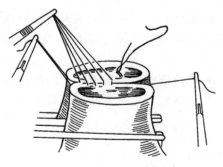

图 16-2　肠肠吻合

(6)关闭肠系膜裂隙:传递圆针慕丝线或可吸收缝线间断缝合(图 16-3)。

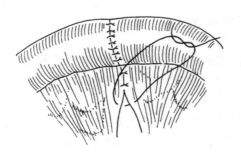

图 16-3　关闭肠系膜裂隙

(二)围术期特殊情况及处理

1.急诊手术,病情危急

手术室值班护士接到急诊手术通知单,立即安排手术间,联系相关病房做好术前准备,安排人员转运患者(病情危重的手术患者必须由手术医师陪同送至手术室)。

手术室护士按照手术要求,备齐手术器械及仪器等设备,如高频电刀、超声刀、负压吸引装置,检查仪器功能,并调试至备用状态。同时应预计可能出现的突发事件和可能需要的物品,以备不时之需。如这位患者为剖腹探查手术,除了肠道切除和吻合外,可能存在肠道破裂、腹腔污染的可能,因此必须备齐大量冲洗液体。

同时应通知手术医师及麻醉师及时到位,三方进行手术患者手术安全核查,保证在最短时间内开始手术。

2.肠道吻合的护理配合

肠道吻合器是临床常用的外科吻合装置之一,在手术使用时,主要做好以下护理配合。

(1)型号选择:应按照医师要求,根据肠腔直径和吻合位置,目测或利用测量器,选择不同型号的吻合器,目前常用的肠道吻合器型号有 25~34 号,并分直线和弯型吻合器。

(2)严格核对:手术医师要求使用 32 号直线型管型吻合器吻合肠腔,由于吻合器价格较为昂贵,为一次性高值耗材,巡回护士在打开吻合器外包装之前必须再次与手术医师认真确认吻合器的型号、规格,检查有效期及外包装完整性,均符合要求方可打开使用。

(3)配合使用:洗手护士将抵钉座组件取下交予手术医师,手术医师将抵钉座与吻合器头部分别放入将欲吻合的消化管两端,旋转吻合器手柄末端调节螺母,通过弹簧管及吻合器头部伸出的芯轴,将抵钉座连接固定于吻合器头部。医师进行击发,完成肠管钉合并切除消化管腔内多余的组织。

(4)使用后处置:吻合完成后,配合医师共同检查切下的组织切缘是否完整成环,以保证不出现吻合口瘘。吻合器使用后,按照一次性医疗废弃物标准处理,严禁任何人员将使用过的吻合器带出手术室。

二、甲状腺手术的护理配合

甲状腺是人体最大的内分泌腺体,位于甲状软骨下方,紧贴于气管两旁,由中央的峡部和左右两个侧叶构成。甲状腺由两层被膜包裹,内层被膜称甲状腺固有被膜,紧贴腺体并伸入到腺实质内;外层被膜称甲状腺外科被膜,易于剥离,两层被膜之间有甲状腺动、静脉、淋巴结、神经和甲状旁腺等,因此手术时分离甲状腺应在此两膜间进行。当单纯性甲状腺肿压迫气管、食管、喉返神经等引起临床症状,或巨大单纯甲状腺肿物影响患者生活工作,或结节性甲状腺肿有甲状腺功能亢进或恶变,或甲状腺良性肿瘤都应行甲状腺大部或部分(腺瘤小)切除,其中甲状腺腺瘤是最常见的甲状腺良性肿瘤。

(一)主要手术步骤及护理配合

1.手术前准备

手术患者取垂头仰卧位,行全身麻醉。切口周围皮肤消毒范围:上至下唇,下至乳头连线,两侧至斜方肌前缘。

2.主要手术步骤

(1)切开皮肤、皮下组织及肌肉:传递22号大圆刀在胸骨切迹上两横指处切开皮下组织及颈阔肌。

(2)分离皮瓣:传递纱布,缝合在上下皮瓣处,牵引和保护皮肤;传递组织钳提起皮肤,电刀游离上、下皮瓣。

(3)暴露甲状腺:纵形打开颈白线,传递甲状腺拉钩牵开两侧颈前带状肌群,暴露甲状腺。

(4)处理甲状腺血管:传递圆针慕丝线缝扎甲状腺上动脉和上静脉、甲状腺下动脉和下静脉。

(5)处理峡部:传递血管钳或直角钳分离并钳夹峡部,传递15号小圆刀或解剖剪切除峡部。

(6)切下甲状腺组织:传递血管钳或蚊氏钳,沿预定切线依次钳夹,传递15号小圆刀切除,取下标本,切除时避免损伤喉返神经。传递慕丝线结扎残留甲状腺腺体,传递圆针慕丝线间断缝合甲状腺被膜。

(7)冲洗切口,置引流管,关切口:生理盐水冲洗,传递吸引器吸尽冲洗液并检查有无活动性出血;放置负压引流管置于甲状腺床,传递三角针慕丝线固定;传递圆针慕丝线依次缝合颈阔肌、皮下组织,三角针慕丝线缝合皮肤,或使用无损伤缝线进行皮内缝合,或使用专用皮肤吻合皮钉吻合皮肤。

(二)围术期特殊情况及处理

1.甲状腺次全切除术患者体位

甲状腺次全切除术的手术患者应放置垂头仰卧位,该体位适用于头面部及颈部手术。在手术患者全麻后,巡回护士与手术医师、麻醉师一同放置体位。放置垂头仰卧位时除了遵循体位放置一般原则外,还需注意:①在仰卧位的基础上,双肩下垫一肩垫平肩峰,抬高肩部20°,使头后仰颈部向前突出,充分暴露手术野。②颈下垫颈枕,防止颈部悬空。③头下垫头圈,头两侧置小沙袋,固定头部,避免术中移动。④双手平放于身体两侧并使用中单将其保护、固定。⑤双膝用约束带固定。

2.甲状腺手术术中发生电刀故障

术中发生高频电刀报警,电刀无法正常工作使用,巡回护士应先检查连接线各部分完整性以及电刀连接线与电刀主机、电极板连接线与电刀主机的连接处,避免连接线折断或连接部位接触不紧密的情况发生;查看电极板与手术患者身体部位贴合是否紧密,是否放置在合适部位,当进行以上处理后问题仍未解除,应更换电刀头,如仍无法正常使用,更换高频电刀主机,及时联系厂家维修。此外,当手术医师反映电刀输出功率不够,要求加大功率时,巡回护士不可盲目加大功率,造成手术患者发生电灼伤隐患;应积极寻找原因,检查电刀各连接线连接是否紧密的同时,提醒洗手护士及时清除电刀头端的焦痂,保持良好传导性能。

3.手术并发症

手术患者在拔管后突然自觉呛咳、胸闷、心悸、呼吸困难、氧饱和度下降等情况,说明很可能由于手术止血不彻底,形成了切口内血肿。应立即通知手术医师及麻醉师进行抢救,并查看手术患者情况:若伤口敷料有渗血、颈部肿胀、负压引流内有大量新鲜血液,则可初步判断为切口内出血所致,应立即备好手术器械,准备二次手术止血。手术室护士首先应配合麻醉师再次气管插管,保持呼吸道通畅;传递线剪或拆钉器,协助手术医师打开切口,清除血肿,解除对气管的压迫,寻找并结扎出血的血管或组织,如手术患者情况仍无改善,则立即行气管切开。

三、肝移植手术的护理配合

移植术是指将一个体的细胞、组织或器官用手术或其他方法,移植到自体或另一个体的某一部位。人体移植学科的发展是 20 世纪医学最杰出的成就之一。从最早开展的输全血,到肾、肝、心、胰腺和胰岛、肺、甲状旁腺等器官组织的移植,一直发展到心肺、心肝、胰肾联合移植和腹内多器官联合移植,移植手术的操作技术和移植效果都取得了巨大成就。

近 15 年来,伴随外科技术、器官保存水平、免疫抑制剂运用等各医疗领域技术发展,作为移植手术中难度较高的肝移植也取得了飞速发展,成为治疗末期肝病的首选方法。目前,全世界肝移植中心已超过 30 个,每年平均以 8 000 例次为基数持续上升。标准的肝移植术式为原位肝移植,近年来创新多种术式,包括减体积性肝移植、活体部分肝移植、劈离式肝移植、背驮式原位肝移植(图 16-4)等,其中活体肝移植是指从健康捐肝人体上切取部分肝脏作为供肝移植给患者的手术方式,其已成为众多先天性胆道闭锁患儿治疗的唯一选择。

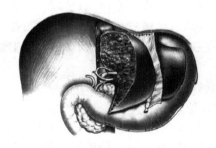

图 16-4　背驮式肝移植

(一)主要手术步骤及护理配合

1.手术前准备

(1)物品准备:准备肝移植器械、肝移植双支点自动拉钩、肝移植显微器械及常用敷料包。准备高频电刀、负压吸引装置、氩气刀、变温毯、保温箱、DSA-C 臂机、各种止血物品。

(2)患者准备:患者放置仰卧位,行全身麻醉。手术医师进行切口周围皮肤消毒,范围为上至颈,下至大腿中上 1/3,包括会阴部,两侧至腋中线。

(3)核对:手术划皮前巡回护士、手术医师和麻醉师三方进行 Time Out 核对患者身份、手术方式、术前备血情况等。

2.供体手术主要手术步骤

活体肝移植包括供体手术和受体手术两部分,供体手术通常为左半肝切除,具体操作如下。

(1)上腹部 L 形切口进腹:传递 22 号大圆刀划开皮肤;传递两把有齿镊、高频电刀配合常规进腹。

(2)安装肝移植悬吊拉钩:传递大纱布保护切口,按顺序安装悬吊拉钩。

（3）切除胆囊，进行胆道造影：传递小分离钳、无损伤镊、解剖剪游离胆囊和胆囊管，丝线结扎。传递硅胶管和抽有造影剂的 20 mL 针筒配合术中造影。

（4）解剖第一肝门：传递小分离钳、解剖剪进行游离；传递橡皮悬吊带牵引左肝动脉、门静脉左支。

（5）阻断左肝动脉、门静脉左支：传递无损伤镊、血管阻断夹进行阻断。

（6）切除肝脏实质：传递氩气刀或 CUSA 刀配合，遇到所有肝内管道结构，传递小分离钳、无损伤镊、解剖剪进行游离、钳夹、剪断，传递丝线进行结扎、缝扎或钛夹夹闭。

（7）处理左肝管：传递小分离钳进行游离；传递橡皮悬吊带牵引左肝管，穿刺造影确认左肝管位置后，传递解剖剪剪断并缝扎。

（8）游离左肝静脉：传递小分离钳、解剖剪，游离左肝静脉；传递橡皮悬吊带牵引。

（9）供肝血管离断、切除供肝：传递小分离钳、解剖剪剪断左肝动脉；传递 2 把门静脉阻断钳、解剖剪断门静脉左支；传递肝静脉阻断钳、解剖剪剪断左肝静脉。

（10）止血、关腹：传递无损伤缝针关闭血管及胆道残端；传递引流管；传递圆针慕丝线缝合肌肉和皮下组织，三角针慕丝线缝皮。

3.受体手术主要手术步骤

（1）上腹部 Mercede 切口（Mercede 切口又称人字形切口，先在肋缘下 2 横指做弧形切口，再做一纵形切口向上至剑突下）进腹：传递 22 号大圆刀划开皮肤；传递两把有齿镊、电刀配合常规进腹。

（2）肝周韧带及第一肝门、第二肝门的游离解剖：传递小分离钳、解剖剪、电刀进行游离解剖；遇血管分支准备结扎、缝扎或钛夹传递；传递橡皮悬吊带对肝动脉、门静脉、肝静脉进行牵引。

（3）切除病肝、准备供肝植入：传递阻断钳和血管阻断夹进行血管阻断。

（4）依次行供受体肝静脉、门静脉、肝动脉及胆道的吻合：传递无损伤镊、笔式持针器和无损伤缝针进行配合；在吻合肝动脉时，巡回护士须及时准备术中用显微镜；洗手护士传递显微镊、显微剪刀配合动脉吻合。

（5）止血，放置引流管，关腹：准备各类止血用物，传递引流管进行放置；传递碘伏与生理盐水1：10 配制的冲洗溶液及大量灭菌注射用水进行腹腔及伤口冲洗；传递圆针慕丝线关腹。

4.术后处置

巡回护士协助麻醉师妥善固定气管导管；连接腹腔引流管与集尿袋，并妥善固定，观察引流液色、质、量。仔细检查手术患者皮肤状况，尤其是骶尾部、足跟、肩胛骨、手臂肘部和枕部。监测手术患者体温，控制室温，做好保暖措施，预防术后低体温发生。巡回护士与麻醉师、手术医师一同送患者入 ICU。若手术患者为肝炎病毒携带者，则术后按一般感染手术术后处理原则进行用物和环境处理。

（二）围术期特殊情况及处理

1.肝移植手术过程中变温毯操作

（1）变温毯（以 Blanketrol Ⅱ型变温毯为例）操作步骤如下。①手术前：检查蓄水池内水量及水位→安装耦合接头，阴阳相接→确认连接管已接好→放平水毯。②手术时：插入电源插头→打开总电源，开关处于"On"→机器自检，控制面板显示"CK STEPT"→按下"TEMPSET"开关→按上下箭头调节所需水温→按下"Manual Control"启动变温毯。

（2）使用"Blanketrol Ⅱ型变温毯"的注意事项：①蓄水池内只能使用蒸馏水，禁止使用去离子水,大部分的去离子水不是 pH 为 7 的中性水。如果去离子水是酸性,它将导致电池效应,铜质制冷机将开始腐蚀,最终导致制冷机系统泄漏。②禁止使用乙醇,因为乙醇会腐蚀变温毯。③蓄水池应每月更换蒸馏水,保护蓄水池不受细菌污染。④变温毯禁止在无水条件下操作,避免该情况引起对内部组件的破坏。⑤禁止蓄水池内过分充水,当变温毯里的水流回进处于关闭状态的系统当中,过分充水可能导致溢出。⑥禁止在患者和变温毯之间放置额外的加热设备,引起皮肤损伤。⑦患者和变温毯之间的区域应该保持干燥以避免患者意外受伤。⑧使用变温毯每隔20 分钟,或者在医师的指导下,巡回护士应检查患者的体温和与变温毯接触区域的皮肤状况,同时检查变温毯里的水温,对小儿患者、温度敏感者、血管疾病患者必须更为频繁地进行检查。⑨关闭变温毯电源开关时,应待水毯内的水回流到蓄水器内(让管子和变温毯连接10 分钟以上)再拔出电源线。

2.手术过程中使用氩气刀的注意事项

每次使用前,先检查钢瓶内氩气余量。操作时一定要先开氩气再开机,先关氩气再关机。术中使用时将电刀头缩回并打开氩气,将氩气喷头对准渗血部位,按下电凝开关。注意提醒手术医师氩气刀适当的工作距离,氩气刀刀头与创面最佳工作距离一般为 1~1.5 cm,禁止将氩气刀刀头直接接触创面工作。使用时注意观察氩气刀喷射时氩弧颜色:正常为蓝色,出现发红则说明工作距离太近。选择合适喷射角度使氩气喷头与受损组织成 45°~60°最佳。每次使用完毕后,检查钢瓶内氩气余量,当余量不足时应充足备用。

(沙俊通)

第五节　神经外科手术的护理

神经外科作为一门独立的学科是在 19 世纪末神经病学、麻醉术、无菌术发展的基础上诞生的。神经外科是医学中最年轻、最复杂而又发展最快的一门学科。神经外科是外科学的分支,包括颅脑损伤、脑肿瘤、脑血管畸形、脊髓病变。神经外科又可分出颅底外科、脑内镜、功能神经外科等。下面以几个经典神经外科手术为例,介绍手术的护理配合。

一、颅内动脉瘤夹闭术的护理配合

颅内动脉瘤是当今人类致死、致残最常见的脑血管病。颅内动脉瘤是脑动脉上的异常膨出部分,指血管壁上浆果样的或先天性的突起,可能是血管先天性的缺陷或血管壁变性引起,通常发生在脑底动脉环的大血管分叉处。颅内动脉瘤分类:颈内动脉瘤(30%~40%)、前交通动脉瘤(30%)、大脑中动脉瘤(20%)、大脑后动脉瘤(1%)、椎-基底动脉瘤(10%)。颅内动脉瘤夹闭手术治疗的原则是将动脉瘤排除于血循环之外,使之免于再破裂,同时保持载瘤动脉的通畅,防止发生脑缺血。

(一)主要手术步骤及护理配合

1.手术前准备

手术患者行全身麻醉,手术体位为仰卧位,患侧肩下垫一小枕,头向右倾斜 30°~45°,上半身略抬高,脑外科头架固定。双眼涂金霉素眼药膏并用眼贴膜覆盖保护,双耳塞干棉球保护,以免消毒液流入眼和耳内。头部手术皮肤消毒时,应由手术区中心部向四周涂擦,包括头部及前额。消毒范围包括手术切口周围 15～20 cm 的区域。按照神经外科手术铺巾法建立无菌区域。

2.主要手术步骤

(1)铺巾:按常规皮肤消毒铺巾。

(2)切开头皮:传递 22 号大圆刀切开皮肤,传递头皮夹,夹住皮肤切口止血。

(3)皮瓣形成:以锐性分离法将皮瓣沿帽状腱膜下游离,并向后翻开皮瓣。

(4)骨瓣形成:传递骨膜剥离器剥离骨膜,暴露颅骨,选择合适的钻孔部位,安装并传递气钻或电钻进行钻孔,并用铣刀铣开骨瓣。

(5)切开硬脑膜:打开硬脑膜前传递腰穿针行脑脊液引流;传递蚊氏钳提夹,11 号尖刀切开硬脑膜一小口,传递解剖剪(又称"脑膜剪")扩大切口,圆针 0 号慕丝线悬吊。

(6)游离载瘤动脉:传递显微弹簧剪刀切开蛛网膜,神经剥离子协助轻轻剥开;传递脑压板,其下垫脑棉牵开并保护脑组织;传递小号显微吸引器、双极电凝暴露肿瘤邻近的血管及神经组织,逐步游离载瘤动脉的近端和远端、瘤颈直至整个瘤体。

(7)确认和夹闭动脉瘤:夹闭动脉瘤,根据情况选择合适长短及角度的动脉瘤夹蘸水后,与施夹钳一同传递。

(8)切口缝合:逐层关闭切口,放置引流,骨瓣覆盖原处并使用连接片和螺钉固定,传递圆针慕丝线依次缝合颞肌筋膜、帽状腱膜,缝合皮下组织,角针慕丝线缝合皮肤。

3.术后处置

为手术患者包扎伤口,戴上弹力帽,注意保护耳郭避免受压。检查受压部位皮肤,固定引流管,护送手术患者入神经外科监护室进行交接。

(二)围术期特殊情况及处理

1.急诊手术的术前准备

接到急诊手术通知单,立即选择安排特别洁净或标准洁净手术室,联系急诊室或者病房做好术前准备,安排人员转运患者(病情危重的手术患者必须由手术医师陪同送至手术室)。

(1)环境准备:手术室温度保持在 23～25 ℃,湿度保持在 40%～60%。根据手术间面积严格控制参观人员,1 台手术不得超过 3 名。

(2)特殊器械准备:显微持针器、显微弹簧剪刀、显微枪形镊、各种型号的显微吸引器、神经剥离子、各种型号动脉瘤夹及施夹钳、可调节吸引器、多普勒探头、多普勒血流测定仪。

(3)特殊物品准备:7～9 号的血管缝线、纤丝速即纱止血材料和 3% 罂粟碱溶液。

(4)辅助物品准备:准备带有腰穿针留置孔的手术床及两套负压吸引装置。

同时通知手术医师及麻醉医师及时到位,三方进行手术患者安全核查,保证在最短时间内开始手术。

2.腰椎穿刺术手术体位

术前腰穿留置针的操作应在全麻后进行,避免刺激患者诱发动脉瘤的破裂出血。具体配合方法如下。

(1)调整体位(图 16-5):手术患者行全身麻醉后,巡回护士与手术医师、麻醉师一同缓慢地将手术患者翻转呈侧卧位,背齐床沿,头部和两膝尽量向胸部屈膝,腰背部向后弓起,使棘突间的椎间隙变宽,利于腰穿针进入鞘膜囊内,巡回护士站立于手术患者前面,帮助固定体位并保护手术患者以防坠床,配合麻醉师行腰穿。

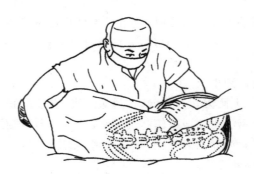

图 16-5　腰椎穿刺术

（2）保护腰穿针头：完成腰穿留置引流后，立即用无菌小纱布保护腰穿针头，胶布固定，避免针芯脱落。

（3）确认腰穿留置针位置：手术医师、麻醉师共同将手术患者向床中央稍稍移动，其中一人用手轻扶腰穿针，巡回护士负责观察、确认腰穿留置针与手术床中央留置孔的位置相吻合后，共同将手术患者安置成仰卧位。

（4）术中监测：地面与手术床上留置孔的相应部位放置药碗（当腰穿针开放时可存取脑脊液）。加强巡视和检查，并按照要求进行相应特殊检查。

3.动脉瘤手术过程中的药物管理

对于手术台上使用的各种药物，巡回护士必须与洗手护士严格核对；无菌台上的术中用药，洗手护士必须加强管理，以防混淆或错用。

（1）药物标识规范：手术台上所有的药物以及盛放药物的容器（包括注射器、药杯、药碗）必须有明确的标识，其上注明药物名称、浓度、剂量。

（2）杜绝混淆：无菌台上第一种药物未做好标识前，不可传递第二种药物至无菌台。

（3）特殊药物的配合：当需解除血管痉挛时，递显微枪形镊夹持含有3％罂粟碱溶液的小脑棉湿敷载瘤动脉5分钟。

（4）严格区分放置：注射药、静脉输液、消毒液必须严格区分放置，标识清晰。外观相似或读音相近的药物必须严格区分放置。

4.颅内动脉瘤过早破裂

颅内动脉瘤破裂是手术中的危急情况，必须及时、恰当处理，主要方法包括以下几种。

（1）指压法：巡回护士或台下医师协助压迫颈动脉，手术医师在颅内暂时阻断载瘤动脉，制止出血，同时处理颅内动脉瘤。洗手护士传递两只大号吸引器，手术医师迅速清除手术视野内的血液，找到动脉瘤破口，立即用其中一只吸引器对准出血点，迅速游离和处理动脉瘤。

（2）吸引器游离法：洗手护士传递大号显微吸引器，手术医师将动脉瘤吸住后，迅速夹闭瘤颈，该法适用于瘤颈完全游离，如使用不当可引起动脉瘤破口再次扩大。

（3）压迫止血法：洗手护士根据要求传递比破口小的锥形吸收性明胶海绵，手术医师将起头端插入动脉瘤破口处，并传递小型脑棉，在其外覆盖，同时传递小型显微吸引器轻压片刻后，迅速游离动脉瘤。

（4）双极电凝法：仅适用于颅内动脉瘤破口小且边缘整齐的情况下。洗手护士准确快速传递双极电凝镊，手术医师用其夹住出血部位，启动电凝，帮助止血。

5.脑棉的使用和清点

神经外科手术风险大、难度高、手术时间长,脑棉的清点工作是神经外科手术护理的重点和难点,应按照以下方法进行。

(1)术前清点:术前洗手护士应提前洗手,保证充分的时间进行脑棉的清点和整理。由洗手护士和巡回护士两人共同清点脑棉,并记录于手术护理记录单上。清点脑棉时应特别注意,脑棉以 10 块 1 包装,每台手术以 50 块为基数。清点脑棉时需细致谨慎,应及时发现是否存在两块脑棉重叠放置的现象。此外必须检查每一块脑棉的完整性,确认每一块脑棉上带有牵引线。

(2)术中管理:传递脑棉时,需将脑棉平放于示指的指背上或手背上,光面向前,牵引线向后。术中添加脑棉也必须及时清点并记录。添加脑棉时,同样以 10 块的倍数进行添加。术中严禁手术医师破坏脑棉的形状,如修剪脑棉或撕扯脑棉。巡回护士应及时捡起手术中掉落的脑棉并放至指定位置。

(3)关闭脑膜前清点:必须确认脑棉的数量准确无误方可关闭并记录。关闭脑膜后必须再次确认脑棉的数量准确无误并记录。

二、后颅肿瘤切除手术的护理配合

后颅肿瘤是指小脑幕下的颅后窝肿瘤,常见有小脑、脑桥小脑角区、第四脑室、斜坡、脑干、枕大孔区肿瘤等。经临床和影像学检查证实的后颅肿瘤,除非有严重器质性病变不宜开颅者,一般均应手术治疗,根据手术部位常采用正中线直切口、钩状切口、倒钩形切口。下面以最典型和最常用的枕下正中切口颅后窝开颅术为例说明手术入路及手术配合。

(一)主要手术步骤及护理配合

1.术前准备

手术患者行全身麻醉,手术体位为俯卧位,上半身略抬高,头架固定。双眼涂金霉素眼药膏并用眼贴膜覆盖保护,双耳塞棉花球保护,以免消毒液流入眼和耳内。头部手术皮肤消毒时,应由手术区中心部向四周涂擦。消毒范围要包括手术切口周围15～20 cm 的区域。按照神经外科手术铺巾法建立无菌区域。

2.手术步骤

(1)常规皮肤消毒铺巾。

(2)切开头皮:传递 22 号大圆刀切开皮肤,传递头皮夹,夹住皮肤切口止血。

(3)牵开肌层:传递骨膜剥离器分离两侧附着于枕骨的肌肉及肌腱,显露寰椎后结节和枢椎棘突,传递乳突拉钩或梳式拉钩用于牵开肌层。

(4)骨窗形成:传递气钻或电钻在枕骨鳞部钻一孔,并传递鼻甲咬骨钳扩大骨窗,向上至横窦,向下咬开枕骨大孔,必要时咬开寰椎后弓。

(5)切开并悬吊硬脑膜:传递蚊氏钳提夹,11 号尖刀切开硬脑膜一小口,传递解剖剪扩大切口,圆针0 号慕丝线悬吊。

(6)肿瘤切除并止血:传递取瘤钳分块切取肿瘤,传递止血纱布进行止血。

(7)清点脑棉,缝合硬脑膜。

(8)切口缝合:逐层关闭切口,放置引流,严密缝合枕下肌肉、筋膜,缝合皮下组织和皮肤。

3.术后处置

为手术患者包扎伤口,戴上弹力帽,注意保护耳郭,检查受压部位皮肤,固定引流管,护送患者入复苏室进行交接。处理术后器械及物品。

(二)围术期特殊情况及处理

1.小脑肿瘤切除术的术前准备

小脑手术部位深,手术复杂,对护理的配合要求高,因此,手术室护士应尽最大可能做好充分的手术准备。具体包括以下内容。

(1)环境准备:安排入特别洁净或标准洁净手术室,手术室温度保持在23～25 ℃,湿度保持在40%～60%。严格根据手术间面积控制参观人员,1台手术不得超过3名。

(2)特殊器械及物品准备:头架、气钻、显微镜、一次性显微镜套、超声刀、吸收性明胶海绵、骨蜡、电刀、"纤丝速即纱"、双极电凝、负压球、医用化学胶水、脑棉、显微弹簧剪、显微枪形剪、枪形息肉钳等。

(3)常规用品准备:术前了解手术患者病情、手术部位,根据手术患者的体型、手术体位等实际情况准备手术所需常规用品。

(4)抢救用品准备:充分估计术中可能发生的意外,提前准备好各种抢救用品。对出血比较多的手术如巨大脑膜瘤等,应事先准备两路吸引器。

2.患者俯卧位的摆放

摆放体位之前,巡回护士应做好充分的准备;将体位垫4～5个呈三角形放于手术床上,体位垫的大小选择根据手术患者的体型确定,体位垫上的布单应保持平整,无皱褶、无潮湿。

手术患者在患者推床上接受全身麻醉后,巡回护士脱去患者衣服,双臂放于身体两旁,用中单加以固定,防止在翻身时肩关节、肘关节扭曲受伤。然后巡回护士与手术医师、麻醉师同时将患者抬起缓慢翻转到手术床上呈俯卧位;注意其中手术医师托住患者颈肩部和腰部,巡回护士托住患者臀部和窝部,麻醉师注意避免气管插管、输液管及导尿管脱落;同时应注意保持头、颈、胸椎在同一水平上旋转。翻转成功后巡回护士根据需要调整体位垫,保证胸腹悬空不受压,四肢处于功能位,全身各个部位得到妥善固定。

3.术中观察

术中还应巡逻护士要密切观察生命体征的变化,观察四肢有无受压、静脉回流是否畅通等。注意保持静脉通路和导尿管的通畅,特别是应手术需要在手术进行中挪动患者体位或疑似患者体位有变动时必须立即检查。常规状态下每1～2小时观察1次。

4.超声刀的连接和使用

脑外科专用超声刀设备较为昂贵,使用要求高,手术室护士应正确使用,以确保其发挥最大的效能。

(1)超声刀使用流程:见图16-6。

(2)脑外科专用超声刀使用前的操作要点包括:①先插上电源,连接踏脚和机器,打开机器开关。检查仪器是否完好。②吸引瓶内采用一次性带止逆阀吸引袋,并连接机器。③洗手护士正确无误地衔接好超声刀手柄电线、吸引管、冲洗管并将三者合一,妥善固定,将其远端传递给辅助护士。巡回护士分别将超声刀插头、吸引管、冲洗管与机器相应插口及冲洗液连接。④巡回护士根据需要调节吸引力、超声频率、冲洗液流量至最合适的范围。

(3)脑外科专用超声刀仪使用时的注意事项:①超声刀头置于安全稳妥的地方,刀头不可触及任何物品。②及时擦净超声刀头上的血迹并吸取生理盐水保持吸引头通畅。③当仪器处于工作状态时,手远离转轴。

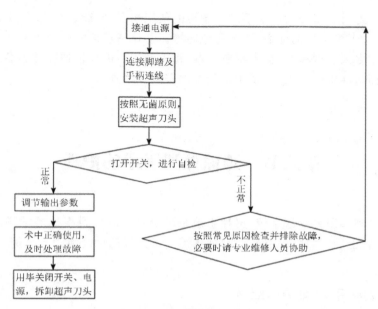

图 16-6　超声刀使用流程图

（4）脑外科专用超声刀使用后的注意事项：①脚踩踏脚开关，用超声刀头吸生理盐水 200 mL 冲洗超声刀头中的管腔，然后关闭电源开关；②超声刀头用湿纱布擦拭干净，禁止放在含酶的消毒液中，应送环氧乙烷灭菌；③收好电源电线、踏脚开关等物件，吸引袋按一次性医疗废弃物处理；④登记使用情况。

5.神经外科手术中显微镜的使用

显微镜是神经外科手术最为常用的仪器设备之一，护士应掌握正确的使用和维护保养方法，从而为患者提供安全的治疗，同时延长物品的使用寿命。

（1）使用前的注意事项：①接通电源，连接视频线至彩色监视器，打开电源开关；②根据手术部位调整好助手镜的位置，打开显微镜开关。检查显微镜的各项功能，如聚焦、调整平衡等。目镜的屈光度数，使图像清晰度与助手镜和监视器一样；③拉直显微镜臂，用无菌显微镜套将显微镜套好。

（2）使用中的注意事项：①洗手护士在手术显微镜下配合手术时，要特别注意显示屏上显示的手术操作及进展，主动与主刀医师配合；②传递器械动作幅度要小，做到轻、稳、准。做到一手递，一手接，保证医师在接后即能用；③传递脑棉时，根据需要将不同大小的脑棉传递到医师的视野内；④做各种操作时绝对不可倚靠及碰撞手术床及显微镜底座，以免影响手术区域及操作。

（3）使用后的注意事项：①关闭手术显微镜光源，打开固定器，将显微镜推离手术区；②将手术显微镜镜臂收起，缩至最短距离，注意保护镜头；③关闭总电源，收好电源线和视频线，将手术显微镜放置原位，固定底座开关；④取下手术显微镜套后，应检查手术显微镜上有无血迹，清洁擦拭干净；⑤按要求在专用登记本上记录显微镜使用状况。

（4）保养的注意事项：①手术显微镜的镜头是整个机器的心脏，非常娇贵，所以每次使用后，要用镜头专用纸清洁镜头，禁用粗糙的物品擦拭，防止出现划痕，影响镜头的清晰程度。②勿用乙醇、乙醚等有机溶剂擦拭镜身，可用软布蘸水擦拭；各个螺丝和旋钮不要拧得过紧或过松。③关闭显微镜时，要先将调节光源旋钮旋至最小，再将光源电源关闭，最后关闭显微镜电源开关，以延长灯泡的使用寿命。④随时记录手术显微镜的使用情况、性能、故障及解决方法。⑤手术显微镜应放置于干净、干燥通风的地方,注意避免碰撞。⑥显微镜通常处于平衡状态,无特殊要求,不要轻易调节。⑦专人负责检查,设专用登记本,每次使用后需登记情况并签名。⑧每3个月由专业人员做一次预防性维修和保养,每年进行1次安全性检查。

(沙俊通)

第六节 泌尿外科手术的护理

泌尿外科是处理和研究泌尿系统、男性生殖系统及肾上腺外科疾病的学科。其中主要涉及的脏器包括肾脏、肾上腺、输尿管、膀胱及前列腺等。下面以两个经典手术为例,介绍泌尿外科手术的护理配合。

一、单纯肾切除手术的护理配合

肾脏位置相当于第12胸椎至第3腰椎水平,右肾较左肾稍低1~2 cm,右肾上极前方有肝右叶,结肠肝曲,内侧有下腔静脉,十二指肠降部;左肾前方与胃毗邻,前方有脾脏、结肠脾曲,脾血管和胰腺于肾的前方跨过。肾内侧缘有肾门,肾脏上内方有肾上腺覆盖。肾的被膜由外向内依次为肾筋膜、脂肪囊、纤维囊。

(一)主要手术步骤及护理配合

1.手术前准备

术前备肾切除器械包和常用敷料包,准备高频电刀和负压吸引装置。待患者行全身麻醉后,医护人员共同放置患者90°左侧卧位。手术医师进行切口周围皮肤消毒,范围为前后过腋中线,上至腋窝,下至腹股沟。手术划皮前巡回护士、手术医师和麻醉师三方进行 Time Out 核对患者身份、手术方式、手术部位等手术信息以及手术部位标识是否正确。

2.主要手术步骤

(1)经第12肋下切口进后腹膜:传递22号大圆刀切开皮肤;电刀切开各层肌层组织及筋膜,传递无损伤镊配合;传递解剖剪分离粘连组织。

(2)显露肾周筋膜,暴露手术野:传递湿纱布和自动牵开器,撑开创缘。

(3)暴露肾门:传递S拉钩牵开暴露;遇小血管或索带,传递长弯开来钳夹,解剖剪剪断,缝扎或结扎。

(4)处理肾动脉、静脉:传递长直角钳游离血管,7号慕丝线套扎两道;传递长弯开来3把,分别钳夹血管,长解剖剪剪断,7号慕丝线结扎,小圆针1号慕丝线再次缝扎(图16-7~图16-9)。

(5)分离肾脏和脂肪囊:传递长弯开来、长剪刀分离。

(6)处理输尿管上段,移除标本:传递长弯开来3把,分别钳夹输尿管,长解剖剪剪断,7号慕丝线结扎,小圆针1号慕丝线再次缝扎。

(7)放置引流管:传递负压球,角针4号慕丝线固定。

(8)关闭切口:圆针慕丝线依次关闭各层肌肉层及皮下组织;角针慕丝线缝合皮肤。

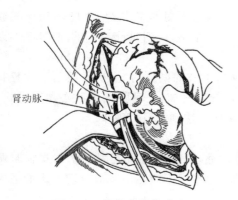

图 16-7　丝线套扎肾动脉

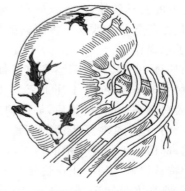

图 16-8　依次传递 3 把长开来钳夹肾血管

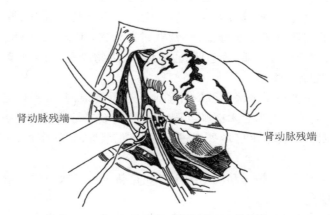

图 16-9　剪断后的肾动脉近段,用丝线缝扎

3.术后处置

(1)术后皮肤评估:放置肾脏 90°左侧卧位的手术患者,术后巡回护士应及时与手术医师和麻醉师一同将患者由侧卧位安全翻转至仰卧位,重点检查受压侧的眼部和耳郭、手臂、肩部和腋窝、髂嵴、膝盖以及脚踝和足部的皮肤情况,该患者是女性患者,还应重点检查患者的乳房有无被压迫或损伤。

(2)导管护理:巡回护士协助麻醉师妥善固定气管导管;妥善固定负压球和导尿管,避免负压球管道受压或折叠于患者身下,同时观察负压球中引流液的色、质、量和通畅情况。

(3)术后常规工作:根据医嘱运送患者入麻醉恢复室;放置肾脏标本。

(二)手术中特殊情况及处理

1.肾脏 90°左侧卧位,肾脏 90°侧卧位与胸外科 90°侧卧位的区别

待手术患者麻醉后,手术团队将患者身体呈一直线转成 90°左侧卧位,使右侧朝上。放置凝胶头圈于手术患者头下,避免眼睛、耳朵受压。将手术患者右侧上肢放于搁手架上层,左侧上肢放于下层。同时于紧靠腋下处放置胸枕,防止臂丛神经受损。然后分别用安全带固定两侧上肢,松紧适宜,露出手指。注意保护手术患者的乳房,避免受压。将肾区(肋缘下 3 cm 左右)对准腰桥,放置凝胶腰枕于脐下。于尾骶部和耻骨联合处分别放置大小髂托固定,并用小方枕保护。手

术患者上方的右下肢伸直,下方的左下肢屈曲,并于两下肢接触处放置软垫,在膝部和踝部放置软垫垫高,固定下肢。改变手术床的位置,同时放低床头和床尾,达到"折床"效果,使肾区逐渐平坦,便于手术操作。

与胸外科90°侧卧位相比,在放置肾脏90°侧卧位时,下肢的摆放为"上直下屈",而放置胸外科90°侧卧位时下肢应为"上屈下直"。此外放置肾脏90°侧卧位时尤其强调肾区必须对准腰桥。最后,在放置肾脏90°侧卧位后,巡回护士须改变手术床使其达到"折床"效果。

2.术中手术方式改为肾部分切除术

术前,巡回护士应完善术前访视,与手术医师取得沟通,提前准备可能因手术方式临时调整而需要的特殊器械、缝针、止血物品等手术用物。同时手术室护士应熟悉肾部分切除术的适应证和禁忌证,掌握专科知识,提高临床判断能力。

术中,洗手护士应密切关注手术进展,及时与主刀医师沟通,获知手术方式改变时,第一时间告知巡回护士,后者则迅速将特殊用物传递给手术台上使用。

"单纯肾切除手术"改变为"肾部分切除术"时,应提供下列特殊器械、缝针等物品:血管阻断夹或Santisky钳,用于临时阻断肾动静脉血流;钛夹钳和钛夹,用于切除肿瘤时,夹闭小血管;2/0或3/0可吸收缝线,用于缝合肾实质、肾包膜;止血纱布、生物胶等,用于覆盖肾脏创面进行止血。

3.关闭切口前,发现缺少纱布

巡回护士应第一时间告知手术医师及麻醉师清点数量错误,并得到肯定回复,在手术患者情况允许下,暂停手术。洗手护士和手术医师共同在手术区域进行搜寻,包括体腔切口、无菌区以及视力可及范围。巡回护士在手术区域外围进行搜寻,包括地面、纱布桶、一次性物品丢弃桶、生活垃圾桶等。

当遗失的物品找到时,巡回护士和洗手护士必须重新进行一次完整的清点,数量正确后告知手术团队,手术继续进行。

当遗失的物品未能找到时,巡回护士应汇报护士长请求支援,同时请放射科执行术中造影,并让专业放射学医师读片,确定患者体腔切口内无异物遗留,手术医师可关闭切口。

记录事件经过、所采取的所有护理措施以及最终搜寻结果,并根据相关流程制度上报事件。

二、前列腺癌根治手术的护理配合

前列腺位于耻骨后下方,直肠前,尿道生殖膈上方,由围绕尿道周围的腺体和其外层的前列腺腺体所组成。盆腔筋膜包裹前列腺形成前列腺筋膜,而前列腺实质表面有结缔组织和平滑肌构成前列腺固有囊。在前列腺筋膜鞘和囊之间还有前列腺静脉丛。

近年来,随着我国社会老龄化现象日趋严重以及食物、环境等改变,前列腺癌发病率迅速增加。前列腺癌多数无临床症状,常在直肠指检、超声检查或前列腺增生手术标本中偶然发现。前列腺增生手术时偶然发现的Ⅰ期癌可以不做处理严密随诊。局限在前列腺内的第Ⅱ期癌可以行根治性前列腺切除术。第Ⅲ、Ⅳ期癌以内分泌治疗为主,可行睾丸切除术,必要时配合抗雄激素制剂。

(一)主要手术步骤及护理配合

1.手术前准备

准备前列腺切除器械和常用敷料包。准备高频电刀、负压吸引装置和等离子PK刀。实施全身麻醉后,巡回护士为手术患者放置仰卧位,可根据手术要求于骶尾部垫一小方枕,腘窝处垫一方枕。手术医师进行切口周围皮肤消毒,范围为上至剑突,下至大腿上1/3,两侧至腋中线。

2.主要手术步骤

(1)留置导尿管:传递无菌手套,留置双腔导尿管,并用小纱布固定。

(2)经下腹部正中切口进腹:传递22号大圆刀切开皮肤;电刀切开皮下组织,分离腹直肌,打开筋膜,传递解剖剪和湿纱布配合(图16-10)。

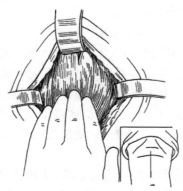

图16-10 经下腹部正中切口进腹

(3)清扫髂外血管处的淋巴结:台式拉钩暴露,传递无损伤镊和解剖剪进行清扫,遇血管传递钛夹闭合。清扫取下的淋巴结送病理检验。

(4)暴露手术野、分离筋膜:传递湿纱布垫于切口两侧,传递前列腺拉钩和大S拉钩暴露;传递无损伤镊、解剖剪分离筋膜。

(5)切断耻骨前列腺韧带,暴露耻骨后间隙:传递长弯开来、长解剖剪或等离子PK刀切断韧带;传递拉钩或自制纱布包裹卵圆钳进行暴露。

(6)暴露、切断阴茎背深静脉:长弯开来、无损伤镊和解剖剪切断血管,可吸收缝线缝扎。

(7)切开尿道前壁,缝线悬吊备吻合:传递可吸收缝线于尿道远端悬吊5针。

(8)切断尿道,处理膀胱颈部及前列腺韧带和精囊,接取标本:传递PK刀进行离断。

(9)留置三腔导尿管,膀胱尿道吻合:传递持针器,配合将之前悬吊备用的无损伤缝针吻合尿道与膀胱颈相应的位置。

(10)冲洗膀胱:传递装有生理盐水的弯盘和针筒,冲洗膀胱内血块;与巡回护士一同连接膀胱冲洗液冲洗。

(11)放置负压引流管、关闭切口:传递负压球,角针慕丝线固定;传递圆针慕丝线依次缝合各层肌肉;角针慕丝线缝合皮肤。

3.术后处置

(1)导管护理:巡回护士协助麻醉师妥善固定气管导管;妥善固定负压球观察负压球中引流液的色、质、量和通畅情况;妥善固定三腔导尿管,轻轻向外牵拉,并牵引固定于大腿内侧,压迫膀胱颈部,同时观察集尿袋中尿液颜色是否变化。

(2)术后皮肤评估:进行前列腺癌根治术的患者往往为老年患者,术后须仔细检查患者的皮肤情况,尤其是骶尾部、足跟、肩胛骨、手臂、肘部和枕部皮肤。

(3)术后常规工作:根据医嘱运送患者入麻醉恢复室,并进行特殊交接;放置髂外血管处清扫的淋巴结以及前列腺标本。

（二）围术期特殊情况及处理

1.老年患者的围术期处理

（1）完善术前对老年手术患者的护理评估：术前护理评估包含三个方面，分别是全身系统的基本指标（包括皮肤状况、心理状态、营养状态、日常活动能力等）、慢性疾病史（包括关节炎、白内障、老年性耳聋、尿路感染、循环系统疾病、骨质疏松、高血压、糖尿病等）和药物服用史（包括抗抑郁症药、阿司匹林、非甾体抗炎药、溴化物等）。

（2）防止老年手术患者坠床：年龄、慢性疾病、服用特殊药物、手术要求（摘除眼镜和助听器）、环境的陌生，均是引起老年手术患者围术期坠床的高危因素。因此手术室护士必须全程看护，包括麻醉准备室、手术通道、麻醉恢复室等。并且提供护栏、约束带等防坠床工具。

（3）预防围术期低体温的发生：由于减缓的新陈代谢和较低的基础体温，老年手术患者更易在围术期过程中发生低体温，因此一系列的预防低体温措施必须给予提供，包括术前预热、升高室温、被动性保温（盖被、添加袜子）、主动性升温（使用变温毯、热空气动力装置的使用）、加热补液等。

（4）预防压疮发生：老年手术患者的皮肤具有轻薄、干燥、容易起皱等特征，此外年龄、慢性疾病等都是引起老年手术患者发生围术期压疮的高位因素。因此手术室护士应对每一位老年患者进行压疮危险因素评估与皮肤检查。特殊体位使用的配件（软垫、凝胶垫）、适当按摩、维持皮肤干燥等。

（5）防止因手术体位造成损伤：由于老年手术患者多伴有骨质疏松症，在放置侧卧位或截石位的过程中，容易损伤腰椎或股骨头，引起骨折。因此手术室护士在放置侧卧位或俯卧位时，手术团队应协作使患者在体位更换过程中，始终保持整体躯干成一直线；在放置截石位时，应缓慢举起或放下双腿，同时避免髋关节过分的旋转。此外由于老年手术患者皮肤较为脆弱，手术室护士在放置体位过程中，应避免皮肤有压迫、触碰或损伤。

（6）防止深静脉血栓发生：由于减缓的循环血流、降低的心排血量、脱水以及低体温等，使老年患者成为围术期发生深静脉血栓的高危人群。手术室护士应在术前进行深静脉血栓风险评估，确定高危人群；术中预防性使用防深静脉血栓袜（TEDs）或使用连续压力装置（SCDs）主动防止血栓的形成。

（7）术后麻醉恢复室的关注点：老年手术患者术后生理与心理都随着年龄的增长而改变，因此麻醉护士应加强监测和护理，确保患者在恢复室中的安全与舒适，包括呼吸道的管理、循环系统改变的监测、出入量管理、正确评估意识和有效唤醒、疼痛管理与心理调适以及皮肤的再次评估。

2.等离子 PK 刀的使用和保养

（1）等离子 PK 刀的连接及操作步骤如下：正确放置机器及踏脚→连接电源→打开总开关，机器自检→出现"Power on test 19"→打开面板开关显示"Selt Test"→显示"Connect PK cable"→连接线插入插孔→连接 PK 刀刀头→机器自动调节功率（开放性手术为 70～80）→正确使用判断效果→拆卸 PK 刀刀头，拔除连接线→关闭面板开关，关闭总开关。

（2）等离子 PK 刀术中及术后的保养：手术过程中，洗手护士应正确将等离子 PK 刀头的连接线传递给巡回护士连接；术中应随时保持 PK 刀头干净、无焦痂，可使用无菌生理盐水纱布在每次使用后对刀头进行擦拭。手术结束后，洗手护士应完全拆卸 PK 刀的通道阀及可张开钳夹部，将其浸没于含酶清洗剂中 10～15 分钟，再用柔软的刷子在流动水下擦洗表面血迹，用高压水枪冲洗各关节和内面部位,用柔软的布料擦干,压缩空气吹干。在运输、包装、灭菌期间防止 PK 刀的连接线扭曲或打折,应顺其弧度盘绕。等离子 PK 刀应由专人负责保管与登记,每次使用等离子 PK 刀结束,均应登记使用情况。如术中发生使用故障应及时联系工程师进行检验和修复。

3.携带心脏起搏器的患者电外科设备的使用

携带心脏起搏器入手术室的患者,可能由于术中电外科设备的使用干扰,引起心律失常、室颤甚至心脏停搏。

(1)术前咨询心脏起搏器生产商及心内科医师相关注意事项,并请专业人员将心脏起搏器调节为非同步模式。

(2)术前,巡回护士必须准备体外除颤仪于手术间,呈随时备用状态。

(3)术中提醒手术医师尽可能使用双极电凝;如果必须使用单极电刀,则尽可能使用最小功率,同时保证单极电刀与电极板放置的位置尽量接近,且两者在手术中使用位置尽量远离心脏起搏器,使电流回路不经过起搏器和心脏。术中严禁在接触患者之前触发单极电刀开关。术中手术团队应使电外科设备的连接线尽量远离心脏起搏器和起搏电极导线。

(4)术中巡回护士采取保暖措施,防止因环境温度低而出现寒战,使起搏器对肌电感知发生错误,导致心律失常。

(5)对于携带心脏起搏器的手术患者,巡回护士应该在单极电刀使用过程中密切监测心电图情况,包括心率、心律、心电波形等,发现异常情况立即和手术医师、麻醉师沟通。

（沙俊通）

第七节　骨科手术的护理

由于交通意外、工业和建筑业事故、运动损伤的增多以及人口老龄化,各种自然灾害等因素,导致高危、复杂的创伤越来越多。如果伤者得不到及时、有效的处理和治疗,将导致患者的终身残疾,甚至死亡,这给患者本人、家庭、社会带来沉重的负担。骨科在解剖学、生物力学和生物材料学研究的基础上,对手术方式、内固定材料不断进行新的尝试;近年来国内外信息、学术交流频繁;同时,高清晰度的 X 线片、CT、MRI 在骨科领域被广泛应用,使得骨科手术技术不断更新、变化、提高。下面介绍两例常见骨科手术的护理配合。

一、髋关节置换手术的护理配合

股骨颈骨折、髋关节脱位、髋臼骨折、股骨头骺滑脱等髋关节骨折的病例中,最常见的并发症为创伤导致的血供中断,导致股骨头缺血性坏死。股骨头缺血性坏死进一步发展,会出现软骨下骨折、股骨头塌陷,最终导致严重的骨性关节炎。患者丧失生活和劳动能力。全髋关节置换术用于治疗股骨头缺血性坏死晚期继发严重的髋关节性关节炎患者,临床取得积极的效果,目前已成为治疗晚期股骨头坏死的标准方法。

(一)主要手术步骤及护理配合

1.手术前准备

手术患者取 90°侧卧位(图 16-11),行全身麻醉或椎管内麻醉。切口周围皮肤消毒范围为:

上至剑突、下过膝关节,两侧过身体中线。按照髋关节手术铺巾法建立无菌区域。

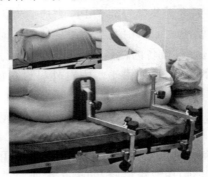

图 16-11　体位摆放

2.手术主要步骤

(1)显露关节囊:髋关节外侧切口(图 16-12),传递 22 号大圆刀切开皮肤,电刀止血,切开臀中肌、臀外侧肌(图 16-13),显露关节囊外侧(图 16-14)。

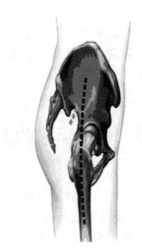

图 16-12　髋关节外侧切口

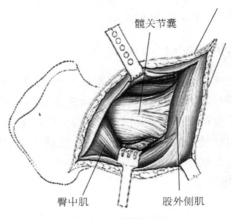

髋关节囊

臀中肌　　　股外侧肌

图 16-13　臀外侧肌

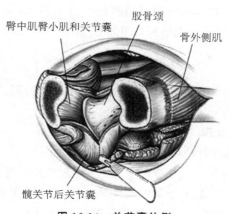

臀中肌臀小肌和关节囊　　股骨颈

骨外侧肌

髋关节后关节囊

图 16-14　关节囊外侧

（2）打开关节囊（图 16-15）：电刀切开，传递有齿血管钳钳夹，切除关节囊。传递 S 形拉钩和 HOMAN 拉钩牵开，充分暴露髋关节并暴露髋臼。

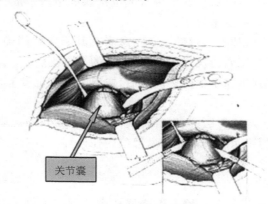

关节囊

图 16-15　关节囊示意图

（3）取出股骨头：股骨颈与大转子移行部用电锯离断股骨颈，用取头器取出股骨头，取下的股骨头用生理盐水纱布包裹保存，以备植骨。

（4）髋臼置换。①削磨髋臼：将合适的髋臼磨与动力钻连接好递与术者，髋臼锉使用顺序为由小到大；削磨髋臼至髋臼壁周围露出健康骨松质为止，冲洗打磨的骨屑并吸引干净，使用蘑菇形吸引可有效防止骨屑堵塞吸引管路。②安装髋臼杯假体：选择与最后一次髋臼锉型号相同的髋臼杯，将髋臼杯安装底盘与螺纹内接杆连接，完成整体相连；将髋臼杯置于已锉好的髋臼中心，用 45°调整角度，将髋臼杯旋入至髋臼杯顶部使其完全接触；关闭髋臼杯底部 3 个窗口，用打入器将与髋臼杯型号一致的聚乙烯臼衬轻扣入内，并检查臼衬以确保其牢固性。

（5）股骨假体柄置换。①扩髓：内收外旋患肢，用 HOMAN 拉钩暴露股骨近端，用开髓器贴近股骨后方骨皮质开髓；将髓腔锉与滑动锤连接，用滑动锤打入髓腔锉，直至髓腔锉与骨皮质完全接触。在整个扩髓过程中，使用髓腔锉原则为由小到大，逐渐递增地进行使用。②安装假体柄：用轴向打入器将假体试柄打入股骨干髓腔内；安装合适的试头；复位器复位；确定假体柄、假体头的型号后逐一取出假体试头、假体试柄；冲洗髓腔并擦干。③安装假体：将与试柄型号相同的假体打入髓腔(方法同安装试柄、试头),假体进入后进行患肢复位,检查关节紧张度和活动范围。注意在置换陶瓷头的假体时必须使用有塑料垫的打入器,以免打入时损坏陶瓷头。④缝合伤口:缝合伤口前可根据实际情况在关节腔内和深筋膜浅层放引流管;然后对关节囊、肌肉层、皮下组织、皮肤等进行逐层缝合。

3.术后处置

为患者擦净伤口周围血迹并包扎伤口;检查皮肤受压情况,固定引流管,护送患者入复苏室进行交接。处理术后器械及物品。

(二)围术期特殊情况及处理

1.对全髋置换的手术患者进行风险评估

股骨头缺血性坏死的疾病有一个渐进的演变过程,患者大多为高龄老人,又有功能障碍或卧床史,术中可能出现各种并发症,甚至心跳呼吸骤停。所以要对患者进行风险评估,评估重点内容如下:①有无皮肤完整性受损的风险;②有无下肢静脉血栓形成的风险;③有无坠床的风险;④有无假体脱位的风险。

2.防止髋关节手术部位错误

髋关节为人体左右侧对称部位,易发生手术部位错误的事故。故在全髋关节置换手术前必须严格实施手术部位确认,具体措施如下。

(1)手术图谱:术前主刀医师根据影像诊断与患者及其家属共同确认手术部位,并在图谱的相应部位做好标识,让患者及家属再次确认后,在图谱的下方签名。

(2)标识部位:术前谈话时,在手术图谱确认后,主刀医师用记号笔在患者对应侧的手术部位画上标识。

(3)术前核对:巡回护士与主刀医师、麻醉师共同将手术图谱与患者肢体上手术部位标记进行核对,同时,让可以配合的手术患者口述手术部位。任何环节核对时如有不符,先暂停手术,必须核对无误后再行手术。

3.对外来器械进行管理

用于髋关节置换的特殊工具和器械由医疗器械生产厂家提供,不归属于医院,属于外来器械。如果对于外来器械疏于管理,必将造成手术患者术后感染等一系列严重的并发症,这对于手术患者和术者都无疑是"一场灾难"。因此,外来器械送入手术室后,必须严格按照外来器械使用流程进行管理,包括外来器械的准入、接受、清洗、包装、灭菌和取回。每一环节都应严格按照相关流程执行。

4.预防髋关节假体脱位

手术团队人员掌握正确的搬运方法是杜绝意外发生的关键。按常规搬运方法搬运全髋关节置换术后的手术患者,会因为搬运不当造成手术患者的假体脱位。

(1)团队分工:麻醉师负责头部,保证气管插管的通畅;手术医师负责下肢;巡回护士负责维持引流管路,防止滑脱;工勤人员负责平移手术患者至推床。

(2)要求:手术患者身体呈水平位移动,双腿分开同肩宽,双脚外展呈"外八字"。避免搬运时手术患者脚尖相对,造成假体脱位。

二、下肢骨折内固定手术的护理配合

骨折的患者往往有外伤史,详细了解患者受伤的时间、地点、受伤的力点、受伤的方式(如高空坠落、机器碾压、车祸撞击、运动损伤、跌倒等)、直接还是间接致伤、闭合性还是开放性伤口及伤口污染程度等可以协助诊断,对采取合适的治疗方法起着决定性作用。患者无论发生在骨、骨骺板或关节等处的骨折,都包含骨皮质、骨小梁的中断,同时伴有不同程度的骨膜、韧带、肌腱、肌肉、血管、神经、关节囊的损伤。骨折的诊断主要依据病史、损伤的临床表现、特有体征、X线片。在诊断骨折的同时要及时发现多发伤、合并伤等,避免漏诊。

(一)主要手术步骤及护理配合

1.手术前准备

(1)体位与铺单:患者采取全身麻醉,仰卧位,消毒范围为伤侧肢体,一般上下各超过一个关节,按下肢常规铺巾后实施手术。

(2)创面冲洗:为防止感染,必须对创面进行重新冲洗。常规采用以下消毒液体:①0.9%生理盐水:20 000~50 000 mL,冲洗的液体量视创面的洁净度而定,不可使用低渗或高渗的液体冲洗,以免引起创面组织细胞的水肿或脱水。②过氧化氢(H_2O_2):软组织、肌肉层用 H_2O_2 冲洗,使 H_2O_2 与肌层及软组织充分接触,以杀灭厌氧菌。③灭菌皂液:去除创面上的油污。

(3)使用电动空气止血仪:正确放置气囊袖带,并操作电动空气止血仪,压迫并暂时性阻断肢体血流,达到最大限度制止创面出血并提供清晰无血流的手术视野,同时防止电动空气止血仪使用不当造成手术患者的损伤。

2.主要手术步骤

(1)暴露胫骨干:传递 22 号大圆刀切开皮肤,电刀切开皮下组织、深筋膜,暴露胫骨干。

(2)骨折端复位:清理骨折端血凝块,暴露外侧骨折端;点式复位钳 2 把提起骨折处两端,对齐进行骨折端复位。

(3)骨折内固定。①选择器械:备齐钢板固定需要的所有特殊器械。②选择钢板:选择合适钢板,折弯成合适的角度。③固定钢板:斜面骨折处上采用拉力螺钉起固定作用,依次采用钻孔、测深、螺丝钉转孔、上螺丝固定几个步骤。④固定钢板:依相同方法上螺钉固定钢板。⑤缝合伤口:冲洗伤口,放置引流,然后对肌肉层、皮下组织、皮肤等进行逐层缝合。

3.术后处置

为手术患者擦净伤口周围血迹并包扎伤口;检查皮肤受压情况,固定引流管,送回病房并进行交接。处理术后器械及物品。

(二)围术期特殊情况及处理

1.用空气止血仪减少伤口出血

空气止血仪具有良好的止血效能,如伤口依旧出血不止,则应按照上述规定,检查仪器的使用方法是否正确、运转是否正常等。

(1)袖带是否漏气:因为一旦漏气,空气止血仪的压力就会下降,止血仪将肢体浅表的静脉,但深层的动脉未被压迫,这样导致患者手术部位的出血要比不上止血带时更多。此时,应该更换空气止血仪的袖带,重新调节压力、计算时间。

(2)开放性创伤时袖带是否正确使用:开放性创伤的肢体在使用空气止血带前一般不用橡胶弹力驱血带,因此手术开始划皮后切口会有少量出血,这是正常的。为了减少出血,可先抬高肢体,使肢体静脉血回流后再使用空气止血带。

2.术中电钻发生故障的原因

电钻发生故障的原因较多,手术室护士可采取以下方法进行排除,必要时更换电池或电钻,以便手术顺利进行。

(1)电池故障：①电池未及时充电或充电不完全。②电池使用期限已到，未及时更换以至于无法再充电。③电池灭菌方法错误造成电池损坏。

(2)电钻故障：①钻头内的血迹未及时清理，灭菌后形成血凝块，增加电钻做功的阻力，降低钻速。②操作不当，误碰到保险锁扣，电钻停止转动。③电钻与电池的接触不好。

3.有效防止螺旋钻头意外折断

手术医师在使用电钻为固定钢板的螺钉钻孔时，可能会出现螺旋钻头断于患者体内的情况，这不仅会损伤手术患者，也浪费手术器材。为防止此类事件，洗手护士应该做到以下几点。

(1)术前完成钻头的检查：①钻头的锋利程度。②钻头本身是否有裂缝或损坏。③钻头是否发生弯曲变形。

(2)使用套筒：使用钻头钻孔时必须带套筒，防止钻头与手术患者的骨皮质成角而发生断裂。

(3)防止电钻摩擦生热：使用电钻钻孔时，洗手护士应及时注水，以降低钻头与骨摩擦产生的热量，这样既可有效防止钻头断裂，又可降低钻孔处骨的热源性损伤。

（沙俊通）

第八节　五官科手术的护理

口腔颌面外科是一门以外科治疗为主，研究口腔器官（牙、牙槽骨、唇、颊、舌、腭、咽等）、面部软组织、颌面诸骨（上颌骨、下颌骨、颧骨等）、颞下颌关节、涎腺以及颈部某些相关疾病的防治为主要内容的学科。口腔颌面外科具有双重属性。一方面，为了防治口腔颌面部疾病的需要，口腔颌面外科与口腔内科学、口腔正畸学、口腔修复学等有关学科不能截然分割；另一方面，由于它本身的外科属性，又与普通外科学、整形外科学以及内、儿科学等有着共同的特点与关联。

一、腭裂修复手术的护理配合

腭裂是一种常见的先天性畸形。腭裂不仅有软组织畸形，大部分腭裂患者还可伴有不同程度的骨组织缺损和畸形。腭裂修复术的目的是闭合裂隙，修复腭咽的解剖结构，达到正常的发育和发音效果。小儿腭裂手术时间是 1 岁半至 2 岁，同时需要体重在 12 kg 以上，无发热、咳嗽、流鼻涕等现象，无心、肝、肾等系统性疾病。

（一）主要手术步骤及护理配合

1.手术前准备

手术患者取仰卧位，垫肩，头后仰并放低，行全身麻醉。按照颌面部手术铺巾法建立无菌区，用三角针慕丝线固定气管导管。

2.主要手术步骤

(1)切口：传递腭裂开口器及压舌板充分暴露手术野；做切口前用含肾上腺素的局麻药或生理盐水做局部浸润注射；传递 11 号刀片在两侧腭黏膜及裂隙边缘上做切口（图 16-16）。

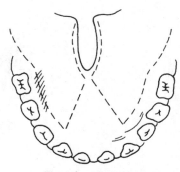

图 16-16　切口设计

（2）剥离黏骨膜瓣：传递剥离器插入切口中将硬腭的黏骨膜组织全层完整翻开（图 16-17），传递肾上腺素纱布擦拭止血。

（3）游离血管神经束：传递长镊子及剥离器沿血管神经束深面进行剥离（图 16-18）。

（4）分离鼻腔黏膜：传递剥离器，分离鼻腔黏膜与腭骨。

（5）缝合：传递圆针慕丝线分别缝合鼻腔黏膜（图 16-19），软腭部肌层及悬雍垂、软腭和硬腭黏骨膜（图 16-20）。

（6）填塞创口：传递可吸收止血纱布或碘仿纱条填塞于松弛切口的创腔内。

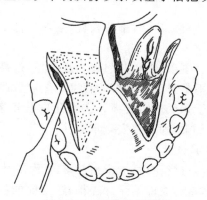

图 16-17　剥离黏骨膜瓣

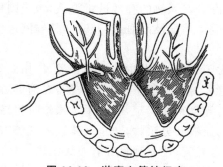

图 16-18　游离血管神经束

383

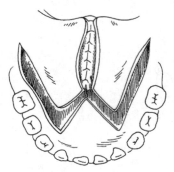

图 16-19　缝合鼻侧黏膜

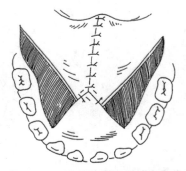

图 16-20　缝合肌层及口腔侧黏膜

3.术后处置

转运手术患者途中严密监测神志、血压、心率、氧饱和度等生命体征。使用约束带及护栏,防止手术患者躁动,保障安全;与病房做好交接班。妥善处理术后器械及物品。

(二)围术期特殊情况及处理

1.腭裂手术的体位及小儿的手术体位的注意事项

(1)体位要求:肩、背部垫高,头部后仰,使口腔、气管、胸骨尽可能在同一平面,以使上腭立起,充分显露术野。

(2)放置方法:手术患者取仰卧位,肩、背部垫长枕,头部后仰,两侧用沙袋加以固定防止头部转动。

(3)小儿手术体位放置的注意事项:①小儿患者颈部较短,过高的长枕易使颈部过伸,腰背部拉伤,应使用合适高度的长枕而不是只注意后仰的程度。②放置此体位时颈后悬空,容易引发颈部损伤,应给予棉垫或无菌巾垫于颈后加以支撑。③小儿皮肤较嫩、肺泡发育不成熟、呼吸运动弱,因此安置体位时应做到动作轻柔,固定要安全牢固。

2.术中防止小儿患者术中体温过低

(1)使用温毯:对于小儿患者且进行有可能出血较多的手术,术前应备好变温毯。

(2)注意保暖:患儿进入手术室后立即给予加盖棉被,术前的各种操作要注意保暖,避免小儿患者长时间暴露。

(3)使用温热的补液:提前准备好温热的补液进行输液,防止因输入低温液体造成体温下降。

(4)注意观察:监测患者的生命体征及出血量,及时调整输液速度。

3.有效地维护气道通畅

小儿呼吸道较短,固定相对困难,极易发生气管插管滑脱、扭曲等情况,应加强护理。

(1)术前用胶布将气管导管妥善固定于患者口腔一侧,在消毒、铺巾时,避免牵拉气管导管。

(2)手术开始前使用缝线将导管重新固定,防止手术操作时将导管带出。

(3)术中及时清理口腔内的血液及分泌物,防止液体进入气道内。

(4)术中避免挤压、牵拉气管导管,注意观察导管有无滑脱。

(5)手术结束时不要拆除固定导管的缝线,直至拔管时才能拆除。

4.术中吸引装置发生故障的处理

吸引装置能够及时吸出手术液的血液及分泌物,保持术野清晰,对于手术非常重要。术前应配备两套吸引装置,并保证两套吸引装置均处于良好的工作状态。术中发生吸引装置故障应及时更换备用装置,保证手术顺利进行。及时排查故障原因,从上至下依次检查吸引管路,找出症结所在;如故障发生在吸引装置上,及时予以更换以保证处于良好的工作状态,如故障发生在中心吸引管路内,应立即启用电动吸引装置以保证手术顺利进行。

二、腮腺切除手术的护理配合

腮腺位于两侧面颊部耳朵的下方,是人体最大的唾液腺。在口腔颌面部肿瘤中,涎腺肿瘤发病比例较高。在不同的解剖部位中,腮腺肿瘤的发病率最高,占80％以上。

(一)主要手术步骤及护理配合

1.手术前准备

手术患者取仰卧位,头偏向健侧,行全身麻醉。按照颌面部手术铺巾法建立无菌区,用三角针慕丝线或无菌贴膜固定气管导管于口腔。用小块挤干的消毒棉球填塞于外耳道内。

2.主要手术步骤

(1)设计切口:用无菌记号笔沿耳屏前绕过耳垂往下至下颌角作"S"形切口设计。

(2)翻瓣:按切口设计,传递22号大圆刀切开皮肤,电刀切开皮下组织及阔筋膜;传递血管钳牵开皮瓣,电凝止血,直至显露腮腺前缘、上缘和下缘为止。

(3)分离面神经主干及分支:传递血管钳钝性分离腮腺后缘与胸锁乳突肌寻找面神经总干,继续沿面神经总干钝性分离,传递组织剪,剪开腮腺组织,以暴露颞支和颈支,再向远心端解剖其余各分支,用慕丝线结扎,电凝止血。

(4)腮腺浅叶切除:传递解剖剪逐步将腮腺浅叶剪开、剥离直至完全分离,用慕丝线结扎腮腺导管。切除腮腺浅叶及肿物。

(5)处理伤口:传递0.25％氯霉素溶液及生理盐水冲洗伤口,电凝止血,放置引流管,逐层缝合伤口。

3.术后处理

伤口加压包扎消除无效腔,固定引流管。

(二)围术期特殊情况及处理

1.保证患者手术部位正确

(1)术前核对:患者进入手术室前,由手术室巡回护士,病房护士与患者或患者家属进行双向沟通,包括核对患者姓名、性别、病区、床号、住院号、手术名称、手术部位、手术用物、皮肤准备情况等,与病区护士共同核对患者腕带上的信息。

(2)麻醉前核对:由麻醉医师、主刀医师及手术室护士对照病历牌及腕带进行三方核对,确保患者姓名,麻醉方式,手术方式,手术部位正确并在三方核对单上签名。

(3)手术前核对:主刀医师动刀前,由麻醉医师、主刀医师及手术室护士再次进行三方核对,确认无误后方能进行手术。

(4)手术后核对:手术结束患者离开手术室前,由麻醉医师,主刀医师及手术室护士对留置导管、有无病理标本、患者去向等进行核对,无误后患者才能离开手术室。

2.术中细小物品的管理

口腔科手术经常使用细小的物品,手术室护士有责任加强管理,避免物品遗留体腔,重点做好以下工作。

(1)外耳道的护理:由于手术区域靠近外耳道,而耳道内无法彻底消毒,于是医师常会用一小块消毒棉球封闭外耳道,所以腮腺区手术除了常规需要清点的纱布、缝针外,还需将此消毒棉球列入清单范围,术中密切观察棉球是否仍在外耳道内,手术结束及时提醒医师将棉球取出。

(2)缝针遗失:如术中发现缝针等细小物品掉落,巡回护士应立即捡起置于固定位置(如器械车第二层),方便术后核对。

(3)物品遗失:如术中用物不慎遗失,应立即寻找,并予以摄片,经医师读片,多方确认遗失的物品不在患者伤口内才能予以关闭伤口。

三、白内障超声乳化吸出联合人工晶状体植入手术的护理配合

眼科手术由于眼的解剖、结构的精细复杂和生理功能的特殊性,体现了极强的专科性。此外精细手术器械的使用与显微镜下眼手术的普及,推动着眼科手术进入精细化、准确化和安全化的新阶段。下面以经典白内障手术为例,介绍眼科手术的护理配合。

晶状体为无色富有弹性的透明体,形态像双面凸透镜,位于玻璃体前表面与虹膜之间的前房内。晶状体分为前、后两面,相连部分称为赤道;晶状体与睫状体相连的纤维组织称为悬韧带,维持晶状体的位置固定。

由于各种原因导致的晶状体混浊均称为白内障,分为先天性与后天性,后天性白内障是由于出生后因全身疾病或局部眼病、营养代谢异常、中毒及外伤等原因所致的晶状体混浊。白内障超声乳化吸出联合人工晶状体植入手术是用一个具有超声震荡功能的乳化针,经过很小的切口伸入眼球内,乳化针头有规则地高频震荡在眼内把白内障击碎,并且乳化吸出晶状体核与皮质,保留晶状体后囊膜以便能植入人工晶状体这一过程。手术具有时间短、切口小、术后反应轻等优点,被广泛接受。

(一)主要手术步骤及护理配合

1.手术前准备

(1)器械及敷料准备:眼科器械、白内障显微器械及常用敷料包。

(2)仪器及特殊物品准备:白内障超声乳化仪、手术显微镜、超声乳化手柄、I/A(灌注/抽吸)手柄、人工晶状体。

(3)消毒准备:首先巡回护士协助手术医师,用生理盐水进行手术眼的清洁冲洗。再用含消毒液的棉球依次由内向外、由眼睑向眼眶及外缘皮肤消毒两次。

(4)术前核对:手术室护士和手术医师共同核对手术患者身份、手术方式、手术部位、麻醉方式、植入人工晶状体型号、有效期、手术部位标识。

2.主要手术步骤

(1)牵开眼睑:传递开睑器牵开上下眼睑。

(2)切开透明角膜旁切口:传递角膜穿刺刀。

(3)做巩膜隧道切口:传递巩膜穿刺刀。

(4)注入黏弹剂:传递注有黏弹剂的注射器。

(5)撕囊:传递撕囊镊、撕囊针配合。

(6)水化分离:传递冲洗针头,缓慢注入平衡灌注液分离晶状体核、皮质。

(7)超声乳化:连接超声乳化导管和手柄,传递劈核器配合。

(8)清除晶状体残留皮质:将超声乳化仪调至注吸档,更换 I/A(灌注/抽吸)手柄。

(9)植入人工晶状体:传递晶状体植入镊和晶状体植入器配合。

（10）水化封闭角膜切口：按需提供 10/0 不可吸收缝线。

（11）覆盖切口：使用硝酸毛果芸香碱滴眼液或金霉素眼膏涂于术眼，依次覆盖眼垫和眼罩。

（二）围术期特殊情况及处理

1.术中白内障超声乳化仪的使用

（1）白内障超声乳化仪操作步骤：连接电源→打开主机、电源开关→选择对应的操作模板→检查模板内超声能量、流速等是否符合要求→连接超声，乳化手柄→安装超声，乳化管道→确认连接正确→打开进水管道的开关→进行机器自检→仪器进入"PHACO"工作状态。

（2）手术过程中使用白内障超声乳化仪及术后处理注意事项：①操作前确保外接电源电压与仪器的电源电压相符，防止突然断电对机器造成不必要的损伤。②灌注瓶的高度决定了术中相对灌注压和流速的大小，因此为保证术中眼内充盈，需要确保灌注流速大于流出流速，一般将灌注液调整至高于患者头部60～70 cm距离，术中随时根据需求调整高度，密切关注灌注液余量，不可空滴。③操作过程中，超声乳化仪的连接线及所有管道应妥善固定，不应弯曲或打结。④手术结束仪器清洁前先关闭电源，用湿抹布擦拭机身和脚踏，超声乳化手柄和配件用蒸馏水冲洗，以免发生阻塞，禁用超声清洗设备清洗手柄。⑤术后将超声乳化手柄连接线保持自然弯曲，呈圈状保存，勿过分弯曲打折。⑥超声乳化仪手柄及乳化针头应由专人定期维护、保养并记录。

2.局部麻醉下的手术患者处理

（1）完善术前评估。①心理评估：术前评估手术患者的精神状态是否适合进行局部麻醉。当患者由于高度紧张、忧虑或极易激动兴奋等精神状态导致不能配合麻醉和手术时，应及时和手术医师沟通，改变麻醉方式。②基本情况评估：巡回护士术前对患者的基本情况进行充分评估。内容包括年龄、一般生命体征、过敏史、是否禁食、体重、焦虑或抑郁指数、慢性疾病史（包括咳嗽、颤抖等可能妨碍术中操作的症状）、药物治疗情况、是否能长时间承受手术体位及术中铺巾遮盖脸部。③疼痛评估：巡回护士于术前评估患者痛阈及控制疼痛的能力。

（2）信息支持：巡回护士术前给予患者充足的手术信息支持，包括手术全程中可预期的事件，如消毒、局部麻醉、身体位置的改变等；术中疼痛的程度和性质，并且教患者学会缓解疼痛的方法；术后可能出现的症状和体征。

（3）掌握局麻药物的药理学理论：手术室护士必须对局麻用药护理有充分的药理学理论基础给予支持，能够识别局麻药物的预期作用以及变态反应和毒性反应。手术团队应协作使局麻用药量尽可能减少，巡回护士应正确评估患者疼痛程度，手术医师应正确使用局麻药剂量，尤其是儿童患者或婴幼儿，必须严格按照体重计算局麻药物的使用剂量，在注射局麻药物时须缓慢、递增注射。

当大剂量局麻药物被患者快速吸收时，可能会引起局麻药物的毒性反应，常见的毒性反应包括患者自觉有金属味、舌唇麻木、耳鸣、头晕目眩、晕厥、意识模糊、视觉障碍、颤抖、癫痫、毒性反应初期的心动过速和血压升高、毒性反应后期的心动过缓和血压降低、室性心律失常、心搏停止、呼吸抑制。

（4）护理监测：巡回护士应对局麻手术患者进行手术全程的护理监测，包括心率和心律、呼吸频率、意识水平、局麻药用量、疼痛水平、对局麻药物的反应等，一旦发现患者监测指标有明显改变，应及时报告手术医师。

（5）急救准备：当患者进行局麻时，手术房间内应备有常用急救药物、氧气装置、吸引装置、心肺复苏仪器等急救物品，以应对局部麻醉过程中可能出现的意外事件。

3.人工晶状体植入物的管理

巡回护士妥善保管随患者一同带入手术室的人工晶状体。术前巡回护士与手术医师仔细核对术中可能用及的人工晶状体。术中植入人工晶状体前,巡回护士与手术医师再次共同核对手术患者、人工晶状体类型、度数及术前植入物使用知情同意书。巡回护士必须严格核对人工晶状体的灭菌有效期、外包装完整性,确认无误方能将人工晶状体拆去外包装,传递给手术医师植入。人工晶状体植入后,巡回护士应按照植入物登记的相关规定,将植入物标签存放于病例中,并记录植入物的相关信息。

（沙俊通）

第十七章

公共卫生护理

第一节　公共卫生的概念

一、公共卫生的定义

　　至于公共卫生的概念,各个国家和组织之间没有一个统一的、严格的定义。简单来讲,公共卫生实际上就是大众健康。它是相对临床而言的,临床是针对个体的,公共卫生是关注人群的健康。

　　1920 年,美国耶鲁大学的 Winslow 教授首次提出了早期经典的公共卫生概念。公共卫生是通过有组织的社区行动,改善环境卫生,控制传染病流行,教育个体养成良好的卫生习惯,组织医护人员对疾病进行早期诊断和预防性治疗,发展社会体系以保证社区中的每个人享有维持健康的足够的生活水准,最终实现预防疾病、延长寿命、促进机体健康、提高生产力的目标。随着社会和公共卫生实践的发展、人们认识的更新,公共卫生的概念也在不断地发展之中。

　　1988 年,艾奇逊将公共卫生定义为:"通过有组织的社会努力预防疾病、延长生命、促进健康的科学和艺术。"这一概念高度概括了现代公共卫生的要素。

　　1995 年,英国的 Johnlast 给出了详细的定义,即"公共卫生是为了保护、促进、恢复人们的健康。是通过集体的或社会的行动,维持和促进公众健康的科学、技能和信仰的集合体。公共卫生项目、服务和机构强调整个人群的疾病预防和健康需求"。尽管公共卫生活动会随着技术和社会价值等的改变而变化,但是其目标始终保持不变,即减少人群的疾病发生、早死、疾病导致的不适和伤残。因此,公共卫生是一项制度、一门学科、一种实践。随着社会经济的发展,医学模式的转变,公共卫生的概念和内涵有了进一步发展。公共卫生通常涉及面都很广泛,包括生物学、环境医学、社会文化、行为习惯、政治法律和涉及健康的许多其他方面。现代公共卫生最简单的定义为"3P",即 promotion(健康促进),prevention(疾病预防),protection(健康保护)。

　　在我国,公共卫生的内涵究竟是什么? 公共卫生包括哪些领域? 对此至今尚无统一认识和明确定义。2003 年 7 月,中国原副总理兼卫生部部长吴仪在全国卫生工作会议上对公共卫生作了一个明确的定义:公共卫生就是组织社会共同努力,改善环境卫生条件,预防控制传染病和其他疾病流行,培养良好卫生习惯和文明的生活方式,提供医疗服务,达到预防疾病,促进人民身体健康的目的。因此,公共卫生建设需要政府、社会、团体和民众的广泛参与,共同努力。其中,政府主要通过制定相关法律、法规和政策,促进公共卫生事业发展;对社会、民众和医疗卫生机构执行公共卫生法律法规实施监督检查,维护公共卫生秩序;组织社会各界和广大民众共同应对突发公共卫生事件和传染病流行;教育民众养成良好卫生习惯和健康文明的生活方式;培养高素质的公共卫生管理和技术人才,为促进人民健康服务。

从这一定义可以看出,公共卫生就是"社会共同的卫生"。公共即共同,如公理公约。卫生是个人、集体的生活卫生和生产卫生的总称,一般指为增进人体健康,预防疾病,改善和创造合乎生理要求的生产环境、生活条件所采取的个人和生活的措施,包括以除害灭病、讲卫生为中心的爱国卫生运动。

一般来讲,公共卫生是通过疾病的预防和控制,达到提高人民健康水平的目的。如对传染病、寄生虫病、地方病,还有一些慢性非传染性疾病的预防控制;借助重点人群或者高危人群,如职业人群、妇女、儿童、青少年、老年人等人群进行的健康防护;通过健康教育、健康政策干预等措施,促进人群健康的社会实践。具体讲,公共卫生就是通过疾病预防控制、重点人群健康防护、健康促进来解决人群中间的疾病和健康问题,达到提高人民健康水平的目的。公共卫生就是以生物-心理-社会-医学模式为指导,面向社会与群体,综合运用法律、行政、预防医学技术、宣传教育等手段,调动社会共同参与,消除和控制威胁人类生存环境质量和生命质量的危害因素,改善卫生状况,提高全民健康水平的社会卫生活动。由此可见,公共卫生具有社会性、系统性、政策法制性、多学科性和随机性等特征。公共卫生的实质是公共政策。

二、公共卫生特征

2004 年,Beaglehole 教授将现代公共卫生的特征进行了总结,认为,公共卫生是以持久的全人群健康改善为目标的集体行动。这个定义尽管简短,但是充分反映了现代公共卫生的特点:①需要集体的、合作的、有组织的行动;②可持续性,即需要可持久的政策;③目标是全人群的健康改善,减少健康的不平等。

现代公共卫生的特征包括 5 个核心内容:①政府对整个卫生系统起领导作用,这一点对实现全人群的健康工程至关重要,卫生部门只会继续按生物医学模式关注与卫生保健有关的近期问题;②公共卫生工作需要所有部门协作行动,忽视这一点只会恶化健康的不平等现象,而政府领导是协作行动、促进全人群健康的核心保障;③用多学科的方法理解和研究所有的健康决定因素,用合适的方法回答相应的问题,为决策提供科学依据;④理解卫生政策发展和实施过程中的政治本质,整合公共卫生科学与政府领导和全民参与;⑤与服务的人群建立伙伴关系,使有效的卫生政策能够得到长期的社区和政治支持。

(曲　慧)

第二节　公共卫生的主要内容

传统公共卫生是在生物医学模式下,以传染病、地方病和职业病的防治作为工作重点,提供以疾病为中心的公共卫生服务。按照行政区划设置的公共卫生机构,执行同级卫生行政部门的指令,独立开展辖区内的公共卫生工作。随着公共卫生实践与认识的重大变化,公共卫生的内容也逐渐丰富和完善。

一、公共卫生体系建设

公共卫生体系建设是我国卫生改革与发展面临的重要问题。医疗卫生体制改革的重点之一应加强公共卫生体系的建设,保证绝大多数人的健康,提高疾病预防控制能力,让大多数人不得病、少得病、晚得病。按照 WHO 的相关定义,基本医疗服务应纳入公共卫生的范畴,因此公共卫生体系建设应覆盖到医疗机构。因为传染病疫情一旦发生,医疗机构就处在疾病预防控制的第一线。

在公共卫生体系的建设过程中,应以系统的观念统筹规划、平衡发展。应综合考虑卫生资源的投入与分配,以最大限度地发挥公共卫生体系的作用。在体系建设中,应着重考虑如何确定正确的目标规划、完善的基础设施、灵敏的信息系统、科学的决策指挥和有效的干预控制策略。

加强疾病预防控制能力建设是公共卫生体系建设的核心内容。所谓疾病预防控制能力,是指履行疾病预防控制、突发公共卫生事件处置、疫情报告和健康信息管理、健康危害因素干预和控制、检验评价、健康教育与健康促进、科研培训与技术指导等公共职责的能力。在公共卫生体系建设过程中,应完善机制、落实职责,加强能力建设,加大人才队伍建设的力度,以推动公共卫生工作不断发展。

当前,我国已在公共卫生体系建设方面取得了成功经验,使公共卫生水平得到了不断提高。我国已建立了比较全面的公共卫生体系,提供的公共卫生服务从中央辐射到省、市、县,并建立了县、乡、村"三级农村卫生网络"。我国将政府的承诺和意愿与专家技术结合起来,促进了公共卫生体系的发展,为其他国家提供了较好的范例。例如,2004 年初正式启动的疫情及突发公共卫生事件的网络直报系统,覆盖包括乡镇卫生院在内的全国所有卫生医疗机构,是世界上最大的疾病监测系统。目前,全国 93.5% 的县以上医疗卫生机构和 70.3% 的乡镇卫生院均实现了疫情和突发公共卫生事件网络直报。通过不断建立和完善全国传染病疫情和突发公共卫生事件信息网络,我国已实现对传染病疫情、健康危害因素监测、死因监测等重要公共卫生数据的实时管理,传染病控制和应急反应能力明显提高。

公共卫生体系建设和完善是一个长期的庞大的系统工程,事关国民健康、国家安全大局,涉及每个人的健康、安全利益。公共卫生体系建设中的各种项目的设立和决策的正确与否,直接影响到公众的健康和安全。为保证公众公共卫生安全,建设和完善我国的公共卫生体系,需要大力提倡公共卫生体系建设的战略和战术研究。

循证公共卫生决策学的兴起为我国公共卫生体系的建设和完善准备了新型的科学工具,应该充分地利用新工具的优点,不断地学习和加强循证公共卫生决策的能力。高效、可靠、科学的公共卫生体系应来自对科学技术、公众交流、公众健康需求和各种政治意愿的高度整合。

二、健康危险因素的识别与评价

能对人造成伤亡或对物造成突发性损害的因素,称为危险因素;能影响人的身体健康,导致疾病或对生物造成慢性损害的因素,称为有害因素。通常情况下,对两者并不加以区分而统称为健康危险因素。

健康危险因素包括物理性因素、化学性因素、生物性因素以及社会-心理-行为因素。如果能够早期识别到危险因素,并加强自我保健与防护,可以有效避免受到危险因素的侵害。采用筛检手段在"正常人群"中发现无症状患者是一种有效的预防策略,如果及时采取干预措施,阻断致病因素的作用,可以防止疾病的发生。由于人体有很强的自我修复功能,如果能及时发现和识别影响健康的危险因素,并及早采取适当的措施,阻止危险因素的作用,致病因素引起的疾病病程即可出现逆转,症状即可消失,并有可能恢复健康。当致病因素导致疾病发生后,要采取治疗措施并消除健康危险因素,改善症状和体征,防止或推迟伤残发生,减少劳动能力丧失。如果由于症状加剧,病程继续发展,导致生活和劳动能力丧失,此时的主要措施是康复治疗,提高其生命质量。

临床医学服务的起始点是在患者出现症状和体征后主动找医师诊治疾病,而健康危险因素评价是在症状、体征、疾病尚未出现时就重视危险因素的作用,通过评价危险因素对健康的影响,促使人们保持良好的生活环境、生产环境和行为生活方式,防止危险因素的出现。在危险因素出现的早期,可以测评危险因素的严重程度及其对人们健康可能造成的危害,预测疾病发生的概率,以及通过有效干预后可能增加的寿命。健康危险因素评价的重点对象是健康人群,开展的阶段越早,意义越大,因此它是一项推行积极的健康促进和健康教育的技术措施,也是一种预防和控制慢性非传染性疾病的有效手段。

三、疾病的预防与控制

疾病预防与控制是公共卫生的核心内容之一。我国疾病预防控制机构的主要职责包括:①为拟定与疾病预防控制和公共卫生相关的法律、法规、规章、政策、标准和疾病防治规划等提供科学依据,为卫生行政部门提供政策咨询;②拟定并实施国家、地方重大疾病预防控制和重点公共卫生服务工作计划和实施方案,并对实施情况进行质量检查和效果评价;③建立并利用公共卫生监测系统,对影响人群生活、学习、工作等生存环境质量及生命质量的危险因素进行营养食品、劳动、环境、放射、学校卫生等公共卫生学监测,对传染病、地方病、寄生虫病、慢性非传染性疾病、职业病、公害病、食源性疾病、学生常见病、老年卫生、精神卫生、口腔卫生、伤害、中毒等重大疾病发生、发展和分布的规律进行流行病学监测,并提出预防控制对策;④处理传染病疫情、突发公共卫生事件、重大疾病、中毒、救灾防病等公共卫生问题,配合并参与国际组织对重大国际突发公共卫生事件的调查处理;⑤参与开展疫苗研究,开展疫苗应用效果评价和免疫规划策略研究,并对免疫策略的实施进行技术指导与评价;⑥研究开发并推广先进的检测、检验方法,建立质量控制体系,促进公共卫生检验工作规范化,提供有关技术仲裁服务,开展健康相关产品的卫生质量检测、检验,安全性评价和危险性分析;⑦建立和完善疾病预防控制和公共卫生信息网络,负责疾病预防控制及相关信息搜集、分析和预测预报,为疾病预防控制决策提供科学依据;⑧实施重大疾病和公共卫生专题调查,为公共卫生战略的制定提供科学依据;⑨开展对影响社会经济发展和国民健康的重大疾病和公共卫生问题防治策略与措施的研究与评价,推广成熟的技术与方案;⑩组织并实施健康教育与健康促进项目,指导、参与和建立社区卫生服务示范项目,探讨社区卫生服务的工作机制,推广成熟的技术与经验。

此外,各级疾病预防控制机构还负责农村改水、改厕工作技术指导,研究农村事业发展中与饮用水卫生相关的问题,为有关部门做好饮用水开发利用和管理提供依据;组织和承担与疾病预防控制和公共卫生工作相关的科学研究,开发和推广先进技术;开展国际合作与技术交流,引进和推广先进技术等。

四、公共卫生政策与管理

公共卫生是一个社会问题,其实施涉及社会的方方面面,是单个机构无力承担,短期内难以获得回报却又关系到国家整体利益和长远利益的社会工程。从某种角度来说,公共卫生的实质是公共政策问题,要靠政府的政策支持和法律法规的保障。公共卫生政策是国家政策体系的一个重要组成部分,公共卫生政策的制定是一个复杂的过程,受众多因素的影响,包括意识形态、政治理念、传统价值观念、公众压力、行为惯性、专家意见、决策者的兴趣与经验等。

公共卫生管理的长效机制必须建立在法治的基础上。要建立公共卫生的法治机制,必须加强公共卫生的立法,并提高立法的质量。构建公共卫生管理机制,应建立职责明确、相互协调、有财政保障的公共卫生管理机构,建立完善的法制化的公共卫生管理制度,并建立起稳定的、持久的公共卫生管理长效机制。

五、突发公共卫生事件与公共卫生危机管理

突发公共卫生事件(公共卫生危机事件)是指突然发生,造成或者可能造成公众健康严重损害的重大传染病、群体性不明原因疾病、重大中毒、放射性损伤、职业中毒,以及因自然灾害、事故灾难或社会安全事件引起的严重影响公众身心健康的事件。公共卫生危机事件大多表现为突发性事故危机,其特点表现为:①危机的不可预见性,危机产生的诱因难以预测,危机的发生、发展和造成的影响难以预测;②危机的多发性、多样性和复杂性;③危机的紧迫性,使得迟缓的危机管理可能导致严重后果;④危机的危害性,公共卫生危机已经突破了地区界限,某一国家或地区的危机处理不当,就有可能在短时间内发展为全球危机。

公共卫生危机管理主要是指政府、卫生职能部门和社会组织为了预防公共卫生危机的发生,减轻危机发生所造成的损害并尽早从危机中恢复过来,针对可能发生和已经发生的危机所采取的管理行为。主要包括危机风险评估、危机监测、危机预防、信息分析、危机反应管理和危机恢复等。公共卫生危机管理的基础工作应贯穿于危机管理全过程,主要包括危机管理的组织机构、社会支持和公共卫生人力资源等。

公共卫生危机管理应遵循公众利益至上、公开诚实和积极主动的原则。政府和相关职能部门必须把公众利益放在首位,所采取的一切行动和措施都必须优先保障公众利益。在危机出现的第一时间采取有效措施,及时公开危机的相关信息,否则会导致政府公信度降低,造成不应有的混乱。公共卫生危机一旦发生,就会成为公众舆论关注的焦点,地方政府和职能部门必须快速反应,积极沟通协调,主动寻求社会各界的理解和支持,积极控制和掌握发言权。

六、公共卫生安全与防控

公共卫生安全如同金融安全、信息安全一样,已成为国家安全的重要组成部分,需要引起足够的重视和关注。在全球化时代,既要重视传统安全因素,也要重视非传统安全因素。

非传统安全是相对于传统安全而言的,是一个泛化的概念,其内容涵盖政治安全、经济、文化、科技、生态环境、人类健康和社会发展等。非传统安全更加关注人类安全和社会可持续发展,是对非军事化安全的理解,即公众更加关注经济、社会、环境、健康等发展问题,甚至将其提高到与军事、政治问题同等的位置,从而使人们的安全观更加非国界化。2003年的SARS事件对我国政府和民众传统的安全观是一个严峻的挑战,使公众充分认识到公共卫生安全对于维护国家

安全、构建和谐社会的重要性。

在分享全球化带来的好处的同时,务必要防范全球化带来的更多的不确定因素和风险。例如,传染病跨国界传播的可能性大大增加,很多以前局限于特定地区的未知病毒或细菌以及已知的传染病可能随着人流、物流迅速传播到全球;随着食品等与健康相关的产品贸易日趋活跃,境外食品污染流入的可能性不断增加,食品的微生物、化学和放射性污染问题一旦在某一国家或地区出现,就可能在全球范围内长距离、大面积地迅速波及蔓延;全球化带来的国际产品结构调整,可能促使污染密集型产业向发展中国家转移,导致职业病危害从经济发达地区向经济发展较慢的地区转移;生物恐怖带来的威胁明显增大,生物技术的迅猛发展使制造强杀伤性生物武器的能力大为提高。因此,有效预防和控制各类突发性公共卫生事件,确保公共卫生安全,保护公众的健康是现代公共卫生工作的重要任务。全球化加剧了公共卫生安全的危险因素,迫使人们要更加重视非传统安全因素。加强公共卫生安全必须强化政府对公共卫生的领导责任,建立突发公共卫生事件应急处理机制,加强公共卫生领域的国际合作。

公共卫生安全是非传统安全的重要组成部分,也是构建和谐社会的重要内容,应从国家安全的高度考虑公共卫生问题。在突发公共卫生事件、突发伤害事件、突发环境污染事件、突发灾害事件以及恐怖袭击事件的处置过程中,应积极防治各种潜在风险,还应积极构建能够迅速调动社会资源的应急处理系统,并通过加强法律、制度建设以及平战结合系统的建设,合理配置和使用应急储备物资和资源。

每年 4 月 7 日是世界卫生日。"世界卫生日"是从 1950 年开始的,其宗旨就是要动员国际社会和社会各界,共同为控制疾病、为人类的安全做出贡献。历届世界卫生日的主题,从 1950 年的"了解你周围的卫生机构"、1960 年的"消灭疟疾——向世界的宣战"、1963 年的"饥饿,大众的疾病"、1970 年的"为抢救生命,及时发现癌症"、1980 年的"要吸烟还是要健康,任君选择"、1990 年的"环境与健康"、2000 年的"血液安全从我做起"到 2007 年的"国际卫生安全",从中不难看出公共卫生的发展轨迹。根据"世界卫生日"主题的变化,可以发现一个非常明显的规律,就是从原来的注重单个局部性问题发展为关注全局性、影响面大的问题。

七、公共卫生伦理

伦理学是人类行动的社会规范,伦理学根据人类的经验确定某些规范或标准来判断某一行动是否应该做,应该如何做。"道德"与"伦理学"均为人类行动的社会规范。道德是一种社会文化现象,体现在教育、习俗、惯例、公约之中,传统道德依靠权威,无需论证,"道德"偏重于讲做人。而伦理学是道德哲学,必须依靠理性的论证,现代"伦理学"更强调做事。科学告诉我们能干什么,而伦理学则告诉我们该干什么。

公共卫生伦理是公共卫生机构和工作人员行动的规范,包括有关促进健康、预防疾病和伤害的政策、措施和办法等。在人群中所采取的促进健康、预防疾病和伤害行动,公共卫生伦理起指导作用,其行动规范体现在公共卫生伦理的原则之中。

公共卫生伦理的原则是评价公共卫生行动是否应该做的框架,可概括为 4 个方面:①公共卫生行动产生的结果要实现利益最大化,即公共卫生行动要使目标人群受益,避免、预防和消除公共卫生行动对目标人群的伤害,受益与伤害和其他代价相抵后盈余最大;②公正性原则,包括分配公正和程序公正,即受益和负担公平分配(即分配公正)和确保公众参与,包括受影响各方的参与(程序公正);③对于人的尊重,即尊重自主的选择和行动,保护隐私和保密,遵守诺言,信息透明和告知真相;④建立和维持信任,即公共卫生机构和工作人员与目标人群之间应建立信任关系,公共卫生行动应取信于民。

按照公共卫生伦理的原则,公共卫生行动也是对公众应尽的义务,但这些义务并不是绝对的,而是初始义务。所谓初始义务是指假设情况不变时必须履行的义务。也就是说,如果情况有变,就不履行初始义务。其理由是,为了要完成一项更重要的义务时,不可能同时履行此初始义务。在公共卫生工作中发生原则或义务冲突的情况下,就面临一个伦理难题。例如,在 SARS 防控期间,保护公众和个人健康与尊重个人自主性发生矛盾。对 SARS 患者、疑似患者以及接触者必须采取隔离的办法,这对保护公众以及他们的健康都是不可少的,这种情况下不能履行尊重个人自主性和个人自由的初始义务。但如果情况没有改变,而不去履行初始义务,就违反了伦理学的规范。

八、公共卫生领域的国际合作

在现代社会中,伴随着科技的发展、通信与交通工具的发达,"非典"、禽流感、艾滋病等在短时间内迅速蔓延,不仅严重危害着公众的生命安全,而且严重损害着疾病来源国的国际形象、经济发展与社会稳定,其影响已经远远超出了公共卫生领域,在国家安全问题上应受到高度的重视。经济上的国际合作为其他社会生活领域中的国际合作奠定了基础,国际合作是各国实现发展的迫切需要。

在面对全球性的公共卫生问题时,主权国家不可能去他国实施自己的政策,这样就促生了公共卫生领域的国际合作。在面对公共卫生领域内的全球问题上,只有国际合作才是正确的选择。例如,在"非典"期间,通过采取隔离措施,抑制了"非典"的迅速蔓延,但在由飞鸟带来的禽流感病毒的防治上,隔离却起不到任何作用。可见,隔离并不能解决全球性的公共卫生问题,唯有国际合作才能有效地解决全球性的公共卫生问题。

公共卫生领域的国际合作,涉及新国际卫生条例下的全球公共卫生监测系统、传染病的实验室研究与诊断和治疗、国际合作的公共卫生应急机制的建立、公共卫生安全、高级卫生行政人员和专业技术人员的培训、公共卫生管理国际培训项目等诸多领域。自 20 世纪末期以来,全球在非洲抗疟疾行动、艾滋病防治、禽流感全球行动以及中国—东盟自由贸易区公共卫生安全合作机制、东亚公共卫生合作机制、国际公共卫生实验室网络建设等方面的国际合作堪称典范。

(曲　慧)

第三节　公共卫生的体系与职能

公共卫生体系一直是一个模糊的概念。普遍倾向于疾病预防控制机构、卫生监督机构、传染病院(区),构成了公共卫生体系。

一、发达国家公共卫生体系

美国、英国、澳大利亚、WHO 等国家和组织陆续制定了公共卫生的基本职能或公共卫生体系所需提供的基本服务。

美国提出的 3 项基本职能,即评估→政策发展→保证,并进一步具体化为 10 项基本服务。基本服务的概念与其他国家/组织提出的基本职能概念相似。在此框架下,美国疾病预防控制中心(CDC)与其他伙伴组织联合开展了国家公共卫生绩效标准项目研究,设计了 3 套评价公共卫生体系绩效的调查问卷,分别用于州公共卫生体系、地方公共卫生体系和地方公共卫生行政管理部门的绩效评估。调查问卷规定了每一项基本服务的内涵,并制定有具体的指标和调查内容。澳大利亚提出了公共卫生 9 项基本职能,阐述了每条职能的原有的和新的实践内容。

美国提出的公共卫生体系定义:在辖区范围内提供基本公共卫生服务的所有公、私和志愿机构、组织或团体。政府公共卫生机构是公共卫生体系的重要组成部分,在建设和保障公共卫生体系运行的过程中发挥着关键的作用。但是,单靠政府公共卫生机构无法完成所有的公共卫生基本职能,公共卫生体系中还应包括:医院、社区卫生服务中心等医疗服务提供者,负责提供个体的预防和治疗等卫生服务;公安、消防等公共安全部门,负责预防和处理威胁大众健康的公共安全事件;环境保护、劳动保护、食品质量监督等机构,保障健康的生存环境;文化、教育、体育等机构为社区创造促进健康的精神环境;交通运输部门,方便卫生服务的提供和获取;商务机构提供个体和组织在社区中生存和发展的经济资源;民政部门、慈善组织等,向弱势人群提供生存救助和保障以及发展的机会。

公共卫生基本职能是影响健康的决定因素、预防和控制疾病、预防伤害、保护和促进人群健康、实现健康公平性的一组活动。公共卫生基本职能需要卫生部门,还有政府的其他部门以及非政府组织、私营机构等来参与或实施。公共卫生基本职能属于公共产品,政府有责任保证这些公共产品的提供,但不一定承担全部职能的履行和投资责任。

公共卫生基本职能的范畴大大超出了卫生部门的管辖范围,在职能的履行过程中卫生部门发挥主导作用。卫生部门负责收集和分析本部门及其他部门、民间社团、私人机构等的信息,向政府提供与人群健康相关的、涉及国家利益的综合信息;卫生部门是政府就卫生问题的决策顾问,负责评价公共卫生基本职能的履行情况;同时,向其他部门负责的公共卫生相关活动提供必要的信息和技术支持,或展开合作;负责健康保护的执法监督活动。

二、我国公共卫生体系的基本职能

通过分析上述国家和组织制定的公共卫生基本职能框架,结合我国的现状,我们总结出 10 项现代公共卫生体系应该履行的基本职能,其中涉及三大类的卫生服务提供:①人群为基础的公共卫生服务,如虫媒控制、人群为基础的健康教育活动等;②个体预防服务,如免疫接种、婚前保健和孕产期保健;③具有公共卫生学意义的疾病的个体治疗服务,如治疗肺结核和性传播疾病等,可减少传染源,属于疾病预防控制策略之一;再比如治疗儿童腹泻、急性呼吸道感染、急性营养不良症等。在此基础上,我国现代公共卫生体系的基本职能应包括以下 10 个方面。

(一)监测人群健康相关状况

(1)连续地收集、整理与分析、利用、报告与反馈、交流与发布与人群健康相关的信息。

(2)建立并定期更新人群健康档案,编撰卫生年鉴。其中与人群健康相关的信息包括:①人口、社会、经济学等信息;②人群健康水平,如营养膳食水平、生长发育水平等;③疾病或健康问题,如传染病和寄生虫病、地方病、母亲和围产期疾病、营养缺乏疾病、非传染性疾病、伤害、心理疾病以及突发公共卫生事件等;④疾病或健康相关因素,如生物的、环境的、职业的、放射的、食物的、行为的、心理的、社会的、健康相关产品的;⑤公共卫生服务的提供,如免疫接种、农村改水改厕、健康教育、妇幼保健等,以及人群对公共卫生服务的需要和利用情况;⑥公共卫生资源,如经费、人力、机构、设施等;⑦公共卫生相关的科研和培训信息。

(二)疾病或健康危害事件的预防和控制

(1)对正在发生的疾病流行或人群健康危害事件,如传染病流行,新发疾病的出现,慢性病流行,伤害事件的发生,环境污染,自然灾害的发生,化学、辐射和生物危险物暴露,突发公共卫生事件等,开展流行病学调查,采取预防和控制措施,对有公共卫生学意义的疾病开展病例发现、诊断和治疗。

(2)对可能发生的突发公共卫生事件做好应急准备,包括应急预案和常规储备。

(3)对有明确病因或危险因素或具备特异预防手段的疾病实施健康保护措施,如免疫接种、饮水加氟、食盐加碘、职业防护、婚前保健和孕、产期保健等。

上述第一项和第二项内容包括,我国疾病预防控制机构常规开展的疾病监测、疾病预防与控制、健康保护、应急处置等工作。

(三)发展健康的公共政策和规划

(1)发展和适时更新健康的公共政策、法律、行政法规、部门规章、卫生标准等,指导公共卫生实践,支持个体和社区的健康行动,实现健康和公共卫生服务的公平性。

(2)发展和适时更新卫生规划,制定适宜的健康目标和可测量的指标,跟踪目标实现进程,实现连续的健康改善。

(3)多部门协调,保证公共政策的统一性。

(4)全面发展公共卫生领导力。

(四)执行公共政策、法律、行政法规、部门规章和卫生标准

(1)全面执行公共政策、法律、行政法规、部门规章、卫生标准等。

(2)依法开展卫生行政许可、资质认定和卫生监督。

(3)规范和督察监督执法行为。

(4)通过教育和适当的机制,促进依从。

(五)开展健康教育和健康促进活动

(1)开发和制作适宜的健康传播材料。

(2)设计和实施健康教育活动,发展个体改善健康所需的知识、技能和行为。

(3)设计和实施场所健康促进活动,如在学校、职业场所、居住社区、医院、公共场所等,支持个体的健康行动。

(六)动员社会参与,多部门合作

(1)通过社区组织和社区建设,提高社区解决健康问题的能力。

(2)开发伙伴关系和建立健康联盟,共享资源、责任、风险和收益,创造健康和安全的支持性环境,促进人群健康。

(3)组织合作伙伴承担部分公共卫生基本职能,并对其进行监督和管理。

第(三)~(六)项融合了国际上健康促进的理念,即加强个体的知识和技能,同时改变自然的、社会的、经济的环境,以减少环境对人群健康及其改善健康的行动的不良影响,促使人们维护和改善自身的健康。第(四)项的职能与1986年《渥太华宪章》中提出的健康促进行动的5项策略相吻合,即"制定健康的公共政策、创造支持性的环境、加强社区行动、发展个人技能、重新调整卫生服务的方向和措施"。

（七）保证卫生服务的可及性和可用性

（1）保证个体和人群卫生服务的可及性和可用性。

（2）帮助弱势人群获取所需的卫生服务。

（3）通过多部门合作，实现卫生服务公平性。

（八）保证卫生服务的质量和安全性

（1）制定适当的公共卫生服务的质量标准，确定有效和可靠的测量工具。

（2）监督卫生服务的质量和安全性。

（3）持续地改善卫生服务质量，提高安全性。

第（七）项和第（八）项是对卫生服务的保证，即保证卫生服务的公平和安全性。

（九）公共卫生体系基础结构建设

（1）发展公共卫生人力资源队伍，包括开展多种形式的、有效的教育培训，实现终身学习；建立和完善执业资格、岗位准入、内部考核和分流机制；通过有效的维持和管理，保证人力资源队伍的稳定、高素质和高效率。

（2）发展公共卫生信息系统，包括建设公共卫生信息平台；管理公共卫生信息系统；多部门合作，整合信息系统。

（3）建设公共卫生实验室，发展实验室检测能力。

（4）加强和完善组织机构体系，健全公共卫生体系管理和运行机制。

本项是对公共卫生体系基础结构的建设。公共卫生体系的基础结构是庞大的公共卫生体系的神经中枢，包括人力资源储备和素质、信息系统、组织结构等。公共卫生体系的基础结构稳固，整个公共卫生体系才能统一、高效地行使其基本职能。

（十）研究、发展和实施革新性的公共卫生措施

（1）全面地开展基础性和应用性科学研究，研究公共卫生问题的原因和对策，发展革新性的公共卫生措施，支持公共卫生决策和实践。

（2）传播和转化研究结果，应用于公共卫生实践。

（3）与国内外其他研究机构和高等教育机构保持密切联系，开展合作。这项职能为公共卫生实践和公共卫生体系的可持续发展提供科学支撑。

上述这十项职能的履行又可具体分解为规划、实施、技术支持、评价和质量改善、资源保障（包括人力、物力、技术、信息和资金等）等 5 个关键环节。不同的环节需要不同的部门或机构来承担。

三、卫生体系内部职能

疾病预防控制体系建设研究课题组对我国疾病预防控制机构应承担的公共职能进行了界定，共 7 项职能、25 个类别、78 个内容和 255 个项目。2005 年卫生健康委员会发布施行了《关于疾病预防控制体系建设的若干规定》和《关于卫生监督体系建设的若干规定》，分别明确了疾病预防控制机构和卫生监督机构的职能。这些工作对我国疾病预防控制体系和卫生监督体系的建设具有重要的意义。

公共卫生体系是包括疾病预防控制体系、卫生监督体系、突发公共卫生事件医疗救治体系等在内的一个更大的范畴。首先应该将公共卫生体系作为一个整体来看待，明确其职能，避免体系中的各个成分如疾病预防控制体系、卫生监督体系等各自为政。这样将有助于实现公共卫生体系的全面建设,保证部门间的协调与合作,提高公共卫生体系总体的运作效率。

另外,公共卫生基本职能的履行必须有法律的保障。公共卫生体系的构成、职权职责及其主体都应该是法定的,做到权责统一,并应落实法律问责制。至今为止,我国已颁布了十部与公共卫生有关的法律,如母婴保健法、食品卫生法、职业病防治法、传染病防治法等,以及若干的行政法规和部门规章。虽然这些对我国公共卫生事业的发展起到了重要的保障作用,但是其中没有一部是公共卫生体系的母法,因而无法形成严密的、统一规划设计的、协调一致的法规体系。解决公共卫生问题所需采取的行动远远超出了卫生部门的职权和能力范围,需要政府其他部门以及非政府组织、私营机构等共同参与。因此,制定公共卫生体系的母法,明确公共卫生体系的构成及其所需履行的基本职能,协调体系中各成分体系或机构间相互关系,是当务之急。

(曲　慧)

第四节　突发公共卫生事件的应急处理

一、突发公共卫生事件的预警、监测和报告

(一)突发公共卫生事件的形成因素

突发公共卫生事件的发生是不以人的意志为转移的客观现象。突发公共卫生事件的发生具有必然性和偶然性。其必然性是指随着经济全球化和知识经济的到来,国际旅行与全球商务活动的日益频繁,大大增加了传染病跨国传播与流行的机会;同时,食品安全性问题的应对,烟草、武器、有毒废弃物及威胁健康商品的贸易、战争的增加等,使各种各样的公共卫生事件随时可能在人们无法预料的时候发生和肆虐。突发公共卫生事件的出现似乎不可避免,而且其在什么时间出现、以什么样的方式出现、出现什么样的事件、出现在什么地方,都是人们无法预测和认知的,这就是它的偶然性。

从全球来看,整个公共卫生的形势是严峻的。国际上带有政治目的的核生化恐怖事件正在威胁着人类的安全。没有哪一个国家可以完全逃避传染病的危害,也没有哪一个国家可以号称在传染病面前高枕无忧。造成传染病流行的因素很多,如抗生素广泛应用致使耐药株、变异株引起传统传染病的再度暴发和流行;由于开垦荒地、砍伐森林、修建水坝等人类活动,造成居住环境改变,自然和生态环境恶化,引起传染病的发生和传播;全球性气候变暖,有利于一些病原微生物的生长和繁殖,造成一些传染病发生跨地区传播,尤其是扩大了虫媒传染病的疫区范围;人类生活方式和社会行为改变,助长了传染病的传播;人群易感性高,为传染病暴发或流行创造了条件;经济一体化、全球化、现代交通及大量人员和物质的流动对传染病的防治提出了新的挑战,原本局限于某一国家和地区的疾病可能向全球扩散,传染病的传播速度大大加快;由于人口老龄化、免疫抑制剂的使用等因素,使免疫受损人群的增多。中国社会正处于大规模城市化转型期,人口密集和人员流动是传染病流行的温床。

(二)突发公共卫生事件的预警与监测

1.建立突发公共卫生事件的预警系统

(1)预警系统的背景:预警的概念起源于欧洲,是为了避免或降低随着工业的飞速发展导致

对环境和人类健康产生危害而提出的方法,第一次是在 1984 年关于保护北海的国际会议上提出的。预警系统一般由五大部分组成,包括信息系统、预警评价指标体系、预警评价与推断系统、报警系统和预警防范措施。

(2)建立预警参数:中国疾病预防控制中心对传染病监测、疾病和症状监测、卫生监测、实验室监测等各类资料进行科学分析,综合评估,建立预警基线,提出预警参数。

(3)预警报告:中国疾病预防控制中心根据预警参数,对国内、外各种突发事件和可能发生突发事件的潜在隐患作出早期预测,提出预警报告,按照规定时限和程序报告国务院卫生行政部门。国务院卫生行政部门接到预警报告后,适时发出预警。

2.监测体系的建设原则

(1)时效性和敏感性:以初次报告要快,进程报告要新,总结报告要全为原则,加强突发事件报告的时效性和敏感性。

(2)标准性和规范性:突发事件报告内容尽量采用数字化,以利于统计分析。系统采用的信息分类编码、网络通信协议和数据接口等技术标准,应严格按照国家有关标准或行业规范。

(3)安全性和保密性:建立安全保障体系,采用先进的软、硬件技术,实现网络的传输安全、数据安全、接口安全。

(4)开放性和扩充性:立足于长远发展,选用开放系统。采用模块化和结构化设计并保留足够的接口,使之具有较大的扩充性。

(5)综合性:突发公共卫生事件的监测比较复杂,既包括对具体的暴发事件的监测,也含有对引起或影响突发事件发生的自然、社会、生态等潜在危险因素的监测。因此,监测体系建设需综合性。

3.我国的监测体系

我国 1991 年建立了传染病重大疫情报告系统,其报告的方式是医院内的首诊医师填写传染病报告卡,并邮寄到辖区内的县级疾病预防控制机构,由县级疾病预防控制机构形成报表通过计算机网络逐级报告,报告的内容只是病例的总数,没有传染病病例的个案资料。2003 年,传染性非典型性肺炎疫情发生后,疫情报告突破了传统的报告方式,实现了传染病疫情的个案化管理和网络化直报,首次实现了传染病疫情的医院直报,保证了传染病疫情报告的准确性、实效性。与此同时,建立了全国疾病监测系统,在 31 个省(自治区、直辖市)建立了 145 个监测点,监测内容主要包括传染病疫情、死因构成等。此外,我国还根据部分传染病防治需要相继建立了多个专病监测系统,如计划免疫监测系统(麻疹)、艾滋病监测系统、性病监测系统、结核病监测系统、鼠疫监测系统等;同时,还建立了一些公共卫生监测哨点,如 13 省、市的食源性疾病的监测网络、饮水卫生的监测网络等。

(三)突发公共卫生事件的报告和通报

1.突发事件的报告

国务院卫生行政部门制定突发事件应急报告规范,建立重大、紧急疫情报告系统。

(1)突发事件的责任报告单位和责任报告人:①县级以上各级人民政府卫生行政部门指定的突发事件监测机构;②各级各类医疗卫生机构;③卫生行政部门;④县级以上地方人民政府;⑤有关单位,主要包括突发事件发生单位、与群众健康和卫生保健工作有密切关系的机构或单位,如:检验检疫机构、环境保护监测机构和药品监督检验机构等;⑥执行职务的各级各类医疗卫生机构的医疗保健人员、疾病预防控制机构工作人员、个体开业医师等为责任报告人。

（2）突发事件的报告时限和程序：①突发事件监测报告机构、医疗卫生机构和有关单位应当在2小时内向所在地县级人民政府卫生行政管理部门报告；②接到报告的卫生行政部门应当在2小时内向本级人民政府报告，并同时向上级人民政府卫生行政部门和卫生健康委员会报告；③县级人民政府应当在接到报告后2小时内向对应的市级人民政府或上一级人民政府报告；④市级人民政府应当在接到报告后2小时内向省（自治区、直辖市）人民政府报告；⑤省（自治区、直辖市）人民政府在接到报告的1小时内，向国务院卫生行政部门报告；⑥卫生健康委员会对可能造成重大社会影响的突发事件，应当立即向国务院报告。

国家建立突发事件的举报制度，任何单位和个人有权向各级人民政府及其有关部门报告突发事件隐患，有权向上级政府及其有关部门举报地方人民政府及其有关部门不履行突发事件应急处理职责，或者不按照规定履行职责情况。

2.突发事件的通报

国务院卫生行政部门及时向国务院有关部门和各省（自治区、直辖市）人民政府卫生行政部门以及军队有关部门通报突发事件的情况；突发事件发生地的省（自治区、直辖市）人民政府卫生行政部门，应当及时向毗邻省（自治区、直辖市）人民政府卫生行政部门通报；接到通报的省（自治区、直辖市）人民政府卫生行政部门，必要时应当及时通知本行政区域内的医疗卫生机构；县级以上地方人民政府有关部门，已经发生或者发现可能引起突发事件的情形时，应当及时向同级人民政府卫生行政部门通报。

3.信息发布

（1）发布部门：国务院卫生行政部门或授权的省（自治区、直辖市）人民政府卫生行政部门要及时向社会发布突发事件的信息或公告。

（2）发布内容：突发事件性质、原因；突发事件发生地及范围；突发事件人员的发病、伤亡及涉及的人员范围；突发事件处理和控制情况；突发事件发生地的解除。

二、突发公共卫生事件现场应急处理

快速反应是应对处置突发公共卫生事件的关键所在。在事件发生后，应立即成立应急指挥部，统一指挥和协调社会各部门各负其责地投入到预防和控制事件的扩大蔓延及救治受害公众的工作中。同时，要采取果断措施快速处理突发公共卫生事件所造成的危害，彻底预防和控制进一步蔓延，最大限度地避免和减少人员伤亡、财产损失，降低社会影响，尽快恢复社会秩序，维护公众生命、财产安全，维护国家安全和利益。

（一）医疗救护

1.突发公共卫生事件医学应急救援中的分级救治体系

对于突发公共卫生事件的应急医学救援大体可分为三级救治：第一级为现场抢救；第二级为早期救治；第三级为专科治疗。

（1）一级医疗救治：又称为现场抢救，主要任务是迅速发现和救出伤员，对伤员进行一级分类诊断，抢救需紧急处理的危重伤员。抢救小组（医务人员为主）进入现场后，搜寻和发现伤员，指导自救互救，在伤员负伤地点或其附近实施最初的救治，包括临时止血、伤口包扎、骨折固定、搬运，预防和缓解窒息、简单的防治休克、解毒以及其他对症急救处置措施。首先要确保伤员呼吸道通畅，同时填写登记表，然后将伤员搬运出危险区，就近分点集中，再后送至现场医疗站和专科医院。

具体职责有:①初步确定人员的受伤方式和类型,对需要紧急处理的危重伤员立即进行紧急处理;对可延迟处理者经自救互救和初步去污后尽快撤离事故现场,到临时分类站接受医学检查和处理。②设立临时分类站,初步估计现场人员的受污剂量,并进行初步分类诊断,必要时酌情给予相应药物,如对于受到放射伤害的现场人员时给予稳定性碘或抗辐射药物。③对人员进行体表污染检查和初步去污处理,防止污染扩散。④初步判断伤员有无体内污染,必要时及早采取阻吸收和促排措施。⑤收集、留取可估计受污剂量的物品和生物样品。⑥填写伤员登记表,根据初步分类诊断,确定就地观察治疗或后送,对临床症状轻微、血常规无明显变化的可在一级医疗单位处理;临床症状较重、血常规变化较明显的以及一级医疗单位不能处理的应迅速组织转送到二级医疗救治单位;伤情严重,暂时不宜后送的可继续就地抢救,待伤情稳定后及时后送;伤情严重或诊断困难的,在条件允许下可由专人直接后送到三级医疗救治单位。

(2)二级医疗救治:又称为早期救治或就地救治,在现场医疗站对现场送来的伤员进行早期处理,检伤分类。主要任务是对中度和中度以下急性中毒患者、复合伤伤员、有明显体表和体内污染的人员进行确定诊断与治疗;对中度以上中毒或受照的伤员进行二级分类诊断,并将重度和重度以上中毒和复合伤伤员以及难以确诊和处理的伤员,在条件允许下尽早后送到三级医疗救治单位。具体职责范围:①收治中度和中度以下急性中毒、复合伤、放射性核素内污染人员和严重的常规损伤人员,对其中有危及生命征象的伤员继续抢救;②对体表沾污者进行详细的监测并进行进一步去污处理,对污染伤口采取相应的处理措施;③对体内污染的人员初步确定污染物的种类、污染水平以及全身或主要器官的中毒或受照剂量,及时采取相应的医学处理措施,污染严重或难以处理的伤员及时转送到三级医疗救治单位;④详细记录病史,全面系统检查,进一步确定人员受照剂量和损伤程度,并进行二次分类诊断,将重度以上急性中毒、复合伤患者送到三级医疗救治机构治疗,暂时不宜后送者可就地观察和治疗,伤情难以判定的可请有关专家会诊后及时后送;⑤必要时对一级医疗机构给以支援和指导。

(3)三级医疗救治:又称为专科治疗,由国家指定的具有各类伤害治疗专科医治能力的综合医院负责实施。主要任务是收治重度和重度以上的急性中毒和严重污染伤员,进一步作出明确的诊断,并给予良好的专科治疗。继续全面抗休克和全身性抗感染;预防创伤后肾衰、急性呼吸窘迫综合征、多器官功能障碍综合征等并发症,对已发生的内脏并发症进行综合治疗,酌情开展辅助通气,心、肺、脑复苏等,直至伤员治愈。有些伤员治愈后留下残疾,尚需作进一步康复治疗。具体职责范围是:①对不同类型、不同程度的中毒、放射损伤和复合伤作出确定性诊断,并进行专科医学救治。②对有严重体内、伤口、体表污染的人员进行全面检查,确定污染物成分和污染水平,估算出人员的受污剂量,并进行全面、有效的医学处理。③必要时,派出有经验的专家队伍对一、二级医疗单位给予支援和指导。

2.分级救治工作的基本要求

根据分级救治的特点,必须正确处理伤病员完整性治疗与分级救治、后送与治疗的关系。为此,应遵循下列基本要求。

(1)及时、合理,力争早日治愈:伤病救治是否及时合理,要从伤病病理过程进行判断。大出血、窒息可因迟延数分钟而死亡,应提早数分钟而得救,其及时性表现在几分钟之间。这就要求分秒必争,竭尽全力地组织抢救。对大多数伤员来说,及时性的标准是伤后12小时内得到清创处理。伤后至接受手术的时间长短,对病死率有明显影响。为此,必须做到快抢、快救、快送,迅速搬下和后送伤员。

（2）前、后继承，确保救治质量：为了保证分级救治的质量，还必须从组织上使各级救治工作前、后继承地进行，做到整个救治工作不中断，各级救治不重复。前一级要为后一级救治做好准备，创造条件，争取时间；后一级要在前一级救治的基础上，补充或采取新的救治措施，使救治措施前后紧密衔接，逐步扩大与完善。为实现上述要求，首先要加强急救医学训练，对突发公共卫生事件发生时伤病发生发展规律、救治的理论和处理原则要有统一的认识，保证工作上步调一致；其次要求各级救治机构树立整体观念，认真遵守上级规定的救治原则，正确执行本级的救治范围；最后，要按规定填写统一格式的医疗文件，为前、后继承救治提供依据。

（3）相辅相成，医疗与后送相结合：要实现分级救治，使伤病员获得完整救治。从伤病员转归来说，医疗是主导的，后送是辅助的，为了彻底治愈伤病员，必须实行积极的医疗，尤其对需要紧急拯救生命的伤病员。后送只是为了医疗，如果离开了医疗工作，后送就失去了意义。因此从整体上讲，医疗应当是医疗后送工作的主导方面。但在伤员获得确定性治疗之前，医疗的目的之一是为了保证伤病员安全后送。而具体在特定环境和条件下时，有可能后送问题突出，这时后送便成为主要方面。如当某一救治机构内伤病员过多而又无力为他们全部进行必要的救治时，必须想方设法地将伤病员送到有条件处理的救治机构，否则会对伤病员的救治带来不利影响，甚至造成不应有的死亡和残疾。为实现上述要求，要因时、因地制宜，不能墨守成规。只有及时正确的把医疗与后送有机结合起来，才有可能把在医疗后送线上纵深配置的救治机构连接起来，使伤病员在不断的后送中，逐步得到完善的医疗。

（二）现场流行病学调查

尽快开展现场流行病学调查，有利于判断突发公共卫生事件的源头，其中以传染性疾病的流行病学调查尤为重要。流行病学调查人员应沿消毒通道按规定对现场人员进行调查登记，调查内容为可疑物品来源、性状、接触人员、污染范围等，并确定小隔离圈，设置明显标志（拉警戒线），实施封锁。

1.本底资料的调查

主要有以下几个方面：自然地理资料，主要是地形、气候、水文、土壤和植被以及动物等；经济地理资料，主要是地方行政、居民情况、工农业生产、交通运输状况等，尤其是注意突发公共卫生事件发生地放射源、化工生产、生物制品和相关领域的研究单位等；医学地理资料，主要是卫生行政组织、医疗卫生实力、医学教育、药材供应以及卫生状况等；主要疾病流行概况包括烈性传染病、自然疫源性疾病、虫媒传染病、呼吸道疾病、肠道传染病等；昆虫包括与疾病有关的蚊、蝇、蚤、蜱、螨等；动物包括啮齿动物、食虫动物的种类分布、季节消长等资料。

2.现场可疑迹象调查

第一，应迅速了解污染程度与范围以及人员受污剂量的大小，将监测结果和判定结果及时报告给上级应急领导小组，为采取医学急救和应急防护措施提供重要依据；第二，要采集现场食品、饮用水、土壤和空气标本，鉴定可疑与事件发生相关的物品及其迹象；第三要了解现场地理位置及环境条件，追访目击者，询问附近人员，了解发现可疑情况及前后经过。根据当地医学动物本底，采集可疑动物标本，调查现场动物分布。

当有疫情发生或伤亡人员数量较多时，应进一步开展现场污染样品和人员体内污染的实验室测量分析，尽可能多地提供有关毒物及放射性物质数据及初步监测结果，以确定是否需要采取进一步的干预措施。需要调查的内容很多，除了需了解疫情或疾病发展趋势，调查可能扩散的原因，迅速作出初步临床诊断结果，指导防疫、治疗和病原学的特异性检测外，更困难的是判断患者发病与突发公共卫生事件的关系。

3.事件中、后期调查

事件中期的调查应从早期已经开展的人员、地面和水体等周围环境污染巡测基础上，进一步增大调查地域范围，提升详细程度，并要采集水、食物、空气样品等，测定污染水平，掌握毒物的污染程度及变化趋势。

事件后期对表面污染、空气污染及环境物质进行必要补充测量，特别要对道路、建筑物、动物、土壤和周围环境设施进行污染水平监测，确定整个事件中所发生的污染水平和范围，为后期决策提供依据。

（三）现场的洗消处理

现场洗消是突发公共卫生事件应急中的重要环节，应及时开展。对直接受事件影响的人员加以保护，恢复环境和公众的生活条件。开展恢复活动主要包括以下几种。

1.环境监测和巡测

对污染事故造成的环境污染，继续进行不间断的环境监测和巡测，对可能被污染的各类食品和环境物质样品进行分析。受污染的食物和水做适当处理后方可食用，或从别处调运未受污染的食物和水供应公众。估算事故受污人员的个人和群体剂量，对事故定性定级。

2.对事件现场分区，管制污染区进出通道

在应急干预的情况下，为了便于迅速组织有效的应急响应行动，以最大限度地降低突发公共卫生事件可能产生的影响，应尽快将事件现场进行分区管理。专家咨询组根据现场侦检和流行病学调查结果，对突发公共卫生事件性质、区域、污染物性质及污染程度进行分析，向应急指挥部报告分析结果，由指挥部确定突发公共卫生事件性质、区域，将事件现场划分为控制区、监督区和非限制区。

控制区是事故污染现场中心地域，用红线将其与以外的区域分隔开来。在此区域内，救援人员必须身着防护装备以避免被污染或受照射；监督区是控制区以外的区域，以黄色线将其与以外的区域分隔开来，此线也称为洗消线，所有出此区域的人必须在此线上进行洗消处理。在此区域内的人员要穿戴适当的防护装备，避免污染，并在分界处设立警示标识；非限制区是监督区以外的区域，伤员的现场抢救治疗、指挥机构等均设在此区。

另外，还要准确地划定污染区与疫区。污染区是指有害因子在地面通过空气运动（风）扩散而形成的对人有害的区域，或是携带有害因子的媒介生物的分布及其活动的区域。疫区是指当突发公共卫生事件为传染病流行，患者（包括病畜）和密切接触者在发病前后居住和活动的场所。限制人员出入污染区及在局部地区建筑物内居住。工作人员在不离开工作岗位的情况下，由个人单独或相互之间进行，主要是对暴露皮肤及个人用具或必须使用的装备进行紧急处理。

3.区域环境现场去污与恢复

应急去污洗消小组赶赴事故现场对道路、建筑物、人员、车辆等受污染的场所与物品进行去污洗消，切断污染和扩散渠道。在监督区与非限制区交界处，设立污染洗消站。洗消站配备监测仪、洗消液等去除污染设备和用品。污染人员在后送救治前需经初步去污处理，运出控制区和监督区的被污染物品需经去污处理和检测后方可运出，避免二次污染。去污过程中产生的固体废物和废水，应妥善收集处理，以防进一步扩大污染。

在制订污染区的洗消计划时应考虑多种因素，包括事件对人群健康和生态环境的潜在影响、污染是否会导致长期影响、污染有无扩散的可能、污染对公众心理的影响、环境监测和评价标准、有无跨行政区域甚至跨境的影响、技术与资源的储备情况、人力和财力等,其中最重要的是要根据所发生事故的特性、环境条件和公众居住、膳食情况,确定恰当的环境去污方法,消除物质、人员外表面和环境中的污染物;将非固定性污染固定,以避免其扩散;用水泥、土壤等覆盖,或用深耕法将污染的表层土翻到地下深处。

应尤其注意对有害生物、化学毒物、放射性材料等污染源的处理,至少使其重新得到有效控制。高放射性废物必须送放射废物库储存;低中水平放射性固体可浅地层处置,对含有腐烂物质、生物的、致病性的、传染性的细菌或病毒的物质,自燃或易爆物质,燃点或闪点接近环境温度的有机易燃物质,其废物不得浅地层处置。

4.事件中、后期的处置

对污染的水和食物实施控制是事故中、后期(特别是后期)针对食入途径采取的防护措施,用于控制和减少因食入污染的水和食物产生的损伤。通过采样检测可疑区域中各种食物和饮用水的各种生物、化学毒剂及放射性核素水平,决定是否对食品和饮用水进行控制。原则上,所有受到污染的食品应当禁止食用,并集中销毁。相对于食物而言,饮用水更容易被染毒,针对毒剂和放射性物质类型,采取针对性的检测和消毒措施,包括通过适当的水处理(混凝、沉淀、过滤及离子交换等方法)降低水中毒剂的含量、禁止使用污染的水源以及尽可能提供不受污染的水等。严禁将污染的水或食物与无污染的水或食物混合以稀释水或食物的污染水平,即便混合后的水或食物的污染水平低于相应的限制标准,也不能接受。

5.人员撤离时的洗消处理

在突发公共卫生事件现场应急处置结束后,污染的人员、车辆、装备、服装等进行统一彻底的洗消,一般在划定的洗消场地进行。洗消站通常由人员洗消场、装备洗消场和服装洗消场组成:人员洗消场设有脱衣处、洗消处、穿衣处、伤员包扎处和检查处;装备洗消场设有装备洗消处、精密器材洗消处和重复洗消处;服装洗消场设有服装、装备和防护器材等消毒处或洗消处。3个洗消处均应严格划分清洁和污染区,污染区在清洁区的下风向,场所外设置安全警戒线,一般应距洗消场 500～1 000 m,警戒线处需设置专门岗哨。

6.洗消行动的技术评估和持续监测

要对整个洗消过程中所用技术进行评估,行动中使用的技术和技术手段的性能要能够达到行动目标。要有良好的支持系统,保证供给,对职业人员和公众的安全风险符合要求,对于环境的影响小,符合审查、管理要求以及公众能够接受等。

为了确保污染现场经处置后仍旧可能遗留在现场的污染物不会给环境和人类带来不良后果,最常用的后续行动手段是监测,包括对工程屏障的稳定性的长期监测、污染现场及其下风向、下游区域内环境指标的监测、防护体系的维护、防止侵扰、许可管理的延续、监控的审查与管理、行动和后续行动资料的管理等。

(四)突发公共卫生事件处置中的安全防护

突发公共卫生事件处置时的安全防护是指用物理手段阻止有害因子及其传播媒介对人体的侵袭,防止有害因子通过呼吸道或皮肤、黏膜侵入人体,免受污染或感染的措施。可分为处置时的个人防护、医院病房或隔离区防护和实验室防护等不同层次。

个人防护装备(personal protective equipment,PPE)分成三个级别:一级防护,穿工作服、隔离衣、戴 12～16 层纱布口罩;二级防护,穿工作服、外罩一件隔离衣,戴防护帽和符合 N95 或FFP2 标准的防护口罩,戴乳胶手套和鞋套,必要时戴护目镜,尽量遮盖暴露皮肤、口鼻等部位;

三级防护,在二级防护的基础上,将隔离衣改为标准的防护服,将口罩、护目镜改为全面呼吸型面罩。生物防护措施主要针对两个方面,一是对气溶胶的防护,二是对媒介昆虫的防护。在生化防护中,如有相应疫苗或药物储备,可紧急接种疫苗或预防性服药,化学防护可着防毒服;在放射医学防护中,除使用铅制屏障外,还可服用稳定性碘,配备能报警的探测仪器、个人剂量仪。

对有可能对其他人造成威胁的患者或感染者应在有良好防护设施的病房或区域进行治疗或隔离,如高致病性传染病患者应在负压病房中进行治疗,放射损伤患者应在专科医院或综合性医院进行相应的专科进行治疗。

针对危险因子的实验操作具有高风险性,预防实验室污染或感染是突发公共卫生事件处置工作的重要一环。实验室安全相关的工作理应该贯穿于实验的整个过程,从取样开始到所有潜在危险的材料被处理,应努力做好危害评估工作,在有适当安全防护的实验室开展监测、检验工作,尽量减少实验室感染和污染环境的危险。感染性物质的运输要遵循国家《可感染人类的高致病性病原微生物菌(毒)种或样本运输管理规定》的要求。

(五)社会动员

社会动员指通过一定的手段,调动社会现有的和潜在的卫生资源,将满足社会民众需求的社会目标转化为社会成员广泛参与的社会行动的一个实践过程。其特点是要在特定环境中应用,在一定范围内开展,有系统地实施。为充分进行社会动员应做好以下几方面。

1.处理好公共关系

处理好公共关系是使自己与公众相互了解和相互适应的一种活动或职能,由社会组织(公共关系机构及其成员)、公众和传播三个要素构成。在突发公共卫生事件中要处理好三者的关系,充分利用三者之间的相互作用。

2.利用好传播媒介

传播媒介指信息的传播所依附的物质载体。在突发公共卫生事件发生时要充分利用好人体媒介、印刷媒介、电子媒介、户外媒介、实物媒介等,及时发布公共信息,维护社会稳定。

3.处理好医患关系

在突发公共卫生事件发生时,医患关系尤为突出,涉及技术因素、经济因素、伦理因素和法律因素等。要以主动-被动模式、指导-合作模式和相互参与模式相结合的方式,使医、患双方的共同利益得到满足。

4.发挥民间社会的作用

民间社会指在政府和企业以外的、以民间组织为主要载体的民间关系总和。随着社会的发展,民间社会能弥补当地政府失灵和市场失灵时的缺陷,促进社会各界的共同参与。民间社会参与公共事务有其合法性、可及性和有效性。在突发公共卫生事件发生时要充分发挥民间社会的作用,共同参与突发公共卫生事件的应对处置工作。

(六)心理干预

在发生突发公共卫生事件时,要关注人群在身体、心理、社会适应三个层面上的健康状况,及时恢复社会秩序,防止和减轻事件对社会心理的影响。应急组织和当地政府应重视舆论导向,统一发布和传播真实信息,及时通报处理措施和结果预测等,既不夸大也不隐瞒,使公众对信息感到真实、可信;邀请有关代表或个人参加环境和食品等监测、剂量估算及防护措施的实施等,使公众了解实情,增强信心;组织专门的危机心理干预队伍进行及时、有效的心理干预,有效的预防和处理心理应激损伤。

在实际工作中,精神病学临床医师要通过心理与环境(自然环境和社会环境,特别是社会环境)的统一性、心理活动自身的完整性和协调性、个性的相对稳定性对一个人是否具有精神障碍进行判断;并综合判断心理异常发生的频度、异常心理的持续时间和严重性,从而进行危机干预。通过媒体宣传、集体晤谈和治疗性干预等心理干预方式,针对不同人群进行危机干预,使心理危机的症状立刻得到缓解和持久的消失,使心理功能恢复到危机前水平,并获得新的应对技能。心理干预的目标是积极预防、及时控制和减轻突发公共卫生事件的心理社会危机,促进心理健康重建,维护社会稳定,保障公众的心理健康。

(曲　慧)

第五节　大规模传染病的救护

一、大规模传染病的概述

各类重大传染病疫情、各类生物恐怖袭击事件等,可能在短时间内产生大批量伤病员,超出基层卫生机构的救治范围和收治能力。有组织的医学救援可以迅速控制疫情,尽快治疗病员,减少对公众健康的危害,稳定民心和维护社会秩序。此外,医学救援还可以借助上级医疗单位专家的智慧,对于不明原因的传染病疫情尽快做出诊断,提出治疗措施。

"新发突发传染病的应对,是一个永恒的课题。"传染病防控既是一个科学问题又是一个技术问题,同时还是一个管理问题。专家们建议,下一步应从国家、科技、地方政府层面着手,真正使传染病防控为我国全面实现小康社会和经济社会发展保驾护航。

(一)基本概念

1.传染病

传染病是由病原微生物(病毒、细菌、螺旋体等)和寄生虫(原虫或蠕虫)、朊毒体感染人体后引起的,能在人群、动物或人与动物之间相互传播,造成流行的常见病和多发病。

2.突发传染病

突发传染病是指突然发生、严重影响社会稳定、对人类健康构成重大威胁,需要对其采取紧急处置措施的急性传染病疫情。在实际生活中,任何过去已知的传染病在某一时间段突然集中暴发,对人群健康造成严重危害,甚至导致人员死亡的,是突发传染病。

(二)传染病的分类及特征

1.传染病的分类

(1)甲类传染病:指鼠疫、霍乱。

(2)乙类传染病:指传染性非典型肺炎、艾滋病、病毒性肝炎、脊髓灰质炎、人感染高致病性禽流感、甲型 H1N1 流感、麻疹、流行性出血热、狂犬病、流行性乙型脑炎、登革热、炭疽、细菌性和阿米巴性痢疾、肺结核、伤寒和副伤寒、流行性脑脊髓膜炎、百日咳、白喉、新生儿破伤风、猩红热、布鲁菌病、淋病、梅毒、钩端螺旋体病、血吸虫病、疟疾。

(3)丙类传染病:指流行性感冒、流行性腮腺炎、风疹、急性出血性结膜炎、麻风病、流行性和地方性斑疹伤寒、黑热病、棘球蚴病、丝虫病,除霍乱、细菌性和阿米巴性痢疾、伤寒和副伤寒以外的感染性腹泻病、手足口病。

上述规定以外的其他传染病，根据其暴发、流行情况和危害程度，需要列入乙类、丙类传染病的，由国务院卫生行政部门决定并予以公布。传染病管理制度是依据《传染病防治法》，确保传染性疫情报告的及时性、准确性、完整性和加强传染病的科学管理制定的专业性部门规章制度。

能够有效处置突发传染病的前提是医护人员掌握了传染病学所涉及的基本理论、基本知识和基本技能，并针对传染病的基本特征、流行的基本条件、突发传染病的临床表现特点采取相应措施。

2.传染病的基本特征

（1）有病原体：每一种传染病都是由特异病原体所引起，包括各种致病微生物和寄生虫。有些新发传染病的病原体在疾病流行之前不能马上明确，需要科研人员反复研究确定，如英国流行的疯牛病、我国流行的传染性非典型肺炎等。在实行医学救援时，如果已经确知了本次突发传染病的病原，就要针对此病原体做好防治准备。如果不明确病原，医护人员要做好个人防护，带好必要的检测设备，并且通过各种手段尽快判明病原体。

（2）有传染性：这是传染病与其他感染性疾病的主要区别。突发传染病时医护人员暴露于某种传染病环境中，所以要做好个人防护，并采取隔离患者、对其他暴露者采取服用药物和预防接种的措施，以防止疾病传播对人群造成进一步危害。

（3）有流行病学特征：传染病有散发、暴发、流行和大流行之分。散在性发病是指某一种传染病发病率在某地区处于常年一般水平的发病；暴发是指短时间（数天内）集中发生大量同一病种的传染病患者；当某种传染病发病率水平显著高于该地区常年一般发病水平时称为流行；若某种传染病流行范围很广，甚至超出国界或洲界时，则称为大流行。许多传染病的流行与地理条件、气候条件和人民生活习惯等有关，构成其季节性和地区性特点。需要医学救援的一般是暴发或暴发流行的传染病。

（4）有感染后免疫：人体感染病原体后，无论是显性或隐性感染，都能产生针对病原体及其产物的特异性免疫，感染后免疫属于自动免疫，其持续时间在不同传染病中有很大差异。感染后所产生的特异性抗体，可通过胎盘转移给胎儿，使之获得被动免疫。由于病原体种类不同，感染后所获得的免疫力持续时间的长短和强度也不同。突发传染病医学救援由于具有被感染的危险，医护人员应该对自身抵抗某种传染病的能力做一评估。如果过去没有暴露史，也没有接种过疫苗，那就属于对该传染病高度易感者，应该做好个人防护，必要时接种疫苗。对于身处疫区的民众，要科学评估其对该种传染病的抵抗力，采取被动和主动免疫措施增强其免疫力。

（三）传染病的临床特点

1.临床分期

按传染病的发生、发展及转归可分为四期。

（1）潜伏期：从病原体侵入人体起，至首发症状时间，称为潜伏期。不同传染病其潜伏期长短各异，短至数小时，长至数月乃至数年；同一种传染病，各患者之潜伏期长短也不尽相同。每一种传染病的潜伏期长短不一，相当于病原体在体内繁殖、转移、定位、引起组织损伤和功能改变导致临床症状出现之前的整个过程。每种传染病的潜伏期都有一个相对不变的限定时间，并呈常态分布，是检疫工作观察、留验接触者的重要依据。

（2）前驱期：是潜伏期末至发病期前，出现某些临床表现的短暂时间，一般1～2天，呈现乏力、头痛、微热、皮疹等表现。多数传染病看不到前驱期。

（3）症状明显期：又称发病期，是各传染病之特有症状和体征，随病日发展陆续出现的时期。症状由轻而重，由少而多，逐渐或迅速达高峰。随机体免疫力之产生与提高趋向恢复。

（4）恢复期：病原体完全或基本消灭，免疫力提高，病变修复，临床症状陆续消失的时间。多为痊愈而终止，少数疾病可留有后遗症。

2.常见症状和体征

（1）发热和热型：发热是传染病重要症状之一，具有鉴别诊断意义，常见热型有稽留热、弛张热、间歇热、回归热、马鞍热等。

传染病的发热过程可分为三个阶段。①体温上升期：体温可骤然上升至 39 ℃以上，通常伴有寒战，见于疟疾、登革热等；亦可缓慢上升，呈梯形曲线，见于伤寒。②极期：体温升至一定高度，然后持续数天至数周。③体温下降期：体温可缓慢下降，几天后降至正常，如伤寒、副伤寒；亦可在一天之内降至正常，如间日疟和败血症，退热时多伴大量出汗。

（2）皮疹：许多传染病在发热的同时伴有皮疹，称为发疹性传染病。疹子的出现时间、分布和先后顺序对诊断和鉴别有重要参考价值。

（3）毒血症状及单核-吞噬细胞系统反应：病原体的各种代谢产物，可引起除发热以外的多种症状如疲乏、全身不适、厌食、头痛，肌肉、关节、骨骼疼痛等，严重者可有意识障碍、谵妄、脑膜刺激征、中毒性脑病、呼吸及外周循环衰竭等，还可引起肝、肾损害，甚至充血、增生等反应，以及肝、脾和淋巴结的肿大。

（四）传染病的流行条件及影响因素

传染病的流行过程就是传染病在畜、人群中发生、发展和转归的过程。流行过程的发生需要有三个基本条件，就是传染源、传播途径和畜（人）群易感性。流行过程本身又受社会因素和自然因素的影响。

1.传染源

传染源是指病原体已在体内生长繁殖并能将其排出体外的动物（人）。

（1）患畜：是重要的传染源，急性患畜及其症状（咳嗽、吐、泻）而促进病原体的播散；慢性患畜可长期污染环境；轻型患畜数量多而不易被发现；在不同传染病中其流行病学意义各异。

（2）隐性感染者：在某些传染病（沙门菌病、猪丹毒）中，隐性感染者是重要传染源。

（3）病原携带者：慢性病原携带者不显出症状而长期排出病原体，在某些传染病（如伤寒、猪喘气病）有重要的流行病学意义。

（4）受感染的人：某些传染病，如人型结核，也可传给动物，引起严重疾病。

2.传播途径

病原体从传染源排出体外，经过一定的传播方式，到达与侵入新的易感者的过程，谓之传播途径。分为四种传播方式。

（1）水与食物传播：病原体借粪便排出体外，污染水和食物，易感者通过污染的水和食物受染。菌痢、伤寒、霍乱、甲型病毒性肝炎等病通过此方式传播。

（2）空气飞沫传播：病原体由传染源通过咳嗽、喷嚏、谈话排出的分泌物和飞沫，使易感者吸入受染。流脑、猩红热、百日咳、流感、麻疹等病，通过此方式传播。

（3）虫媒传播：病原体在昆虫体内繁殖，完成其生活周期，通过不同的侵入方式使病原体进入易感者体内。蚊、蚤、蜱、恙虫、蝇等昆虫为重要传播媒介。如蚊传疟疾，丝虫病，乙型脑炎，蜱传回归热、虱传斑疹伤寒、蚤传鼠疫，恙虫传恙虫病。由于病原体在昆虫体内的繁殖周期中的某一阶段才能造成传播,故称生物传播。病原体通过蝇机械携带传播于易感者称机械传播。如菌痢、伤寒等。

(4)接触传播:有直接接触与间接接触两种传播方式。如皮肤炭疽、狂犬病等均为直接接触而受染,乙型肝炎之注射受染,血吸虫病,钩端螺旋体病为接触疫水传染,均为直接接触传播。多种肠道传染病通过污染的手传染,谓之间接传播。

3.易感人群

易感人群是指人群对某种传染病病原体的易感程度或免疫水平。新生人口增加、易感者的集中或进入疫区,部队的新兵入伍,易引起传染病流行。病后获得免疫,人群隐性感染,人工免疫,均使人群易感性降低,不易传染病流行或终止其流行。

4.影响流行过程的因素

自然因素包括地理、气候、生态条件等,对流行过程的发生和发展起着重要影响,比如呼吸道传染病冬季多发,肠道传染病夏季多发,就是受气候影响所致;有些传染病在某一区域多发,如鼠疫、血吸虫病、疟疾、麻风病,是受地理和生态条件的影响。社会因素包括社会制度、经济和生活条件以及人群的文化水平等,对传染病的流行过程有着决定性的影响。

二、大规模传染病的应急预案

(一)工作原则

(1)预防为主,按照"早发现、早诊断、早治疗"的传染病防治原则,提高警惕,加强监护,及时发现病例,采取有效的预防与治疗措施,切断传染途径,迅速控制重大疫病在本地区的传播和蔓延。

(2)切断传染病的传播,根据有关法律法规,结合重大疫病的流行特征,在采取预防控制措施时,对留院观察病例、疑似病例、临床诊断病例及实验室确诊病例依法实行隔离治疗,对疑似病例及实验室确诊病例的密切接触者依法实行隔离和医学观察。

(3)预防和控制重大疫病,坚持"早、小、严、实"的方针,对留院观察病例、疑似病例、临床诊断病例及实验室确诊病例,要做到"及时发现、及时报告、及时治疗、及时控制"。同时,对疑似病例、临床诊断病例及实验室确诊病例的密切接触者要及时采取实行隔离控制措施,做到统一、有序、快速、高效。

(4)实行属地管理,应急人员必须服从本单位和卫生主管部门统一指挥。

(二)预警制度

预警制度包括现场预警、区域预警、全体预警。当出现下列情况时立即启动预警。

(1)某种在短时间内发生、波及范围广泛,出现大量的伤病员或死亡病例,其发病率远远超过常年发病率水平的重大传染病疫情。

(2)群体性不明原因疾病是指在一定时间内某个相对集中的区域或者相继出现相同临床表现的伤病员、病例不断增加、呈蔓延趋势有暂时不明确诊断的疾病。

(3)其他严重影响公众健康事件,具有重大疫情特征,及突发性、针对不特定社会群体,造成或者可能造成社会公众健康严重损害,影响社会稳定的重大事件。

(三)信息报告制度

一旦发生传染病疫情,现场人员应尽可能了解和弄清事故的性质、地点、发生范围和影响程度,然后迅速向本单位上级如实汇报。

（1）发现甲类传染病和乙类传染病中的肺炭疽、传染性非典型肺炎、脊髓灰质炎、人感染高致病性禽流感的伤病员、疑似伤病员或不明原因疾病暴发时，于2小时内将传染病报告卡通过网络报告；未实行网络直报的医疗机构于2小时内以最快的通信方式，如电话、传真等，向当地疾病预防控制机构报告，并与2小时内寄送出传染病报告卡。

（2）乙类传染病为要求发现后6小时内上报，并采取相应的预防控制措施。

（3）丙类传染病在发病后24小时内向当地疾病控制中心报告疫情。

（四）应急响应

1.成立护理应急管理小组

成立由护理部、感染科、急诊科、ICU等护士长及医院感染控制科组成的护理应急管理小组，负责应急护理救援工作的指挥、协调、检查与保障等工作。

2.人员调动

护理应急管理小组根据伤病员数量及隔离种类等需要，启动医院护理人力资源应急调配方案，合理调配人力资源。应急护理队伍主要由具有丰富的传染病护理经验、熟练掌握危重伤病员抢救知识和技能、身体素质好的护士组成。

3.组织救援

成立应急护理救援专家组，组织专家对疑难伤病员进行护理会诊，制定科学合理的护理方案，实施有效的救护；负责病房的随时消毒、终末消毒和相关部门的消毒技术指导工作；严格清洁区、半污染（缓冲）区、污染区的区域划分，在缓冲区、污染区分别贴有医护人员防护、污染物品处理流程与路线的醒目标识，防止医院内交叉感染；建立健全各项规章制度，做到有序管理。

4.物资保障

物资保障包括必要的通信设备、急救设备、抢救设备、测量设备、标志明显的服装或显著标志、旗帜等。指定专人保管，并定期检查保养，使其处于良好状态。

（五）善后处理

应急处置结束后，进入临时应急恢复阶段，应急救援指挥部要组织现场清理、人员清点和撤离。并组织专业人员对应急进行总结评审，评估事故后期的损失，尽快恢复医疗护理秩序。

三、大规模传染病的救护

突发传染病发病病种多样，发生时间往往不确定，发生地域广泛，而可能造成突发传染病的因素复杂，表现形式差异较大，此处仅根据以往世界范围和我国传染病突发事件的特点予以简述。

（一）烈性呼吸道传染病

1.传染性非典型肺炎

传染性非典型肺炎又名严重急性呼吸道综合征，为一种由冠状病毒（SARS-CoV）引起的急性呼吸道传染病，WHO将其命名为严重急性呼吸综合征（severe acute respiratory syndrome，SARS）。临床特征为发热、干咳、气促，并迅速发展至呼吸窘迫，外周血白细胞计数正常或降低，胸部X线为弥漫性间质性病变表现。又称传染性非典型肺炎、SARS。2002年11月，该病首先在我国广东出现，随后蔓延我国多个省、市、自治区，并波及世界29个国家和地区。

目前发现的传染途径有经呼吸道传播或经密切接触传播；易感人群包括与SARS患者密切接触的医护人员、家庭成员及青壮年人群。该病潜伏期为2～12天，多数为4～5天，首发的症状是发热（100％），体温较高，多在 38 ℃ 以上，可有寒战或畏寒、肌痛、头痛等，呼吸道症状较多的为咳嗽、咳痰少，伴胸闷及呼吸困难。偶有恶心、呕吐或腰痛，有些患者可有腹泻。严重的病例可导致急性呼吸窘迫综合征（ARDS）、多器官功能衰竭综合征（MODS）。肺部体征一般较少，有时可闻少许湿啰音，有皮疹、淋巴结肿大及发绀。实验室检查见大多数患者白细胞数正常或降低，在病程中部分病例常有淋巴细胞计数减少和血小板计数减少。23.4％ 的患者 ALT 升高，71％ 的患者 LDH 升高，有 6％～10％ 的患者心肌酶谱升高，部分患者有低钠。

影像学检查见胸片显示一侧或双侧肺多肺叶病变，最突出的特征是病变进展迅速。病变形态无典型特征，可为片状、斑片状、网状、毛玻璃样改变。目前传染性非典型肺炎的病因尚没有完全确定，又缺乏特效治疗方法，只能采用综合治疗方法。2003 年后，本病没有再次出现，但需要密切关注。

目前尚无针对 SARS-CoV 的药物，临床治疗主要根据病情采取综合性措施，应全面密切观察病情，监测症状、体温、脉搏、呼吸频率、血常规、SpO_2 或动脉血气分析，定期复查胸片（早期不超过 3 天），以及心、肝、肾功能和水电解质平衡等。患者均应严格隔离，并注意消毒和防护措施。

（1）对症支持：①卧床休息，避免用力活动。②发热：超过 38 ℃ 者可作物理降温（冰敷、酒精擦浴）或解热镇痛药（儿童忌用阿司匹林）。③镇咳祛痰药：用于剧咳或咳痰者，如复方甘草合剂，盐酸氨溴索等。④氧疗：有气促症状尽早作氧疗，可作持续鼻导管或面罩吸氧，以缓解缺氧。⑤营养支持治疗：由于能量消耗及进食困难，患者常有营养缺乏，影响恢复，应注意足够的营养支持和补充，可经肠内或全肠外营养给予，如鼻饲或静脉途径。总热量供应可按每天每千克实际体重 83.7～104.6 kJ（20～25 kcal/kg）计算，或按代谢能耗公式计算［代谢消耗量（HEE）＝基础能量消耗（BEE）×1.26］，营养物质的分配一般为糖 40％，脂肪 30％，蛋白质 30％。氨基酸摄入量以每天每公斤体重 1.0 g 为基础，并注意补充脂溶性和水溶性维生素。患者出现 ARDS 时，应注意水、电解质平衡，结合血流动力学监测，合理输液，严格控制补液量（25 mL/kg 体重），要求液体出入量呈轻度负平衡，补液以晶体液为主。

（2）糖皮质激素：糖皮质激素治疗早期应用有利于减轻肺部免疫性损伤，减轻低氧血症和急性呼吸窘迫综合征（ARDS）的发生和发展，并可预防和减轻肺纤维化的形成，大部分患者用药后改善中毒症状，缓解高热，但是大量长期应用糖皮质激素，可能削弱机体免疫力，促进病毒增生繁殖，以及引起三重感染（细菌和真菌），因此激素的合理应用值得进一步探讨。①指征：有严重中毒症状，高热 3 天持续不退；48 小时内肺部阴影进展超过 50％；出现 ALI 或 ARDS。②用法和剂量：一般成人剂量相当于甲泼尼龙 80～320 mg/d，静脉滴注；危重病例剂量可增至 500～1 000 mg/d，静脉滴注。体温恢复正常后，即应根据病情逐渐减量和停用，以避免和减少不良反应的发生，如消化道出血、电解质紊乱、继发感染等。采用半衰期短的糖皮质激素如甲泼尼龙较为安全有效。

（3）抗病毒药：抗病毒药物治疗效果报道不一，利巴韦林和干扰素的应用报道较多。利巴韦林可阻断病毒 RNA 和 DNA 复制，宜在早期应用，用法和剂量（成人）宜参照肾功能情况：①肌酐清除率＞60 mL/min 者，利巴韦林 400 mg，静脉滴注，每 8 小时 1 次，连用 3 天；继以 1 200 mg，口服，每天 2 次，共用 7 天。②肌酐清除率 30～60 mL/min 者，利巴韦林 300 mg，静脉滴注，每 12 小时 1 次，连用 3 天；继而 600 mg，口服，每天 2 次，共用 7 天。③肌酐清除率＜30 mL/min 者，利巴韦林 300 mg，静脉滴注，每 24 小时 1 次，连用 3 天；继而改用每天 600 mg，口服。主要不良反应有骨髓抑制、溶血性贫血、皮疹和中枢神经系统症状，应加强注意。

(4)机械通气:机械通气治疗是对患者的重要治疗手段,宜掌握指征及早施行。①无创通气(NPPV)指征:鼻导管或面罩吸氧治疗无效,$PaO_2 < 9.3$ kPa(70 mmHg),$SaO_2 < 93\%$,呼吸频率≥30 次/分,胸片示肺部病灶恶化。②方法:用面罩或口鼻罩,通气模式为持续气道正压通气。

2.肺鼠疫

鼠疫是鼠疫耶尔森菌(旧称鼠疫杆菌)引起的自然疫源性疾病。自然宿主为鼠类等多种啮齿类动物,主要是通过染菌的鼠蚤为媒介进行传播。经人皮肤传入引起腺鼠疫;经呼吸道传入引起肺鼠疫,都可发生败血症。临床表现为发热、严重的毒血症状,腺鼠疫有急性淋巴腺炎;肺鼠疫有胸痛、咳嗽、呼吸困难和发绀;败血症型鼠疫多为继发,可有广泛皮肤出血和坏死。该病传染性强,死亡率极高,是危害最严重的传染病之一,属国际检疫传染病。我国把其列为法定甲类传染病之首。

肺鼠疫患者是人间鼠疫的重要传染源,病菌借飞沫或尘埃传播。原发性肺鼠疫是由呼吸道直接吸入鼠疫杆菌而引起,感染后潜伏期可短至数小时。

肺鼠疫起病急,除高热、寒战等严重全身中毒症状外,并发生咳嗽、剧烈胸痛、呼吸急促。病初咳嗽轻,痰稀薄,很快转为大量泡沫样血痰,内含大量鼠疫杆菌。患者呼吸极为困难、发绀,肺部体征不多,仅有散在湿性啰音及胸膜摩擦音,与严重的全身症状不相称,多在 2~3 天因心力衰竭、出血、休克而死亡。

肺鼠疫患者要严密隔离,单独一室,室内无鼠无蚤。联合应用抗生素,是降低死亡率的关键。可应用链霉素、庆大霉素、四环素、氯霉素。其中链霉素,每次 0.5 g,每 6 小时 1 次肌内注射,2 天后剂量减半,疗程 7~10 天,也可和其他抗生素合用,加强对症治疗。

预防传播的措施:灭鼠、灭蚤,监测和控制鼠间鼠疫;疫情监测,加强疫情报告;工作人员每 4 小时更换帽子、口罩及隔离衣一次。严格隔离患者,患者与疑似患者分开隔离。腺鼠疫隔离至症状消失,淋巴结肿完全消散后再观察 7 天。肺鼠疫隔离至临床症状消失,痰培养 6 次阴性可解除隔离。接触者医学观察9 天,接受过预防接种者检疫 12 天。患者的分泌物、排泄物彻底消毒或焚烧,尸体应用尸体袋严密包套后焚烧。加强国际检疫与交通检疫,对可疑旅客应隔离检疫。医务和防疫人员在疫区工作必须穿五紧服、穿高筒靴、戴面罩、戴符合标准的口罩、防护眼镜、橡皮手套等,必要时接种疫苗。

3.禽流感

人禽流行性感冒(以下称人禽流感)是由禽甲型流感病毒某些亚型中的一些毒株引起的急性呼吸道传染病。早在 1981 年,美国即有禽流感病毒 H7N7 感染人类引起结膜炎的报道。1997 年,我国香港特别行政区发生 H5N1 型人禽流感,导致 6 人死亡,在世界范围内引起了广泛关注。近年来,人们又先后获得了 H9N2、H7N2、H7N3 亚型禽流感病毒感染人类的证据,荷兰、越南、泰国、柬埔寨、印尼及我国相继出现了人禽流感病例。尽管目前人禽流感只是在局部地区出现,但是,考虑到人类对禽流感病毒普遍缺乏免疫力,人类感染 H5N1 型禽流感病毒后的高病死率以及可能出现的病毒变异等,世界卫生组织认为,该疾病可能是对人类潜在威胁最大的疾病之一。禽流感病毒属正黏病毒科甲型流感病毒。已证实感染人的禽流感病毒亚型为 H5N1、H9N2、H7N7、H7N2、H7N3 等,其中感染 H5N1 的患者病情重,病死率高。

禽流感病毒对乙醚、氯仿、丙酮等有机溶剂均敏感。常用消毒剂容易将其灭活,如氧化剂、稀酸、卤素化合物(漂白粉和碘剂等)等都能迅速破坏其活性。病毒对热较敏感,在低温中抵抗力较强,65 ℃加热 30 分钟或煮沸 2 分钟以上可灭活。

传染源主要为患禽流感或携带禽流感病毒的鸡、鸭、鹅等禽类。野禽在禽流感的自然传播中扮演了重要角色,目前尚无人与人之间传播的确切证据。经呼吸道传播,也可通过密切接触感染的家禽分泌物和排泄物、受病毒污染的物品和水等被感染,直接接触病毒毒株也可被感染。一般认为,人类对禽流感病毒并不易感。尽管任何年龄均可被感染,但在已发现的 H5N1 感染病例中,13 岁以下儿童所占比例较高,病情较重。从事家禽养殖业者及其同地居住的家属、在发病前1 周内到过家禽饲养、销售及宰杀等场所者、接触禽流感病毒感染材料的实验室工作人员、与禽流感患者有密切接触的人员为高危人群。

感染 H9N2 亚型的患者通常仅有轻微的上呼吸道感染症状,部分患者甚至无任何症状;感染 H7N7 亚型的患者主要表现为结膜炎;重症患者一般均为 H5N1 亚型病毒感染。患者呈急性起病,早期类似普通型流感。主要为发热,大多持续在 39 ℃ 以上,可伴流涕、鼻塞、咳嗽、咽痛、头痛、肌肉酸痛和全身不适。部分患者有恶心、腹痛、腹泻、稀水样便等消化道症状。重症患者可出现高热不退,病情发展迅速,几乎所有患者都有临床表现明显的肺炎,可出现急性肺损伤、急性呼吸窘迫综合征、肺出血、胸腔积液、全血细胞减少、多脏器功能衰竭、休克及雷耶综合征等多种并发症。可继发细菌感染,发生败血症;重症患者可有肺部实变体征等。

H5N1 亚型病毒感染者可出现肺部浸润。胸部影像学检查可表现为肺内片状影,重症患者肺内病变进展迅速,呈大片状毛玻璃样影及肺实变影像,病变后期为双肺弥漫性实变影,可合并胸腔积液。白细胞总数一般不高或降低;重症患者多有白细胞总数及淋巴细胞减少,并有血小板降低。取患者呼吸道标本采用免疫荧光法(或酶联免疫法)检测甲型流感病毒核蛋白抗原(NP)或基质蛋白(M1)、禽流感病毒 H 亚型抗原。还可用 RT-PCR 法检测禽流感病毒亚型特异性 H 抗原基因;从患者呼吸道标本中可分离禽流感病毒;发病初期和恢复期双份血清禽流感病毒亚型毒株抗体滴度 4 倍或以上升高,有助于回顾性诊断。

人禽流感的预后与感染的病毒亚型有关。感染 H9N2、H7N7、H7N2、H7N3 者大多预后良好,而感染 H5N1 者预后较差,据目前医学资料报告,病死率超过 30%。影响预后的因素还与年龄、基础疾病、合并症以及就医、救治的及时性等有关。

对疑似病例、临床诊断病例和确诊病例应进行隔离治疗。抗病毒治疗应在发病 48 小时内使用抗流感病毒药物神经氨酸酶抑制剂奥司他韦,并辅以对症治疗,可应用解热药、缓解鼻黏膜充血药、止咳祛痰药等。儿童忌用阿司匹林或含阿司匹林以及其他水杨酸制剂的药物,避免引起儿童雷耶综合征。

4.呼吸道传染病的护理

(1)卧床休息。

(2)饮食宜清淡为主,注意卫生,合理搭配膳食。

(3)避免剧烈咳嗽,咳嗽剧烈者给予镇咳,咳痰者给予祛痰药。

(4)发热超过 38.5 ℃ 者,可使用解热镇痛药,儿童忌用阿司匹林,因可能引起 Reye 综合征,或给予冰敷、酒精擦浴等物理降温。

(5)鼻导管或鼻塞给氧是常用而简单的方法,适用于低浓度给氧,患者易于接受。氧气湿化瓶应每天更换。

(6)行气管插管或切开经插管或切开处给氧,有利于呼吸道分泌物的排出和保持气道通畅。但应按气管切开护理常规去护理。

(7)心理护理:患者因受单独隔离,且病情重,常易出现孤独感和焦虑、恐慌等心理障碍,烦躁不安或情绪低落,需要热情关注,并有针对性进行心理疏导治疗。

(8)健康教育:保持良好的个人卫生习惯,不随地吐痰,避免在人前打喷嚏、咳嗽、清洁鼻腔,且事后应洗手;确保住所或活动场所通风;勤洗手;避免去人多或相对密闭的地方,应注意戴口罩。建立良好的卫生习惯和工作生活环境,劳逸结合,均衡饮食,增强体质。

(9)对临床诊断病例和疑似诊断病例应在指定的医院按呼吸道传染病分别进行隔离观察和治疗。对医学观察病例和密切接触者,如条件许可应在指定地点接受隔离观察,为期 14 天。在家中接受隔离观察时应注意通风,避免与家人密切接触,并由卫生防疫部门进行医学观察,每天测量体温。

(10)完善疫情报告制度:按传染病规定进行报告、隔离治疗和管理。发现或怀疑呼吸道传染病时,应尽快向卫生防疫机构报告。做到早发现、早隔离、早治疗。

(二)严重肠道传染病

1.霍乱

霍乱是由霍乱弧菌所致的烈性肠道传染病。发病急、传播快,可引起世界大流行,属国际检疫传染病。在我国《传染病防治法》中列为甲类。一直认为霍乱是由 O1 群霍乱弧菌的两种生物型,即古典生物型与埃尔托生物型所致的感染。1992 年发现非 O1 群新的血清型,即 O139 引起霍乱样腹泻大量患者的暴发或流行,已引起人们的重视。

霍乱弧菌对热、干燥、直射日光、酸及一般消毒剂(如漂白粉、来苏儿、碘、季铵盐和高锰酸钾等)均甚敏感。干燥 2 小时或加热 55 ℃持续 10 分钟,弧菌即可死亡,煮沸后立即被杀死。自来水和深井水加 0.5 ppm 的氯,经 15 分钟即可杀死。1L 水加普通碘酊 2~4 滴,作用 20 分钟亦可杀死水中的弧菌。在正常胃酸中霍乱弧菌能生存 4 分钟,在外界环境中如未经处理的河水、塘水、井水、海水中,埃尔托行弧菌可存活1~3 周,在各类食品上存活 1~3 天。O139 型霍乱弧菌在水中存活时间较 O1 霍乱弧菌更长。

霍乱患者和带菌者是霍乱的传染源,患者在发病期间,可连续排菌,时间一般为 5 天,亦有长达 2 周者。尤其是中、重型患者,排菌量大,每毫升粪便含有 10^7~10^9 个弧菌,污染面广,是重要的传染源。可通过水、食物、日常生活接触和苍蝇等不同途径进行传播或蔓延,其中水的作用最为突出。缺乏免疫力的人,不分种族、年龄和性别对霍乱弧菌均普遍易感。病后免疫力不持久,再感染仍有可能。潜伏期一般为1~3 天,短者 3~6 小时,长者可达 7 天。

典型患者多为突然发病,临床表现可分 3 期。①泻吐期:多数以剧烈腹泻开始,继以呕吐。多无腹痛,亦无里急后重,少数有腹部隐痛,个别可有阵发性绞痛。每天大便数次至数十次或更多,少数重型患者粪便从肛门直流而出,无法计数。排便后一般有腹部轻快感。初为稀便,后为水样便,以黄水样或清水样为多见,少数为米泔样或洗肉水样,无粪臭,稍有鱼腥味,镜检无脓细胞。少数人有恶心、呕吐(喷射状),呕吐物初为食物残渣,继为水样,与大便性质相仿。一般无发热,少数有低热。本期可持续数小时至1~2 天。②脱水虚脱期:由于严重泻吐引起水和电解质丧失,可出现脱水和周围循环衰竭。碳酸氢根离子大量丧失可产生代谢性酸中毒。此期一般为数小时至2~3 天。③反应期及恢复期:脱水纠正后,大多数患者症状消失,尿量增加,体温逐渐恢复正常。约 1/3 患者出现发热性反应。

按临床症状、脱水程度、血压、脉搏及尿量等可分为轻、中、重三型。此外,尚有罕见的特殊临床类型即"干性霍乱",起病急骤,不待泻吐症状出现即迅速进入中毒性循环衰竭而死亡。可以通过粪便涂片镜检,动力实验,制动实验和粪便培养获得诊断。霍乱病后不久,可在血清中出现抗菌的凝集素、抗弧菌抗体及抗毒抗体。前两者可于第 5 天出现,半月时达峰值,有追溯性诊断价值。

采用补液疗法,补充液体和电解质是治疗本病的关键。原则是早期、快速、足量、先盐后糖、先快后慢、纠酸补碱、见尿补钾。输液总量应包括纠正脱水量和维持量。对患者应及时严格隔离至症状消失 6 天,大便培养致病菌,每天 1 次,连续 2 次阴性,可解除隔离出院。

2.细菌性痢疾

细菌性痢疾简称菌痢,为夏秋季常见肠道传染病。病原体是痢疾杆菌,经消化道传播。一些卫生状况差的学校和其他人群聚居地可以发生本病暴发和流行。目前痢疾杆菌分为 4 个群及 47 个血清型,即 A 群痢疾志贺菌、B 群福氏志贺菌、C 群鲍氏志贺菌和 D 群宋内志贺菌。各型痢疾杆菌均可产生内毒素,是引起全身毒血症的主要因素;痢疾杆菌在外界环境中生存力较强,在瓜果、蔬菜及污染物上可生存 1～2 周,但对各种化学消毒剂均很敏感。

传染源为菌痢患者及带菌者,病原菌随患者粪便排出,污染食物、水经口通过消化道传播使人感染;苍蝇污染食物也可传播,均可造成夏、秋季流行。人群普遍易感,病后可获得一定的免疫力,但短暂而不稳定,且不同菌群及血清型之间无交叉免疫,但有交叉抗药性,故易复发和重复感染。

急性典型菌痢有发热、腹痛、腹泻、脓血便、里急后重等症状,易于诊断。不典型病例仅有黏液稀便,应予注意。夏秋季遇急性高热或惊厥的学龄前儿童需考虑中毒型菌痢的可能,可用肛拭或温盐水灌肠取粪便作检查。

本病主要采用敏感有效的喹诺酮类抗菌药物进行治疗。按肠道传染病隔离。休息,饮食以少渣易消化的流食及半流食为宜,保证足够水分、维持电解质及酸碱平衡。中毒型菌痢病势凶险,应及时采用654-2改善微循环,综合措施抢救治疗。

3.肠道传染病的护理

(1)急性期患者要卧床休息,大便次数频繁的,应用便盆、布兜或垫纸,以保存体力。

(2)饮食以流食为主,开始 1～2 天最好只喝水,进淡糖水、浓茶水、果子水、米汤、蛋花汤等,喝牛奶有腹胀者,不进牛奶。病情好转,可逐渐增加稀饭、面条等,不宜过早给予刺激性、多渣、多纤维的食物。不要吃生冷食品,可鼓励患者多吃点生大蒜。

(3)保护肛门:由于大便次数增多,尤其是老人和小孩肛门受多次排便的刺激,皮肤容易淹坏溃破,因此每次便后,用软卫生纸轻轻擦后用温水清洗,涂上凡士林油膏或抗生素类油膏。

(4)按时服药:要坚持按照医嘱服药 7～10 天,不要刚停止腹泻就停止服药,这样容易使细菌产生抗药性,很容易转为慢性腹泻。

(三)严重虫媒传染病

1.流行性乙型脑炎

流行性乙型脑炎简称乙脑,是以脑实质炎症为主要病变的中枢神经系统传染病。病原体是乙脑病毒,经蚊虫传播,多在夏秋季流行,多见于儿童。理论上人和多种家畜均可成为本病的传染源,在乙脑流行区,猪感染率高达 100%,且血中病毒数量多,病毒血症时间长,故猪是主要传染源。带喙库蚊是主要的传播媒介人群普遍易感;病后可获得稳定的免疫力。我国是乙脑高发区,除新疆、西藏和青海等少数地区无乙脑疫情报告外,其他省份均有出现。2003 年广东出现局部流行,2006 年山西、河北出现局部暴发流行,表明当对此病监控减弱后,本病就会卷土重来。

本病起病急,有高热、呕吐、惊厥、意识障碍以及脑膜刺激征。实验室检查:白细胞总数及中性粒细胞增高,脑脊液细胞增多,压力和蛋白增高,糖、氯化物正常。特异性 IgM 抗体检查早期出现阳性。补体结合试验双份血清抗体效价呈 4 倍增高,有助于回顾性诊断。死亡主要由于中枢性呼吸衰竭所致。

本病无特效疗法,一般采用中西医结合治疗,重点是对高热、惊厥、呼吸衰竭等危重症的处理,这是降低病死率的关键;加强护理,防止呼吸道痰液阻塞、缺氧窒息及继发感染,注意营养及加强全身支持疗法。

2.疟疾

疟疾是疟原虫寄生于人体所引起的传染病。经疟蚊叮咬或输入带疟原虫者的血液而感染。不同的疟原虫分别引起间日疟、三日疟、恶性疟及卵圆疟。本病主要表现为周期性规律发作,全身发冷、发热、多汗,长期多次发作后,可引起贫血和脾大。儿童发病率高,大都于夏秋季节流行。是一种严重危害人民健康的传染病。全球约有 40％的人口受疟疾威胁,每年有 2000 万人感染疟疾,超过 200 万人死于疟疾。WHO 估计,全球有 59％的疟疾病例分布在非洲,38％分布在亚洲,3％分布在美洲。我国传染病网络报告系统数据显示,疟疾年报告病例数由 2002 年的 2.4 万增加到 2006 年的 6.4 万,2007 年,全国共报告疟疾病例 46 988 例,死亡 15 例,较 2006 年下降 22.2％。发病主要集中在经济相对落后、交通不便的边远、贫困地区。

疟疾是疟原虫按蚊叮咬传播的寄生原虫病。临床特点是周期性寒战、高热,继以大汗而缓解,可出现脾大和贫血等体征。间日疟、三日疟常复发。恶性疟的发热不规则,常侵犯内脏,引起凶险发作。典型发作是诊断的有力依据,非典型发作要仔细分析,可通过血涂片查疟原虫获得诊断。

抗疟原虫治疗是最有效手段,并且辅助以对症处理。①积极治疗传染源:常用的药物主要有羟基喹哌、乙胺嘧啶、磷酸咯啶等。另外,常山、青蒿、柴胡等中药治疟的效果也很好。以上这些药物要根据疟原虫的种类和病情的轻重由医师来对症使用,剂量和用法一般人不易掌握,千万不要自己乱吃。除此之外,还要对患者进行休止期治疗,即对上一年患过疟疾的人,再用伯氨喹啉治疗,给予 8 天剂量,以防止复发。②彻底消灭按蚊:主要措施是搞好环境卫生,包括清除污水,改革稻田灌溉法,发展池塘、稻田养鱼业,室内、畜棚经常喷洒杀蚊药等。③搞好个人防护:包括搞好个人卫生,夏天不在室外露宿,睡觉时最好要挂蚊帐;白天外出,要在身体裸露部分涂些避蚊油膏等,以避免蚊叮。④切断传播途径:主要是消灭按蚊,防止被按蚊叮咬。清除按蚊幼虫滋生场所及使用杀虫药物。个人防护可应用驱避剂或蚊帐等,避免被蚊虫叮咬。彻底消灭按蚊。

3.登革热

登革热是由伊蚊传播登革热病毒引起的急性传染病。临床上主要以高热、头痛、肌肉痛、骨骼和关节痛为主,还有疲乏、皮疹、淋巴结肿大及白细胞减少。本病是一种古老的疾病,现在已成为一种重要的热带传染病。20 世纪在世界各地发生过多次大流行,病例数可达百万。我国广东、海南、广西等地近年已数次发生流行,已知的 4 个血清型登革病毒均已在我国发现。

传染源主要是患者和隐性感染者。传播途径是埃及伊蚊和白纹伊蚊,新流行区人群普遍易感,成人发病为主。主要发生于夏秋雨季。本病潜伏期 3～14 天,通常 5～8 天。WHO 按登革热的临床表现将其分为典型登革热和登革出血热。

登革热无特殊治疗药物,主要采取支持及对症治疗。单纯隔离患者不能制止流行,因为典型患者只是传染源中的一小部分。灭蚊是预防本病的根本措施。

4.虫媒传染病的护理

(1)早期患者宜卧床休息,恢复期的患者也不宜过早活动,体温正常,血小板计数恢复正常,无出血倾向方可适当活动。

(2)保持病室内凉爽、通风、安静。昆虫隔离,病室彻底灭蚊,须有防蚊设备。采取以灭蚊、防蚊及预防接种为主的综合性预防措施。

(3)严密观察精神、意识、心率、血压、体温、呼吸、脉搏及出血情况等,异常时及早通知医师处理。并准确记录出入量。

(4)发热的护理:高热以物理降温为主,不宜全身使用冰袋,以防受凉发生并发症,但可头置冰袋或冰槽,以保护脑细胞,对出血症状明显者应避免酒精擦浴,必要时药物降温,降温速度不宜过快,一般降至38℃时不再采取降温措施。

(5)皮肤护理:出现瘀斑、皮疹时常伴有瘙痒、灼热感,提醒患者勿搔抓,以免抓破皮肤引起感染,可采用冰敷或冷毛巾湿敷,使局部血管收缩,减轻不适,避免穿紧身衣。有出血倾向者,静脉穿刺选用小号针头,并选择粗、直静脉,力求一次成功,注射结束后局部按压至少5分钟。液体外渗时禁止热敷。

(6)疼痛的护理:卧床休息,保持环境安静舒适,加强宣教,向患者解释疼痛的原因,必要时遵医嘱使止痛药。

(7)饮食护理:给予高蛋白质、高维生素、高糖、易消化吸收的流质、半流饮食,如牛奶、肉汤、鸡汤等,嘱患者多饮水,对腹泻、频繁呕吐、不能进食、潜在血容量不足的患者,可静脉补液。

(四)严重动物源性传染病

1.肾综合征出血热

出血热是多种病毒引起的临床以发热和出血为突出表现的一组疾病。世界各地冠以"出血热"的疾病达几十种,按肾脏有无损害,分两大类。我国一直沿用流行性出血热(epidemic hemorrhagic fever,EHF),现统称肾综合征出血热(HFRS)。

HFRS是由汉坦病毒引起,以鼠类为主要传染源的自然疫源性疾病。临床以起病急、发热、出血、低血压和肾损害为特征。我国除青海、台湾外均有疫情发生。本病呈多宿主性,我国发现自然感染汉坦病毒的脊椎动物有53种。其中黑线姬鼠是农村野鼠型出血热的主要传染源;林区为大林姬鼠;褐家鼠为家鼠型出血热的主要传染源;大白鼠则为实验室感染的主要传染源。携带病毒的鼠类等排泄物污染尘埃后形成气溶胶,通过呼吸道而感染人体。此外,携带病毒的动物排泄物污染食物,可以通过消化道而感染人体。被鼠咬伤或破损伤口接触带病毒的鼠类血液和排泄物,也可以被感染。本病毒还可以通过患病孕妇胎盘传给胎儿。寄生于鼠类身上的革螨和恙螨也可能具有传染作用。感染人群以男性青壮年、工人多见。

本病潜伏期4~46天,一般1~2周。典型病例分发热期、低血压休克期、少尿期、多尿期、恢复期。重者可发热、休克和少尿期相互重叠。实验室检查有白细胞第3~4天逐渐升高,可达(15~30)×10^9/L,少数重者可达(50~100)×10^9/L,并出现较多的异型淋巴细胞。发热后期和低血压期血红蛋白和红细胞明显升高,血小板减少。尿常规可出现蛋白尿,4~6天常为(+++)~(++++),对诊断有明确意义。部分患者尿中出现膜状物。尿沉渣中可发现巨大的融合细胞,此细胞能检出EHF病毒抗原。免疫学检查中的特异性抗体检查:包括血清IgM和IgG抗体。一周后4倍以上增高有诊断意义。重症患者可因并发症,如肠道出血、大量呕血、便血引起继发性休克,大量咯血引起窒息。还可能出现心力衰竭性肺水肿、呼吸窘迫综合征、脑炎和脑膜炎、休克、凝血功能障碍、电解质紊乱和高血容量综合征等，并可能出现严重的继发性呼吸系统、泌尿系统感染及心肌损害、肝损害等。

早发现、早休息、早治疗，减少搬运是本病的治疗原则。防休克、防肾衰、防出血。采取综合治疗，早期可应用抗病毒治疗，中晚期对症治疗。灭鼠防鼠是关键，作好食品卫生和个人卫生工作。防止鼠类排泄物污染食品，不用手接触鼠类及排泄物。动物试验要防止小白鼠咬伤。必要时可进行疫苗注射，有发热、严重疾病和过敏者忌用。

2.钩端螺旋体病

钩端螺旋体病简称钩体病。是由致病性钩端螺旋体引起的急性传染病，属自然疫源性疾病。鼠类和猪是其主要传染源。人接触被钩体污染的水、周围环境及污染物，通过皮肤、黏膜进入人体。另外可在消化道传播。临床表现为急性发热，全身酸痛，结膜充血、腓肠肌压痛、浅表淋巴结肿大和出血倾向，疾病后期可出现各种变态反应并发症等。重者可并发黄疸、肺出血、肾衰竭、脑膜炎等，预后差。

钩体病的治疗包括杀灭病原治疗、对症治疗及并发症的治疗。病原治疗首选青霉素G。早期剂量不宜过大，以防止赫克斯海默尔反应（一般在首剂后2～4小时发生，突起发冷、寒战、高热甚至超高热，头痛、全身酸痛、脉速、呼吸急促等比原有症状加重，持续30分钟至2小时。继后大汗，发热骤退。重者可发生低血压、休克。一部分患者在反应过后，病情加重，可促发肺弥漫性出血）。首剂：5万U肌内注射，4小时后再用5万单位肌内注射，再4小时后才开始20万～40万U肌内注射，每6～8小时1次，至退热后3天，疗程约1周。对青霉素过敏者，可选用四环素0.5 g，口服，每6小时1次；庆大霉素8万U肌内注射，每8小时1次。

3.动物源性传染病的护理

（1）发热期的护理：早期卧床休息，创造舒适、安静的环境。减少噪声，减少对患者的刺激。予以高热量、高维生素、易消化饮食。随时观察体温的变化，特别是高热的患者，体温过高时应及时采取物理降温。由于此病有毛细血管中毒性损害，故不宜用酒精擦浴。尽量少用解热镇痛药，定期测量血压。患者发热后期多汗，应鼓励患者多口服补液。必要时给予右旋糖酐-40等防止休克和保护肾脏。

（2）低血压期的护理：严密观察血压的变化，每30分钟测血压、脉搏1次，做好记录及时报告医师；注意补液速度，低血压早期应快速补液，必要时加粗针头或多静脉通道，但对老年体弱及心、肾功能不全者，速度应适当放慢，减少用量以防止肺水肿的发生，准确记录24小时尿量，尽早发现少尿倾向；低血压期患者注意保暖，禁止搬动。

（3）少尿期的护理：少尿期应注意尿量每天3 000 mL为依据。此时鼓励患者食用营养丰富、易消化、含钾量较高的饮食，对严重贫血者可酌情输入新鲜血液。尿量每天＞3 000 mL，补钾时应以口服为主。必要时可缓慢静脉滴入，同时注意钠、钙等电解质的补充。对尿量每天＜500 mL者，可试用氢氯噻嗪、去氧皮质酮、神经垂体素、吲哚美辛等。由于免疫功能低下，应注意预防感染。注意病室内空气消毒。特别是加强口腔及皮肤的护理。

（4）恢复期的护理：加强营养，高蛋白质、高糖、多维生素饮食。注意休息，一般需1～3个月，应逐渐增加活动量，重型病例可适当延长时间。

（5）并发症的护理：①观察是否有鼻出血、咯血、呕血、便血；是否有烦躁不安、面色苍白、血压下降、脉搏增快等休克的表现。根据出血部位的不同给予相应的护理，并按医嘱给予止血药。②心力衰竭、肺水肿患者，应减慢输液或停止补液，半卧位，注意保暖。氧气吸入保持呼吸道通畅。③脑水肿发生抽搐等中枢神经系统并发症时,应镇静、止痉脱水。注意观察疗效。④高血钾患者静脉注射葡萄糖酸钙时宜慢。输注胰岛素时应缓慢静脉滴注,随时观察患者的生命体征,必要时血液透析治疗。⑤进行预防流行性出血热的宣教,特别是宣传个人防护及预防接种的重要性和方法。以降低本病的发病率。向患者及家属说明,本病恢复后,肾功能恢复还需较长时间,应定期复查肾功能、血压垂体功能,如有异常及时就诊。

(曲　慧)

第六节　群体性食物中毒的救护

近年来,群体性食物中毒事件时有发生,在食源性疾病报告系统中,过去 20 多年里,仅在美国,每年就有 7 600 万食物中毒病例,导致 32 万人住院、5 000 人死亡,发展中国家情况更加严重。中国作为世界上最大的发展中国家,据卫生健康委员会发布的信息显示,在我国人口死亡原因中,中毒原因致死居第五位,群体性食物中毒事件是造成居民急性死亡的重要原因之一。其实许多食物中毒的暴发是有局限性的,如 2009 年 2 月 18 日新疆伊犁 5 名儿童食用自制酸菜中毒,次日广州46 人吃猪内脏引起中毒等,这些中毒均与食用某种食物有明显关系,且多数表现为胃肠炎的症状。因此,群体性食物中毒的现状应引起我们的高度重视,一旦发生应立即进行紧急现场医疗救援,经食品药监局部门等调查,抽取标本,明确中毒物质,控制好污染源,预防新增患者的再出现。

一、群体性食物中毒的概述

(一)基本概念

1.食物中毒

我国国家标准 GB 14938-1994《食物中毒诊断标准及技术处理总则》将食物中毒定义为:摄入了含有生物性、化学性有毒物质的食品或者把有毒有害物质当作食品摄入后出现的非传染性(不属于传染性)的急性、亚急性疾病。

食物中毒属于食源性疾病的范畴,但不包括食源性肠道传染病、食物过敏引起的腹泻、暴饮暴食引起的急性胃肠炎以及寄生虫病等,也不包括因一次大量或长期少量多次摄入含有有毒有害物质的食物引起的以慢性毒害为主的疾病。

2.群体性食物中毒

群体性食物中毒指在一定时间内,在某个相对的区域内,因食入或吸入特定有毒物质后,同时或相继出现 3 例及以上相同临床症状、体征者。有群体性、复杂性、紧迫性、共同性、艰苦性的特点。

3.突发公共卫生事件

《突发公共卫生事件应急条例》将突发公共卫生事件定义为"突然发生、造成或可能造成社会公众健康严重损害的重大传染病疫情、群体性不明原因疾病、重大食物和职业中毒以及其他影响公众健康的事件"。

突发公共卫生事件对公众健康的影响表现为直接危害和间接危害两类。直接危害一般为事件直接导致的及时性损害。间接危害一般为事件的继发性损害或危害,例如,事件引起公众恐惧、焦虑情绪等,对社会、政治、经济产生影响。

4.现场急救

现场急救指在最短的时间内,把确切而有效地救治措施带到危重患者身边,现场实施干预,然后直接转送相关医院或重症监护病房。

(二)群体性食物中毒的原因

(1)食品生产、运输或保存等环节卫生管理不当,造成食品被微生物或其他有毒物质污染。

(2)食品消费者因缺乏相应知识或鉴别能力,误食有毒动、植物。

(3)违法使用工业原料或其他含有毒物质的原料,生产和销售假冒伪劣食品。

(4)在食品中进行人为投毒。

(三)食物中毒的机制

1.局部刺激腐蚀作用

强酸、强碱可吸收组织中的水分,并与蛋白质或脂肪结合,使细胞变性坏死。

2.缺氧毒物引起机体缺氧

毒物破坏了呼吸功能,抑制或麻痹了呼吸中枢,或引起喉头水肿、支气管痉挛、呼吸肌痉挛及肺水肿等;毒物引起血液成分的改变,如发生碳氧血红蛋白血症、溶血等;毒物使机体组织细胞的呼吸受抑制,如氰化物、硫化物中毒;毒物破坏心血管功能,如毒物对心脏及毛细血管破坏并可引起休克。

3.麻醉作用

有机溶剂和吸入性麻醉剂有强嗜脂性,可蓄积于脂类丰富的脑组织和细胞膜,干扰氧和葡萄糖进入细胞内,从而抑制脑功能。

4.抑制酶的活力

多数毒物由其本身或其代谢产物抑制酶的活力而产生毒性作用。

(1)破坏酶的蛋白质部分的金属离子或活性中心。如氰化物能迅速与氧化型细胞色素氧化酶(Fe^{3+})结合,并阻碍其被细胞色素还原为还原型细胞色素氧化酶(Fe^{2+}),结果破坏了其传递氧的作用,引起组织缺氧及坏死。

(2)毒物与基质竞争同一种酶而产生抑制作用。例如,丙二酸与琥珀酸结构相似,因而竞争抑制琥珀酸脱氢酶,从而影响三羧酸循环。

(3)毒物与酶的激活剂作用,如氟化物可与 Mg^{2+} 结合,形成复合物,结果使金属离子失去作用。

(4)抑制辅酶合成,例如铅中毒时,烟酸消耗增多,从而抑制辅酶Ⅰ和辅酶Ⅱ的合成。

(5)毒物与基质直接作用,例如氟乙酸可直接与柠檬酸结合成氟柠檬酸,从而阻断三羧酸循环的进行。

5.干扰细胞膜和细胞器的生理功能

例如四氯化碳在体内产生自由基,自由基使细胞膜中脂肪酸发生过氧化而导致线粒体、内质网变性,细胞死亡。酚类如二硝基酚、五氯酚、棉酚等,可使线粒体内氧化磷酸化作用解偶联,妨碍高能磷酸键的合成与贮存,结果释放出大量能量而发热。

6.毒物对传导介质的影响

例如有机磷化合物可抑制胆碱酯酶活性,使组织中乙酰胆碱过量蓄积,而引起一系列以乙酰胆碱为传导介质的神经处于过度兴奋状态,最后转为抑制和衰竭。

7.毒物通过竞争作用引起中毒

如一氧化碳可与氧竞争血红蛋白,形成碳氧血红蛋白,破坏了正常的输氧功能。

8.毒物通过影响代谢引起中毒

如芥子气影响核糖核酸的正常代谢,引起机体中毒。

(四)群体性食物中毒的流行病学特征

虽然食物中毒的原因不同,症状各异,但一般都具有以下流行病学特征。

(1)潜伏期短,发病突然,呈暴发性。一般由几分钟到几小时,很快形成高峰,呈暴发流行。

(2)临床表现相似,多以恶心、呕吐、腹痛、腹泻等胃肠道症状为首发或常见症状。

(3)发病与食物有明显关系,几乎所有患者在近期同一段时间内都食用过同一种"有毒食物",发病范围与食物分布呈一致性,不食者不发病,停止食用该种食物后很快不再有新病例。

(4)一般人与人之间不直接传染,发病曲线呈骤升骤降的趋势,没有传染病流行时不发病。

(五)群体性食物中毒的诊断、治疗原则

1.诊断

应根据流行病学调查资料、患者的临床表现和实验室检验资料做出诊断。其中,实验室检验包括对可疑食物、患者的呕吐物和粪便及血液等进行细菌学与血清学检查,必要时可进行动物实验,检测细菌毒素或测定细菌毒力。

2.治疗原则

中毒发生后,应立即采取下列措施救治患者并保全中毒线索。

(1)停止食用可疑中毒食品。

(2)在用药前采集患者血液、尿液、吐泻物标本,以备送检。

(3)积极救治患者:①催吐、洗胃、清肠等,特别是对病死率高且尚无特效治疗药物的食物中毒。②对症治疗:纠正酸中毒和电解质紊乱,保护肝肾功能,治疗腹痛和腹泻等。③特殊治疗:对于症状较重的感染性食物中毒者及时进行抗感染治疗。

3.中毒复苏原则

(1)保证现场安全,迅速清除毒源,有效消除威胁生命的中毒效应。

(2)尽快明确毒物接触史,快速准确对中毒患者做出病情评估。

(3)尽早足量的使用特效解毒药。

(4)严密注意病情变化,及时有效地进行对症处理。

(5)尽早地行脏器功能支持,降低死亡率与致残率。

(6)认真做好救治的医疗文书。

(7)主动、负责地做好病情与救治的报告工作。

(六)群体性食物中毒的预防

1.防止食品污染

(1)加强对污染源的管理:搞好食品卫生监督和食堂卫生,禁止食用病死禽畜肉或其他变质肉类,如醉虾、腌蟹;加强对海产品的管理,以防污染其他食品;炊事员、保育员等患传染病和化脓性皮肤病,治愈前不得接触与食品有关的工作。

(2)防止食品在加工、贮存和销售等环节的污染:搞好场所卫生清洁工作,餐具、刀、蔬菜筐、抹布等用具要洁净,并做好消毒工作,加工食物的容器,生熟食物、卤制品等要分开,避免交叉污染;及时做好灭蚊虫,避免蚊虫滋生,食品从业人员注意个人卫生。

2.控制细菌繁殖及形成外毒素

注意低温存放食物,以控制细菌繁殖和毒素的形成。

3.杀灭病原菌和破坏毒素

食物食用前充分加热,以彻底杀灭病原菌或破坏形成的毒素。如蛋类应煮沸 8～10 分钟,肉块内部温度达到 80 ℃应持续 12 分钟,制作发酵食品的原料要高温灭菌等。

(七)群体性食物中毒监管部门

县级以上地方人民政府卫生行政部门主管管辖范围内食物中毒事故的监督管理工作。跨辖区的食物中毒事故由食物中毒发生地的人民政府卫生行政部门协助调查处理,由食物中毒肇事者所在地的人民政府卫生行政部门协助调查处理。对管辖有争议的,由共同上级人民政府卫生行政部门管辖或者指定管辖。

县级以上地方人民政府卫生行政部门应当指定食物中毒接报单位。

二、群体性食物中毒的救护

近年来,地震、洪涝事件等频频发生,灾后由于居住条件、饮用水供应系统破坏等原因,食物短缺、极易导致群体性食物中毒的发生和流行;其次,不健康的饮食也经常造成群体性食物中毒,因此,医务人员应在了解各类食物中毒的特点、症状及救治原则的基础上,进行紧急的现场救护,以便在第一时间内保证中毒人员的生命安全。

(一)各类群体性食物中毒的特点

1.细菌性食物中毒

(1)特点。①季节:在气候炎热地区和夏秋季节高发,常常为集体突然暴发。②发病:表现为胃肠道症状或神经症状。发病率高,病死率低,一般病程短,预后良好。③中毒食品:主要为动物性食物,例如肉、奶、蛋等及其制品,植物性食品如剩饭、冰糕、豆制品、面类发酵食品也引起食物中毒。④常见病原菌:沙门菌属、葡萄球菌、芽孢杆菌、副溶血性弧菌、肉毒梭菌、大肠埃希菌等。

(2)临床表现。①潜伏期:潜伏期一般在 1～48 小时,最短 0.5 小时。②特点:感染型有发热和急性胃肠炎的症状,毒素型无发热而有急性胃肠炎的症状。③症状:细菌性食物中毒以胃肠道症状为主,如恶心、呕吐、腹痛、腹泻,腹泻水样便,偶有黏液、脓血。此外,还有神经精神系统症状,如头痛、怕冷发热、乏力、瞳孔散大、视力模糊、呼吸困难等,中毒严重者,可因腹泻造成脱水而危及生命。

(3)救治原则。①迅速排出毒物:对潜伏期短的中毒患者可催吐、洗胃以促使毒物排出;对肉毒中毒可用清水或 0.05％的高锰酸钾溶液洗胃。②对症治疗:止吐、止泻、补液,纠正酸中毒和酸碱平衡紊乱。③特殊治疗:重症患者可用抗生素治疗,但葡萄球菌毒素中毒一般不需要用抗菌药,以保暖、输液、调节饮食为主。肉毒中毒患者应以尽早使用多价抗毒血清,注射前要做过敏试验;并用盐酸胍以促进神经末梢释放乙酰胆碱。

2.真菌毒素和霉变食物中毒

(1)特点:中毒的发生主要通过被真菌污染的食物,被污染的食品和粮食用一般烹调方法加热处理不能将其破坏。机体对真菌毒素不产生抗体有明显的季节性和地区性。真菌生长繁殖和产生毒素需要一定的温度和湿度,常见的种类:赤霉病变、霉玉米中毒、霉变甘蔗中毒等。

(2)临床表现:潜伏期一般为 10～30 分钟,长者可延长至 1～5 小时。以胃肠道症状为主,主要症状恶心、呕吐、腹痛腹泻、头晕、嗜睡、流涎、乏力。少数患者有发烧、畏寒等,症状一般在一天左右,慢者一周左右自行消失,预后良好。

(3)救治原则:一般采取对症治疗,无需治疗可自愈。呕吐严重者可补液。

3.化学性食物中毒

(1)特点:①发病快,潜伏期较短,多在数分钟至数小时,少数也有超过一天的。②中毒程度严重,病程比细菌性毒素中毒长,发病率和死亡率较高。③季节性和地区性均不明显,中毒食品无特异性,多以误食或食入被化学物质污染的食品而引起,偶然性较大。

(2)临床表现:急性中毒发病急骤,病情较复杂,变化迅速。

(3)救治原则。①清除毒物:如催吐、洗胃、灌肠、导泻、利尿等。②其他措施:根据毒物的理化性质,可分别选用中和剂、沉淀剂,如牛奶、蛋清等,或液体石蜡。③血液净化疗法:不同毒物选用不同的净化技术,有指证者及早实施。④特殊解毒剂:排毒剂,如二巯基丙环酸钠等;拮抗剂,如急性有机磷中毒用抗胆碱能剂,急性酒精中毒、吗啡中毒用盐酸纳洛酮等;复能剂,如急性有机磷中毒用氯解磷定,高铁血红蛋白用亚甲蓝等;非特异性拮抗剂,如糖皮质激素等。⑤其他对症、支持治疗:改善患者内环境、增加抵抗力、减少痛苦、防止并发症以及重症护理工作、良好的营养、心理治疗等都十分重要。⑥中医药治疗:可根据辨证论治原则来进行。

4.有毒动植物食物中毒

(1)中毒原因:①动植物本身含有某种天然有毒成分(如河豚、毒蕈)。②由于贮存条件不当产生某种有毒物质(如发芽马铃薯)。③加工过程未能破坏或祛除有毒成分的可食的植物食品(如木薯、苦杏仁)。

(2)临床表现:①河豚毒素可引起中枢神经麻痹,阻断神经肌肉间传导,使随意肌出现进行性麻痹;直接阻断骨骼纤维;导致外周血管扩张及动脉压急剧降低。潜伏期10分钟到3小时。早期有手指、舌、唇刺痛感,然后出现恶心、呕吐、腹痛、腹泻等胃肠症状。四肢无力、发冷、口唇和肢端知觉麻痹。重症患者瞳孔与角膜反射消失,四肢肌肉麻痹,以致发展到全身麻痹、瘫痪。呼吸表浅而不规则,严重者呼吸困难、血压下降、昏迷,最后死于呼吸衰竭。目前对此尚无特效解毒剂,对患者应尽快排出毒物和给予对症处理。②毒蕈中毒:一种毒蕈可含多种毒素,多种毒蕈也可含有一种毒素。毒素的形成和含量常受环境影响。胃肠炎型可能由类树脂物质,胍啶或毒蕈酸等毒素引起,潜伏期10分钟5~6小时,表现为恶心、剧烈呕吐、腹痛、腹泻等,病程短,预后良好。神经精神型引起中毒的毒素有毒蝇碱、蟾蜍素和幻觉原等,潜伏期6~12小时,中毒症状除有胃肠炎外,主要有神经兴奋、精神错乱和抑制,也可有多汗、流涎、脉缓、瞳孔缩小等,病程短,无后遗症。溶血型同鹿蕈素、马鞍蕈毒等毒素引起,潜伏期6~12小时,除急性胃肠炎症状外,可有贫血、黄疸、血尿、肝脾大等溶血症状,严重者可致死亡。肝肾损害型主要由毒伞七肽、毒伞十肽等引起,毒素耐热、耐干燥,一般烹调加工不能破坏,毒素损害肝细胞核和肝细胞内质网,对肾也有损害,潜伏期6小时至数天,病程较长,临床经过可分为六期:潜伏期、胃肠炎期、假愈期、内脏损害期、精神症状期、恢复期。该型中毒病情凶险,如不及时积极治疗,病死率甚高。③木薯中毒:木薯的根、茎、叶中都含有亚麻苦苷,经水解后可析出游离态的氢氰酸,致组织细胞窒息中毒。潜伏期6~9小时,也有1小时发病者。主要是氢氰酸中毒症状。可因抽搐、缺氧、休克,呼吸麻痹而死亡。

(3)救治原则:早期用催吐、导泻等措施排出毒物,并给予其他对症治疗。

(二)群体性食物中毒调查与处理的目的

(1)查明食物中毒事件的发生经过:①确定食物中毒病例。②查明中毒食品。③确定食物中毒致病因素。④查明造成食物中毒的原因。

(2)提出并采取控制食物中毒的措施。

(3)对中毒患者进行抢救和治疗。

(4)收集对违法者实施处罚的依据。

(5)提出预防类似事件再次发生的措施和建议。

(6)积累食物中毒资料,为改善食品卫生管理提供依据。

(三)群体性食物中毒现场自救基本常识

中毒后一旦出现上吐、下泻、腹痛等食物中毒症状,首先应立即停止食用可疑食物,同时,立即拨打急救中心120呼救。在急救车来到之前,可以采取以下自救措施。

1.催吐

对中毒不久而无明显呕吐者,可先用手指、筷子等刺激其舌根部的方法催吐,或让中毒者大量饮用温开水并反复自行催吐,以减少毒素的吸收。如经大量温水催吐后,呕吐物已为较澄清液体时,可适量饮用牛奶以保护胃黏膜。如在呕吐物中发现血性液体,则提示可能出现了消化道或咽部出血,应暂时停止催吐。

2.导泻

如果患者吃下去的中毒食物时间较长(如超过两小时),而且精神较好,可采用服用泻药的方式,促使有毒食物排出体外。用大黄、番泻叶煎服或用开水冲服,都能达到导泻的目的。

3.保留食物样本

由于确定中毒物质对治疗来说至关重要,因此,在发生食物中毒后,要保存导致中毒的食物样本,以提供给医院进行检测。如果身边没有食物样本,也可保留呕吐物和排泄物,以方便医师确诊和救治。

(四)现场处置基本原则

1.群体性食物中毒现场救护基本原则

(1)及时报告当地卫生行政部门:根据食物中毒事故处理办法规定,发生食物中毒或者疑似食物中毒事故的单位、接收食物中毒或者疑似食物中毒患者进行治疗的单位,应当及时向当地政府卫生行政部门报告发生食物中毒事故的单位、地址、时间、中毒人数、可疑食物等有关内容。

(2)对患者采取紧急处理:停止食用可疑中毒食品;采集患者呕吐物、血液、尿液等标本,以备送检;急救处理,包括催吐、洗胃和清肠;对症治疗与特殊治疗,如纠正水和电解质失衡,使用特效解毒药。①惊厥与抽搐:首选安定。②休克:补充血容量,尤其注意观察是发生中毒性心肌炎。③心律失常:密切观察、处理好中毒性心肌炎,调整好内环境。④呼吸困难:保持呼吸道通畅,合理、有效给氧。⑤颅内压增高:及时发现并应用脱水剂。⑥尿少:注意肾功能、补充血容量,最好应用活血、扩血管药和利尿药,不用对肾脏损害的药物。⑦高热:查明原因,对症处理。⑧心搏呼吸骤停:心搏呼吸骤停是急性中毒最为严重的危象,及时有效地心肺复苏可达到有效地临床疗效。

(3)对中毒食品控制处理:保护现场,封存中毒食品或可疑中毒食品;采集剩余中毒食品或可疑中毒食品,以备送检;追回已售出的中毒食品或可疑中毒食品;对中毒食品进行无害化处理或销毁。

（4）根据不同的中毒食品，对中毒场所采取相应的消毒处理。

2.食物中毒事件的分级

食物中毒事件的发病人数达到30例及以上时，应按照突发公共卫生事件进行处理，事件分级如下：

（1）属重大突发公共卫生事件的食物中毒事件：一次食物中毒人数超过100人并出现死亡病例；或出现10例以上死亡病例。

（2）属较大突发公共卫生事件的食物中毒事件：一次食物中毒人数超过100人；或出现死亡病例。

（3）属一般突发公共卫生事件的食物中毒事件：发病人数在30～99人，未出现死亡病例。

对影响特别重大的食物中毒事件由国务院卫生行政部门报国务院批准后可确定为特别重大食物中毒事件。各省、自治区、直辖市人民政府卫生行政部门可结合本行政区域实际情况，对特殊环境和场所的分级标准进行补充和调整。

（五）群体性食物中毒现场处置流程

1.接报

建立首接负责制，由接报人做好详细记录，包括报告人姓名、联系电话，事件发生的时间、地点和现场情况，了解事件属性，填写食物中毒来电来访接报记录表。接报后核实报告内容，按规定程序立即上报，并通知救援队成员。

2.赴现场前的准备

（1）人员准备：指派与中毒人员数量相适应的医护人员，食品卫生监督专业人员、流行病学、中毒控制、检验、药理学或其他部门有关人员协助前往现场救援。

（2）采样用物准备（根据中毒人员数量准备充足）：采样用的刀、剪、勺、镊子、夹子、吸管等；供采粪便用的采便管、培养基；供采呕吐物用的无菌平皿、采样棉球；供采血用的一次性注射器、灭菌试管；保藏样品的冷藏设施；盛装食物的灭菌广口瓶、塑料袋、75％酒精、酒精灯、记号笔等；防污染的工作衣或隔离衣、帽、消毒口罩、手套、靴子等；供涂抹用的生理盐水试管，棉拭子若干包，有条件的应配备选择性培养基。

（3）取证工具准备：照相机、录音机、摄像机等。

（4）现场快速检测设备：食物中毒快速检测箱、毒物快速分析设备、温度计等。

（5）调查用表和记录单准备：食物中毒个案调查登记表、调查结果汇总表、现场卫生检查笔录、询问笔录、采样单、卫生监督意见书、卫生行政控制决定书等卫生监督文书。

（6）参考资料准备。

（7）其他准备：如化学性、动物性食物中毒的特效解毒药。

3.人员分组及职责

到达现场后，一般情况下分两个小组，一组人员对病例开展个案调查，另一组人员抓紧时间开展相关现场调查，同时采集相关样品。特殊情况可以结合现场情况临时决定。对大规模食物中毒，调查处理组负责人应统一组织、协调、指挥调查人员分组分别赶赴不同的食物中毒现场进行调查处理。

（1）个案调查组：应对患者逐一进行认真全面的调查，并填写中心统一印制的食源性疾病个案调查记录表，对个案调查表上的所有项目均作详细询问和记录，调查完毕后应请被调查者在个案调查表上签字认可。调查过程中的注意事项：①对最早发病和症状较重的患者进行重点调查。

②对每项症状和体征进行仔细询问和记录,要注意对诉说的主观症状真实性的分析判断,应避免诱导性的询问,多收集客观的表现。③应特别注意是否出现特殊临床表现,如指甲口唇青紫、阵发性抽搐等。④若中毒餐次不清,则需结合临床症状,对 72 小时内进餐食品进行调查。⑤如果患者以恶心、呕吐为主要症状,可以重点询问发病前数小时内所吃的食物;若患者以腹痛、腹泻为主要症状,应重点调查发病前 20 小时内的进餐食品;如疑为化学性食物中毒,则重点调查发病前一餐的食品,调查时应注意了解是否存在食物之外的其他可能与发病有关的暴露因素。

(2)现场调查组:应对可疑中毒食品的加工环境及其制作和销售过程进行详细调查询问,同时完成相关样品的采集。根据就餐食谱、患者临床表现特点和就餐情况、食品的加工方法等确定重点食品优先调查。①采样品种包括 3 类,分别是可疑食物和水样、环节类样品(食品容器和加工用具等物品表面涂抹液)、患者生物材料(粪便、呕吐物、血液、尿液等),可能条件下还应采集厨师和直接接触食品人员的手、肛拭子等。对腹泻患者要注意采集粪便和肛拭子,对发热患者注意采集血液样品,对怀疑化学性中毒者应采集血液和尿液。②采样要求:送微生物检验时,用具必须是无菌的,并以无菌操作进行采样;样品需在合适的容器中密封,需冷藏应在最短时间内送检;对规模较大的食物中毒事件应采集 10～20 名具有典型临床症状的患者的检验样品,同时应采集部分具有相同进食史但未发病者的同类样品作为对照。③特殊情况时的采样:如果样品是必须的,不管患者是否已经使用过抗生素,也不管设备工具等是否已进行过消毒,均需按常规采样。④样品的现场检测:有条件时,应尽可能用快速检验方法在现场进行定性检验,不要求灵敏度,但应简便、快速,以协助诊断为抢救患者提供依据。⑤样品的保管与送检:不能进行现场检测的样品必须贴上标签,填写名称、时间、地点、数量、现场条件、采样人等,做到严密封闭包装,置冰箱内保存,温度通常控制在 4 ℃左右,并应在 4 小时内送至实验室,无条件时,在样品采集和运送途中应用冰壶冷藏;如发现容器可能影响检验结果时,应在检验报告上注明;送检材料必须注明材料件数、数量、采样的条件、样品名称、采样时间、送检时间;为使化验室明确样品的送检目的,应注明送检理由,食物中毒情况以及食物中毒可疑原因;化验室接到样品必须签字,注明接到时间,并立即进行化验。

4.急救与护理

一般来讲,群体性食物中毒现场处理中的任务主要有 4 项:①迅速对现场患者进行检查及伤害程度分类,对危重患者进行紧急处置;②了解中毒人员自救措施实施程度;③保持危重患者的气道通畅、供氧,维持其血液循环,满足生命需要;④迅速安全地将所有患者疏散、转送到有救治能力的医院。

群体性食物中毒发生后,应立即停止食用可疑中毒食品,并且在用药前采集患者血液、尿液、吐泻物标本,以备送检。具体方法如下。

(1)清除胃内毒物,阻止继续吸收,加速排泄:立即给予中毒症状较轻、神志清醒且能合作的患者口服温盐水催吐洗胃;对中毒时间长且神志不清者,用洗胃机洗胃,直至呕吐物及洗出物无味为止。洗胃时要密切观察患者的神志、呼吸、脉搏、回流液等情况。如发现异常应暂停洗胃并采取相应的措施处理。洗胃完毕从胃管内注入 33％硫酸镁溶液 20 mL,以加速毒物的排泄。

(2)快速建立静脉通道:重患者在洗胃同时,迅速建立静脉通道,按医嘱给予相应的治疗,如给予 10％葡萄糖或生理盐水加相应的解毒剂、护肝剂等药物;较轻患者也立即给予静脉输液及相应的药物治疗。

(3)密切观察病情:由于患者数量较多,在抢救的同时也应注意患者的神志、呼吸、脉搏、瞳孔、皮肤颜色、血压、大便次数(特别观察是否带脓血),记录好尿量、监测血钾、钠等情况变化,并及时给予相应的处理。

(4)做好基础护理,预防并发症的发生:认真记录护理病历,为治疗患者提供可靠资料。对于患者身上污染的衣物及时脱下,进行消毒处理。

(5)心理护理:此类患者由于突发性事件,多无心理准备且多无家属,往往表现为恐惧、紧张、激动,对预后甚为担忧,且患者由于心理作用,因相互影响而使自觉症状加重。而发生事件的单位则表现为紧张、不知所措、怕负责任。这时作为医护人员给予充分的理解,做好解释工作,并由后勤部门协助他们办理有关手续,护送患者检查、入院;安排无症状人员的生活等工作,耐心解除他们紧张、恐惧及无助的心理,让他们主动配合抢救及治疗的工作。在抢救工作顺利进行后,碰到患者家属的疑问时,我们要及时解答,并做好疾病相关知识的健康教育。

(6)认真执行消毒隔离,防止交叉感染。

5.事件现场的临时控制措施

(1)保护现场,封存中毒食品或可疑中毒食品。

(2)封存被污染的食品用工具、用具和设备,并责令进行清洗消毒。

(3)暂时封锁被污染的与食物中毒事件相关的生产经营场所。

(4)责令食品生产经营单位追回已售出的中毒食品或可疑中毒食品。

(5)对已明确的中毒食品进行无害化处理或销毁。

(6)做好垃圾的分类处理,防止水源污染。

6.善后处理

(1)封存物品、场所处理:①对被封存的食品、食品用工具和用具及有关生产经营场所,应当在封存之日起15天内完成检验或卫生学评价工作,并作出以下处理决定:属于被污染或含有有毒有害物质的食品,依法予以销毁或监督自行销毁;属于未被污染且不含有有毒有害物质的食品,以及已消除污染的食品相关用具及有关生产经营场所,予以解封。②因特殊原因,需延长封存期限的,应作出延长控制期限的决定。

(2)行政处罚:调查结束后,依据中华人民共和国食品卫生法及食品卫生行政处罚办法等法律规定,对肇事者实施行政处罚。对受害者的赔偿等,由政府相关部门按相应法律、依法处理。

(3)食物中毒事件评估:在食物中毒事件处理完毕后,应对事件进行科学、客观的评估。评估内容包括食物中毒事件种类和性质、事件对社会、经济及公众心理的影响、应急处理的响应过程、调查步骤和方法、对患者所采取的救治措施、调查结论等,评估应包括有关经验和教训的总结。

7.防止事件危害进一步扩大的措施

(1)停止出售和摄入中毒食品和疑似中毒食品。

(2)当发现中毒范围仍在扩展时,应立即向当地政府报告。发现中毒范围超过本辖区时,应通知有关辖区的卫生行政部门并向共同的上级卫生行政部门报告。

(3)如有外来污染物,应同时查清污染物及其来源、数量、去向等,并采取临时控制措施。

(4)如中毒食品或疑似中毒食品已同时供应其他单位,应追查是否导致食物中毒。

(5)根据时间控制情况的需要,建议政府组织卫生、医疗、医药、公安、工商、交通、民政、广播电视和新闻单位等部门采取相应的措施和预防措施。

(6)其他有关措施。

（六）常见食物中毒的救护

1.肉毒芽孢菌（简称肉毒梭菌）食物中毒

（1）尽快排除毒物：立即催吐后用0.05％高锰酸钾溶液、2％碳酸氢钠溶液或活性炭混悬液洗胃、导泻、高位灌肠等。

（2）抗毒素治疗：此为本病的特效疗法，一般在进食污染食物24小时内或肌肉麻痹前给予最为有效。多价抗毒素（A、B、E型）1万～2万U静脉注射或肌内注射，或静脉及肌内各半量注射，必要时于6小时后同量重复1次。使用前必须做过敏试验，如出现变态反应，则需用脱敏方法给药。①过敏实验法：吸取0.1 mL血清制品，用生理盐水稀释到1 mL，在前臂掌侧皮内注入0.1 mL，注射后观察10～30分钟，注射后如有红肿、皮丘者为阳性反应，无红肿、皮丘者为阴性。②脱敏法：将血清制品稀释10倍，分数次皮下注射，每次间隔10～30分钟，第一次注射0.2 mL，观察有无气喘、发绀、脉搏加速等反应，没有上述反应可酌情增量注射，共注射观察3次，如仍无异常，即可将全量做皮下或肌内注射。

（3）对症和支持治疗：①患者应安静、卧床休息，休息期限依病情轻重而定，注意保暖。②吞咽困难时，用鼻饲或胃肠外营养；防止水、电解质及酸碱平衡失调。而呼吸困难时应给氧，必要时行人工呼吸或气管插管，呼吸衰竭时应迅速抢救。按医嘱给予肌松剂，忌用麻醉剂、镇静剂。③给予青霉素，防止并发感染，禁用氨基糖苷类抗生素如庆大霉素等，以防加重症状。④便秘者应灌肠，一方面可缓解腹胀，另一方面又可加速毒物排出。⑤婴儿肉毒中毒：一般不用抗毒素，而用青霉素类抗生素口服或肌内注射，以减少肠道内肉毒杆菌的数量，防止毒素的产生和吸收，同时进行对症及支持治疗。

2.沙门菌食物中毒

（1）洗胃、催吐、导泻：中毒后立即用0.05％高锰酸钾溶液反复洗胃，洗胃越早效果越好。在无呕吐的情况下，可催吐。机械性刺激或用催吐剂，如吐根糖浆。但是在中毒时间较长，可给硫酸钠15～30 g，一次口服。吐泻严重的患者，可不用洗胃、催吐和导泻。

（2）抗生素治疗：一般病例无须使用抗生素。严重患者可用氯霉素，静脉滴注或口服。亦可使用头孢唑林等。

（3）补充水分和纠正电解质紊乱：胃肠炎型及霍乱型患者，吐、泻较重，损失大量水分，应根据失水情况，补充适当水分。补充水分，一是口服，二是静脉滴注。凡能饮用者，应尽力鼓励患者多喝糖盐水、淡盐水等，这在人数很多的食物中毒现场时十分必要的。如有酸中毒，应补充碱性药物，如有低钾血症，应补充钾盐。补充水分和纠正电解质紊乱，应贯穿于急救治疗的全过程。这样，往往会收到事半功倍的效果。

（4）对症治疗：腹痛、呕吐严重者，可用阿托品0.5 mg肌内注射。烦躁不安者给予镇静剂，如有休克，进行休克治疗。

3.副溶血弧菌食物中毒

抗生素治疗，副溶血性弧菌对氯霉素敏感，脱水应及时补充水分、纠正电解质紊乱。

4.志贺菌属食物中毒

可用抗生素治疗，一般用于治疗的抗生素有氨苄西林、甲氧苄嘧啶/新诺明（也被称作复方新诺明或Septra磺胺类抗生素）、环丙沙星。适当的治疗可以杀死患者粪便中的致病菌，并缩短病程。但一些志贺菌属越来越具有耐药性，一些症状较轻的患者不用抗生素治疗，通常也会很快恢复。因此当在一个社区有许多人感染志贺菌属时，抗生素有时只用于治疗那些较重的病例。止泻灵类药物,如洛哌丁胺或地芬诺酯都含有阿托品,会导致病情加重,应当避免使用。

5.李斯特菌食物中毒

本菌对氨苄西林、四环素、氯霉素、红霉素、新霉素敏感,对多黏菌素 B 有抗药性,不过首选药物为氨苄西林。如果孕妇发生感染,要迅速应用抗生素,可以防止胎儿和新生儿的感染。婴儿感染李斯特杆菌病,应用和成人相同的抗生素,一般联合使用抗生素直到医师明确诊断。

6.创伤弧菌食物中毒

抗生素治疗,如多西环素、第三代头孢菌素(头孢曲松、头孢他啶等)。

7.空肠弯曲菌食物中毒

空肠弯曲菌都是自限性疾病,不经过特殊的治疗都可以康复,如果患者腹泻时间较长,需要补充液体。对一些严重的病例,可以应用红霉素或庆大霉素等抗生素治疗,来缩短病程。如果早期用药,一定要经过医师,确定抗生素是否必须使用。

8.小肠结肠炎耶尔森菌食物中毒

腹泻较轻的病例,通常不需要抗生素治疗就可以痊愈。然而,较重的合并感染者,可用氨基糖苷类、多西环素、氟化喹啉酮类等,对第一代头孢不敏感,亦可试用第二代、第三代头孢。

9.椰毒假单胞菌酵米面亚种食物中毒

在本菌中毒发生后,应立即组成急救组织,将患者分成轻、中、重型,于不同病室分别进行急救与治疗,以免互相干扰。根据现场经验,急救与治疗主要分为以下四项。

(1)危重患者重点急救,轻症患者当重症治,未发病者当患者治。在本菌食物中,医务人员忽视了对其进行及时、彻底地洗胃和清肠,未发病者可突然发病或轻症者病情恶化,而造成死亡。这种沉痛的教训必须很好地吸取。因此,务必采取危重患者重点急救,轻症患者当重症治,未发病者当患者治的急救与治疗原则。

(2)排除毒物要及早、坚决、彻底。洗胃、清肠以排除本菌食物中毒患者的体内毒素,应当作为急救与治疗的首要措施。这项措施执行的早晚和彻底与否,与预后关系甚大。洗胃、清肠越彻底,病死率可以大大降低。因此,一旦发生本菌食物中毒,凡进食者,不论其是否发病、轻重程度、发病早晚、发病迁延多久,甚至 2～3 天,只要是未有彻底排除毒物的,一律都要洗胃、清肠。但是,洗胃、清肠往往被忽视,一般又多认为中毒时间较久,毒素已吸收入体内,就无须洗胃、清肠了。实际不然,曾有进食臭米面食品后 48 小时和 72 小时死亡的患者,尸检时胃内仍有大量的臭米面食物。这可能与胃肠麻痹,胃肠排空能力降低有关。因此,我们在排毒措施上,一定要早、要彻底,可以收到事半功倍的效果,提高治愈率。如果发现本菌食物中毒者后,应立即令其用各种方法刺激咽部催吐。催吐不成则应反复、彻底地洗胃。洗胃以用洗胃机(器)为宜,一定要把臭米面残渣和黏液彻底洗出来。洗胃之后口服或注入硫酸钠 25～30 g,以便清肠。投予药物而来排便者,则应考虑重复给药。也可在洗胃同时用温肥皂水高位灌肠,油类泻剂以不用为宜。

(3)保肝、护肾、防止脑水肿是对症治疗的重点。本菌食物中毒患者,常常出现不同程度的多种脏器损害。一旦出现肝、肾损害时,治疗上多有矛盾。因此,在保肝、护肾方面要早期采取措施,而不要等待症状出现后再给予处置。其中护肾尤为重要,如果一旦出现肾功能衰竭,各种药物的应用十分困难。

(4)控制感染。本菌食物中毒患者机体抵抗力大为降低,很容易感染,如一旦发现则很难控制,常迅速发展,引起死亡。对于插管、导尿必须严格注意消毒与无菌操作,对于呼吸道感染必须予以注意。

10.河豚鱼食物中毒

(1)争取尽快排出毒物,用 5‰碳酸氢钠溶液洗胃。洗胃完毕时,从胃管注入硫酸钠溶液导泻。

(2)及时补液,并维持水与电解质平衡,促进毒物排泄。

(3)肌肉麻痹用番木鳖碱 2 mg 肌内或皮下注射。

(4)呼吸困难者可用洛贝林等肌内注射。一般认为尽早应用肾上腺皮质激素,可收到良好的疗效。

11.亚硝酸盐食物中毒

使患者处于空气新鲜,通风良好的环境中注意保暖。进食时间短者可催吐。用筷子或其他相似物品轻轻刺激咽喉部,诱发呕吐。或大量饮温水也能产生反射性的呕吐。如病情严重,且中毒时间较长者,应速送到医院进行抢救。

(曲　慧)

第七节　社区妇幼保健

一、妇女的社区保健

(一)概述

妇女卫生保健是社区保健工作的重要组成部分,做到以保健为中心,以基层为重点,以社区妇女群体为对象,防治结合。

1.意义

实施综合性、可持续性、预防为主的措施,可降低孕产妇病死率,减少患病率,消灭和控制某些常见疾病及遗传病的发生,控制性传播疾病的传播,促进妇女的身心健康,提高妇女健康水平。

2.工作职责

女性的一生是由各种不同的阶段构成的一个渐进的生理过程,应根据不同的生理、心理;社会特点、健康、行为方面的问题,提供不同重点的预防保健服务。如为妇女重点提供青春期保健、围婚期保健、围产期保健、围绝经期保健、女工劳动保护、妇女常见病的防治和计划生育、优生优育指导工作。

3.工作组织方法

建立相应的行政机构与专业机构,健全各级妇女保健网,培养配置妇女保健工作人员。健全妇女保健档案并定期开展各项工作,掌握必要的保健知识,提高保健意识,指导妇女做好各项保健工作。社区妇女保健中,社区护士将发挥重要作用。

(二)不同生理时期的卫生保健

1.青春期保健

(1)青春期的发育特征:青春期医学上通常把从青春征象开始出现到生殖功能发育成熟为止的一段时期称为青春期。WHO 将其年龄范围定为 10～20 岁。一般在 10～14 岁开始,至 17～18 岁结束,因受一些因素,如营养、遗传、环境、社会心理等的影响,青春期开始的年龄因人而异。

其发育特点如下。

随着青春期的到来,全身迅速发育,逐步过渡到成熟。女性青春期的发育一般较男性早两年。随着生殖器官的发育,女性的外表特征是乳房最先发育,乳房在10~11岁开始隆起,随之出现阴毛及腋毛、臀部变圆、胸肩部皮上脂肪增多;月经来潮,是女性进入青春期的明显特点,也是性功能成熟的标志。月经一般在11~16岁第一次来潮称初潮,月经初潮迟早受气候、地域、营养、遗传、种族等因素影响,不规则,1~2年后待卵巢发育成熟后月经才规律;青春期是心理发展过程中的一个重要的过渡时期,其心理特征主要表现为:一方面,保持着儿童的某些心理特征,如仍依赖于家庭和父母,具有天真烂漫的幼稚性,对未来的向往是朦胧的;另一方面,又具有成人的某些心理特征,如开始有独立意识,喜欢与同龄人交往,向往与异性交往,求知欲望强,易接受新观念、新事物,开始认真思考人生的价值与个人追求,并确定自己的理想与人生的奋斗目标。但情绪不太稳定,易冲动,来自社会各方面的信息潜移默化地影响他们的思想与行为。一旦缺乏正确引导,就可能出现程度不同的行为偏离。因此,学校、家庭和社区护士都有责任重视女性青春期的生理、心理和社会变化,及时给予适当的帮助并做好指导工作。

(2)青春期的主要健康问题:不良的嗜好与行为。①吸烟:大量的研究资料表明,吸烟是目前影响人类健康最严重的不良行为之一。近年来,青少年中吸烟者越来越多,一些少女也吸烟。吸烟可影响少女正常发育、降低学习能力、浪费钱财,容易堕落。②饮酒:可影响少女生长发育、损害中枢神经系统、损害生殖系统等。③不良饮食:有些少女为了体型美而节食,盲目减肥,影响生长发育,导致营养不良、贫血、肺结核等疾病发生,造成神经性厌食。还有些少女,暴饮暴食或爱吃零食,营养过剩,引起肥胖,增加成年后心血管疾病的发生。④早恋:青少年性发育、性成熟的年龄提前,又缺乏必要的性知识、道德法制观念及社会经验与自制力,使中学生早恋问题日益突出,影响了他们的学习和生活;有的还上当受骗成为性犯罪的伤害者,如卖淫、被强暴等,其主要后果是妊娠及性病,使少女身心遭受严重的伤害,导致自杀或自暴自弃,甚至走上犯罪道路,构成社会不稳定因素。月经异常:常见月经失调、痛经、闭经。月经失调一般好发于15~19岁的少女。当机体遇到精神刺激、气候骤变与环境变化、营养不良、代谢紊乱等内外因素时下丘脑—垂体—卵巢轴系统的调节及完整性可受影响,导致月经失调。痛经多见于精神紧张、情绪抑郁、体质下降、子宫发育不良和位置不正引起的子宫痉挛性收缩缺血。母亲有痛经者,女儿也易发生痛经。闭经是妇科疾病中常见症状。青春期少女的闭经,多见于精神性闭经,生活节奏紧张者,消瘦者及既往有月经失调者易发生闭经。而少女因减肥导致神经性厌食,引起的重度营养不良,也会造成闭经,但需注意排除因青春期妊娠导致的闭经。意外伤害:据1990年WHO报告,在世界大多数国家意外伤害是儿童青少年致伤、致残、致死最主要的原因。由于意外伤害导致青少年过早死亡,使人群期望寿命的损失比癌症和心脏病两者之和还多。世界各国的调查结果表明:意外伤害的最常见原因是车祸、跌伤、烧伤、溺水、中毒和自杀。我国意外伤害的病死率则以跌伤、溺水和自杀最高。而青少年体力增长较快,机智灵敏,常常过高地估计自己的力量。加之好胜心强,爱出风头,有冒险精神,而又缺乏各方面的防护知识,则容易发生各种意外伤害,如不遵守交通规则、体育训练超过自身负荷、冒险做自己力所不及的事情等。同时由于少女生理的急剧变化及心理的不成熟、情绪不稳定、缺乏各方面的生活实践,一旦遇到挫折容易走极端,以致发生意外。青少年妊娠:也称青春期妊娠,一般指13~17岁少女的妊娠。近几十年,青少年妊娠在发达国家和发展中国家都相当普遍,发生率呈不断上升的趋势。目前,我国少女妊娠发生率也应引起重视。青春期少女由于性功能的发育,对男女间各种形式的性爱信息极为敏感,受周围环境,如电视、电影和小说等的影响较大,而又缺乏必要的性知识、道德规范和法制观念,不能控制自己的性冲动,而易发生不正当的性行为导致妊娠,使自己生理和心理受到一定的伤害。且影响生活和学习,带来性病发生率高,自杀与犯罪率升高等一系列的社会问题。

(3)青春期的卫生保健:①加强合理的营养指导,养成良好的饮食习惯。青春期生长发育迅速,充分合理的营养是生长发育的物质基础,对各种营养素的需求除儿童期外应高于一生中其他时期。通过健康教育宣传普及营养知识,指导少女养成良好的饮食习惯、增强保健意识,做到合理营养,满足青春期生长发育的需要。②加强体育锻炼,做好个人卫生指导。适当的体育锻炼能强身健体,锻炼坚强的意志,减少疾病的发生;让青少年正确认识青春期的生理特点,养成良好的卫生习惯,做到自我保健和自我保护。如注意经期卫生(用品要清洁卫生,不游泳、不盆浴、不用冷水浴、注意保暖、保持精神愉快、避免重体力劳动、不吃刺激性食物等)、预防感染(培养良好的个人习惯,合理安排生活、工作和学习,有正常的娱乐休息;不吸烟、不酗酒。③心理卫生与行为健康。心理学家将青春期称为"危险时期"。因青春期是心理发展上的一个重要的过渡时期,大多数青少年会在此期的某个阶段的某些方面经历情绪或行为上的困难。所以社区护士与家长、老师应一起关心青少年的心理成长,关注她们的心理活动、情绪波动、行为变化,进行伦理道德教育、思想道德品质教育、法律知识教育等,使青少年树立正确的人生观,培养为事业奋斗的信念,并能正确对待恋爱、婚姻等问题。④性教育。目前青少年性成熟早,婚前性行为比例上升,初次性行为年龄低龄化。由于青少年性教育不足,使青少年被青春期中出现的一些正常生理现象所困扰,如对月经初潮既无思想准备,又缺乏必要生理卫生知识。所以,青少年对性知识的需求是急切的,性教育应引起社区护理的重视。同时,青春期性教育对于指导青少年处理好与同性及异性朋友之间的关系,学会尊重自己、尊重他人,懂得性的自我调节、抵御不正确性思想侵蚀和预防性伤害等都是非常必要的。性教育的内容包括:男女生殖器官的解剖、生理学知识、生育的过程、青春期发育期的表现和卫生、性器官卫生、性生活卫生、月经异常和经期卫生、性道德教育、性美学教育、遗精与手淫、男女性心理特征和社会特征、避孕等。性教育的方法:学校课堂讲授有关青春期心理、生理发育知识、个别谈话(教师与学生间、社区护士与服务对象间、父母与子女间、专家咨询)、专题讲座、科普读物、广播影视、座谈会、宣传手册等。⑤定期体检与建立月经卡。对青春期少女定期体检,及早发现不健康现象,避免疾病的发生。月经卡记录月经周期、经期时间、月经量及色泽、白带变化,及时发现异常并就诊。

2.围婚期保健

围婚期是指妇女从生理发育成熟到怀孕前的一段时期,此期妇女要经历择偶、恋爱、预备新婚调试、准备成为父母等不同的过程。做好此期保健可保证婚配,促进母婴健康及提高出生质量,使婚姻美满,家庭幸福。作为社区护士要从以下几方面做好妇女围婚期保健。

(1)婚前教育:婚前健康教育是实现优生优育的重要组成部分,是使青年人在婚前了解、掌握有关性及婚育问题的基本知识,树立正确的恋爱婚姻观,做好婚前身心两方面准备,提高婚姻保健意识的有效方法和途径。

宣传婚姻法,让恋爱的双方懂得婚姻和生育应遵守的法律和规定;婚前进行性健康教育,社区护士应通过集体上课、电化教育、发放宣传资料、咨询等形式,对恋爱双方进行正确的性卫生指导,如何防病,如何达到性和谐及性放纵的危害、新婚避孕的措施、性道德、计划生育等;患各种急性传染病及精神病的发作期应暂缓结婚,进行必要治疗。患严重心脏病、遗传病及男女双方均为白化病等的男女可结婚,但不宜生育。

（2）配偶的选择：婚姻不仅是酶性的结合，而且会孕育出新的生命。下一代的素质要受夫妻双方的遗传因素；健康状况、文化程度、保健意识等因素的影响。优生始于择偶，择偶不仅要有感情和性爱的基础，而且要有科学的态度，需要进行影响优生优育的多方面因素的考虑。我国婚姻法第六条明确指出：直系血亲和三代内有共同祖先的禁止结婚。双方都有同种遗传病者应慎重。作为社区护士有责任通过调查分析家族史、疾病史、怀孕史及孕妇的年龄等资料确定高危人群。用新知识、新技术来解释、说明、回答遗传病发生率、发病形态、病程治疗情况、生育时可有的选择和支持性服务及遗传病可能给男女双方和家庭带来的问题，咨询；指导帮助男女双方做出正确明智的抉择。结婚年龄过小过大都不合适，最好为 23～28 岁。

（3）婚前检查：对准备结婚的男女双方进行详细的询问个人健康史、疾病史、尤其遗传病、性病、精神病、传染病、智力发育障碍史；全身体格检查、生殖器官、营养状况检查，心、肝、肺、肾等主要器官和必要的实验室检查。及时发现不宜结婚、不宜生育或暂时不宜结婚的男女，并给予指导、治疗、建议及应注意的问题；减少和避免不适当的婚配夫妇婚后出现的矛盾和家庭的不幸，防止遗传性疾病在后代的延续，做到优生，提高人口素质。

检查中发现影响婚育的各种问题应指导受检者进一步检查与治疗，做出不结婚、暂缓结婚、结婚不生育的正确选择。

（4）孕前准备：一些人往往不重视孕前准备，其实孕前准备是优生优育的一个重要环节。①选择最佳生育年龄。生理方面，最好到 23 岁以后生育，因这时女性的生殖器官才发育成熟，但不要超过 35 岁，因年龄过大，生育时发生难产或胎儿先天性缺陷的概率会增加；国家方面，青年夫妇结婚后 2～3 年生育，有利于控制人口的增长；家庭和个人方面，婚后有一段时间做准备，会有利于夫妇的健康、学习、工作，使其在经济和精力上也有了准备。②选择适宜的受孕时机。受孕时最好是双方工作或学习轻松、精神愉快、营养合理，工作或生活中未接触对胎儿有害的因素，如射线、铅、苯等。若接触有害因素，应与有害因素隔离一段时间再受孕。若服避孕药，应停药半年后再受孕。季节最好选择在春天，春天万物复苏，精卵细胞发育较好，而且怀孕后 3 个月内胎儿大脑和神经系统形成期，正是秋高气爽的时节，给孕妇带来精神上的愉快，并有多种多样的瓜果蔬菜供孕妇选用，营养丰富、新鲜，为胎儿的发育提供了有利的条件。而冬末春初是多种病毒性疾病好发季节，如风疹、流感、腮腺炎等，孕妇一旦感染很容易造成胎儿畸形。冬季受孕，夏季分娩，天气炎热会给孕妇和婴儿带来许多不便。③优生优育宣传教育和咨询。开展各种优生优育宣传和咨询指导工作，提高出生质量，做好计划生育和避孕。

3.围产期保健

围产期是指从妊娠满 28 周至新生儿出生后 1 周。女性妊娠虽然是一个正常的生理过程，但随着胎儿的生长发育，在胎盘激素参与下，孕妇会产生一系列适应性生理、心理变化，如乳房增大，乳晕的色素沉着；恶心、呕吐、便秘等；惊讶、矛盾、接受、幻想、情绪波动等心理反应过程，渴望体贴关心、容易疲劳、因分娩的痛苦而恐慌。分娩是一种剧烈的运动，产妇体力消耗大；生理负担重，受伤机会多；产褥期产妇的生殖器官经历了复旧的过程，乳房开始分泌乳汁，产妇开始承担起哺乳孩子做母亲的职责。社区护士应及时收集资料，经分析评估孕妇生理心理变化，给予适时恰当的指导、处理，以保护母婴安全，降低孕产妇病死率和围产儿病死率。

（1）孕妇保健手册（卡）建立与管理：社区护士应定期到居委会转抄计划生育妇女名单，及时发现孕妇，做好登记并建立围产期保健手册，以便进行早孕咨询、检查与健康指导。对流产者做出标记，到居委会领取下次生育计划指标。

社区中凡符合计划生育要求的早孕妇女均应在孕12周前到社区妇幼保健部门建立围生保健手册，并进行早孕检查。建册时社区护士详细、准确登记孕妇的姓名、年龄、职业；家庭住址、孕周、初查孕周等表中有关内容；围生保健手册建成后，交孕妇保管（与孕妇及其家庭建立联系，进行经常性定期保健咨询与指导）→妇产科（孕妇入院分娩时），出院（将住院分娩及产后母婴情况完整记录在册）→休养地社区保健部门（由产妇家属将手册送往），以便安排产后访视，并将访视情况一并填写在围生保健手册中→将手册收回（满月访视后）→交至上级妇女保健机构。同时，将访视结案情况填写登记册，新生儿情况填写新生儿管理卡。目前，我国已普遍实施孕产期保健的三级管理。

（2）产前检查是监护孕妇和胎儿的重要方式，社区护士应监督孕妇定期进行产前检查，并对孕妇的生理、心理和社会状况做出评估，加强监护。

①初查。在孕12周之前。若经全面检查未发现异常者，于妊娠20周起接受产前系列检查。②复查。孕20～28周期间，20周时查一次，以后每4周查一次（24、28周）；孕28～36周，每2周查一次（30、32、34、36周）；孕36周后，每周查一次，直至分娩。提高产前检查的质量，加强对孕妇健康和胎儿生长发育的观察指导，进行必要化验检查，防治妊娠高血压综合征、胎位异常及胎儿死亡等。认真填写有关的表与卡，绘制妊娠图。若有异常现象要酌情增加产前检查次数，及早转诊上一级医疗保健单位。③高危妊娠筛查、监护和管理。高危妊娠是指妊娠期某种因素对孕妇、胎儿和新生儿构成较高危险性，增加围产期发病率与病死率者。通过产前检查，及时筛查出高危孕妇，发现高危因素，并进行专门登记和重点监护。

（3）孕期保健。①原则：第一孕期注意优生优育有关的保健；认识孕期的各种危险因素；预防流产；按时接受产前妇科检查。第二孕期注意合理丰富的营养膳食；教育孕妇母乳喂养的有关知识；指导其乳房护理，促使母乳分泌。第三孕期预防早产；确定分娩地点；进行健康教育并指导有关分娩前兆的有关知识和及时就医的方法、新生儿新陈代谢的有关知识、新生儿黄疸的有关知识和产后家庭自我护理计划，继续追踪，按时产前检查，注意营养膳食，及时发现问题。②保健措施。健康教育与心理指导：孕早期孕妇及家庭其他成员在心理上会发生一定的变化，家庭生活规律随着怀孕与新添小生命的来临，要重新调适。产前护理评估是做好产前护理的基础。社区护士应根据孕妇的不同心理特点，帮助她们实施必要的心理护理，动员孕妇的亲友；同事以及居住社区的相关成员，尤其家庭成员共同参与，开展有益于身心健康的活动，消除她们的顾虑与恐惧，以减轻精神紧张与压力，使她们在妊娠期能够始终保持愉快而稳定的健康情绪；为胎儿发育提供一个良好的心理环境。再者，孕早期是胎儿各组织器官开始形成的阶段，孕妇要避免接触各种有害因素，如致畸药物、X线、病毒感染、酒精、香烟中的尼古丁等；整个孕期对孕妇及配偶进行分娩及其前兆、母乳喂养的有关知识、科学育儿及如何做好孕期保健的教育；教育指导孕妇进行胎教，给胎儿创造一个优美的环境，提供良好的刺激以促进胎儿脑的发育，为儿童智力发育打下良好基础。膳食营养：针对不同的孕期，指导孕妇合理安排膳食。尤其是从孕20周以后要孕妇加强营养，以满足胎儿快速生长的需要。劳动与休息：健康的孕妇可从事一般的日常工作、家务与学习，可起到增强体质，利于分娩的目的。但避免进行重体力劳动、从事长时间站或坐着的工作；保证充足睡眠，每晚8～10小时睡眠，睡眠以侧卧为好，且左侧卧好于右侧卧；站时避免挺腰，突出肚子；双脚分开，背部保持挺直，再慢慢蹲下，不宜弯腰提重物和穿裤子、鞋。合理运动：适当的运动可增强身体柔韧性和力量，使身体逐渐适应妊娠和分娩的需要，并能帮助孕妇减轻紧张情绪，同时可促进胎儿新陈代谢，加速胎儿组织功能的形成，尤其是胎儿脑组织。社区护士依照孕妇情况,指导孕妇循序渐进进行适当的体育锻炼,避免过于激烈的活动,如滑冰、骑马、仰卧起坐等。乳房护理:选用棉质、尺码合适的乳罩,乳罩的乳杯要覆盖整个乳房;孕 20 周后,为产后更好喂养,应注意乳房护理,避免用肥皂清洁乳头,注意清洗痂皮,洗后对乳头进行轻柔的转动和牵拉,每天 3 次,每次 3～14 分钟。乳头凹陷者可用右手的拇指和示指将乳头拉出,并进行矫正。着装:孕妇衣服宜宽大、柔软、方便、舒适、防滑,不束胸,不穿紧的合成纤维的袜子,不穿高跟鞋。个人清洁:妊娠期汗腺和皮质腺分泌增多,应坚持勤洗澡,以淋浴为宜,保持会阴部清洁,勤换衣物,棉质为好,避免发生上行感染。性生活:整个妊娠期间若无阴道出血、早产、胎盘早剥等异常现象,均可进行性生活,但要有节制,尤其是孕 12 周内和孕 32 周后,临产前最好停止性生活,避免引起流产、早产和感染。用药与预防感染:孕期用药时要考虑药物对胎儿的影响。用药一定要有医护人员的指导,不能擅自用药;病毒感染会影响胎儿的发育,造成胎儿发育异常。整个孕期要注意,尤其是前 12 周内。一旦发现胎儿畸形,应终止妊娠。婴儿物品的准备:衣物不宜过多,只需安全保暖。准备尿布、奶瓶。

(4)产后社区保健:产后妇女的生殖系统恢复大约需要 6 周时间,才能恢复到怀孕前的状态(乳房除外),称为复旧。同时还有心理的调适。

1)家庭访视:家庭访视是社区护士为产妇提供护理的重要方式。通过家庭访视,社区护士可对产妇及婴儿进行全面评估,及时发现问题给予指导。

2)访视时间与次数。社区护士在产妇产后一般访视家庭 1～2 次,若有异常,可酌情增加访视次数以加强指导,第一次访视宜在产妇出院后 3～7 天;第二次访视在产妇分娩后 28～30 天。

3)访视内容。一般生命体征的评估:测血压、体温、脉搏和呼吸,了解精神、睡眠、饮食及大小便,若有异常要及时处理。产妇产后 24 小时内因分娩疲劳,体温会轻度升高,一般不超过 38 ℃。产后 3～4 天,因乳房肿胀,体温有时可达 39 ℃,持续数小时,最多不超过 12 小时,若产后体温持续升高,则要查明原因与产褥感染鉴别;产妇脉搏较慢但规律,为 60～70 次/分;呼吸深而慢,为 14～16 次/分,当产妇体温升高时,呼吸和脉搏均加快。注意心肺的听诊,若有异常应及时报告处理;注意排尿功能是否通畅,有无尿路感染,指导产妇多饮水、预防尿路感染。子宫复旧评估:产褥期第 1 天子宫底平脐;以后每天下降 1～2 cm,产后 10～14 天降入骨盆,经腹部检查触不到子宫底,在耻骨联合上方扪不到宫底,检查有无压痛。如发现子宫不能如期复旧,提示异常。产妇恶露评估:正常的恶露有血腥味,但无臭味。产后第 1～3 天,为血性恶露;3 天后转为浆液恶露,约 2 周后变为白色恶露,持续 14～21 天干净。若血性恶露持续 2 周以上,说明子宫复旧欠佳。腹部、会阴伤口评估:检查伤口有无感染或血肿,发现异常指导产妇到医院就诊。乳房与母乳喂养评估:乳房有无肿胀、硬结,乳头有无皲裂,乳腺管是否通畅,乳汁分泌情况。母乳喂养的质量,有无影响母乳喂养的心理、生理和社会因素存在,若有,指导产妇排除。社区护士在访视前要首先与产妇家庭建立联系,了解产妇的一般情况及确切的休养地点。每次访视结束后,社区护士应将访视情况认真记录在妇女围产保健手册上,对护理建议和已实施的处理方法做详细记录,并将围产保健手册交至上级妇女保健部门备案管理。

4)产褥期保健指导:①健康教育。宣传母乳喂养的好处,提供母乳喂养的知识,重点为 0～6 个月。学会阴护理。每天应冲洗外阴,勤换消毒会阴垫,大便后用水冲清,保持会阴部清洁、干燥,预防感染。若有感染、肿胀疼痛,可用 75% 的酒精纱布湿敷或用高锰酸钾溶液坐浴。②个人卫生。产妇所在环境及日常用品要干净、舒适、清洁干燥,勤换衣物。每天用温热水漱口、刷牙、洗脚和擦澡。③乳房护理。应经常擦洗,保持清洁、干燥。对乳房有损伤、肿胀、硬块等情况者要及时进行指导。④合理营养。产后妇女的营养要满足两个人的营养需要,要摄入富含营养、清淡、易消化、有利于乳汁分泌的食物,保证足够的热量和均衡的营养。少食辛辣食品。

5)产后计划生育:产后4周内禁止性生活。产后指导产妇分娩4周后采取适宜的避孕方法,以阴茎套为好。

6)产后复查:产后42天应到门诊复查全身、盆腔器官、哺乳情况和新儿生长发育情况等。

4.围绝经期保健

围绝经期是指妇女从卵巢功能开始衰退到完全停止的阶段,一般发生在45～55岁,平均持续4年。但是,因经济、个人、地区、婚孕状况的不同,每个人的时间略有不同。大约有2/3的妇女在此期出现一系列因性激素减少而引起的症状,给妇女带来生理和心理不适。称为女性更年期综合征。其中有10%～30%的妇女症状比较明显,甚至于影响日常生活与工作。所以,做好此期妇女保健,可预防疾病的发生,使她们身心健康,提高生活质量,延年益寿。

(1)围绝经期妇女生理、心理特点:主要表现为卵巢功能减退和机体自然老化引起雌性激素水平下降;生殖器官退行性改变;生殖能力,降低;月经周期改变。随着内分泌的改变,机体自然的衰退,还会出现自主神经系统功能紊乱,产生一系列情绪上的变化及各种各样的心理反应,如悲观、易激动、个性及行为的改变等,困扰她们的生活和工作。

(2)常见症状与健康问题:①心理。能力与精神减退,注意力不集中,自我封闭,精神紧张,有挫折感,自责、自罪感,抑郁等。②血管舒缩症状。潮热、夜间出汗,有些人还伴有头晕、耳鸣等。③泌尿生殖器的萎缩症状。排尿困难、尿痛、尿频、尿急。性欲减退、性交困难或发生阴道炎。④月经不规律或月经出现量的变化。⑤皮肤、毛发和体型的改变。皮肤干燥、瘙痒、弹性下降并出现褶皱;头发脱落;腹、臀部增大;乳腺下垂等。⑥雌激素分泌减少,骨矿物质加速丢失,妇女心血管疾病和生殖系统癌症的发病率也增加。

(3)卫生保健指导:①卫生宣教。让社会各界(家庭及更年期妇女)都认识到更年期妇女预防保健的重要性,并为之创造良好的生活和工作环境。让她们了解女性更年期的妇女保健的内容,学会自我心理调节,避免过度紧张,善于保持良好的心态。②合理膳食。应有足够的优质蛋白;多食富含维生素和钙质的食物;少吃甜食;限制食盐、脂肪和刺激性较大的食品。③坚持合理的体育运动与休息。轻体育运动(散步、慢跑、太极拳、跳舞和网球等)能促进心血管健康,减缓机体的衰退,有利于保持良好的精神状态,预防骨质疏松。运动要有规律,每周3～4次为宜,每次30～40分钟为宜。注意劳逸结合,保持充分的睡眠时间。④配偶支持。社区护士要让男士了解妇女在这一时期的生理、心理特点,使他们能够理解妇女,帮助她们安全渡过此时期。⑤避孕及性生活指导。由于卵巢功能的波动,仍须避孕直到妇女闭经满一年。保持每月1～2次性生活,有助于保持生殖器官的良好状态。⑥激素替代疗法。目的是恢复血循环的雌激素水平到绝经前的平均水平。有复方雌激素和孕激素类的联合和序贯治疗方案,应用时注意其各自的适应证及禁忌证。⑦重视健康检查与普查普治。定期开展常见疾病的普查普治或定期到医院做健康检查,可早期发现影响围绝经期妇女健康的常见病、多发,并及时进行治疗,有效地控制疾病的发展。

二、儿童的社区保健

(一)概述

1.儿童保健的意义

儿童保健是研究自胎儿至青少年期生长发育、营养指导、疾病防治与护理、健康管理和生命统计等的一门综合性学科。儿童时期是人的身体发育、性格、心理素质、理想、爱好、思想品德形成的关键时期,是一生的基础,是提高人口质量的重要环节。儿童的健康状况是衡量一个国家社会发展、经济、文化、卫生水平的重要指标之一。社区通过对儿童实施整体、连续的保健,可促进儿童身心健康成长。增强体质、预防儿童常见病、多发病、减小儿童发病率,降低新生儿、婴幼儿病死率。

2.儿童发育特点

儿童生理和心理上不断发生变化,是一生中生长发育最快、呈连续的、阶段性的发展时期,每一个阶段的发展又都以前一阶段为基础。

(1)婴儿期:出生到满1周岁前为婴儿期。此期为小儿生长发育的第一个高峰,若营养不足易造成营养缺乏。但此时小儿的消化吸收功能尚不完善,饮食不当易出现消化功能紊乱;婴儿天生就具有情绪反应能力,社区护士应指导年轻父母在日常养育中对小儿的生理需要给予及时而恰当的反映,提供适度的社交活动,避免精神紧张和创伤,从而培养儿童良好、开朗的情绪和情感,以促进其心智发育和良好品德的形成。

(2)幼儿期:指1周岁到满3岁前的时期。此期体格发育比婴儿期缓慢,但在语言、动作、心理方面有显著发展。此期小儿前囟闭合、乳牙出齐、学会控制大小便、与周围事物接触增多,但识别危险的能力不足。

(3)学龄前期:指3周岁到入小学前。此期体格发育开始稳步增长,智力发育更趋完善,并接近成人水平。有强烈的好奇心,高度的可塑性,是培养小儿各种良好习惯及意志品质的好时机。

(4)学龄期:从入学起(6~7岁)到青春期前(11~14岁)。此期小儿体格仍稳步增长,除生殖系统外其他各器官组织的发育在本期末已接近成人水平。智力发育更为成熟,是接受各种科学文化知识的重要时期。表现出积极勤奋的态度,做事力求完善的个性。

儿童期是一个人机体、心理、品德和性格形成的关键时期,社区护士要分析研究儿童生长发育特点;探索其规律,指导年轻父母科学育儿,使儿童具有强健的体魄、良好的心理素质和良好的性格。

(二)儿童健康保健评估

社区护士有计划的、定期的、连续的从儿童及其家庭收集儿童生长发育资料,做出评估,及时发现儿童生长发育的异常问题,制订相应保健措施加以纠正,促进生长发育,防止儿童常见病、多发病,降低发病率和病死率。

1.体格指标

体格评估常用的指标是身高、体重、头围、胸围等。

(1)身长(身高):身长是从头顶至足底的全身长度。年龄越小增长越快,可反映儿童营养与发育状况。因受民族、遗传、营养、经济等因素影响,身长存在着差异。出生时身长平均为50 cm。6个月时达65 cm,1岁时为75 cm,2岁时为85 cm。2岁以后平均每年增长5~7.5 cm,2~10岁可用下列公式推算。

身高(cm)＝年龄(岁)×7＋70(cm)

(2)体重:是机体各器官、组织和体液的总重量,是评估小儿生长发育和营养状况最常用的指标。体重测量应在晨起空腹时,排空膀胱、脱去衣裤鞋袜后进行。新生儿出生体重一般为2.5~4 kg,男孩略重于女孩。从1个月到12岁体重推算公式为:

1~6个月小儿体重(kg)＝出生体重(kg)＋月龄×0.7

7～12 个月小儿体重(kg)＝出生体重(kg)＋6×0.7＋(月龄－6)×0.3

2～12 岁体重(kg)＝(年龄×2)＋7(或 8)

(3)头围:经眉弓上方,枕后结节绕头一周的长度,可反映脑和颅骨的发育状况。出生时平均为 34 cm。1～6 个月时增长最快,6 个月时达 44 cm。1 岁时为 46 cm。2 岁时为 48 cm。5 岁时为 50 cm。15 岁时为 53～54 cm,与成人接近。头围测量在两岁前最有价值。

(4)胸围:胸围是沿乳头下缘水平经肩胛下角绕胸一周的长度,可反映胸廓骨骼、肺、肌肉和皮下脂肪的发育状况。出生时平均为 32 cm,1 岁时胸围与头围相等,1 岁至青春期胸围超过头围长度(cm)＝年龄－1。头胸围交叉延迟说明小儿胸廓发育异常、小儿营养状况较差,如佝偻病时头围增大,胸廓发育异常。

2.牙齿

出生 6 个月时开始萌出,12 个月尚未出牙可视为异常,最晚 2.5 周岁出齐。出牙时个别小儿可出现低热、流涎、睡眠不安、烦躁等反应。

3.运动功能

小儿动作的发育是神经系统发育和骨骼肌一切活动的一个重要标志。其发育的规律为:动作的发育相对落后于感觉的发展;动作从整体到分化、从不随意到随意、从不准确到准确,从头到尾、由近到远。

4.语言的发展

语言能表达思维、观念等心理过程,与智能有直接的联系。正常儿童天生具有发展语言技能的机制与潜能。但非自动说话,环境必须提供适当的条件,其语言能力才能得以发展。语言能力是评估智力水平的主要标志之一,也是智能发展的基础。社区护士应能够评估儿童语言发展状况,以确定可能存在的发育异常或迟缓,及时给予正确指导,并给小儿创造一个丰富的语言环境,使小儿语言得到良好的发展。

5.心理活动的发展

(1)注意:是指人们心理的指向并集中于一定的人或物,分为无意注意和有意注意,两者可互相转化。婴儿时期以无意注意为主,随着年龄的增长、活动范围的扩大、生活内容的丰富等逐渐出现有意注意。

(2)记忆:是指人们在过去生活中所经历的事物在脑中所遗留的痕迹。婴幼儿记忆的时间短、内容少、易记忆带有欢乐、愤怒等情绪的事情。随年龄的增长,记忆的内容越来越广泛和复杂,时间也增长。

(3)思维:是人利用理解、记忆、综合分析能力认识事物的本质,掌握事物发展规律,借助语言实现的一种思想或观念的精神活动。儿童思维能力的培养,应采用启发式的方法,对小儿进行教育、学习和训练。

(三)儿童保健管理

儿童保健是社区保健的重要内容之一,为更好地给社区儿童提供保健服务,真正发挥社区保健作用,儿童保健必须有完善系统的管理体系。

儿童保健系统管理的运行程序:在城市是以街道或居委会为单位,由所在辖区的医疗保健机构承担工作,并根据其能力大小实行就近划片包干责任制;在农村依靠三级妇幼保健网络,以乡为单位,实行分级分工负责制,乡村配合,共同做好 0～7 岁,重点为 3 岁以内儿童保健的系统管理工作,疑难病症患儿转县(市)级以上医疗保健机构处理。其保健系统管理措施如下:

1.散居儿童保健管理

(1)建立完整的儿童系统管理的保健卡(册):婴儿出生即建立系统保健卡(册),一人一卡(册)制,并由承担系统保健的机构管理。

(2)加强新生儿保健访视:按照一看(新生儿一般情况,如精神,呼吸、面色、吸吮、肤色等),二问(出生体重、出生情况、睡眠、大小便、卡介苗接种等),三查(全面体格检查),四指导(指导喂养、护理、防病),五给药(生后半月应给维生素D、钙剂预防佝偻病)的方法定期进行访视,做好有关记录,填写系统保健卡(册),并定期总结。

(3)严格"4-2-1"定期健康体检:对0~6岁儿童,进行定期的健康体检,重点是3岁以下婴幼儿。0~1岁检查4次,每季度1次;1~3岁每年检2次,每半年查一次;3~7岁每年检1次,进行身高、体重、头围、胸围、心、肺等指标的测量、评价工作。同时对儿童视力、听力、智力及心理发育进行初步筛查,发现可疑异常患儿应及时送医院治疗。准确填写保健卡(册),收集儿童发育和健康状况的动态资料,做出相应评估,及时发现身体异常,及早采取矫治措施。

(4)儿童生长发育监测:是应用儿童生长发育监测图,对儿童体重、身高进行定期连续监测与评估,观察儿童体格生长发育趋势,早期发现生长发育缓慢者,及时分析原因,进行矫治,以保护和增进儿童健康成长。要求1岁内测5次,1~2岁测3次,2~3岁测2次。

(5)对高危儿、体弱儿进行专案管理:高危儿管理对象为早产儿、低出生体重儿及患有产伤、窒息、颅内出血等的新生儿。建立专案管理卡,每半月检查一次身高、体重,观察其增长速度。每半年检查1次血红蛋白,同时对家长进行喂养指导,血红蛋白正常水平并维持2个月无变化时,才转正常儿管理。对体检中发现的营养不良及活动性佝偻病患儿均按体弱儿管理办法进行专案管理。

(6)儿童常见病防治:婴幼儿在生长发育的过程中,会受到许多因素的影响,佝偻病、缺铁性贫血、肺炎和腹泻、龋齿、沙眼和视力不正常成为儿童的常见病。掌握这些疾病的发病规律,制订相应防治措施,可降低发病率,提高治愈率。

(7)健康教育:儿童时期是一个人生理、心理、性格和良好道德品质形成的关键时期,为此社区要通过各种方式方法,加强健康教育和设立健康咨询,向母亲或小儿的照顾者普及科学育儿知识。合理营养、从小养成良好的生活卫生习惯,对小儿进行有目的启蒙教育,充分挖掘小儿的智慧潜力,使他们的先天素质得到最大限度的发挥,促进小儿健康成长。

2.集体儿童的健康管理

集体儿童的健康管理是指托儿所、幼儿园等集体儿童机构的预防保健服务。包括儿童入园(所)前的全面体检,定期体检和对园(所)的生活、膳食、体格锻炼、卫生消毒、疾病防治、安全、工作人员的定期体检等项制度的建立和卫生统计与管理。

3.加强社区儿童保健工作监督指导

这有利于促进儿童保健指标达标,了解儿童保健工作现状、最新进展及存在的问题,使之对工作进行适当调整。

(四)儿童青少年的健康指导

加强营养与合理膳食,提供充足而符合需要的热量、蛋白质、脂肪、糖类及各种营养,以满足儿童、青少年各方面快速发展的物质需要。制订儿童、青少年一日三餐的合理膳食计划和食谱,应根据儿童、青少年各时期的生长发育特点、各种营养素的供给量,同时要考虑儿童青少年的个体差异来制订。

2.早期教育

幼儿起就要从各方面有计划、有目的、有针对性地对儿童进行启蒙教育,充分挖掘小儿的智力潜能。加强思想品德教育,养成良好的性格,具有优良的心理素质,使小儿德、智、体、美、劳全面发展。

3.创设良好的生活环境

良好的生活环境可使小儿健康成长。

(1)居室要清新舒适,宜用自然光,阳光要充足,冬天要定时通风换气,保持空气清新;室内温度以18～22 ℃为宜,相对湿度为50％～60％。

(2)室内装饰、物品布局要淡雅、整洁、适宜,使儿童心情愉快。

(3)儿童所用物品要柔软吸水,床垫软硬适宜。危险物品摆放要注意儿童安全。儿童居室的窗户、阳台、楼梯等要有保护栏,防止儿童发生危险。

4.养成良好的生活与卫生习惯

(1)注意用眼卫生、口腔卫生。读、写姿势要正确,光线要适宜,以防近视。掌握正确的刷牙方式,注意个人卫生,饭前饭后要洗手。

(2)创造良好的学习环境,培养良好的学习态度和学习方法。教室的通风、取暖、采光、照明、课桌椅子设计、教学用具的卫生要求等都应符合卫生标准,以利于儿童学习与生长发育。

(3)不吸烟、不酗酒、不滥用药物。

(4)保证充足的睡眠,合理安排作息时间,一般每天要保证睡眠时间为 10 小时以上。

5.加强体育锻炼

加强体育锻炼,增强体质,预防疾病。未上学前家长要根据小儿素质制订体格锻炼项目的计划。上学后,按照学校所规定的体育科目进行锻炼。

6.加强安全意识,防止意外事故发生

社区护士及家长要教会儿童注意安全的方法,要遵守交通规则,避免烧伤,外伤、溺水、触电、食物或药物中毒、交通事故等。

7.生长发育监测

每年应对儿童、青少年进行 1～2 次的健康检查和体格测量,并填写健康保健卡(册)。

8.预防常见病

指导儿童、青少年预防近视、沙眼、龋齿、牙周病、缺铁性贫血、营养不良与肥胖。

9.性教育与早恋

社区护士要利用专业知识和技能,采用适当的方法,用直接科学的语言对青少年进行性教育及指导,让青少年对青春期男女性生理改变、生殖器官的结构与功能、第二性征、月经和遗精、胎儿的形成与出生过程等有正确的认识。避免过分紧张,处理好男女同学之间关系,抵制黄色书刊、影像的干扰。因受自身心理因素、社会因素、成人传统观念及教育方法等的影响,早恋,目前在青少年中是一种很常见的现象,若处理不好会影响青少年的生理和心理发育,有的甚至造成大的危害。所以,教育者和家长要正确认识早恋,不要采取训斥、讽刺、打骂、冷落的态度来对待早恋者,而应正确启发、引导、教育,使他们树立正确的人生观、世界观,使男女同学之间的关系健康发展,促进他们的身心健康。

10.预防接种

按计划免疫程序进行预防接种,并加强管理。

(五)儿童计划免疫

小儿半岁后,来自母体的免疫力消失,自身免疫力尚未成熟,易感染各种传染病,计划免疫是一种重要而有效的预防措施。儿童保健中,做好计划免疫工作是社区护士应有的责任。计划免疫是根据传染病的疫情监测、人群免疫状况调查分析,遵循科学的免疫程序,有计划地给人群接种疫苗,以提高其免疫水平,达到控制或消灭相应传染病的目的。

1.儿童计划免疫程序

儿童计划免疫程序是指儿童需要接种的疫苗种类、先后次序、剂量和要求。

2.预防接种实施及要求

(1)建立预防接种卡(册):社区护士要全面掌握所管地段儿童免疫情况,落实接种对象,无接种卡或手册的儿童要建卡(册)。

(2)做好宣传组织工作:及时发放预防接种通知单,让家长了解接种疫苗种类、接种时间、地点及注意事项。按要求带儿童和接种卡(册)进行接种。

(3)做好接种器材、疫苗、药品及接种环境准备:实行一人一针一管制,做到严格消毒。有充足的消毒棉球、棉签,75%的酒精和消毒镊子;详细认真检查核对疫苗名称、批号、生产厂家及有效期。疫苗在冷藏包中保存,使用不得超过 48 小时,冷藏瓶中保存,使用时间不得超过 12 小时;接种现场设在宽敞、明亮、整洁的室内,温度要适宜,便于工作。

(4)实施接种:核对接种卡(册)、接种疫苗、接种对象;询问儿童健康状况,注意接种禁忌证,如患急性传染病、活动性结核、发热、严重心脏病、高血压、肝肾疾病、慢性病急性发作者,有哮喘和过敏史者待病情缓解、恢复健康后即可接种,而疫苗过敏者、有明确过敏史、患有自身免疫病、恶性肿瘤及免疫缺陷病儿童,应绝对禁忌;确认疫苗无误、有无变色或异物、安瓿有无破损等。核实无误后,接种人员严格无菌操作进行注射疫苗。

(5)接种后:认真填写接种卡(册);接种对象在现场观察 30 分钟后,无反应时方可离开;向家长交代接种后的注意事项,如接种当日不洗澡、避免剧烈运动等。

3.预防接种反应

接种后 5~6 小时有体温升高或头晕;恶心、腹泻及接种局部出现红、肿、热、痛等常见反应,一般不需特殊处理。适当注意休息、多饮水或口服解热镇痛药;异常反应:晕针、过敏性休克对症治疗为主,重者可皮下注射肾上腺素。

(曲　慧)

第八节　慢性非传染性疾病的社区护理与管理

随着生活方式的改变,医疗技术的进步,人类疾病谱发生了变化。许多过去威胁人类生命的疾病已经得到了有效控制。慢性非传染性疾病(以下简称慢性病),更多地受到医学专家的重视。许多国家的政府也逐渐认识到,慢性病不仅是发达国家,而且也是发展中国家的重要公共卫生问题,已经成为威胁人类健康的首要疾病。WHO 报道,发展中国家慢性病死亡已是 15 岁以上人口死亡的重要原因。

一、慢性非传染性疾病概述

慢性非传染性疾病,主要包括恶性肿瘤、心脑血管病、肥胖症、糖尿病、精神病等一系列不能传染的疾病。

(一)慢性非传染性疾病概念

1.定义

关于慢性病有很多定义。美国疾病控制中心将其定义为"一种长期的、不能够自然消退、几乎不能完全治愈的疾病"。WHO将慢性病定义为病情持续时间长、发展缓慢的疾病。我国原卫生部颁布的《全国慢性病预防控制工作规范(试行)》指出,慢性病是对一类起病隐匿、病程长且病情迁延不愈、缺乏明确的传染性生物病因证据、病因复杂或病因未完全确认的疾病的概括性总称。

2.慢性非传染性疾病分类

按国际疾病系统分类法(ICD-10)分类。①精神和行为障碍:严重抑郁症、精神分裂症等。②呼吸系统疾病:慢性阻塞性肺疾病(COPD)等。③循环系统疾病:高血压、冠心病、脑血管病等。④消化系统疾病:脂肪肝等。⑤内分泌、营养代谢疾病:血脂异常、糖尿病等。⑥肌肉骨骼系统和结缔组织疾病:骨关节病、骨质疏松症。⑦恶性肿瘤:肺癌、肝癌等。

(二)慢性非传染性疾病流行病学特点

WHO的调查显示,在西太平洋区域每天约有2.65万人死于慢性病,近半数的慢性病死亡发生在70岁以下的人群。2015年6月30日国务院新闻办公室发布的《中国居民营养与慢性病状况报告(2015年)》显示,2012年全国18岁及以上成人高血压患病率为25.2%,糖尿病患病率为9.7%,与2002年相比,患病率呈上升趋势。不健康的生活方式和环境变化是慢性病常见的危险因素。慢性病的危险因素大多可通过有效的干预措施加以预防。据估计,约80%的早发心脏病、脑卒中和2型糖尿病以及40%的癌症,可以通过调节饮食、定期锻炼和避免吸烟等生活行为方式的干预加以预防。

我国现有吸烟人数超过3亿人,15岁以上人群吸烟率为28.1%,其中男性吸烟率高达52.9%,非吸烟者中暴露于二手烟的比例为72.4%。2012年全国18岁及以上成人的人均年酒精摄入量为3升,饮酒者中有害饮酒率为9.3%,其中男性为11.1%。成人经常锻炼率为18.7%。吸烟、过量饮酒、身体活动不足和高盐、高脂等不健康饮食是慢性病发生、发展的主要行为危险因素。全国18岁及以上成人超重率为30.1%,肥胖率为11.9%,比2002年上升了7.3和4.8个百分点,6~17岁儿童青少年超重率为9.6%,肥胖率为6.4%,比2002年上升了5.1和4.3个百分点。估计现有超重和肥胖人数分别为2亿人和6 000多万人。

慢性病的种类很多,发生的原因也相当复杂。常见的慢性病危险因素有以下几个方面。

1.不良的生活方式

常见的不良生活方式主要包括不合理的膳食,缺乏身体活动和吸烟、过量饮酒等。

(1)不合理膳食:均衡饮食是机体健康的基石,而不合理膳食是慢性病的主要原因之一。不合理膳食具体表现为饮食结构不合理、烹饪方法不当、不良饮食习惯等。饮食结构不合理包括高盐、高胆固醇、高热量饮食、低纤维素饮食;不当的烹饪方法如腌制和烟熏等;不良饮食习惯可体现为进食时间无规律、暴饮暴食等。

(2)缺乏身体活动:运动可以加快血液循环,增加肺活量,促进机体新陈代谢;增强心肌收缩力,维持各器官的健康。但是由于现代生活节奏快和交通工具便利,人们常常以车代步,活动范围小,运动量不足。调查显示,人群中有 11%～24% 属于静坐生活方式,31%～51% 体力活动不足,大多数情况下每天活动不足 30 分钟。缺乏运动是造成超重和肥胖的重要原因,也是许多慢性病的危险因素。

(3)吸烟:吸烟是恶性肿瘤、慢性阻塞性肺疾病、冠心病、脑卒中等慢性病的重要危险因素;吸烟者心脑血管疾病的发病率要比不吸烟者增高 2～3 倍;吸烟量越大、吸烟起始年龄越小、吸烟史越长,对身体的损害越大。WHO 将烟草流行作为全球最严重的公共卫生问题列入重点控制领域。

2.自然环境和社会环境

自然环境中空气污染、噪声污染、水源土壤污染等,都与恶性肿瘤或肺部疾病等慢性病的发生密切相关。社会环境中健全的社会组织、教育程度的普及、医疗保健服务体系等都会影响人群的健康水平。

3.个人的遗传和生物以及家庭因素

慢性病可以发生于任何年龄,但年龄越大,机体器官功能老化越明显,发生慢性病的概率也越大。家庭对个人健康行为和生活方式的影响较大,许多慢性病,如高血压、糖尿病、乳腺癌、消化性溃疡、精神分裂症、动脉粥样硬化性心脏病等都有家族倾向,这可能与遗传因素或家庭共同的生活习惯有关。

4.精神心理因素

生活及工作压力会引起紧张、焦虑、恐惧、失眠甚至精神失常。长期处于精神压力下,可使血压升高、血中胆固醇增加,还会降低机体的免疫功能,增加慢性病发病的可能。

(三)社区慢性非传染性疾病管理原则

WHO 防治慢性病的框架中,强调个人在慢性疾病防治中的责任,建立伙伴关系等。任何地区和国家在制订慢性病防治策略和选择防治措施时,都至少要考虑以下的原则。

(1)强调在社区及家庭水平上降低最常见慢性病的共同危险因素,进行生命全程防控。

(2)三级预防并重,采取以健康教育、健康促进为主要手段的综合措施,把慢性病作为一类疾病来进行共同的防治。

(3)全人群策略和高危人群策略并重。

(4)鼓励患者共同参与、促进和支持患者自我管理、加强患者定期随访、加强与社区和家庭合作等内容的新型慢性病保健模式发展。

(5)加强社区慢性病防治的行动。

(6)改变行为危险因素预防慢性病时,应以生态健康促进模式及科学的行为改变理论为指导,建立以政策及环境改变为主要策略的综合性社区行为危险因素干预项目。

二、高血压患者的护理与管理

(一)流行病学特点及危险因素

1.流行病学特点

(1)患病率、致残率、致死率高。①患病率:高血压病患病率在不同国家、地区或种族间有差别。欧美国家高于亚非国家,发达国家高于发展中国家,美国黑种人患病率为美国白种人的 2 倍。我国进行的成人血压普查结果显示,中国的高血压患病率虽不如西方国家高,但总体呈上升趋势;2012 年全国 18 岁及以上成人高血压患病率为 25.2%,北方高于南方,东部高于西部;城市高于农村;高原少数民族地区患病率高。血压随年龄增长而上升,35 岁以后上升幅度较大,高血压在老年人群中较常见,尤其是收缩期高血压;男性发病率高于女性,但 60 岁以后性别差异缩小。②致残率:血压升高是中国人群脑卒中发病的最重要危险因素,是导致高血压患者致残的主要原因。中国七城市脑卒中预防研究表明,血压水平与脑卒中发生危险密切相关,收缩压每升高 1.3 kPa(10 mmHg),脑卒中危险就增加 25%。社区针对高血压的干预治疗可使脑卒中危险下降 31%。血压升高是中国人群冠心病发病的危险因素,血压急剧升高可诱发心肌梗死。有高血压病史者患心力衰竭的危险比无高血压病史者高 6 倍。脉压增大是反映动脉弹性差的指标,它与总死亡率、心血管性死亡、脑卒中和冠心病发病率均呈显著正相关。舒张压每降低 0.7 kPa(5 mmHg),可使发生终末期肾病的危险减少 1/4。③致死率:2012 年我国原卫生部对全国 30 个市和 78 个县(县级市)进行的调查表明,全国居民慢性病死亡率为 533/10 万,占总死亡人数的 86.6%,其中心脑血管病死亡率为 271.8/10 万。

(2)知晓率、治疗率、控制率低:2000 年美国民众对高血压病的知晓率、治疗率和控制率分别达 70%、59%和 34%。1991 年和 2002 年我国抽样调查收集了有关城乡人群高血压的"三率",1991 年分别为26.3%、12.1%和 2.8%,2002 年上升为 30.2%、24.7%、6.1%。我国"三率"虽有上升,但仍然很低,明显低于美国等发达国家。

2.主要危险因素

高血压的病因未完全阐明,可能是遗传易感性和环境因素相互作用的结果,一般认为前者约占 40%,后者约占 60%。高血压危险因素分为不可改变因素、可改变因素以及伴随病变。

(1)不可改变因素。①遗传:高血压的发病以多基因遗传为主,有较明显的家族聚集性。②年龄:高血压发病随年龄而升高;老年人心血管发病率高。③性别:男性发病率高于女性,但 60 岁以后性别差异缩小。

(2)可改变的行为危险因素。①超重:体重超重(BMI:24.0～27.9 kg/m²)和肥胖(BMI ≥28 kg/m²)或腹型肥胖(腰围:男性>85 cm;女性>80 cm)是高血压发病的重要危险因素,同时也是其他多种慢性病的独立危险因素。②膳食高钠盐:2015 年 WHO 建议每人每天食盐量为 6 g,高钠摄入可使血压升高,而低钠可降压。我国北方人群每人每天食盐摄入量 12～18 g,高于南方 7～8 g,北方人群血压水平也高于南方。高钠膳食是中国人群高血压发病的重要因素。③过量饮酒:饮酒以及饮酒量与收缩压和舒张压有明显的相关性,可引起血压升高。④高蛋白质、富含饱和脂肪酸或饱和脂肪酸/不饱和脂肪酸比值较高的膳食,属于升压因素。⑤缺少体力活动:有研究表明,缺乏体力活动、肥胖等可使患高血压病的危险性增加。⑥吸烟:吸烟不但使高血压病的发病率增加,而且使高血压病的并发症如冠心病、脑卒中的发病率明显上升。⑦精神应激:精神紧张度高,长期受视觉和听觉刺激,焦虑或抑郁者易患高血压。

(3)中间危险因素:又称伴随病变,包括心血管病史、糖尿病史;血脂、血糖异常和胰岛素抵抗等。

(二)高血压诊断与治疗

1.高血压患者的筛查流程

(1)机会性筛查:全科医师在诊疗过程中,对到基层卫生机构就诊者测量血压时,如发现血压增高应登记,并嘱患者进一步检查确诊;在各种可能利用的公共场所,如老年活动站、单位医务室、居委会血压测量站等随时测量血压,如发现血压增高,应建议到医疗卫生机构进一步检查。

（2）重点人群筛查：为各级医疗机构门诊 35 岁以上的首诊患者测量血压。

（3）健康体检筛查：各类从业人员体检、单位健康体检时测量血压，如发现血压增高者，应建议进一步检查确诊。

（4）其他：建立健康档案、进行基线调查、高血压筛查等工作中进行血压测量，发现患者，通过健康教育使患者或高危人群主动测量血压。

2.治疗

（1）非药物治疗：高血压需要终身治疗，治疗的手段可以包括非药物治疗和药物治疗，非药物治疗是基础。无论是血压偏高的个体还是被确诊的高血压患者，都应立即采取非药物治疗。初诊低危高血压患者，应在医师的指导下首先采取强化非药物治疗至少 3 个月，然后根据效果确定是否采取药物治疗。

非药物治疗内容：包括合理搭配膳食、限制钠盐摄入、减轻体重、戒烟、加强体育锻炼、控制饮酒和保持良好的心理状态。非药物治疗不仅是高危对象和轻度高血压患者的主要防治手段，而且是药物治疗的基础。非药物治疗的意义在于：可有效降低血压，减少降压药物的使用量，最大程度地发挥降压药物的治疗效果，降低其他慢性病的危险。

非药物治疗目标。①控制体重：BMI＜24 kg/m²，腰围：男性＜85 cm；女性＜80 cm。②合理膳食：减少钠盐，每人每天食盐量逐步降至 5 克。③控制总热量；减少膳食脂肪，多吃蔬菜水果，增加膳食钙和钾的摄入。④戒烟限酒：白酒＜50 mL/d，葡萄酒＜100 mL/d，啤酒＜250 mL/d。⑤适量运动：每周 3～5 次，每次持续 30 分钟左右。⑥心理平衡；减轻精神压力，保持心理平衡。

（2）药物治疗

1）药物治疗原则。

（1）初诊低危高血压患者，应在全科医师的指导下首先采取强化非药物治疗至少 3 个月，然后根据效果确定是否采取药物治疗。

（2）药物治疗要从单一药物、小剂量开始，效果不佳时可考虑联合其他药物或增加剂量。

（3）为使降压效果提高而不增加不良反应，可采用两种或多种降压药物联合治疗，实际治疗过程中多数高血压患者需要联合用药才能使血压达标。

（4）为了有效地防止靶器官损害，要求每天 24 小时内血压稳定于目标范围内，最好使用一天一次给药而有持续 24 小时作用的药物（降压谷峰比值＞50%）。

2）高血压药物的种类及不良反应。

（1）利尿剂：吲达帕胺、氢氯噻嗪。不良反应为失钾、失镁，血尿酸、血糖、血胆固醇增高，糖耐量降低和低血钠等，这些不良反应随剂量增大和应用时间延长而增多；过度作用可致低血压、低血钾；高血钾患者、老年人和肾功能不全者更易发生，不宜与血管紧张素转换酶抑制剂合用。

（2）β受体阻滞剂：阿替洛尔、美托洛尔。不良反应为头晕、心动过缓、心肌收缩力减弱、血三酰甘油增加、高密度脂蛋白降低、末梢循环障碍加重、气管痉挛、胰岛素敏感性下降。

（3）钙通道阻滞剂：①维拉帕米。②地尔硫革。③二氢吡啶类：如硝苯地平，其长效制剂包括硝苯地平、非洛地平、氨氯地平、拉西地平。不良反应：维拉帕米和地尔硫革两类药抑制心肌收缩性、自律性、传导性较强，对心力衰竭和传导阻滞者不宜用；二氢吡啶类短效制剂有心率增快、潮红、头痛等反射性交感激活作用，对冠心病事件的预防不利，不宜长期服用；长效制剂使上述不良反应明显减少，可长期应用。

（4）血管紧张素转换酶抑制剂：卡托普利、依那普利、贝那普利、西拉普利。血管紧张素转换酶抑制剂是6种强适应证(冠心病、心肌梗死、心力衰竭、糖尿病、慢性肾病和卒中)的唯一降压药物。不良反应为干咳,是该类药物最突出的不良反应,还有味觉异常、皮疹、蛋白尿,可出现直立性低血压,肾功能不全者应慎用,高钾者、妊娠者禁用。

(5)血管紧张素Ⅱ受体拮抗剂:氯沙坦为代表。不良反应可出现直立性低血压,首次服药可出现"首次剂量现象",可有耐药性。

(6)α受体阻滞剂:制剂有哌唑嗪。不良反应常见胃肠道症状,如恶心、呕吐、腹痛等,还可引起体位低血压。静脉注射过快可引起心动过速、心律失常,诱发或加剧心绞痛。

(7)其他:可乐定、甲基多巴、胍乙啶、肼屈嗪(肼苯达嗪)、米诺地尔(长压定)等。不良反应较多,缺乏心脏、代谢保护,不宜长期服用。

3)服药期间直立性低血压的预防和处理。

(1)直立性低血压的表现为乏力、头晕、心悸、出汗、恶心、呕吐等,在联合用药、服首剂药物或加量服药时应特别注意。

(2)预防方法:避免长时间站立,尤其在服药后最初几个小时;改变姿势,特别是从坐、卧位起立时动作宜缓慢;服药时间可选在平卧休息时,服药后继续休息一段时间再下床活动;如在睡前服药,夜间起床排尿时应注意;避免用过热的水洗澡,更不宜大量饮酒。

(3)直立性低血压发生时取头低足高位平卧,下肢屈曲和活动脚趾,以促进下肢血液回流。

4)提高高血压患者服药依从性的技巧。

(1)监测服药与血压的关系:鼓励家庭自测血压,指导患者及家属如何测量血压,应注意在固定的时间、固定条件下测量血压,并作血压与服药关系的记录。

(2)强调长期药物治疗的重要性:用降压药使血压降至理想水平后,应继续服用维持量,以保持血压相对稳定,对无症状者更应强调。

(3)按时按量服药:如果患者根据主观感觉增减药物、忘记服药或在下次吃药时补服上次忘记的剂量,都可导致血压波动。如果血压长期过高会导致靶器官损害,出现心、脑、肾并发症;如果血压下降过快,会导致心、脑、肾等重要脏器供血不足,出现头晕,甚至发生休克、急性脑血管病、肾功能不正常等。

(4)不能擅自突然停药:经治疗血压得到满意控制后,可以在医师指导下逐渐减少药物剂量。但如果突然停药,可导致血压突然升高,出现停药综合征,冠心病患者突然停用β受体阻滞剂可诱发心绞痛、心肌梗死等。

(5)正确认识药物说明书中的不良反应,打消患者长期服药的顾虑:几乎所有的药物在其说明书中都提到了许多可能出现的不良反应,但这并不意味着在每个患者身上都会发生,只是提醒注意有出现的可能,需要在用药过程中密切观察。相当一部分患者常常过分在意可能出现的不良反应而放弃治疗危害更大的高血压病,这是不可取的。

(三)高血压社区护理管理

1.饮食疗法

(1)限盐:食盐摄入过多,会导致体内钠的潴留,体液增多,使心肾负担过重,可引起高血压等各种疾病。钾可以缓冲钠盐升高血压的作用并抑制血管平滑肌增生,对脑血管有独立的保护作用。应让每位居民知道过多用盐的危害,减少食盐至每天5～6 g不会有不良影响(如不会出现无力等现象),而对预防和控制高血压是有利的,人的口味咸淡是可以改变的。帮助居民计算家庭中的合理用盐量(如以每周或每月为计算单位),如有条件,发给并指导使用定量盐勺。医学专

家建议,高血压、心血管病患者和有高血压家族史者,每天应减少到 5 g 以下,以 1.5~3 g 为宜。具体措施如下:

减少烹调用盐:烹调用盐定量化,最好使用定量化的盐勺加盐,使烹调者心中有数。为了减轻减盐带来的口味不适,可以适当改变烹调方法,如炒菜时后放盐(此时蔬菜表面的盐较多,使口感较咸),或将菜肴烹调成以甜、酸、辣为主的口味。减少其他高盐调味品的使用,不喝剩余菜汤,少食各种咸菜及腌渍食品。

限制酱油的用量:每 10 g 酱油中约含食盐 1.5 g。减盐的同时也应该控制酱油的用量。烹调时,不放酱油或少放酱油,可以通过其他方法改变菜肴的颜色。

警惕看不见的盐:调味品、腌制品、各种熟食、方便快餐食品、零食中含有一定量的盐。

多吃富含钾的食物,尤其是新鲜蔬菜和水果:绿叶菜如菠菜、苋菜、雪里蕻、油菜等含钾较多;豆类含钾也丰富,如黄豆、毛豆、豌豆;水果有苹果、橘子、香蕉、葡萄等;菌类如蘑菇、紫菜、海带、木耳、香菇等;山药、马铃薯也是钾的重要来源。建议还可以选择食用含钠低钾高的"低钠盐",能达到限盐补钾的双重作用。

食品含盐量的计算:对于食盐量的评估不能仅凭患者复述,每人的口味不同,对于咸与不咸的标准也不一样,要深入家庭实际评估。第一步:根据家庭日常烹饪菜肴含盐量,计算出个人食盐基础数。评估每月食盐、酱油、味精的总用量,再根据在家用餐的频率及人口数,计算出平均每人每天食盐量。第二步:加上某日食用外购食品含盐量,如熟食、酱菜、各种含盐零食、饮料等。

(2)控制脂肪摄入:成人每天通过脂肪提供的热量小于总热量的 30%,其中饱和脂肪的热量小于 10%。对于 BMI 在 24 kg/m² 以上、血脂异常者以及膳食调查结果显示脂肪摄入量高者应给予特别指导,选择低脂饮食(含饱和脂肪酸和胆固醇低的食物),每天食用油用量小于 25 g。避免食用高脂肪、高胆固醇食物。富含饱和脂肪的食物如:猪油、牛油、肥肉、全脂奶等动物性油脂;以及人造奶油、各种乳酪、巧克力奶、椰子油、氢化植物油;含高胆固醇的食物如:动物脑、脊髓、卵黄、鱿鱼、鱼子、动物内脏、动物油脂。可选择低胆固醇含量的优质动物蛋白,如鳗鱼、鲳鱼、鲤鱼、猪牛羊瘦肉、去皮禽类。指导患者多食用新鲜蔬菜水果、五谷粗粮、豆类及豆制品,增加膳食纤维的摄入。核桃、杏仁等坚果类食品可适当少食。

(3)控制总热量摄入:根据患者不同的年龄、性别、身高体重、劳动强度,计算出每天能量的供给量,按照《中国居民膳食指南》指导的各类膳食比例设计一定热量的食谱。对于超重或肥胖的高血压患者,力争做到热量负平衡,即实际热量摄入为理论需求量的 80% 左右为宜。

2.运动疗法

1)运动原则。

(1)患者可根据年龄、身体状况及爱好决定适宜的运动项目,如快步行走、慢跑、游泳、健身操、太极拳等,但不宜选择激烈的运动项目。

(2)适当的体育活动可考虑"1、3、5、7方案",即每天至少活动 1 次,每次至少活动 30 分钟,每周至少活动 5 天,活动后心率不要超过"170-年龄(岁)"。

(3)锻炼强度因人而异,以运动后不出现疲劳或明显不适为度。如果运动后感觉良好,且保持理想体重,则表明运动量和运动方式是适宜的。

2)运动注意事项。

(1)循序渐进:从小运动量开始,逐渐增加,使运动量在能承受范围之内。

(2)量力而行:对于年龄较大者,中、重度高血压患者或有其他严重合并症者,应减少运动强度,避免运动中发生意外。

(3)持之以恒:制订出适合的计划,长期坚持下去。

(4)急性期或严重心脑血管疾病患者,暂不进行体育锻炼。

3.其他非药物疗法

(1)控制体重。①减重目标:保持 BMI<24 kg/m²;男性腰围<85 cm(相当于 2 尺 6 寸),女性腰围<80 cm(相当于 2 尺 4 寸)。②措施:控制膳食脂肪和热量的摄入;增加体力活动,增加热量的消耗;必要时在专科医师指导下用减肥药物(不是保健品)辅助治疗。③注意事项:减重速度要因人而异,以每周0.5~1 kg为宜;初步减重不要超过原来体重的15%;不要采取极度饥饿的方法达到快速减重的目的。

(2)戒烟:宣传吸烟的危害,让患者产生戒烟的愿望;并逐步减少吸烟量;戒断症状明显的可用尼古丁贴片或安非他酮;避免被动吸烟;告诫患者克服依赖吸烟的心理及惧怕戒烟不被理解的心理;家人及周围同事应给予理解、关心和支持;采用放松、运动锻炼等方法改变生活方式,有助于防止复吸。

(3)限酒:宣传过量饮酒的危害,过量饮酒易患高血压,如饮酒则少量;不提倡高血压患者饮酒,鼓励限酒或戒酒。酗酒者逐渐减量,酒瘾严重者,可借助药物戒酒。家庭成员应帮助患者解除心理症结,使之感受到家庭的温暖。成立各种戒酒协会,进行自我教育及互相约束。

(4)减轻精神压力,保持心理健康:长期的精神压力和心情抑郁是引起高血压等慢性病的重要原因之一。高血压患者应心胸开阔,避免紧张、急躁和焦虑状态,同时还要劳逸结合、心情放松。对于精神压力大、心情抑郁的患者,社区护士应尽量了解其压力的来源,配合家属有针对性地对其进行心理疏导,使之保持乐观积极的心态,缓解精神压力。还应建议他们参与社交活动,提倡选择适合个人的体育、绘画等文化活动,增加社交机会,在社团活动中倾诉心中的困惑,得到劝导和理解,从而提高生活质量,达到良好的心理状态。

4.血压自我监测

(1)自我测量血压:高血压患者自测血压,可为医师制订或调整治疗方案提供重要参考。监测过程还可以促使高血压患者更加关注治疗和保健。自我测量血压简称自测血压。是指受试者在诊所以外的其他环境所测的血压。一般而言,自测血压值低于诊所血压值。自测血压可获取日常生活状态下的血压信息,在排除单纯性诊所高血压(即白大衣性高血压)、增强患者诊治的主动性、改善患者治疗依从性等方面具有独特的优点,已作为诊所测量血压的重要补充。但对于精神焦虑或根据血压读数常自行改变治疗方案的患者,不建议自测血压。推荐使用符合国际标准的上臂式全自动或半自动电子血压计。正常上限参考值 11.3/18.0 kPa(135/85 mmHg)。血压监测的时间安排:建议在下列时间自测血压,每天清晨睡醒时,上午 6~10 点;下午 16~20 点;当有头痛、头晕不适症状时,应及时自测血压,倘若发现血压升高超过24.0/14.7 kPa(180/110 mmHg),应该及时到医院看医师。具体测量方法、测量频度以及测量时的注意事项还需根据降压药的半衰期、服药方法、生活习惯、血压计的类型等因素决定。

(2)测量血压的方法:①选择符合标准的水银柱式血压计[标准水银柱式血压计以每小格0.3 kPa(2 mmHg)为单位、刻度范围 0~40.0 kPa(0~300 mmHg)]或符合国际标准的电子血压计进行测量。②袖带的大小适合患者的上臂臂围,袖带宽度至少覆盖上臂长度的 2/3。③被测量者测量前半小时内避免剧烈运动、进食、喝咖啡及茶等饮料,避免吸烟、服用影响血压的药物;精神放松、排空膀胱;至少安静休息 5 分钟。④被测量者应坐于有靠背的座椅上,裸露右上臂,上臂与心脏同一水平,如果怀疑外周血管病,首次就诊时应测量四肢血压。特殊情况下可以取卧位或站立位。老年人、糖尿病患者及出现直立性低血压者,应加测站立位血压。⑤将袖带紧贴在被测者上臂,袖带下缘应在肘弯上2.5 cm。将听诊器胸件置于肘窝肱动脉处。⑥在放气过程中仔细听取柯氏音,观察柯氏音第Ⅰ时相(第一音)和第Ⅴ时相(消失音)。收缩压读数取柯氏音第Ⅰ时相,舒张压读数取柯氏音第Ⅴ时相。12岁以下儿童、妊娠妇女、严重贫血、甲状腺功能亢进、主动脉瓣关闭不全及柯氏音不消失者,以柯氏音第Ⅳ时相(变音)作为舒张压读数。⑦确定血压读数:所有读数均以水银柱凸面的顶端为准;读数应取(0、2、4、6、8)。电子血压计以显示数据为准。⑧应相隔1~2分钟重复测量,取2次读数平均值记录。如果收缩压或舒张压的2次读数相差0.7 kPa(5 mmHg)以上应再次测量,以3次读数平均值作为测量结果。

(3)血压计的种类及特点。①水银柱式血压计:是由Riva-Roci在1896年发明的,它与柯氏音听诊法一起组成了目前临床测量血压的标准方法。水银柱式血压计应有校准服务,每年应检测一次。成人和儿童应选择不同的袖带,测量者需经过规范血压测量方法的培训。测量结果可能会因为测量者实际操作的不同造成一定的人为差异。操作中还需经常警惕水银外溢,避免汞中毒。②电子血压计:为了保护环境,减少水银的污染,提高血压测量的准确性和便利性,目前欧美发达国家,已部分淘汰了水银柱血压计,推广使用经国际标准认证的自动血压计。

一般推荐使用符合国际标准的上臂式全自动或半自动电子血压计。其测量结果与水银柱血压计比较无明显差别。电子血压计的使用避免了使用水银柱血压计的人为影响因素(判断柯氏音和放气速率等),如果有条件可以推广使用。缺点是价格较昂贵,使用费率高(测量千次要更换电池)。

电子血压计的选择:不推荐使用手腕式和手套式电子血压计;推荐使用国际标准(美国医疗仪器协会,英国高血压学会,欧洲高血压学会)认证的电子血压计。

电子血压计的使用方法:让受试者脱去紧身的衣服袖子,休息3分钟以上,将受试者上臂穿过血压计袖带环,袖带底边在肘上方1~2 cm的位置,袖带上的绿色标志置于肱动脉上,让受试者保持不动,直到测量结束。首次血压不计数,如果2次收缩压读数相差1.1 kPa(8 mmHg)以上,或舒张压相差0.5 kPa(4 mmHg)以上时,应再次测量,取后两次平均值。

(4)家庭血压计的选择和维护:建议普通家庭首选正规厂家生产的全自动或半自动臂式电子血压计。水银柱式血压计操作较复杂,但经过培训也可在普通家庭使用。无论哪种血压计,都应根据其产品说明进行保养和维护。原则上,血压计应定期校准。正规厂家的产品可在当地的办事机构校准(通常免费);在质量技术监督部门校准花费通常很大;普通诊所医师一般不具备校准能力。如果仅是自己使用,在没有明显损坏或异常情况下,可使用多年。

5.高血压社区管理流程与随访监测

(1)高血压治疗是终身性的:要把高血压患者很好地管理起来,让广大患者真正认识到控制血压的重要性,认识到现存的危险因素,自觉定期随诊,规律服药,正确运用非药物治疗手段巩固治疗效果。社区护士应利用自身善于沟通、深入社区、勤于组织的特点,抓住每一个机会对高血压患者进行健康宣教,综合性的干预管理,重点是健康理念的灌输、健康生活方式的采纳、提高药物治疗依从性和自我监测管理技能。从而提高高血压知晓率、治疗率、控制率,提高高血压患者的生活质量。

(2)以家庭为单位对高血压患者的干预管理:对高血压患者的干预管理强调以家庭为单位,

不仅仅是因为此病的家族聚集性,更是因为一个人的健康观念、生活方式、从医行为的改变往往离不开家庭的支持。社区护士在这方面有极大的优势:深入社区了解每个家庭,有条件了解哪一位家庭成员负责主持家里饮食起居,哪一位是家庭权利(生活)核心,改变他们的健康理念,教授其高血压监测管理技能,受益者将是所有家庭成员。家庭的核心人物往往也是社区中的活跃分子,他们的改变将辐射到整个社区,带动全社区居民的健康行为。

(3)提高管理效率:为了扩大成本效益比,以最小的投入得到最大的效果,在对高血压人群的干预管理中,建议建立高血压培训网络:纳入网络的可以是高血压患者本人,也可是高血压患者的家庭核心成员或照顾者;成立高血压俱乐部,建立成员基本资料库;制订培训计划,定期举办培训活动;年终考评并展示学习成果,提供成员交流学习经验的平台,从而大大提高高血压患者治疗依从性和治疗效果,丰富业余生活,提高生活质量。

6.高血压社区护理程序

(1)健康评估:个人基本信息、高血压病史、目前采取的治疗措施(药物治疗、非药物治疗)、并发症、各项检查结果、治疗依从性、社会心理状况的评估;目前行为状况(生活方式)、高血压知识知晓程度。

(2)健康诊断:首先列出患者现存的可改变危险因素、伴随病变、检查异常值、不良就医行为、所掌握健康知识的不足点、心脑血管事件危险度分层。再根据危险因素对机体的危害程度、可干预性及患者本人的性格和工作生活状态分析,哪些应优先纳入干预计划。

(3)制订干预计划:根据健康诊断制订干预计划,原则上计划应切实可行、易操作。具体目标制订应细化,计划内容适宜本人实际状况,可操作性强,有易实现的短期目标。这样让患者在短期内看到成果,激发患者坚持不懈的信心。

(4)干预评价、反馈:按照计划规定的目标、时间定期评价执行效果,根据实际情况及时调整干预计划以适应患者的实际需要,提高干预效果。执行计划期间遇到困难也可随时沟通,实时反馈,调整方案。①服药依从性:是否遵医嘱按时、按量服药,有无擅自停药或增减药,是否遵医嘱定期复诊。②血压控制不理想:收缩压≥18.7 kPa(140 mmHg)、舒张压≥12.0 kPa(90 mmHg)。③存在下列症状之一即为危急情况:收缩压≥24.0 kPa(180 mmHg)、舒张压≥14.7 kPa(110 mmHg);意识改变;剧烈头痛或头晕;恶心呕吐;视力模糊、眼痛;心悸胸闷;喘憋不能平卧;心前区疼痛;血压高于正常的妊娠期或哺乳期妇女。

三、糖尿病患者的护理与管理

(一)流行病学特点及危险因素

糖尿病是一组以血浆葡萄糖(简称血糖)水平升高为特征的慢性、全身性代谢性疾病。引起血糖升高的病理生理机制是胰岛素分泌缺陷和/或胰岛素作用缺陷。糖尿病可危及生命的急性并发症主要为酮症酸中毒及高渗性非酮症糖尿病昏迷。慢性高血糖可导致人体多器官组织损害(包括眼、肾、神经、周围血管及心脑血管等),引起脏器功能障碍或衰竭。

1.流行病学特点

糖尿病是全世界患病率最高的疾病之一,在发达国家仅次于肿瘤和心血管疾病。2013年,全球2型糖尿病患者达1.5亿,预计到2025年,全球糖尿病患者将突破3亿人。我国在20世纪50～60年代是世界上糖尿病发病率最低的国家之一。1978—1979年在上海10万人口中调查发现,糖尿病患病率为10.12‰,随着经济发展和生活方式改变,糖尿病患病率正在逐渐上升。

2012 年全国 18 岁及以上成人糖尿病患病率为 9.7%,居世界第二位。本病多见于中老年人,患病率随年龄而增长,自 45 岁后明显上升,至 60 岁达高峰,年龄在 40 岁以上者患病率高达 9.7%,年龄在 40 岁以下者患病率低于 2‰,2 型糖尿病的发病正趋于低龄化,儿童中发病率逐渐升高。男女患病率无明显差别。职业方面,干部、知识分子、退休工人、家庭妇女较高,农民最低,脑力劳动者高于体力劳动者,城市高于农村。体重超重者(BMI≥24 kg/m²)患病率是体重正常者的 3 倍。

2.主要危险因素

(1)不可改变危险因素。①遗传因素:国内外报道普遍认为糖尿病有遗传易感性,表现为糖尿病有明显的家族、种族集聚现象。有糖尿病家族史者患病率比无糖尿病家族史者高。②年龄:糖尿病发病率随年龄增长而升高。③先天子宫内营养环境不良:子宫内营养不良可致胎儿体重不足,而低体重儿在成年后肥胖则发生糖尿病及胰岛素抵抗的机会增加。

(2)可改变危险因素。①不良生活方式:不合理膳食,包括高热量、高脂肪、高胆固醇、高蛋白质、高糖、低纤维素食物;静坐生活方式;肥胖,尤其是中心性肥胖,又称腹型肥胖或内脏型肥胖,男性腰围≥85 cm、女性≥80 cm 者患糖尿病的危险为腰围低于此界限者的 2.5 倍;酗酒;心境不良等。②生物源和化学因素:病毒感染,如 1 型糖尿病与柯萨奇 B4 病毒、腮腺炎病毒、风疹病毒、EB 病毒有关。化学毒物和某些药物,如噻嗪类利尿药、苯妥英钠可影响糖代谢并引起葡萄糖不耐受性。长期应用糖皮质激素可引起糖尿病。

(3)中间危险因素:又称伴随疾病,如高血压、血脂异常、血黏稠度增高、胰岛素抵抗等。

(二)糖尿病诊断与治疗

1.诊断标准

中华医学会糖尿病学分会建议在我国人群中采用 WHO 糖尿病诊断标准。

(1)糖尿病症状+任意时间血浆葡萄糖水平≥11.1 mmol/L(200 mg/dL)。

(2)空腹血浆葡萄糖(fasting plasma glucose,FPG)水平≥7.0 mmol/L(126 mg/dL)。

(3)口服葡萄糖耐量试验(oral glucose tolerance test,OGTT)中,2 小时血浆葡萄糖水平≥11.1 mmol/(200 mg/dL)。

(4)糖尿病症状不典型者,一次血糖值达到糖尿病诊断标准,必须在另一天复查核实。

2.分型

根据目前对糖尿病病因的认识,将糖尿病分为四型,即 1 型糖尿病、2 型糖尿病、其他特殊类型糖尿病及妊娠糖尿病。其他特殊类型糖尿病包括 8 个亚型。

(1)1 型糖尿病:胰岛 β 细胞破坏导致胰岛素绝对缺乏。

(2)2 型糖尿病:胰岛素抵抗伴胰岛素分泌不足。

(3)其他类型糖尿病:因糖代谢相关基因异常的遗传性糖尿病或其他疾病导致的继发性糖尿病。

(4)妊娠糖尿病:妊娠期间发现的糖代谢异常,已有糖尿病又合并妊娠者不包括在内。

3.急性并发症

(1)酮症酸中毒:口渴、多饮、多尿加重,恶心、呕吐、食欲下降等消化道症状,意识障碍及酸中毒表现;呼吸常加深加快,可闻"烂苹果味"。1 型糖尿病患者,在胰岛素应用不当、严重感染以及其他应激情况可导致酮症酸中毒;2 型糖尿病患者常见诱因有感染、胰岛素治疗中断或剂量不足、饮食失调、妊娠和分娩、创伤、手术、精神紧张或严重刺激引起应激状态等。

（2）非酮症高渗性昏迷：多见于50～70岁老年人，约2/3患者于发病前无糖尿病病史或仅为轻症，常见诱因有感染、急性胃肠炎、脑血管意外、不合理限制饮水等，少数未诊断糖尿病者可因输入葡萄糖液或口渴大量饮用含糖饮料诱发。

（3）乳酸酸中毒：糖尿病患者一种较少见而严重的并发症，一旦发生，病死率高达50%。本病临床表现常被各种原发疾病所掩盖，尤其当患者已合并存在多种严重疾病如肝肾功能不全、休克等；另一组症状除原发病外以代谢性酸中毒为主。起病较急，有不明原因的深大呼吸、低血压、神志模糊、嗜睡、木僵及昏迷等症状，有时伴恶心、呕吐、腹痛，偶有腹泻，体温可下降。

（4）低血糖：可出现心慌、大汗、无力、手抖等交感神经兴奋表现，也可出现头痛、头晕，表情淡漠、意识障碍、精神失常甚至昏迷等中枢神经系统症状，甚至死亡。多见于1型糖尿病患者，尤其是接受强化胰岛素治疗者。老年患者及肾功能不全者在夜间出现低血糖的危险性最高。

4.慢性并发症

（1）大血管病变：动脉粥样硬化主要引起冠心病、缺血性或出血性脑血管病、肾动脉和肢体动脉硬化。下肢动脉硬化者可有下肢疼痛、感觉异常和间歇性跛行，严重缺血可致肢端坏疽。

（2）微血管病变：①糖尿病肾病：包括肾小球硬化症、肾动脉硬化等。典型临床表现为蛋白尿、水肿和高血压，晚期出现氮质血症，最终发生肾衰竭。②糖尿病性眼病：视网膜病变是重要表现，是失明的主要原因之一。此外，还有白内障、青光眼、屈光改变等。

（3）神经病变：表现为对称性肢端感觉异常，分布如袜子或手套状，伴麻木、针刺、灼热感，继之出现肢体隐痛、刺痛或烧灼痛。后期累及运动神经可出现肌力减弱、肌萎缩和瘫痪。自主神经病变，表现为排汗异常、腹泻或便秘、直立性低血压、尿失禁或尿潴留等。

（4）糖尿病足：足部疼痛、皮肤深溃疡、肢端坏疽等病变，统称为糖尿病足。

（5）伴发疾病：代谢综合征、高血压、冠心病等。

5.治疗

（1）药物联合应用原则：①某一种药物血糖控制不达标，联合使用两种以上药物。②口服降糖药可与胰岛素合用；但需要胰岛素替代治疗者不联合使用胰岛素促分泌剂（磺脲类，格列奈类）。③小剂量药物联合应用，可减少单一用药的毒副作用并提高疗效。④同一类口服降糖药不能联合应用。⑤联合用药应考虑药物作用机制、体重、年龄、并发症、肝肾功能。

（2）胰岛素治疗：2006年8月美国糖尿病学会（Americn Diabetos Association，ADA）和欧洲糖尿病研究学会（European Association for the Study of Diabetes，EASD）联合发布的"非妊娠成年2型糖尿病患者的高血糖管理"共识和2007年ADA"糖尿病治疗建议"，对胰岛素治疗给予了前所未有的重视，将胰岛素作为降糖治疗最主要的组成部分。而且提出积极起始胰岛素治疗是治疗达标最有效的手段，在2型糖尿病诊断初期胰岛β细胞功能是部分可逆的，胰岛素强化治疗不仅可逆转β细胞功能，也可改善胰岛素抵抗。

胰岛素治疗的指征：①1型糖尿病患者；②2型糖尿病患者经治疗，血糖未达标；③难以分型的消瘦糖尿病患者；④妊娠糖尿病和糖尿病合并妊娠者；⑤部分特殊类型糖尿病；⑥糖尿病酮症酸中毒和高渗性非酮症糖尿病昏迷；⑦糖尿病合并感染、手术、急性心肌梗死、脑卒中等应激状态和严重糖尿病血管并发症以及活动性肝病等。

胰岛素的使用方法。①1型糖尿病患者：常采用中效或长效胰岛素制剂提供基础胰岛素，采用短效或速效胰岛素提供餐时胰岛素。如无其他的伴随疾病，1型糖尿病患者每天的胰岛素需要量为0.5～1.0 U/kg体重。②2型糖尿病患者：包括短期强化治疗、补充治疗、替代治疗。采用短期的胰岛素强化治疗使血糖得到控制后,多数 2 型糖尿病患者仍可改用饮食控制和口服降糖药治疗。大多数的 2 型糖尿病患者补充胰岛素控制血糖。在口服降糖药疗效逐渐下降的时候,可采用口服降糖药与中效或长效胰岛素联合治疗。当上述联合治疗效果仍不理想时,完全停用口服降糖药,改用每天多次胰岛素注射或持续皮下胰岛素输注治疗(胰岛素泵治疗)。

(三)糖尿病社区护理管理

1.饮食疗法

饮食疗法的目的是纠正不良生活方式,减轻胰岛负担,改善整体健康水平。

1)基本原则。

(1)平衡膳食:选择多样化、营养合理的食物。作为每餐的基础,可多吃小麦、大米、扁豆、豆荚、蔬菜、新鲜水果(不甜的);适量吃富含蛋白质的食物,如鱼、海产品、瘦肉、去皮鸡肉、坚果、低脂奶制品;尽量少摄入脂肪、糖和酒精,如肥肉、黄油、油料等。

(2)限制脂肪摄入量:脂肪供能占饮食总热量的 25%～30% 甚至更低,应控制饱和脂肪酸的摄入,使其不超过总脂肪量的 10%～15%,胆固醇摄入量应控制在每天 300 mg 以下。

(3)适量选择优质蛋白质:糖尿病患者每天蛋白质消耗量大,摄入应接近正常人的标准,蛋白质供能占总热量的 12%～15%,其中至少 1/3 来自动物类优质蛋白和大豆蛋白。

(4)放宽对主食类限制:碳水化合物供能应占总热量的 55%～65%。如喜欢甜食,可用蛋白糖、糖精、甜菊糖等。

(5)无机盐、维生素、膳食纤维要充足合理:补充 B 族维生素;对于高血压患者,限制钠盐,每天食盐 5 g;老年患者保证每天补钙 1 000～1 200 mg,防止骨质疏松;提倡膳食中增加纤维素,每天 20～35 g,天然食物为佳,与糖类的食物同时食用。同时补充铬、锌、锰等微量元素。

(6)限制饮酒:特别是肥胖、高血压和/或高三酰甘油的患者。酒精还可引起用磺脲类或胰岛素治疗的患者出现低血糖。

(7)餐次安排要合理:每天保证三餐。按早、午、晚餐各 1/3 的热量;或早餐 1/5,午、晚餐各 2/5 的主食量分配,要求定时定量。

2)方法及步骤。

(1)计算标准体重:标准体重(kg)=身高(cm)-105。

(2)判断体重是否正常:理想体重=标准体重±10%;超过标准体重 20% 为肥胖;低于标准体重的 20% 为消瘦。

(3)判断活动强度。

(4)计算每天总热量:根据体重和活动强度查出每公斤理想体重需要的热量。每天总热量=标准体重×每公斤理想体重需要的热量。第一步:计算标准体重:160-105=55(kg),实际体重 65 kg,BMI 25.4 kg/m²,属超重,公司职员属轻体力劳动。第二步:计算每天所需热量:每天应摄入量热能标准为 20～25 kcal/(kg·d),则每天所需总热量:55×25 kcal/(kg·d)=1 375 kcal。

2.运动疗法

1)适宜运动对象。

(1)血糖在 16.7 mmol/L(300 mg/dL)以下的肥胖者。

(2)1 型糖尿病患者。

(3)糖耐量异常或糖尿病高危人群。

2)运动方式的选择与强度。

(1)有氧运动:强度小,节奏慢,运动后心跳不过快,呼吸平稳的一般运动。如慢跑、快走、健身操、游泳、骑自行车、打太极拳、打球等。

(2)无氧运动:强度大,节奏快,运动后心跳大于150次/min,呼吸急促的剧烈运动。如拳击、快跑、踢足球等,不主张采取此种运动。

3)运动注意事项。

(1)运动前:①详细询问病史和进行体格检查,如血压、血糖、糖化血红蛋白、心电图、心功能、眼底、肝肾功能、足部感觉、足背动脉搏动;②与全科医师、护士共同讨论制订运动方式、运动量;③自我监测血糖,掌握自我识别与处理低血糖的方法;④选择合适的鞋和棉织袜,鞋要有良好通气性,保护足踝部免受损伤;⑤运动场地平整安全,锻炼前多饮水,运动要有规律,强度应循序渐进;⑥运动时最好有陪伴,随身带糖尿病卡片(姓名、住址、电话、用药等)、水、糖果或含糖饮料、果汁;⑦运动前需要热身5～10分钟。

(2)运动过程中:①自觉身体不适时,如心慌、出冷汗、头晕、四肢无力,应立即停止运动并找他人救助。如不能缓解时,尽快就医;②运动结束时,需做5～10分钟运动调整放松操;③注射胰岛素的患者,选择注射部位应该在腹部,不要注射在大腿、上肢活动较剧烈的部位。

(3)运动后:①立即更换衣服,以防感冒;②及时补充水分(白开水、矿泉水);③做运动记录,监测血糖变化;④如有不适,请全科医师或社区护士调整运动处方。

3.糖尿病的自我监测

(1)自我监测的意义:①判定并掌握病情控制程度;②调整治疗方案,以使病情获得最佳控制;③预防、发现、治疗各种急、慢性并发症;④改善生活质量,延长寿命。

(2)影响血糖的因素:①精神紧张、情绪变化、失眠;生活不规律、过度疲劳;②饮食量增加或吃含糖食物;剧烈刺激的运动,或停止日常合理运动;③忘记服药或剂量不足;忘记注射胰岛素或注射部位未吸收;合并其他疾病,尤其是感染;外伤、手术等;④人体处在应激状态下时会产生大量激素,包括有肾上腺皮质激素、胰高血糖素等,这些激素分泌水平升高,都会促使血糖水平随之升高。

(3)监测内容。①症状监测:症状、体征;②代谢控制指标:血糖、尿糖、糖化血红蛋白、血脂;③慢性并发症监测:尿蛋白与肾功能、眼底检查、神经、肌电图等;④其他:血压、体重。

(4)监测频率。①每天1次:血糖、尿糖;②每月1次:体重、血压;③每季度1次:糖化血红蛋白;④每半年1次:血脂、眼底、神经系统检查、肾功能和心电图检查;⑤必要时:胸部X线检查、口服葡萄糖耐量。

(5)监测注意事项。①血糖监测:定期检查,病情不稳定时每天检查血糖,病情稳定后,1个月至少查2次空腹血糖和餐后血糖;如有不适随时检查血糖;餐后2小时血糖应控制在79～144 mg/dL。②糖化血红蛋白:每2～3个月检查1次,应控制在7％以下。③尿糖与尿酮体监测:1型糖尿病每天检查尿糖和酮体;2型糖尿病每天检查尿糖;2型糖尿病感染、发热、大量出汗及自觉虚弱时监测尿酮体。

4.糖尿病教育

1)糖尿病基础知识。

糖尿病对健康的影响;糖尿病的诊断;血糖水平、饮食摄入和体力活动之间的关系;糖尿病控制欠佳的短期和长期后果;慢性并发症的性质及预防;对并发症自我监测的重要性;健康生活方式的重要性,尤其是体力活动,平衡饮食和不吸烟;自我管理的重要性;长期血糖控制的重要性;常用降糖药的特点与注意事项;调整胰岛素用量(对用胰岛素的人)及规律地使用不同注射部位的重要性;胰岛素的贮存,注射用具的处理;定期进行眼科检查(视敏度和眼底检查)的重要性;足部护理、鞋和袜子的选择、足部卫生;口腔护理和口腔检查的重要性。

2)低血糖的相关知识及护理。

(1)出现低血糖反应的原因:①进食量不够或延迟、因呕吐或腹泻导致碳水化合物吸收不足。②运动量较平时大,如外出、大扫除、搬运、热水浴,而未及时加餐或减少降血糖药物用量。③胰岛素剂量过大。④使用了纯度低的胰岛素。⑤长期服用长效磺脲类口服降血糖药物,或剂量过大,服用格列本脲(优降糖)者尤为多见;同时应用普萘洛尔(心得安)、阿司匹林、磺胺或抗抑郁药等。⑥过量饮酒,尤其是空腹大量饮酒。⑦患有肾上腺、垂体、甲状腺疾病或严重肝病、肾疾病。⑧情绪骤然发生变化者。⑨2型糖尿病患者因胰岛素释放延迟,可有餐前低血糖发作。⑩老年及肾功能不全者,尤其是在夜间易于出现低血糖。

(2)低血糖症状:低血糖症状多种多样,每位患者的低血糖症状各不相同。因此,每位患者要密切注意自己的低血糖症状,并多与其他患者交流,这样就会早期发现低血糖,并采取措施避免低血糖造成的严重后果。

轻度及中度低血糖突然发作时的症状:虚汗,早期有手心或额头出汗,严重者可表现为全身大汗淋漓,面色苍白;心跳加快、心慌、颤抖,尤其是双手;饥饿感;眩晕、乏力,尤其是双腿软弱无力;手足或嘴角麻木或刺痛;视力模糊不清,步态不稳;心情焦虑,精力不集中,容易发怒,行为怪异,性格改变。

严重低血糖症状:患者可能会失去定向能力,癫痫发作,意识丧失、昏迷,甚至死亡。

(3)低血糖反应的处理原则和预防。清醒的患者应尽快给予口服糖类,如葡萄糖或蔗糖溶液,或糖果等;意识不清的患者可先静脉推注50%葡萄糖20~40 mL,并观察到患者意识恢复,再进一步处理。应用长效磺脲类药物或长效胰岛素引起的低血糖可能会持续较长时间(须至少监测48~72小时),应给予紧急处理后及时转诊;对应用胰岛素治疗的患者及家庭照顾者,应进行防治、识别、处理低血糖反应的基本知识教育、指导。

预防:①胰岛素或降糖药物应从小剂量开始,并逐渐加量,谨慎地调整剂量。②患者应定时、定量进食,如不能进食常规食量,应相应减少药物剂量。③活动前应额外进食碳水化合物类食物,避免过量运动。④应尽量避免过量饮酒,尤其是空腹饮酒。⑤在老年人,低血糖常表现为行为异常及其他一些不典型的症状,单独进行饮食控制,服用糖苷酶抑制剂或双胍类药物时,不发生低血糖,而与其他降糖药或胰岛素合用时就有可能导致低血糖。不要盲目限制饮水。平时应随身携带糖果,以备急需。

3)糖尿病足的护理。

糖尿病足是由多种因素综合引起的糖尿病慢性并发症。即由下肢大血管病变引起的供血不足,累及神经、皮肤、骨骼、肌肉组织,因缺血、缺氧和营养而发生病变,又有神经病变使足部感觉缺失,容易发生外伤、溃疡,若继发感染就形成了糖尿病足。

(1)足部检查:每天检查双足有无皮肤破溃、裂口、水疱、小伤口、红肿、鸡眼、脚癣,如有鸡眼,千万不要用剪刀去剪,应请专职修脚师修剪或用化学方法去除,因为可能诱发感染且伤口也不易愈合,尤其要注意足趾之间有无红肿、皮肤温度是否过冷或过热、足趾有无变形,触摸足部动脉搏动是否正常,如发现减弱或消失,立即就诊。患者自我检查时,若无法仔细看到足底,可用镜子辅助,若视力欠佳,可由家人帮助。

(2)洗脚:养成每天洗脚的良好习惯,水温不宜太冷或太热(水温<40 ℃);洗前用手腕掌侧测试水温,若已对温度不太敏感,应请家人代劳;用柔软和吸水性强的干毛巾轻轻擦干足部,尤其是足趾间,并可在趾间撒些爽身粉等以保持趾间干燥,切莫用力以免擦破皮肤。

(3)鞋与袜的选择:鞋面的质量要柔软透气、鞋底厚且软;购鞋最合适的时间应在下午或黄昏,因一天活动后,双脚会比早上略大,鞋不致过紧;新皮鞋要当心,因为它最容易使足部损伤,可以在家先穿新皮鞋走动,感到不舒服时换拖鞋,使足逐渐适应新鞋;穿着前检查鞋的内面。袜子应柔软而透气,选棉袜,避免穿尼龙袜;不易穿着弹性过强的袜子,以免影响血液循环;冬天选较厚的羊毛袜保暖;袜子要每天更换,保持足部清洁;不可穿破袜,因破口可能套住脚趾或缝补后的袜子高低不平,既不舒服又影响血液循环。

(4)活动双足:促进血液循环,每天约 1 小时,年老体弱者由他人协助完成。

5.糖尿病社区管理与随访监测

1)个体化管理:根据病情,确定管理级别、随访计划,定期随访、记录。

2)分类管理。①常规管理:针对血糖控制达标、无并发症和/或合并症或并发症和/或合并症稳定的患者,至少 3 个月随访 1 次,监测病情控制和治疗情况,开展健康教育、非药物治疗、药物治疗及自我管理指导。②强化管理:针对血糖控制不达标、有并发症和/或合并症或并发症和/或合并症不稳定的患者,至少 1 个月随访 1 次,严密监测病情控制情况,有针对性地开展健康教育、行为干预及自我管理技能指导,督促规范用药,注意疗效和不良反应,提出并发症预警与评价。

3)综合性管理:包括非药物治疗、药物治疗、相关指标和并发症监测、健康教育及行为干预、患者自我管理等综合性措施。

4)连续性管理:对登记管理的患者进行连续的动态管理。

5)随访管理。①门诊随访(包括电话随访):通知社区糖尿病患者每月到社区卫生服务中心(站)接受医护人员随访,前往外地探亲者可以电话随访。②家庭随访:高龄或行动不便者,医护人员可以前往患者家中进行随访。③集体随访:在健康教育活动场所、老年活动站、居委会等进行集体随访。

(曲　慧)

第十八章

消化内镜护理

第一节　超声内镜检查

　　超声内镜是一种腔内超声扫描检查,是将微型高频超声探头安置于内镜顶端,当内镜插入体腔后,通过内镜直接观察腔内的形态,同时又可进行实时超声扫描,以获得管道层次的组织学特征及周围邻近脏器的超声图像,从而进一步提高了内镜和超声的诊断水平。它不仅要求操作医师应当具备相当的内镜、超声影像及解剖学知识,同时需要专业的内镜护士正确运用护理程序解决患者术前、术中、术后出现的护理问题,从而保证超声内镜检查的顺利进行,减轻患者术中的变态反应,为检查和治疗提供最佳条件。

一、上消化道超声内镜检查护理

(一)适应证

1.食管

(1)食管癌手术前分期。

(2)纵隔淋巴结细针穿刺活检。

(3)判断黏膜下肿瘤的起源层次及超声特点。

2.胃

(1)胃癌手术前分期。

(2)胃淋巴瘤分期。

(3)判断黏膜下肿瘤的起源层次及超声特点。

(4)胃巨大皱襞的厚度及层次特征。

(5)胃癌手术后的监控。

3.十二指肠

(1)十二指肠溃疡深度判断。

(2)黏膜下肿瘤的诊断与鉴别诊断,并与外压性病变相鉴别。

(3)神经内分泌肿瘤的诊断。

(4)非黏膜下肿瘤的诊断和鉴别诊断。

(二)禁忌证

1.绝对禁忌证

(1)严重心肺疾病不能耐受内镜检查者。

(2)处于休克等危重状态者。

(3)疑有胃穿孔者。

(4)不合作的精神病患者或严重智力障碍者。

(5)患有口腔、咽喉、食管及胃部的急性炎症,特别是腐蚀性炎症。

(6)其他,如患有明显的胸主动脉瘤、脑出血等。

2.相对禁忌证

(1)巨大食管憩室、明显的食管静脉曲张或高位食管癌、高度脊柱弯曲畸形者。

(2)有心脏等重要脏器功能不全者。

(3)高血压病未获控制者。

(三)术前准备

1.器械准备

(1)器械调试:将超声内镜与光源、注水瓶、吸引器连接好,注水瓶内装 2/3 容积蒸馏水。检查内镜角度控制旋钮,检查注气、注水及吸引是否正常。开启光源做白平衡调节,用拭镜纸擦拭镜面,使内镜图像清晰。

(2)超声内镜常用附件:主要为专用活检钳、清洗刷。使用前检查专用活检钳开启是否顺利,若发现专用活检钳不能打开或打开费力时,可将专用活检钳浸泡于热水中数分钟或放置于专用超声振荡器中清洗专用活检钳的各关节中污垢,专用活检钳使用前需消毒灭菌。用前确认专用活检钳及清洗刷通过活检孔道通畅,因超声内镜活检孔道(直径为 2.2 mm)较普通内镜活检孔道(直径为 2.8 mm)小,注意必须使用可通过活检孔道的活检钳。

(3)注水装置:注水器使用前接通电源,注水瓶中装入无气水(即新鲜配制蒸馏水)800 mL(注水瓶容量为 1 000 mL),装水时避免剧烈晃动水瓶,以免产生气泡。水温保持在 37 ℃左右,以免水温过低患者感到不适。拧紧注水瓶瓶盖,以防注水时漏气,踩下注水装置的脚踏,在体外试验性注水,使水能顺利从注水器中流出。

(4)水囊的安装和调试:①安装水囊之前,应仔细检查水囊有无破损、膨胀、变色、橡胶老化现象;②将水囊推送器套在超声内镜前端,使翻折橡皮圈卡在超声内镜前端的大凹槽内;③安装完毕,按压注水阀门,向囊内注入无气水,以水囊直径 3 cm 为限度。若发现水囊边缘渗水,可调整水囊位置,发现漏水应重新更换,若水囊注水后发现明显偏心状态,用手指轻压矫正。注意水囊内有无气泡存在,若有气泡将超声内镜头端部朝下,反复吸引和注水将囊内气泡吸尽。

(5)超声系统准备:①开启超声发生器及超声监视器电源,确认超声画面清晰度;②输入患者一般资料,如姓名、年龄及检查号等待用;③准备图像记录仪、录像带,开启打印机,若使用电脑采集图像,应先开启电脑进入图像采集系统。

(6)超声微探头连接与调试:①使用微探头需用活检孔道直径在 2.8 mm 以上的内镜;②在活检孔道口安装微探头专用注水接口及阀门;③连接超声驱动装置,将微探头末端连接部上的标志性固定栓向上、平直地插入超声驱动装置,使用三维超声探头安装时,应向顺时针方向旋转拧紧;④将超声微探头置于无气水中,开启超声装置,观察超声波形是否正常。若发现探头前端有气泡,轻轻捏住探头前端,将探头向下轻轻甩动,排除气泡。

2.患者准备

(1)检查前至少禁食、禁水 6 小时,即上午检查者于检查前一晚 21 时后禁食、禁水,下午检查者于检查当天早餐进流质后开始禁食、禁水。

(2)因需术前用药,故应详细询问患者有无青光眼、前列腺肥大、高血压、心律失常等特殊病史,若有以上情况,术前应及时与检查医师取得联系。若装有活动性义齿(假牙),嘱患者检查前取出,以免检查时误吸或误咽。

(3)阅读以前检查相关的内镜 X 线或影像学等报告单。

(4)详细了解病史和患者目前状况,协助医师了解病情及检查目的、有无禁忌证等。向患者讲清检查的目的、必要性、相关风险及配合检查必须注意的事项,消除患者的顾虑。术前签署知情同意书。

(5)口服祛泡剂及行咽部局麻。术前 15～30 分钟口服祛泡剂 5～10 mL,常用祛泡剂为二甲硅油,它可以去除表面张力,能使泡沫破裂、消失。咽部局麻常采用喷雾法和麻醉糊剂吞服法,在术前 15～30 分钟使用,最好使用具有咽部麻醉及祛泡功能的咽麻祛泡剂。

(6)镇静剂与解痉剂:对精神紧张或咽部反应过分敏感者,术前 15～30 分钟行肌内注射,镇静剂为地西泮 5～10 mg,解痉剂为丁溴东莨菪碱(解痉灵)20 mg,可缓解患者紧张情绪及有效解除胃肠痉挛、减少胃酸分泌。必要时可进行静脉麻醉下无痛苦超声内镜检查。

(四)术中护理配合

1.患者护理

(1)协助患者取左侧卧位,松解衣领及裤带,头略向前倾,下巴内收,两腿半屈,双手自然放于胸前,于头肩部垫一弯盘及治疗巾,防止口水污染患者衣物及治疗床,嘱患者张口咬住牙垫,检查过程中勿吞咽口水,以免引起呛咳或误吸。

(2)告知患者检查插管途径同胃镜,但时间相对较长些,指导患者平静呼吸,尽量放松躯体。

(3)检查时嘱患者头偏低,水及口腔分泌物尽量随嘴角自然流出,勿吞咽。

(4)其他同常规胃镜检查护理。

2.治疗过程中的配合

(1)超声内镜插入配合。超声内镜顺利通过咽喉部是检查成功的关键。因超声内镜前端部硬性部长、外径粗,因而插入往往困难。为使一次插入成功,当术者插镜至咽喉部时,护士将患者下颌轻轻往上抬,使咽部与食管呈一直线,便于插入。也可嘱患者咽口水做吞咽动作。

(2)水囊法检查配合。超声内镜探头通过水囊直接接触病变进行探查,适用于食管、十二指肠管腔狭小脏器或胃窦部等无法注水的部位。由于超声内镜型号不同,有的型号需要护士配合向囊内注水,有的型号术者一人操作即可。①水囊法检查时,检查内镜注水瓶内蒸馏水有无用完,及时添加,否则会将气体注入水囊内影响观察。②水囊法检查隆起性病变时,向水囊内注水不宜过多,水囊过大会压迫病变部位,影响观察。有时为了获得满意的图像需边抽吸囊内液体边观察。

(3)浸泡法检查的配合。浸泡法检查是向腔内注入无气水,将超声探头置于无气水中进行探查。此法适用于胃底、胃体及胃周邻近脏器检查。①术者发现病灶后,先采集图像,将注水管连接于内镜活检阀门处,脚踩注水器脚踏开关,打开注水管三通开关,向胃腔内注水 300～500 mL,此时超声屏幕上可出现清晰的胃壁五层结构。检查过程中若超声图像再次出现模糊阴影,提示探头已露出水面,可再注入无气水。②浸泡法检查时,为使病变完全浸泡于水中获得满意图像,需要协助患者转换体位。根据不同病变部位可采取头低位、头高位、仰卧位或俯卧位,转换体位时应暂时停止注水。③向胃腔内注水一次不超过500 mL,以避免注水过多造成患者恶心呕吐将水误吸入肺内,引起肺部感染。④注水过程中随时注意观察患者有无不适、呛咳,及时吸尽分泌物及呕吐物。⑤检查完毕提醒术者尽量将水吸尽,以防术后因注水过多引起患者腹痛、腹胀。

(4)超声微探头检查配合。微探头一般适用于食管、十二指肠球部及降段病变、微小病变或病变狭窄导致标准超声内镜无法通过者及结肠病变者。①发现病灶后,将注水器的注水管连接在内镜活检孔道上,打开三通开关,脚踩脚踏开关注入无气水,使病变部位浸泡于水中。②护士用75%乙醇溶液纱布包住微探头前面部分,右手扶住微探头后面部分,术者接过微探头前端通过活检孔道阀门轻轻插入,插入时禁止用力过猛,否则易折断超声微探头。避免内镜镜身与超声微探头弯曲半径过小。③微探头接触病灶后继续注入无气水,直至超声屏幕上出现清晰图像后可停止注水。

(5)胆道及胰腺疾病检查配合。胆道与胰腺疾病检查须将超声内镜探头插入至十二指肠球部乃至降段,因该区肠腔狭小弯曲多变,因而患者反应大,恶心呕吐明显。①嘱患者深呼吸,按压其合谷穴可减轻症状。②及时处理呕吐物,注意观察牙垫有无脱落,防止其咬损内镜。

(6)护士协助术者操作超声键盘。

(7)采集保存图像、打印照片或录像。

(五)术后护理

1.患者护理

(1)超声胃镜检查术后处理同普通胃镜检查,一般无须特殊处理。

(2)超声胃镜检查术后2小时开始进食,由于咽部不适或疼痛,宜进半流质或软食,嘱患者及家属若有腹痛等不适应及时通知医师。

(3)术前使用镇静剂者和解痉剂者,术后应卧床休息等待镇静剂作用完全消失,避免起床后跌倒,并向患者及家属说明注意事项。对于门诊患者,向患者家属说明并留人看护或在院内观察后离开,以防出现意外。若为全麻患者,在复苏室内监护,完全清醒后有人陪伴才能离开。

2.器械及附件处理

(1)内镜处理。遵循消毒规范,同常规内镜处理。超声微探头使用完毕后从超声驱动装置中拔出,盖上防水盖,清洗消毒时应动作轻柔,防止损伤探头。

(2)附件处理。超声内镜检查中,附件是发生交叉感染的潜在来源,尤其是活检钳能突破人体黏膜屏障,所以必须进行严格清洗消毒。其他物品,如注水瓶、注水器中储水瓶、引流瓶及引流管检查结束后浸泡消毒。

(3)超声内镜及超声探头保管。保管场所应清洁、干燥、通风好,温度和湿度适宜,避免高温、阳光直射、潮湿的地方。内镜应以拉直状态保存,将角度调节按钮放松。微探头最好悬挂式保存,将探头穿过专用橡皮保护套,使其后半部分呈圆形状态,前半部分探头向下,避免气泡进入探头。

(六)并发症及防治

消化道超声内镜检查较安全,一般无严重并发症,术后无须特殊处理。其可能发生的并发症如下。

(1)窒息:发生率极低,主要是往胃内注水过多时变换患者体位引起的。避免方法即注水

≤500 mL,术中变换体位前抽尽胃内已注入的水。

（2）吸入性肺炎:较少发生,常因患者术中误吸胃内液体或注入水量过多所致。

（3）麻醉意外。

（4）器械损伤:咽喉部损伤、食管穿孔、胃穿孔、消化道管壁擦伤。

（5）出血。

（6）心血管意外。

（七）注意事项

（1）不同频率的超声探头,其焦点距离不同。因此,不论是用注水法还是水囊法,通常超声探头与病变的距离应保持在1~2 cm,最佳位置为病变正好在内镜视野斜前方45°～50°,与超声探头相距2 cm左右。

（2）在操作过程中应使得探头发出的声束与病变界面垂直,这样才能准确显示病变的结构,才利于准确测量病灶大小。探头发出的声束与病变界面不垂直,不利于判断病灶浸润管壁的深度,使得肿瘤分期的准确性受到影响。

（3）对于食管左侧壁及后壁病变,当镜端离其太近时,反而无法观察到,可适当退镜,再一次明确病变位置后,将超声内镜靠近,吸引食管内的空气,通过注水法或水囊法,开始超声观察。对浅表的或直径1 cm左右的食管病变观察,主要通过注水法,因水囊过大可压迫食管壁,使浅表病变及内壁结构显示不清,此时应用频率为12 MHz或20 MHz。对于较大的食管病变,可通过水囊法,应用频率7.5 MHz显示整体图像。在食管内单独应用注水法常不能在探头和病变之间充满无气水,在实际情况下,一般是合并使用注水法和水囊法。由于在食管内注入的无气水停留在病变周围的时间短,需适当追加注入无气水,但水囊充盈后,注水不可太快,以免溢出导致患者误吸。

（4）对于胃内病变,在明确病变位置后,吸尽胃内的空气,通过注入无气水,使胃腔充满或掩盖病灶后,开始超声检查,只有少数情况用水囊法。若需观察胃整体结构或胃腔全周,至少需注入500 mL无气水;对于局限性病变,可注入100～200 mL无气水,只要病变被水掩盖即可。检查胃内病变时,为了更容易扫查一些特殊的部位,可以让患者变换体位。由于超声内镜为斜前视式,视野小,因此,除非能在内镜下看到,否则单用超声波寻找胃内小病灶有时是很困难的。

（5）其他注意事项同常规内镜检查。

二、下消化道超声内镜检查护理

（一）适应证

（1）结/直肠癌手术前分期。

（2）判断黏膜下肿瘤的起源层次及超声特点。

（3）探测盆腔及肛门周围疾病。

（二）禁忌证

1.绝对禁忌证

（1）严重心肺疾病不能耐受内镜检查者。

（2）处于休克等危重状态者。

（3）疑有肠穿孔者。

（4）不合作的精神病患者或严重智力障碍者。

(5)其他,如患有明显的胸主动脉瘤、脑出血等。

2.相对禁忌证

(1)有心脏等重要脏器功能不令者。

(2)高血压病未获控制者。

(三)术前准备

1.器械准备

除结肠镜外,超声微探头、注水器、超声系统准备同上消化道超声内镜检查。

2.患者准备

(1)饮食准备:检查前12～48小时禁食甜菜和冷冻的红肉,以免肠道变红,不易观察。检查前1～2天开始进食半流质或低渣饮食,检查当天禁食早餐。

(2)清洁肠道:下消化道腔内超声检查主要为超声肠镜、经肠镜超声微探头和直肠超声微探头检查,检查前准备的关键是做好肠道清洁。肠道清洁干净与否,可直接影响检查结果。因此检查前应做好肠道清洁,具体方法同普通肠镜检查。

(3)阅读以前检查相关的内镜X线或影像学等报告单。

(4)向患者讲解检查目的、必要性、相关风险及配合检查须注意的事项,消除患者的顾虑。术前签署知情同意书。

(5)超声肠镜、经肠镜微探头检查往往会引起腹胀、腹痛,术前适当给予解痉剂、镇静剂可缓解患者痛苦,常用丁溴东莨菪碱(解痉灵)20 mg、地西泮 5 mg,术前15～30分钟肌内注射。

(四)术中护理配合

1.患者护理

(1)协助患者取左侧卧位,两腿弯曲,床上腰部以下垫治疗巾,以免污染检查床。

(2)告知患者检查插管途径同肠镜,但时间相对较长些,指导患者平静呼吸,尽量放松躯体。

2.治疗过程中的配合

(1)右手示指涂润滑油做肛检。

(2)左手拇指、示指、中指分开肛周皮肤,暴露肛门,右手持镜将镜头侧放在肛门附近,用示指将镜头轻轻压入肛门内,观察视野进镜。

(3)单人插镜法只需术者一人操作即可,护士主要负责监测患者,必要时行护士辅助法,配合冲水、取活检、止血等。当内镜通过乙状结肠、脾区、肝区困难时或进境时内镜打弯结襻时,护士应协助按压患者腹部,顶住镜身使其不结襻,顺利通过弯曲部。双人插镜法,根据术者指令进镜或退镜。术者发现病变行超声探查时,一名护士负责固定内镜、变换体位,观察患者有无腹痛、腹胀,另一名护士负责注水,递给术者超声探头、键盘操作。

(五)术后护理

1.患者护理

(1)超声肠镜检查术后处理同普通肠镜检查,一般无须特殊处理。

(2)询问患者有无腹胀、腹痛情况,腹胀明显者,再行内镜下排气。腹痛较长时间未缓解,建议留院继续观察。

(3)术前使用镇静剂和解痉剂者,术后应卧床休息等待镇静剂作用完全消失,避免起床后跌倒,并向患者及家属说明注意事项。对于门诊患者,向患者家属说明并留人看护或留院观察1小时后离开,以防出现意外。

2.器械及附件处理

同上消化道超声内镜处理。

（六）并发症及防治

下消化道超声内镜并发症及防治同普通肠镜检查。本项检查一般是安全的,但如果操作技术不熟练或未把握适应证,就有可能发生并发症。其可能发生的并发症如下。

1.肠穿孔

一般采用禁食、禁水、静脉输液、胃肠减压及给予抗生素等方法,必要时手术治疗。

2.感染

由于结肠镜被污染造成细菌、病毒、寄生虫的传播,引起交叉感染。若发生感染,应行抗感染治疗。并在每次检查后将结肠镜冲洗干净,消毒备用。

3.出血

少量出血时一般不需特殊处理,大量出血时应及时补充血容量,应用止血药物,必要时可在结肠镜下行电凝、激光或局部喷洒止血及使用血管收缩药物等止血措施,若出血仍不止,应考虑手术治疗。

（七）注意事项

(1)检查过程中应密切观察患者反应,若出现疼痛,立即向术者诉说,便于插管。

(2)当超声内镜通过乙状结肠、脾区、肝区困难时或进境时内镜打弯结襻时,护士应协助按压患者腹部,顶住镜身使其不结襻。

(3)当插镜困难时可根据需要协助患者变换体位,不可盲插。

(4)检查后观察患者有无腹痛、腹胀、便血,若发现异常,应及时告知医师,做好相应处理。

三、胆管和胰管管腔内超声检查护理

胆管腔内超声是将超声探头插入胆管或胰管内检查,需要在经内镜逆行胆胰管成像检查的基础上进行,操作均需在X线监视下进行。

（一）适应证

(1)可疑早期胆管癌者。

(2)判断壶腹癌、胆管癌的进展程度。

(3)胰胆管狭窄的鉴别。

(4)经内镜逆行胆胰管成像有可疑发现,而CT、超声内镜检查正常者的进一步检查。

（二）禁忌证

(1)严重心肺疾病不能耐受内镜检查者。

(2)胆道感染伴中毒性休克者。

(3)不合作的精神病患者或严重智力障碍者。

(4)有出血倾向及碘过敏者为相对禁忌证。

（三）术前准备

1.器械准备

(1)十二指肠镜:最好选用活检孔道直径 3.2 mm 以上的内镜。使用前常规检查内镜图像是否清晰,角度钮转动是否灵活,抬钳器上下活动是否正常。确认内镜注气、注水及吸引功能良好。

(2)超声探头:最好选用头端可以沿导丝插入的微探头,不易损坏探头,且易通过十二指肠乳头及狭窄性病变处。使用前连接超声驱动器,开启超声主机,检查微探头运行是否正常,图像是否清晰。

(3)常用内镜附件:经内镜逆行胆胰管成像造影导丝,选用管腔能通过导丝、前端有刻度及不透 X 线标志的导管,便于了解插管深度。导丝长为 4.2 m,表面有不同颜色的刻度,便于插入时观察;同时准备头端为亲水型导丝的导管,插管困难或通过狭窄时使用。另备高频电刀。

(4)其他:心电监护仪、吸氧管、吸痰管,造影剂常用 60% 泛影葡胺,非离子型造影剂更理想。造影剂用生理盐水稀释 1 倍,抽入 20 mL 空针备用。

2.患者准备

(1)检查前禁食 8~10 小时。

(2)检查前向患者及家属说明检查的必要性、可能发生的并发症,获得患者及家属的同意后签署知情同意书。

(3)做碘过敏皮试。

(4)穿着适合摄片的要求,不能穿得太厚,去除金属物品及影响造影的物品。

(5)术前 20~30 分钟服用祛泡剂,术前 10 分钟行咽部局麻。

(6)建立静脉通道。

(四)术中护理配合

1.患者护理

(1)患者取俯卧位,头偏向右侧,双手放于后背,右肩垫一软枕,右腿弯曲,放好牙垫,颌下垫治疗巾和弯盘,注意保护患者四肢以免压伤。

(2)术前 15 分钟给予地西泮 5 mg、哌替啶 50 mg、盐酸山莨菪碱 20 mg 静脉推注。

(3)吸氧:浓度一般为 2~3 L/min,根据血氧饱和度调节氧流量。

(4)心电监护:严密监测患者的血压、脉搏、血氧饱和度,发现异常及时处理。

2.治疗过程中的配合

(1)插管配合。术者插镜至十二指肠降部找到乳头后,将镜身拉直,调整好位置后,护士将已排除空气的造影导管递给术者,注意勿使导管打折。术者将导管插入胰胆管后,在 X 线监视下缓慢推注造影剂,推注力量不宜太大,速度不宜太快,在 X 线监视下见主胰管和 1~2 级胰管显影即可,不宜使胰实质显影,否则术后易发生胰腺炎。胆管显影时注射造影剂量不宜多,否则影响病变观察。一般胰管为 2~4 mL,胆管为 5~10 mL。护士应严格掌控好推注造影剂的速度,特别是胰管造影时,一般以每秒 0.2~0.6 mL 为宜,胆管可稍快一些。有时插管不顺利需要借助导丝帮助,先用 3~5 mL 生理盐水冲洗导管,使导丝顺畅插入,拔出导管内钢丝,将导丝由导管内钢丝所在接口送入,一边从导丝保护套中抽出导丝一边送入导管内,当在内镜下看到导丝先端部到达导管前端后,应改在 X 线监视下插入导丝,根据术者的要求不断调整导丝的位置,直至送达合适的位置,插入时用力要均匀,不可盲目插入,乳头水肿后插管更困难。胆管插入困难时可用弓形高频电刀改变方向插入,当术者将切开刀对准乳头准备插管后,缓慢收紧切开刀钢丝,使切开刀微微上翘,插管成功后应将钢丝放松至中立位,便于术者做深插管。

(2)插入探头和超声探查配合。确认导管在胰胆管内,抽出导管内钢丝,沿导管插入导丝,行胰管管腔内超声检查,将导丝最好置于胰尾部;胆管管腔内超声检查,将导丝插入病变上方超过狭窄处。退出导管,沿导丝插入超声微探头,一手轻扶微探头前端,另一手轻拉导丝,并将导丝尾部呈圆形盘曲。不能使探头打折,通过活检阀门时用力不能过猛;当探头通过活检孔道露出内镜前端,此时轻拉导丝,给予一定张力,使探头顺利插入胰胆管。在 X 线监视下确认微探头位置,分别在病灶处及病灶远端、近端进行探查,根据术者指令操作键盘、采集图像、打印照片。

(五)术后护理

1.患者护理

(1)检查后禁食、禁水 24 小时以上。

(2)在复苏室内监护,待患者完全清醒,生命体征平稳后方可送回病房。

(3)对术中有过出血、胰腺反复显影者,检查结束后应严密观察患者的生命体征,并记录在护理记录单中随患者带回病房。

(4)注意观察有无并发症,如胰管损害、穿孔、腹部疼痛、呕吐、发热等,发现异常及时处理。

(5)术后使用抗生素预防感染。

2.器械及附件处理

内镜及附件处理同经内镜逆行胆胰管成像。

(六)并发症及防治

胆管腔内超声极少引起并发症,一般与经内镜逆行胆胰管成像操作有关,主要是急性胰腺炎。术后若出现腹痛,出血、尿淀粉酶升高,需要处理,给予抑制胰液分泌及抑制胰酶活性的药物,必要时可行胃肠减压。

(七)注意事项

(1)推注造影剂时力度不宜过大,速度不宜过快,注意掌握剂量,因有时外漏无法精确计算,应以透视下观察部位显影满意并且患者无痛苦为准。

(2)在送入导丝时用力要均匀。遇有阻力时不可强行通过,应检查原因。

(3)造影后可引起药物性胰腺炎、血清淀粉酶增高。应于术后 2 小时及次日清晨抽血查淀粉酶。

(4)术后密切观察患者的生命体征,警惕并发症的发生。

(姜亚双)

第二节　单气囊小肠镜检查

单气囊小肠镜与双气囊小肠镜相比,具有器械准备时间短、清洗消毒更简便、高分辨率图像结合内镜窄带成像技术观察提高了病变的检出率等优势,临床常用的为 Olympus SIFQ 260 小肠镜。

一、适应证

(一)国际上通用的适应证

(1)胶囊内镜检查后的深入检查。

(2)可疑小肠出血者。

(3)胃肠术后功能紊乱。

(4)小肠狭窄的内镜诊断及治疗。

（5）小肠肿瘤及肿块。

（6）胰腺炎及胆源性疾病。

（7）克罗恩病。

（8）小肠异体移植的观察。

（9）回收滞留胶囊内镜。

（10）清除肠道寄生虫。

（11）明确小肠梗阻的病因。

（12）肠套叠的内镜下处理。

（13）做结肠镜检查有困难的患者。

（二）中华医学会消化内镜学分会小肠学组 2008 年提出的双气囊小肠镜检查的适应证

（1）原因不明的消化道（小肠）出血及缺铁性贫血。

（2）疑小肠肿瘤或增殖性病变。

（3）疑小肠克罗恩病。

（4）不明原因小肠梗阻。

（5）不明原因腹泻或蛋白丢失。

（6）小肠内异物。

（7）外科肠道手术后异常情况（如出血、梗阻等）。

（8）已确诊的小肠病变治疗后复查。

（9）相关检查提示小肠存在器质性病变可能者。

二、禁忌证

（1）严重心肺功能异常者。

（2）有高度麻醉风险者。

（3）无法耐受或配合内镜检查者（如精神障碍者）。

（4）相关实验室检查明显异常（如重度贫血、严重凝血功能障碍等），在指标纠正前不能接受该检查。

（5）完全性小肠梗阻无法完成肠道准备者。

（6）多次腹部手术史者。

（7）低龄儿童、孕妇。

（8）其他高风险状态或病变者（如中度以上食管胃底静脉曲张、大量腹水等）。

三、术前准备

（一）器械准备

（1）内镜准备。①测试气囊：取出送气管，连接外套管上的气囊送气接头与气囊控制装置上的接头，按下气囊控制装置遥控器的充气/放气按钮，确认气囊充气、放气性能及报警功能良好。一次性外套管使用前必须经过漏水测试。②润滑外套管：外套管内层为亲水润滑涂层，抽取 20 mL 无菌水或专用油注入外套管腔内，来回移动外套管，使无菌水或专用油与外套管内层充分接触。③连接小肠镜：按照正确方向将小肠镜套入外套管内，因内镜镜身较长，必须特别注意保护内镜前端，避免碰及坚硬物体。

（2）其他物品准备。

急救物品：①中心负压吸引、中心供氧装置、监护仪、治疗车；②基础治疗盘（内有镊子、乙醇、碘伏、棉签、砂轮、止血钳、胶布等）；③注射器（5 mL、10 mL、20 mL 各两支，50 mL 一支），输液器，输血器；④危重症抢救用盘（内有开口器、舌钳、压舌板、手电筒、叩诊锤、针灸针等）；⑤气管切开包、静脉切开包；⑥胸外心脏按压板、心内穿刺针；⑦专科特殊抢救设备；⑧血压计、听诊器。

急救药品：肾上腺素、多巴胺、洛贝林、毛花苷 C、去甲肾上腺素、尼可刹米（可拉明）、氨茶碱、盐酸利多卡因、异丙肾上腺素、盐酸阿托品、地塞米松、间羟胺、山莨菪碱、氢化可的松、呋塞米注射液等。

（二）患者准备

（1）向患者及家属详细讲解检查目的、过程和配合要点，说明可能出现的意外及对策，签署检查知情同意书。

（2）术前常规检查血常规、肝肾功能、凝血功能、心电图等，排除严重的心肺疾病。

（3）术前禁食、禁水 8 小时。

（4）经不同途径进镜的患者准备。①经口进镜的双气囊内镜检查：术前需禁食 8～12 小时，于术前10～20 分钟口服咽麻祛泡剂，取下活动性义齿、眼镜等。②经肛门进镜的双气囊内镜检查：内镜需要经过大肠才能进入回肠，因肠道粪渣有可能覆盖内镜视野，或进入外套管内而增加内镜与外套管的摩擦力。③经胃肠途径的双气囊内镜检查基本同经肛门进镜的术前准备。因做过胃部分切除术的患者，残胃蠕动较弱，可能会有食物残渣存留，这些食物残渣不但影响观察，一旦进入外套管内，还会增加镜身和外套管的摩擦力，使进镜困难，所以，对有过胃切除史的患者，术前禁食时间更长。

（5）术前用药。由于双气囊内镜检查比普通胃肠镜检查所需时间长，一次检查需要大约1.5 小时，内镜通过咽喉和勾拉肠道时会引起咽喉和腹部不适，患者会感到焦虑。因此，给予患者合适的镇静剂或静脉麻醉是非常重要的，尤其是经口进镜时，最好行静脉麻醉。

（6）心理护理：接受小肠镜检查的患者多数病程较长，且常规胃肠检查未明确病因，因此患者常表现出恐惧、焦虑等不良情绪，检查前应充分评估患者病情及心理状态，告知患者及家属检查过程及配合要点，介绍成功患者，消除患者紧张等不良情绪，使患者以最佳的心理状态接受检查。

（7）给予氧气吸入、心电监护。

（8）建立静脉通道，由麻醉医师进行静脉麻醉。

四、术中护理配合

（一）患者护理

（1）密切监测患者生命体征及血氧饱和度，发现异常及时告知术者。

（2）观察患者面部表情、身体活动、腹部体征等，若患者出现痛苦表情、身体活动或明显腹部膨隆，应及时报告麻醉医师及术者。

（3）经口检查者必须及时吸出患者口腔的分泌物，术中注意防止肠液经外套管反流，引起窒息或吸入性肺炎。

（4）保持静脉输液通畅。

(二)治疗过程中的配合

根据患者的症状、体征及其他辅助检查结果,确定首次进镜途径,怀疑十二指肠至小肠中上段病变者采用经口进镜,怀疑远端回肠病变者则采用经肛门进镜。

(1)操作过程中,护士用右手扶稳、固定接近内镜操作部的外套管一端,左手固定接近患者口腔或肛侧的外套管一端,两手用力外展,尽量保持体外的镜身处于直线状态。为保持外套管与镜身之间的润滑,可在外套管中适当添加无菌水。

(2)经口检查时,当小肠镜进入十二指肠后,术者操作时动作要轻、稳、缓慢,以免损伤小肠黏膜而引起出血、穿孔等并发症。

(3)当内镜向深部推进困难时,护士可协助患者变换体位,或用手在患者腹部施加压力,以减少或防止内镜在胃肠道内结襻,若已结襻,可回拉镜身解襻后再向小肠深部推进;当镜身全部进入外套管后,给外套管球囊放气,放气完毕后术者调整内镜角度钮以固定肠腔,护士缓慢送入外套管至内镜的镜身 50 cm 标记处,给外套管球囊充气,内镜及外套管同步回拉,消除肠襻后再次插入内镜,重复以上过程,完成小肠镜检查。

(4)退镜时护士固定外套管,术者缓慢退镜,仔细观察肠腔有无间质瘤、梅克尔憩室等病变,退至内镜的镜身 50 cm 标记处时,给外套管球囊放气,术者调整内镜角度钮以固定肠腔,护士将外套管缓慢退至内镜操作部一端,然后给外套管球囊注气,再次缓慢退镜观察,重复以上过程,完成小肠镜退镜。退镜过程中应及时抽气,以减轻术后患者腹胀、腹痛等不适。根据病情需要,有时小肠镜检查需分两次进行,一端进镜困难时,应做好标记,以便从另外一端进镜时在此汇合。

(5)需要行小肠活检时,要求医护人员必须技术熟练、细心,配合默契,同时内镜护士要眼明手快,及时获取病理组织。

五、术后护理

(一)患者护理

(1)检查结束后,指导患者卧床休息,经口检查者,部分患者术后出现咽痛,可口服消炎片缓解症状,同时做好解释工作,告知是由于小肠镜检查时间长,检查时镜身反复摩擦咽喉部所致,消除患者紧张情绪。

(2)术后需观察患者有无腹痛、腹胀、便血、发热等症状,若无不适症状,检查 6 小时后或次日嘱患者进食。

(3)采用静脉麻醉患者,检查结束后必须继续观察生命体征至患者完全苏醒,部分患者清醒后可能有头晕症状,嘱其卧床休息,必要时可吸氧;检查结束后注意观察有无腹痛、腹胀及腹部体征变化,若有异常情况,及时报告医师处理。

(二)器械及附件处理

检查完毕后向内镜送气/送水 10 秒,采用蘸有多酶洗液的纱布擦拭镜身,由护士将内镜送至清洗消毒室,清洗要求及步骤同一般内镜。由于小肠镜镜身长,清洗过程中要注意防止损伤内镜头端,内镜清洗消毒、干燥后,将各旋钮置于自由位,悬挂于镜房储存备用。

六、并发症及防治

(一)咽喉疼痛

因外套管反复摩擦所致,一般不需特殊处理。向患者做好解释,症状严重者,可含服消炎片或行雾化吸入。

（二）误吸、肺部感染

经口小肠镜检查时，应及时清理咽喉部分泌物及反流胃肠液，防止误吸，必要时可采取气管插管，以减少误吸及肺部感染风险。

（三）食管贲门黏膜撕裂症

若检查时间短，检查过程中应注意患者有无恶心呕吐反应，进镜、退镜时仔细观察贲门有无损伤及出血；若检查时间长，应在静脉麻醉状态下进行。

（四）腹胀

少数患者术后出现腹胀，多数症状较轻，活动后可自行消失，必要时可行肛管排气等治疗。

（五）黏膜损伤

内镜进退过程中有时可损伤小肠黏膜，多数程度轻，无须特殊处理；若损伤较重，可服用小肠黏膜营养剂，如谷氨酰胺等。

（六）肠穿孔

检查中及检查后注意观察患者腹部体征，若出现腹部压痛、反跳痛、腹肌紧张等，需警惕肠穿孔的发生，应及时报告医师，尽早采取相应的治疗措施。

（七）出血

按消化道出血治疗原则处理，必要时可通过内镜下止血治疗。

（八）肠套叠

发生率极低，缓慢退镜可减少肠套叠发生。

（九）急性胰腺炎

发生率极低，经口途径检查者，术后观察有无腹痛、呕吐等不适，如有以上症状，及时报告医师，检查淀粉酶等排除急性胰腺炎。

七、注意事项

（1）选择合适的进镜途径。通常，怀疑病灶位于空肠者，可先采用经口途径进镜；怀疑病灶位于回肠者，可先采用经肛门途径进镜；当无法判断先采用何种途径进镜时，应先选择经肛门途径，因经肛门途径进镜，患者的不适感相对较轻。

（2）内镜进镜及外套管推进时必须在视野清晰的状态下进行，严格遵循"循腔而入"的操作原则，以免损伤肠黏膜或引起出血、穿孔等并发症。

（3）患者吞咽反射完全恢复，饮水无呛咳方可进食。因内镜检查时需反复进退，咽喉部可能会有擦伤，需进食清淡饮食一天，勿食过热、粗糙、坚硬及辛辣刺激性食物，以免加重咽喉部不适，次日可正常饮食。

（4）检查后 3～6 小时需有人陪护。

（5）24 小时内不得驾驶机动车辆、进行机械操作和从事高空作业，以防意外。

（6）检查后 24 小时内最好不做需精算和逻辑分析的工作。

（姜亚双）

第三节　经皮内镜下胃造瘘术

经皮内镜下胃造瘘术(percutaneous endoscopic gastrostomy,PEG)是指在内镜引导下经腹部皮肤穿刺放置造瘘管,直接给予胃肠营养支持的一种内镜下治疗技术。对于不能经口进食的患者,留置鼻胃管是临床常用的治疗方法,但长期留置鼻胃管容易导致吸入性肺炎,同时鼻腔、咽喉、食管长期受压易发生局部黏膜糜烂、出血等并发症。经皮内镜下胃造瘘术能建立肠内营养支持治疗,有效地改善各种不能经口进食患者的营养状况,提高生活质量,操作简单安全,也能较好地解决留置鼻胃管注食所引发的并发症问题。护士应积极掌握其适应证及置管后注意事项,术中顺利配合术者操作,以达到满意的治疗效果。

一、适应证

(1)食管广泛瘢痕形成者。

(2)严重的胆外漏需将胆汁引流回胃肠道者。

(3)各种中枢神经系统疾病或全身性疾病导致的吞咽障碍:①脑血管意外,脑肿瘤,脑干炎症、变形或咽肌麻痹。②系统性硬化、重症肌无力。③完全不能进食的神经性厌食或神经性呕吐。④意识障碍、痴呆。

(4)耳鼻喉科肿瘤(咽部、喉部、口腔)。

(5)颌面部肿瘤。

(6)气管切开,同时需行经皮内镜下胃造瘘术者。

二、禁忌证

(1)严重的凝血功能障碍者。

(2)完全性口、咽、食管、幽门梗阻者。

(3)大量腹水者。

(4)胃前壁有巨大溃疡、肿瘤或穿刺部位腹壁广泛损伤,皮肤感染者。

(5)器官变异或胃大部切除术后残胃极小者。

(6)胃张力缺乏或不全麻痹者。

三、术前准备

(一)器械准备

(1)前视或前斜视治疗胃镜:胃镜的安装与检查同常规胃镜检查。

(2)牵拉式置管法:备 3 号粗丝线或引导钢丝 150 cm、16 号套管穿刺针、造瘘管等。

(3)直接置管法:备 18 号穿刺针、16F 或 18F 特制套有塑料外鞘的中空扩张器、12F 或14F的 Foley 球囊造瘘管、长 40 cm 的 J 形引导钢丝。

(4)1%利多卡因、生理盐水、注射器、润滑剂、抗生素软膏。

(5)手术切开包:消毒剂、棉签、无菌洞巾、无菌敷料、无菌止血钳和剪刀等。

（6）圈套器。

（7）两个吸引装置。

（8）必要时备齐急救药品，确保各种抢救及检查仪器性能良好。

（9）其他物品同常规胃镜检查。

（二）患者准备

（1）向患者及家属讲明手术的目的和风险性，取得患者及家属同意后，签署手术同意书。

（2）术前评估患者身体状况。检查血常规、出凝血时间、肝功能等。凝血功能障碍者禁忌。

（3）了解患者过敏史及用药情况，如近期正在服用阿司匹林类和抗血小板凝集药物，应停药至少 7 天后才可行经皮内镜下胃造瘘术。

（4）做好心理护理。清醒患者置管前向患者解释经皮内镜下胃造瘘术的目的、方法及注意事项，告之术中可能出现恶心、腹痛、腹胀等不适，可以通过深呼吸缓解，以消除其紧张、恐惧心理。

（5）术前禁食 12 小时，禁水 4 小时。

（6）建立静脉通道，术前 1 小时给予静脉滴注抗生素预防感染。术前 30 分钟肌内注射地西泮 10 mg。

（7）其他同常规胃镜检查护理。

四、术中护理配合

（一）患者护理

（1）给予持续低流量吸氧，有效提高其血氧饱和度，减少心肺意外的发生。

（2）根据术者指令协助患者调整体位，保证患者安全，防止坠床。

（3）术中注意观察患者神志、面色、生命体征变化，如有异常，立即停止手术，并做对症处理。

（4）由于患者是在局部麻醉下接受手术，术中处于清醒状态，随时了解和安慰患者，消除其紧张情绪。

（5）及时清理口咽分泌物，保持呼吸道通畅，防止误吸。

（二）治疗过程中的配合

1. 牵拉式置管法

（1）体表定位：协助患者取左侧卧位，术者插入胃镜后取平卧位，抬高头部 15°～30° 并左转，双腿伸直。向胃内注气使胃前壁与腹壁紧密接触。将室内灯光调暗，观察胃镜在腹壁的透光点，胃镜下可见到胃前壁压迹，即确定该处为造瘘部位。助手在腹壁透光处用手按压此点，术者在内镜直视下可见胃腔内被按压的隆起，指导助手选定体表经皮内镜下胃造瘘术最佳穿刺位置，一般在左上腹左肋缘下 4～8 cm 处。术者固定胃镜并持续注气，保持胃腔张力。护士将圈套器经胃镜活检孔插入胃腔内并张开置于胃内被按压的隆起处。

（2）局部麻醉：助手消毒穿刺点皮肤，铺无菌巾。抽 1% 利多卡因在腹壁各层注入。

（3）助手于穿刺部位皮肤做小切口至皮下，再钝性分离浅筋膜至肌膜下。

（4）助手将经皮内镜下胃造瘘术套管穿刺针经皮肤切口垂直刺入胃腔的圈套器内，退出针芯，沿套管将长 150 cm 的粗丝线或导丝插入胃腔。圈套器套紧粗丝线或导丝后，连同胃镜一起退出口腔外，使粗丝线或导丝一端在口腔外，一端在腹壁外。

（5）术者将口端粗丝线或导丝与造瘘管尾部扎紧，将造瘘管外涂抹润滑油。助手缓慢牵拉腹壁外粗丝线或导丝，将造瘘管经口、咽喉、食管、胃和腹壁拉出腹壁外。

（6）再次插入胃镜，观察造瘘管头端是否紧贴胃壁，确认后退镜。用皮肤垫盘固定锁紧造瘘管，于造瘘管距腹壁 20 cm 处剪断，装上 Y 形管。

2.直接置管法

（1）体表定位、麻醉同牵拉置管法。

（2）术者插入胃镜，向胃内注气使胃前壁与腹壁紧密接触。助手用 18 号穿刺针在确定好的腹壁穿刺点处垂直穿刺入胃内，拔出针芯，将 J 形导丝头端由针管插入胃腔。

（3）助手拔出穿刺针，沿导丝切开皮肤至肌膜，根据扩张器的直径确定皮肤切口的大小。将特制套有外鞘的中空扩张器在导丝引导下旋转进入胃腔内。拔出扩张器，保留外鞘于胃腔内。

（4）将 Foley 球囊造瘘管通过外鞘插入胃腔，向球囊内注气或注水，使其充分扩张。向外牵拉造瘘管，使扩大的球囊壁紧贴胃黏膜，拔出外鞘。固定腹壁外造瘘管，锁紧或缝于皮肤上，剪去多余造瘘管，装上 Y 形管。

五、术后护理

（一）患者护理

（1）术后患者保持头背部抬高或取侧卧位，防止误吸。

（2）术后注意观察患者有无发热、呼吸困难等表现，发现异常及时报告医师处理。遵医嘱应用抗生素及止血剂。

（3）经皮内镜下胃造瘘术喂饲护理：①经皮内镜下胃造瘘术术后 24 小时禁食、禁水。24 小时后先从造瘘口注入 50 mL 生理盐水，4 小时后再注入 50 mL，如无不适，可给予营养液。②每次喂饲量为 100～300 mL，由低浓度到高浓度，由慢到快。喂饲时，清醒患者取坐位或半卧位，昏迷患者抬高床头 30°，以防止食物反流和吸入性肺炎。每次注入食物或药物后，应用 50 mL。温水冲管，以防堵塞。③每次喂饲前应用 50 mL。注射器抽吸，以检查食物潴留情况。如果食物潴留超过 50 mL，应停止食物注入，并且报告医师。④尽量不经营养管给片剂药物，必要时需研碎溶解后输注。

（4）造瘘管周围皮肤护理：①术后 24 小时内密切观察穿刺口周围敷料，如有脓性或血性分泌物污染应及时更换。②注意观察造瘘口周围皮肤的情况，注意有无红、肿、热、痛以及胃内容物渗漏。③保持造瘘管周围清洁，可以用肥皂和清水清洗。保持敷料清洁、干燥直到造瘘管周围切口闭合为止。如造瘘管周围切口闭合，无分泌物排出，可撤掉敷料。④保持造瘘口周围皮肤清洁、干燥，防止感染。⑤每天用 2% 碘伏液消毒造瘘口 2 次，无菌纱布遮盖，胶布固定。

（5）造瘘管的护理：①妥善固定造瘘管，注意保持造瘘管的适当松紧度，过松易于出现胃内容物沿管侧向腹壁流出，过紧则易造成局部缺血，进而出现红肿，甚至局部坏死等情况。②保持造瘘管通畅，每次灌注营养液后用温开水冲洗导管，如需喂饲药物，必须充分捣碎溶解后方可注入，并用温开水冲洗导管。③如长时间不喂养，至少每 8 小时应冲洗管道 1 次。

（二）器械及附件处理

检查结束后，一次性物品应销毁，内镜及其附件按消毒规范进行处理。

六、并发症及防治

（一）恶心呕吐

常因营养液灌注过多和过快所致。营养液的量以递增方式注入，配方根据患者的能量需求、耐受程度及全身疾病状况而定。从少量开始,根据患者的适应能力逐渐调快输注的速度,保持在注入食物时将床头抬高30°~40°或坐起。如出现恶心呕吐,应暂停灌注,用30~50 mL温开水冲洗导管并夹闭,清洁口腔,保持呼吸道通畅,必要时肌内注射甲氧氯普胺10 mg。

(二)腹泻和腹胀

营养液乳酸和脂肪过多以及长期大量抗生素使肠道菌群失调可引起腹胀、腹泻。温度过高可能灼伤肠道黏膜,过低则会刺激肠道引起痉挛。同时输注食物应遵循由少到多、由慢到快、由稀到浓的原则进行。指导患者床上勤翻身,多下床活动,促进肠蠕动,同时辅助应用促进消化或增强胃肠动力的药物。

(三)造瘘口皮肤感染

在经皮内镜下胃造瘘术后1周内每天检查造瘘口周围的皮肤,观察有无红、肿、热、痛以及胃内容物渗漏,保持造瘘口周围皮肤清洁、干燥,防止感染。造瘘口根据具体情况换药,有胃内容物渗漏者,用锌氧油保护皮肤。沐浴时避免淋湿造瘘口,保持造瘘口的清洁、干燥。

(四)肉芽生长预防

主要方法如下:①保持造瘘口清洁、干燥。②帮助患者翻身时动作轻柔,保护管道不被拉扯,减少管道刺激瘘口变大或使渗液从管口旁渗出。③每次从造瘘管注入食物量不超过300 mL,每次鼻饲的时间为15~20分钟。出现肉芽组织时,用10%氯化钠局部湿敷半小时,再用外用生理盐水清洗后用氧气吹干或棉签抹干,用无菌纱布Y形固定,直至肉芽组织痊愈。出现肉芽生长时用3%~10%的高渗盐水局部湿敷。

(五)堵塞管道

造瘘管堵管、断管及脱管食物的颗粒过大、输注速度太慢、药物与食物配伍不当形成凝块都可堵塞管道。因此所有食物均用搅拌机搅碎调匀;喂药时药片要研碎溶解后注入,保持造瘘管的清洁、通畅,每次注入食物或药物前后均用30~50 mL温开水冲洗造瘘管,每次注完食物后不要平睡,应坐起30分钟,以免食物反流阻塞造瘘管。为防止造瘘管滑脱,应定期检测球囊的完整性,必要时重新充气,至少维持8 mL的体积。造瘘管体外段断裂时可用力拔出残端,更换造瘘管;造瘘管胃内段断裂时应及时在胃镜下取出残端。

(六)误吸

误吸常因呕吐时食物进入气管或食物反流所致,管饲过程中及管饲后30分钟内给患者采取半坐位。合理安排吸痰时间,在给患者管饲前应进行较彻底吸痰,管饲后1小时内尽量不吸痰。患者一旦发生误吸,尽快吸出口腔、咽喉、气管内的食物,情况较严重时用纤维支气管镜冲洗,配合抗生素治疗。

(七)咽喉部疼痛或异物感

主要原因与胃镜检查,管腔压迫或损伤咽喉部组织有关。必要时行雾化吸入,每天2次,缓解咽喉部不适症状。

七、注意事项

(1)造瘘管放置后即可进行间歇性喂养,每次应注入适量的肠内营养物,避免快速大量输注而发生胃食管反流。

(2)患者应保持半卧位,减少误吸的危险。

(3)患者出院后可继续利用造瘘管进行持续肠内营养支持,维持正常营养状态。

(4)造瘘管要及时更换和拔除,如果造瘘管出现磨损、破裂或梗阻时就应及时更换。患者病情好转,可以自主经口进食时,则可拔除造瘘管。但拔管必须在窦道形成以后,通常至少在放置术后 10 天。目前常用的造瘘管借助内镜帮助即可拔除,不需手术,有些造瘘管还可直接从体外拔除。为了更加方便、更加美观,拔除原造瘘管后还可为患者更换一种按压式的胃造瘘装置,该装置一般应在腹壁窦道形成、拔除之前的造瘘管后放置。

(5)患者出院前,要对患者及其家属进行相关教育。①管饲指导:指导患者如何正确地进行管饲,包括一些注意事项。②营养指导:根据每个患者的实际情况,合理科学地进行营养成分的搭配,保证量与质的需求。③造瘘口、造瘘管清洁护理的指导。④并发症预防指导,告知相关的并发症,如有发生可及时就医。⑤定期复诊。

(姜亚双)

第四节　经皮经肝胆道镜检查

胆管结石是消化系统的常见疾病。经皮经肝胆道镜(percutaneous transhepatic cholangio-scope,PTCS)技术是在经皮经肝穿刺胆道引流(percutaneous transhepatic cholangial drainage,PTCD)的基础上逐步进行窦道扩张,待窦道扩张到一定口径时再置入胆道镜进行检查和治疗的技术。经皮经肝胆道镜技术的应用,为胆管结石的患者开辟了新的治疗途径,并取得了良好的疗效。经皮经肝胆道镜技术的优点在于可以在无法经自然通道(经口)或手术通道(术中或术后)进入胆道系统时,通过人工建立一条通道进入胆道,完成诊断与治疗;缺点是需要联合超声、X 线、内镜三种微创技术,技术要求较高、过程复杂且需要花费一定时间才能建成。

一、适应证

(1)已行包括胆肠内引流术在内多次手术后肝内胆管结石又复发者。

(2)合并胆管狭窄的肝内胆管结石患者,行胰十二指肠镜逆行插管困难或操作失败者。

(3)胆管畸形和狭窄,可经胆道镜行球囊导管扩张或支架置放术。

(4)梗阻性黄疸:由恶性肿瘤所致者在经皮经肝胆道镜下放置内引流管,也可局部灌注抗肿瘤药物或留置放射探头进行局部放化疗。

(5)胆管晚期肿瘤或肿瘤所在部位难以切除,可经胆道镜导入激光汽化治疗或放置胆道支架,并可进行肿瘤活检。

(6)胆道出血,可行胆道镜下止血治疗。

(7)胆道内异物或寄生虫,可行胆道镜取出。

(8)胆总管末端狭窄,可行胆道镜下 Oddis 括约肌切开。

二、禁忌证

(1)肝内胆管不扩张。

(2)出、凝血功能异常。

(3)严重心肺功能不全。

（4）大量腹水及肝内胆管结石疑有癌变者不宜行经皮经肝胆道镜技术。

（5）肝功能衰竭者。

（6）恶性肿瘤晚期极度衰竭者。

三、术前准备

（一）器械准备

（1）胆道镜手术包。

（2）PTCD 19G 穿刺套管针。

（3）泥鳅导丝、内镜逆行胰胆管造影术导管、冲洗管、8～22F 引流管、窦道扩张管一套、9～18F 探条。

（4）吸引器。

（5）电子胆道镜。

（6）球囊扩张导管 2 条：8 mm 1 条和 10 mm 1 条。

（7）活检钳、取石网篮。

（8）超声装置及穿刺探头或穿刺架。

（9）头架：用于消毒铺巾显露患者头部。

（10）器械台：用于摆放内镜仪器及胆道镜治疗中的各种附件。

（11）液电碎石装置包括振波发生器、液电导线、液电电极。

（12）其他：造影剂、生理盐水、液体收集袋、剪刀、各种急救物品及器械。

（二）患者准备

（1）充分评估患者的身体状况以及适应证和禁忌证。

（2）检查血常规、肝肾功能及出凝血时间，老年患者还应检查水、电解质和心功能。

（3）向患者详细介绍胆道镜检查对诊断疾病的必要性和安全性；耐心做好解释工作解除思想顾虑，以取得患者的配合。

（4）签署知情同意书。

（5）体毛过多者，术前 1 天给予常规备皮。

（6）常规行碘过敏试验，皮试阳性者应选择非离子型造影剂。

（7）PTCD 术前半小时肌内注射地西泮 10 mg，哌替啶 75 mg。

（8）术前禁食、禁水 6 小时。

（9）留置套管针，建立静脉通道。

（三）建立窦道

（1）通过超声及 CT 进行肝内胆管影像检查，了解肝内胆管结石分布及胆管扩张情况，选择适当的穿刺点及穿刺途径。

（2）准备好建立窦道所需用的器械 PTCD 19G 穿刺套管针、导丝、8～22F 引流管、9～18F 探条、超声装置。

（3）患者取仰卧位常规消毒，超声定位后，局部麻醉至肝被膜，切开皮肤 4～5 mm（便于扩张窦道），超声引导下用 18G 套管针向所选择的肝内胆管穿刺。PTCD 穿刺部位有经右侧肝内胆管和经上腹部穿刺左侧肝内胆管两种途径，根据结石部位和胆管扩张情况选择，胆管扩张明显和结石多的肝叶为首选穿刺部位。

（4）移去针芯，缓慢后退外套管直至胆汁流出，插入导丝至导丝头达狭窄段的近端，固定导丝并将外套管退出。

（5）沿导丝导入带 4～6 个侧孔的 6～7F 导管，直至狭窄部，使侧孔全部位于胆管内。

（6）将导管固定于皮肤上，导管外接引流袋（瓶）。

（7）术后需严密观察生命体征和腹部体征，并给予抗生素 2～3 天。

（8）扩张窦道：PTCD 术后一周开始窦道扩张。局部常规消毒，窦道外口皮肤处局部麻醉（非静脉麻醉者），探条由细至粗逐级扩张达 18～20F，通常每周 2 次，每次扩张 2F，总共需 4～6 次完成。可容纳16～18F扩张探条进入即可进行胆道镜检查和治疗。

四、术中护理配合

（一）患者护理

（1）协助患者取合适体位，多取平卧位，少数 T 管窦道开在腹中线上者，应在患者背部垫一小垫使患者向右倾斜 15°左右，避免术中使用的盐水从患者身体两侧流出。嘱患者勿随意摆动躯体，以免造成不必要的伤害。

（2）行经皮经肝胆道镜技术前先不拔出 T 管，常规消毒患者腹部皮肤。消毒完毕后，用一无菌纱布按住 T 管瘘口，另一手轻轻用力将 T 管从窦道中拔出，拔出 T 管后立即用一无菌棉球堵住窦道口，防止胆汁从窦道口中溢出。

（3）为防止胆道镜术中大量灌流液流到手术床及地面，应在患者体下放一腹单，引导溢出液流入床边的桶中。用手术粘贴膜粘贴在消毒窦道口的皮肤上及消毒巾与腹单上，用血管钳捅破窦道口的手术粘贴膜，将棉球取出，这样胆汁与灌流液便可顺粘贴膜经过腹单流入床边的水桶中。

（4）常规给予患者吸氧，吸氧浓度一般为 2～3 L/min，或根据患者血氧饱和度来调节氧流量。

（5）护士应注意观察患者的神志，心电图、血压、脉搏、血氧饱和度应该在镇静时每 2 分钟测一次，在操作过程中每 5 分钟测一次，如有异常及时报告术者。

（6）在整个操作过程中，护士要注意观察患者的反应，若患者出现腹痛、腹胀等不适，可给患者做轻微的背部按摩以提高患者的舒适度，也可嘱患者重复做深而慢的呼吸 2～3 次，以缓解症状。注意倾听其主诉，如感觉疼痛难忍，应及时报告术者，稍事休息后再继续进行手术，必要时可加大镇痛药物剂量。

（二）治疗过程中的配合

（1）打开消毒包，协助术者穿好消毒手术衣、戴手套。

（2）进镜配合：术者单人操作胆道镜，护士需协助术者拔出扩张管，插入胆道镜或协助导丝插入。当需治疗时或内镜要固定在某一位置时，护士应用右手轻轻固定窦道口的镜身，防止治疗操作时的摆动造成视野改变。在递送各种附件时，护士应将附件的前端递于术者的右手中，使得附件插入方便。

（3）根据结石的部位、大小、形状选择合适的取石网篮。对于泥沙样结石，不宜过紧收紧取石网篮，以免绞碎结石难以取出，此时可轻轻拉紧取石网篮，尽量靠近胆道镜的前端，配合术者将取石网篮连同胆道镜一同退出体外。护士应尽快用纱布将结石取出，然后将取石网篮放入盛有生理盐水的治疗碗中清洗干净。由于肝内胆管的变异及结石的形状、大小各异，在胆道镜下取石时,尽可能地应用一切可使用的附件,如活检钳、取石网篮、冲洗管、导丝、内镜刮匙等都可用来尝试取石。

(4)对于结石较大又有嵌顿者,可先行液电碎石后再用取石网篮取出碎石,以避免暴力牵拉造成瘘管出血。碎石方法:①从活检孔道插入高压放电碎石探头,并让其接触胆石;②助手将碎石器电源接通,选择好所需放电频率和强度;③在连续注水情况下,使胆石完全浸泡在液体中,术者启动脚踏开关放电,将胆石击碎;④每次放电1～2秒。如一次未能击碎胆石,可多次重复放电,直至击碎成可取出的小块为止。

(5)术中若窦道出血,可用含去甲肾上腺素的盐水冲洗或用内镜、球囊压迫均可止血。若少量渗血,可在灌流液中加肾上腺素2～5支,很快即可止血。若胆管狭窄撕裂造成的出血较难处理,应中止胆道镜治疗,置一条引流管,观察引流管引流液的情况;静脉使用止血药,密切监测血压、脉搏,防止大出血,必要时做好手术止血准备。

(6)护士应配合术中活检,做好标本收集工作。

(7)一次经皮经肝胆道镜术取净结石的患者可封管。需要再次行胆道镜治疗者,必须经窦道再放置一条短臂T管或普通引流袋至胆总管继续留置引流,协助术者将引流管妥善固定在患者的腹部。

五、术后护理

(一)患者护理

(1)操作完毕拔镜后嘱患者卧床24小时,观察生命体征和腹部情况,监测血常规及肝功能。记录胆汁性状、颜色、引流量,注意有无腹膜刺激征。

(2)对留置引流管的患者,将引流管用别针妥善固定于患者腹部,防止脱落,交代患者引流管应保持于膈下平面,勿将引流袋倒置以防止引流液倒流。

(3)术后要注意保持引流通畅,碎石取出后,结石碎片容易堵塞PTCD管,造成引流不畅,应注意及时清理管内结石碎片。

(4)术后应用广谱抗生素、止血药和维生素 K_1,注意补充电解质,必要时输血。

(5)术后5～7天,每天用50～100 mL等渗盐水加庆大霉素16万U冲洗引流管1～2次。胆汁从浑浊墨绿色变清黄后,可以隔天冲洗一次。一般引流管可应用3个月。

(6)做好健康宣教,嘱患者术后进低脂、富含营养的饮食。注意休息,保持积极乐观的情绪。

(二)器械及附件处理

1.胆道镜

胆道镜检查完毕后先将冷光源亮度调到最暗,然后关闭冷光源电源;表面用清水冲洗干净,内道用50 mL注射器抽水加压冲洗,直至冲出的水干净为止。因胆道镜注水孔为一狭长管道,里面的残留水分不易挥发,可用氧气管连接注水孔吹干,以免管腔内霉斑影响视野。在取、放、安装、操作、拆卸、洗涤时动作要轻巧、要稳,将胆道镜放在清洁、干燥的器械柜内,由专人保管,定期检查。

2.活检钳、取石网篮

注意洗净活检钳、取石网篮上的血凝块及纤维组织。洗净拭干后用拭镜纸或绸布涂少许硅油,轻涂以防生锈及老化。取石网篮保持张网状态,以防张力过小,影响取石效果。

六、并发症及防治

(一)胆道出血

多发生于出凝血功能异常的患者,在穿刺肝实质或扩张窦道时发生,也可因拉取较大结石时发生。绝对卧床休息,观察患者的生命体征、面色及胆汁引流量、性质,遵医嘱静脉输注止血药物。

(二)胆漏或胆汁性腹膜炎

一般发生在穿刺或更换引流管过早或引流管脱落时。严密观察患者的生命体征;有无高热、寒战及意识改变的情况;有无腹痛,腹痛的部位、性质。及时更换敷料并注意保护皮肤;定时冲洗引流管并保持引流通畅,每天更换引流袋;遵医嘱合理使用抗生素。

(三)发热

多为一过性,应保持引流管通畅,必要时使用抗生素。

(四)恶心呕吐

一般发生在进行窦道扩张时或检查、取石过程中,由注水过快刺激所致。

(五)心血管意外

可导致心力衰竭、急性心肌梗死、心搏骤停等并发症。患者一旦出现心血管意外,必须立即停止手术,根据具体情况给予积极治疗及抢救。

七、注意事项

(1)术前护士应详细检查手术设备,保证冷光源、吸引器、碎石机等各种仪器设备的正常工作。摆放好电视监视系统及胆道镜中用的各种仪器,以患者的左侧为宜。

(2)连接盐水瓶和胆道镜时注意无菌操作。滴注管的长度不应少于70 cm,最好>100 cm,这样在医师转动镜身时不会因镜外的滴注管长度过短而影响操作,但要注意生理盐水的流注压应<2.94 kPa(30 cmH$_2$O)。

(3)如患者窦道细,胆道镜进入困难,可先在窦道内注入2%利多卡因溶液10 mL。后用扩张探条逐级扩张至胆道镜能进入为止。

(4)胆道镜在沿窦道插入胆管或取石网篮反复取石过程中,有些患者腹部有胀痛感,也可因检查刺激肝内胆管引起恶心呕吐,应嘱患者尽量放松,张口呼吸,利用谈话转移患者的注意力,必要时检查稍停,待症状缓解后再进行。

(5)注意胆道灌流液的补充,可用2～3瓶生理盐水串联,减少接瓶次数,并保证灌流液中无空气进入。空气进入胆道后可影响胆道的视野及操作。

(6)如果取石网篮套住较大结石拉不出时,可先用力收紧取石网篮绞碎结石,再放松网篮退出结石,或者将取石网篮向体外牵引慢慢拖出结石,不要使用暴力猛拉,这样可能会造成出血。

(7)在碎石过程中,已破碎的小胆石会影响观察和继续碎石,可通过冲洗和运动镜身清除障碍。冲洗碎石或取石时,护士配合术者推入生理盐水,有利于液电碎石和清除结石。推注时最好选用20 mL注射器,否则注射器过大会使推注费力。推注生理盐水时速度不宜过快,否则会因压力过高,患者出现腹痛及术后发热。

(8)高压放电探头在放电时,不应与胆管壁接触,以避免损伤胆管。注意绝缘,电极不能接触金属物品,患者及医护人员的身体也不要接触金属物品。

(9)术后及时清理设备及用物,定期检查设备性能,如有故障及时报告、维修。

(10)出院后,指导患者定期进行随访观察,一般3个月更换1次引流管。

(姜亚双)

第五节 染色内镜检查

染色内镜检查包括染色剂染色和电子染色两种,作为消化道肿瘤的辅助检查方法,染色后对小病灶的检出率可比常规方法提高2～3倍。染色内镜检查通常要比普通内镜检查过程增加5～10分钟。

一、染色剂染色内镜

染色剂染色内镜是指应用特殊的染料对食管、胃、肠道黏膜染色,从而使黏膜的结构更加清晰,病变部位与周围的对比加强,轮廓更加清晰,从而提高病变的检出率。染色内镜最早于1966年由津田报道,此后报道日渐增多,应用的染料也逐渐增多,应用范围也从最初的胃黏膜染色扩展至食管、胃、小肠和大肠。

(一)适应证

(1)常规内镜无法诊断的病变。

(2)常规内镜检查所发现的食管、胃、大肠黏膜病变,包括黏膜粗糙、糜烂、溃疡等均可进行染色内镜检查。

(3)对Barrett食管及早期食管癌、胃黏膜肠上皮化生及早期胃癌、大肠黏膜病变及早期癌变的诊断。

(4)对幽门螺杆菌感染的诊断。

(二)禁忌证

(1)所有常规内镜检查的禁忌证均为染色内镜检查的禁忌证。

(2)对部分染色剂过敏的病症,如甲状腺功能亢进症是碘染色的相对禁忌证。

(三)术前准备

1.器械准备

(1)电子内镜:最好是电子放大内镜。

(2)主机和光源:根据内镜型号选用相匹配的类型及配置。

(3)注水瓶。

(4)吸引装置。

(5)各种型号的注射器。

(6)喷洒导管。

(7)蒸馏水。

(8)染色剂:根据病变需要选择染料,种类有以下3种。①活体染色剂(如卢戈碘液、亚甲蓝、甲苯胺蓝)能通过扩散主动吸收进入上皮细胞内。②局部对比染色剂(靛胭脂)仅积聚于黏膜表面的凹陷区,从而显示黏膜的表面轮廓。③反应性染色剂(如刚果红)可与上皮细胞表面的特定成分或与特定 pH 水平的酸性分泌物反应。

2.患者准备

(1)询问病史,评估患者情况,掌握适应证。

(2)向患者说明检查的目的和大致过程及可能出现的情况,并交代检查过程中的注意事项,解除患者焦虑和恐惧心理,以取得合作。

(3)检查前应取得患者的知情同意,签署知情同意书。

(4)由于部分染色剂(主要是碘)有引起过敏的可能性,需事先向患者及家属说明,必要时做碘过敏试验。

(四)术中护理配合

1.患者护理

(1)同常规胃镜或肠镜检查。

(2)检查过程中严密监测病情,注意观察患者神志、面色、生命体征的变化,如有异常,应立即停止,行对症处理。

(3)老年人、使用镇静剂和止痛剂者应加强监护,注意观察患者对止痛剂、镇静剂的反应。

(4)术中患者常出现恶心呕吐、腹痛、腹胀等反应,应轻声安慰患者,必要时对患者行肢体接触,按摩腹部,提醒术者抽气减压,使检查顺利进行。

(5)心理护理要贯穿检查全过程,由于染色内镜的观察一般比普通胃肠镜检查的时间稍长,患者对该检查缺乏了解,常担心染色剂的变态反应及不能承受检查等,易产生紧张、恐惧心理。检查过程中应注意缓解患者的心理压力。

2.治疗过程中的配合

常规配合同胃镜或肠镜检查,黏膜染色的配合如下。

(1)复方碘溶液染色法:一般用于食管,将内镜头端退至可疑病变近端,黏膜表面冲洗干净后,由钳道管口插入一条喷洒导管(最好用专用的喷洒型导管,这样着色均匀,用少量复方碘溶液即可达到目的),将复方碘溶液 3～5 mL 喷洒在病灶及周围黏膜上,1 分钟后观察黏膜染色情况,也可用浸泡法或涂布法,染色时间也只需 1 分钟。复方碘溶液黏膜染色不均匀时,可采用两次重复染色法,两次间隔时间不少于 2 分钟,染色总时间不少于 5 分钟。护士需协助扶镜,以防镜子滑出或移位。给病变部位前后染色时注意推注染料要缓慢,以免黏膜表面产生泡沫而影响观察。正常的食管鳞状上皮内含有丰富的糖原,与碘液接触后可呈现棕褐色,食管癌细胞内糖原含量减少甚至消失,遇碘不变色,这有助于病灶的定位活检;食管炎症、溃疡或肿瘤时上皮糖原含量减少,故染色较浅或不着色。观察完毕用生理盐水冲洗,喷洒、冲洗染剂要彻底,以免将未冲洗干净的染剂误认为是着色病灶,干扰诊断。抽吸干净染料胃液,减少患者不适。护士还要协助术者观察可疑病变,发现染色区或不染色区,应提醒术者于该处取病理活检,以提高早期食管癌或 Barrett 食管的检出率。

(2)亚甲蓝染色法:正常胃黏膜不吸收亚甲蓝而不着色,胃黏膜肠上皮化生、不典型增生可吸收亚甲蓝而染成蓝色。胃癌灶也可被染色,但所需时间较长,可能与染料直接弥散作用有关。也可用于肠道黏膜染色。因胃黏膜表面的黏液易被染色而影响黏膜本身染色的观察,故清除胃黏膜表面黏液尤其重要。先肌内注射解痉剂,5 分钟后口服蛋白分解酶链蛋白酶 2 万 U、碳酸氢钠 1～2 g 及稀释 10 倍祛泡剂20～80 mL,转动体位 10～15 分钟,使胃壁各部分与药液充分接触。接着行胃镜检查,在镜下用喷洒导管对病变部位喷洒 0.5%～0.7%亚甲蓝溶液 10～20 mL,2～

3分钟后用水冲洗,观察黏膜染色情况。另一种方法为口服法:禁食12小时,清除黏液方法同上,口服100～150 mg亚甲蓝胶囊,让患者反复转动体位30分钟及活动1～1.5小时,然后进镜观察。正常胃黏膜不着色,肠化生及不典型增生灶染成淡蓝色。胃癌病变染色需时较长,为30～60分钟,呈深蓝色或黑色,故胃癌的染色主要采用口服法。

(3)靛胭脂染色法:靛胭脂为对比染色剂,不使胃黏膜着色,而是沉积于胃窝内或其他异常凹陷病灶内与橘红色的胃黏膜形成明显的对比,易于显示胃黏膜表面的微细变化。也可用于肠道黏膜染色。先按前述方法清除胃内黏液,在镜下由钳道管口直接注入或用喷洒导管将0.2%～0.4%靛胭脂溶液30～50 mL均匀地喷洒胃壁各部分。也可采用口服法将黏液清除剂与1.2%靛胭脂溶液20 mL口服,15分钟后进镜观察。正常胃黏膜区清晰可见,易发现常规胃镜难以发现的早期胃癌,有助于良、恶性溃疡的鉴别。靛胭脂必须用蒸馏水而非生理盐水配制,因为靛胭脂难以溶解于生理盐水,用生理盐水稀释后再进行黏膜染色时可发现较多的试剂颗粒,同时染色较淡,不能清晰显示细微病变。靛胭脂染色时,应着重观察病变部位的腺管开口类型以及病变的大小、形态、色泽、边界等,以期发现早期病变。

(4)刚果红染色法:刚果红在pH为5.2时呈红色,在pH<3.0时变为蓝黑色,利用该原理可测定胃黏膜酸分泌情况。胃镜下喷洒0.3%刚果红及0.2 mol/L碳酸氢钠混合液至全胃,肌内注射五肽胃泌素6 μg/kg,15～30分钟后观察胃黏膜着色情况。正常胃黏膜呈蓝黑色,说明有胃酸分泌,不变色则说明缺乏胃酸分泌,有助于确定萎缩性胃炎的程度及范围。

(5)亚甲蓝-刚果红染色法:术前30分钟服黏液清除剂,10分钟后肌内注射丁溴东莨菪碱20 mg,20分钟后行胃镜检查,吸尽剩余胃内液体,插入喷洒导管,对可疑病变处或全胃黏膜均匀地喷洒0.5%亚甲蓝溶液;待亚甲蓝消失后,再喷洒0.3%刚果红及0.2 mol/L碳酸氢钠混合液及肌内注射五肽胃泌素6 μg/kg,5～15分钟后观察。黏膜染色情况同前,可以清楚观察到局部褪色区的轻微改变,指示活检部位以提高早期胃癌的诊断率。

(五)术后护理

1.患者护理

(1)复方碘溶液在食管染色后应告知患者短时间内咽部或胸骨后有烧灼感,一般不特别处理可自行缓解,特别不适者可口服凉开水或牛奶。若出现胸骨后疼痛、腹痛、恶心呕吐等症状,可于染色后注入10%硫代硫酸钠以中和碘对食管黏膜的刺激,能明显减轻患者的不适感。

(2)应用靛胭脂、亚甲蓝等染色剂,特别是在肠道内染色,术后应告知患者两天内大便会有蓝色,是正常反应,不用慌张。

(3)术后2小时患者可以进半流质饮食或软食,避免生硬、粗糙、辛辣刺激性食物,忌含气饮料及烟酒。

(4)严密观察神志及生命体征的变化,如有腹痛、呕血及时报告医师等。

(5)如术前使用镇静剂者,必须在苏醒区留观1小时后离开,防止发生意外。

(6)其他同常规胃镜或肠镜检查后护理。

2.器械及附件处理

检查结束后,护士首先对染色内镜进行床侧初步清洁,接着将染色内镜及其附件按消毒规范进行处理。

(六)注意事项

(1)由于染色内镜的观察时间较长,心理护理要贯穿检查全过程,在术前、术中及术后均应进行。

（2）要重视对食管、胃、大肠黏膜的清洁，进行染色前应充分清洗抽吸，有利于色素与黏膜更好地接触。

（3）正确配制染色剂，护士必须熟悉各种染色剂的配制方法，要求当天配制当天使用，防止污染。根据不同部位，选择配制适当浓度的染料，如0.4％靛胭脂和0.5％～0.7％亚甲蓝溶液黏膜着色效果较好。

（4）黏膜染色要充分。染色剂与黏膜接触时间应充分、量要足够，可根据病变大小及要求选择用量，一般5～10 mL即可。

（5）导管应选择喷洒型，且内镜应匀速移行，保证染色剂喷洒均匀。

（6）染色后注意冲洗染色部位的染色剂。

（7）检查中要严密观察病情变化，加强监护。

二、电子染色内镜

电子染色内镜是指应用人工智能电子染色对食管、胃、肠道黏膜进行染色，以更好地观察组织表层结构和毛细血管走向，如实反映黏膜微凹凸变化，从而提高病变的检出率。电子染色内镜无须喷洒化学色素即可对病灶进行电子染色，更有利于细微病变和早期胃癌的发现。该胃镜操作与普通胃镜一样，电子染色仅进行模式转换即可，简单、方便，故目前临床应用非常广泛。

（一）适应证

同染色剂染色内镜。

（二）禁忌证

所有常规内镜检查的禁忌证均为电子染色内镜检查的禁忌证。

（三）术前准备

1.器械准备

（1）具有电子染色功能的电子内镜。

（2）各种型号注射器。

（3）蒸馏水。

（4）其他同常规胃镜或肠镜检查准备。

2.患者准备

（1）评估患者的身体状况以及适应证和禁忌证。

（2）检查治疗前向患者讲解检查全过程并及时签署知情同意书，取得患者及家属的同意和配合。

（3）做好心理护理，消除恐惧心理。

（4）其他同常规胃镜或肠镜检查准备。

（四）术中护理配合

1.患者护理

（1）检查过程中，注意观察患者神志、面色、生命体征的变化，如有异常，应立即停止，行对症处理。

（2）心理护理要贯穿检查全过程，由于电子染色内镜一般比普通胃肠镜检查的时间稍长，易产生紧张、恐惧心理。检查过程中应注意缓解患者的心理压力。

（3）检查中要严密监测病情,尤其对老年人、使用镇静剂和止痛剂者更应加强监护。

（4）其他同常规胃镜或肠镜检查。

2.治疗过程中的配合

（1）同胃镜或肠镜检查。

（2）医护配合:当术者发现病变后,护士先用蒸馏水将黏膜表面冲干净,然后术者根据需要选择合适的挡位（电子染色分为 10 挡）,必要时加放大内镜进行观察。

（五）术后护理

1.患者护理

同染色剂染色内镜检查。

2.器械及附件处理

同染色剂染色内镜检查。

（六）注意事项

（1）加强心理护理,缓解患者心理压力。

（2）术中及术后要严密监测病情。尤其对老年人、使用镇静剂和止痛剂者应加强监护。

（3）其他:同染色剂染色内镜。

（姜亚双）

第六节 放大内镜检查

为了使消化道黏膜的结构显示更加清晰,以发现微小病变,产生了放大内镜。经 30 多年的改进,现在新型的放大内镜都为可变焦内镜,可放大 60～150 倍,接近实体显微镜的放大倍数。放大内镜由于放大倍数的增加、清晰度的提高和可操作性的增强,已逐步进入临床。其放大倍数介于肉眼和显微镜之间,与实体显微镜所见相当,放大内镜检查对操作者的内镜操作和镜下黏膜形态学诊断的要求较高,一般为单人操作。对于配合护士,应着重于患者病灶黏膜的准备。

一、适应证

放大内镜检查通常在染色内镜配合的情况下使用,故其适应证与染色内镜相同。

二、禁忌证

所有常规内镜检查的禁忌证均为放大内镜检查的禁忌证。

三、术前准备

（一）器械准备

（1）内镜:放大胃镜或放大肠镜。目前所用的放大内镜是日本 Olympus、Fujinon 公司的放大内镜,其放大倍数由数倍增至最高 400 倍,足以满足区别微细结构的变化。

（2）内镜喷洒导管。

（3）水杯。

（4）内镜透明帽。

（5）常规染色放大内镜检查的药物。①黏膜祛泡剂：有同类产品较好，如果没有，可以新鲜配制：糜蛋白酶 2 万 U＋碳酸氢钠 1 g＋二甲硅油 4 mL＋蒸馏水 100 mL。②黏膜染色剂：复方碘溶液、0.2％～0.4％靛胭脂或亚甲蓝等，根据病灶部位和术者要求选择。

（6）需要连接放大器的放大内镜，必须小心将连接导线与内镜连接好，打开电源，将脚踏控制器放置于术者易于操作的位置。

（7）配制好的黏膜祛泡剂及染色剂，用 20 mL，注射器抽好备用。

（8）其他：同染色剂染色内镜检查准备。

（二）患者准备

（1）如为上消化道放大内镜检查，检查前 10～20 分钟口服配制好的祛泡剂，去除胃肠道黏膜表面的泡沫，使镜下视野清晰，可避免遗漏微小病变。服后嘱患者勿咽口水，有痰或口腔分泌物要吐出，以免重新造成胃内泡沫。检查前应常规口服咽麻剂。

（2）如为肠镜检查，应着重于良好的肠道准备。

（3）检查前遵医嘱适量应用镇静剂及解痉剂，如地西泮注射液 5～10 mg，东莨菪碱 20 mg 或盐酸山莨菪碱（654-2）5～10 mg，以减轻患者的不适及减轻胃肠的蠕动。采用静脉麻醉者，则由麻醉医师进行。

（4）由于放大内镜的观察一般比普通胃肠镜检查的时间稍长，应向患者说明，鼓励患者放松，耐心接受检查。

四、术中护理配合

（一）患者护理

（1）同常规胃肠镜检查。

（2）术者进镜检查时，护士应使用鼓励安慰性语言，使患者尽可能地放松并注意观察患者的神情和肢体语言，给予心理、精神安慰，最大程度争取患者的配合。

（3）检查过程中，严密监测患者心率、呼吸、血压、血氧饱和度的变化，同时指导患者深呼吸。

（二）治疗过程中的配合

（1）检查前先将透明帽置于内镜先端部。透明帽的主要作用是固定视野，使术者更易于观察病变。术者在用放大内镜进行实际观察时，需先用常规检查方法对消化道腔内各部位的黏膜面进行大范围的观察。在确定异常所见时，将内镜前端对准病变，同时将操作按钮切换成放大观察，将内镜前端的透明帽贴紧黏膜面，进行放大观察。

（2）当用放大内镜观察黏膜形态不清或为突显病灶范围时，常需结合黏膜染色剂进行色素放大内镜观察的方法。护士将病灶黏膜表面冲洗干净后，按病灶需要，将准备好的染色剂连接喷洒导管递给术者，对准病灶进行染色。

（3）在检查中如遇黏膜表面黏液多、泡沫多、有血迹、有食物残留等影响视野清晰度时，可用50 mL 注射器吸水经活检孔道注水冲洗，使用黏膜祛泡剂溶液冲洗效果更好。

（4）在取活检或做染色治疗时，需护士协助扶镜，以防镜子滑出或移位。

五、术后处理

(一)患者护理

(1)如术中结合色素放大内镜观察后,应告知患者可能出现的状况。如食管复方碘溶液染色后一般会出现烧灼感、0.2%~0.4%靛胭脂溶液或亚甲蓝染色后短时间内大便会出现蓝色,均属正常的反应,勿慌张。

(2)其他:同染色内镜检查后护理。

(二)器械及附件处理

同染色内镜检查后护理。

(姜亚双)

第七节　无痛内镜技术

无痛内镜技术是指在静脉麻醉或清醒镇静状态下实施胃镜和结肠镜检查,使整个检查在不知不觉中完成,具有良好的安全性和舒适性。目前多采用清醒镇静的方法,在镇静药物的诱导下使患者能忍受持续保护性反应而导致的不适,以减轻患者的焦虑及恐惧心理,提高痛阈,但患者仍保持语言交流能力和浅感觉,可配合医师的操作。无痛内镜克服了传统内镜操作过程中患者紧张、恶心、腹胀等缺点,消除患者紧张、恐惧的情绪,提高对检查的耐受性;胃肠蠕动减少,便于医师发现细微病变;减少了患者因痛苦躁动引起的机械性损伤的发生及因紧张、恐惧和不合作而产生的心脑血管意外。护士应严格掌握各种药物的正确使用、注意术中的监测及并发症的及时发现与处理,密切配合医师完成检查,确保患者安全。

一、适应证

(1)有内镜检查适应证但恐惧常规内镜检查者。

(2)呕吐剧烈或其他原因难以承受常规内镜检查者。

(3)必须行内镜检查但伴有其他疾病者,如伴有癫痫史、小儿、高血压、轻度冠心病、陈旧性心肌梗死、精神疾病等不能合作者。

(4)内镜操作时间长、操作复杂者,如内镜下取异物等。

二、禁忌证

(1)生命处于休克等危重症者。

(2)严重肺部疾病,如慢性阻塞性肺疾病、睡眠呼吸暂停;严重肺心病、急性上呼吸道感染、支气管炎及哮喘病。

(3)腐蚀性食管炎、胃炎、胃潴留。

(4)中度以上的心功能障碍者、急性心肌梗死、急性脑梗死、脑出血、严重的高血压者。

(5)急剧恶化的结肠炎症(肠道及肛门急性炎症、缺血性肠炎等)、急性腹膜炎等。

(6)怀疑有胃肠穿孔者、肠瘘、腹膜炎及有广泛严重的肠粘连者。

（7）极度衰弱，不能耐受术前肠道准备及检查者。

（8）肝性脑病（包括亚临床期肝性脑病）。

（9）严重的肝肾功能障碍者。

（10）妊娠期妇女和哺乳期妇女。

（11）重症肌无力、青光眼、前列腺增生症有尿潴留史者。

（12）严重过敏体质，对异丙酚、咪达唑仑、芬太尼、东莨菪碱、脂类局麻药物过敏及忌用者。

（13）严重鼻鼾症及过度肥胖者宜慎重。

（14）心动过缓者慎重。

三、术前准备

（一）器械准备

（1）内镜及主机。

（2）常规内镜检查所需的物品（同常规胃肠镜检查）。

（3）镇静麻醉所需设备：麻醉机、呼吸机、心电监护仪、简易呼吸球囊、中心负压吸引、中心吸氧装置等。

（4）必备急救器材：抢救车（包括气管切开包、静脉切开包等）、血压计、听诊器、专科特殊抢救设备等。

（5）急救药品：肾上腺素、去甲肾上腺素、阿托品、地塞米松等。

（6）基础治疗盘（包括镊子、碘伏、棉签等）。

（7）各种型号注射器、输液器、输血器。

（8）镇静药物：主要包括苯二氮䓬类抗焦虑药和阿片类镇痛药。在镇静内镜检查中，一般都采取某几种药物联合应用，因为联合用药可以发挥协同作用，达到更好的镇静效果，但是这也增加了呼吸抑制和低血压等不良事件的发生。因此在用药类型和剂量选择时应因人而异，在联合用药时适当减量。在镇静期间需追加药物时，应与上次给药时间有充分的间隔，以保证药物起效。

（二）患者准备

镇静剂在内镜操作中，既要减轻患者操作中的痛苦，又要保证操作安全。因此，除按常规内镜检查准备外，还要注意以下几方面。

（1）仔细询问患者病史，了解重要脏器功能状况，既往镇静麻醉史、药物过敏史、目前用药、烟酒史等。体格检查包括生命体征、心肺听诊和肺通气功能评估。

（2）向患者说明检查的目的和大致过程，解除患者焦虑和恐惧心理，取得合作，签署检查和麻醉知情同意书。

（3）完善术前准备：如心电图、胸片等。

（4）除内镜检查常规术前准备外，检查当天禁食 8 小时，禁水 4 小时。

（5）建立一条静脉通道，维持到操作结束和患者不再有心肺功能不全的风险时。

（6）协助患者取左侧卧位，常规鼻导管给氧，行心电监护，监测血压、脉搏、平均动脉压、心电波形及血氧饱和度。由麻醉医师缓慢注射药物。

四、术中护理配合

(一)患者护理

(1)病情监测:观察患者意识、心率、血氧饱和度、皮肤温度和觉醒的程度等变化,在镇静操作前、中、后做好记录。①意识状态:镇静内镜检查需等患者睫毛反射消失后开始进镜。检查中,护士应常规监测患者对语言刺激的反应能力,除儿童、智力障碍者和不能合作者(这些患者应考虑予以深度镇静)。同时,注意观察患者的"肢体语言"(如发白的指关节开始放松、肩下垂、面部肌肉放松、面色安详等)也有利于判断是否达到松弛和无焦虑状态。一旦患者只对疼痛刺激发生躲闪反应时,提示镇静程度过深,有必要使用拮抗药对抗药物反应。②呼吸状况:镇静内镜的主要并发症是呼吸抑制。因此,镇静内镜检查中对呼吸状况的监测尤为重要。呼吸抑制的主要表现是低通气,护士在检查中要注意观察患者的自主呼吸运动或者呼吸音听诊,一旦发现患者呼吸异常或血氧饱和度下降,可指导患者深呼吸,并吸氧,同时通知术者并配合处理。③循环变化:镇静内镜过程中循环系统的并发症包括高血压、低血压、心律失常等。护士应严密观察患者的血压及心电图情况,如有异常应及时通知术者并配合处理。检查中早期发生心率、血压的改变有利于及早发现和干预阻止心血管的不良事件。血氧饱和度的监测有利于及时发现低氧血症,避免由此带来的心肌缺血和严重心律失常,降低了心搏骤停的危险性。

(2)对有恶心呕吐反应的患者,给予异丙嗪注射液 25 mg 静脉滴注。

(3)由于患者在检查中处于无意识状态,因此护士应特别注意防止患者坠床。

(4)将患者的头部向左侧固定,下颌向前托起,以保持呼吸道通畅。

(5)妥善固定牙垫以免滑脱而咬坏仪器。

(二)治疗过程中的配合

镇静内镜的医护配合同常规内镜检查的配合。

1.无痛胃镜及经口小肠镜

患者咽喉部均喷洒 2%利多卡因 2～3 次,行咽部麻醉或给予利多卡因凝胶口服。静脉缓慢注射阿托品 0.25～0.5 mg,芬太尼 0.03～0.05 mg,继而静脉注射异丙酚 1～2 mg/kg(速度 20～30 mg/10 s),待其肌肉松弛、睫毛反射消失后停止用药,开始插镜检查。根据检查时间的长短及患者反应,酌情加用异丙酚和阿托品。

2.无痛肠镜及经肛小肠镜

先小剂量静脉注射芬太尼 0.5μg/kg,后将丙泊酚以低于 40 mg/10 s 的速度缓慢静脉注射,患者睫毛反射消失、进入睡眠状态、全身肌肉松弛后,术者开始操作,术中根据检查时间的长短及患者反应(如出现肢体不自主运动),酌情加用丙泊酚,最小剂量 50 mg,最大剂量 280 mg,退镜时一般不需要加剂量。

五、术后护理

(一)患者护理

(1)每 10 分钟监测一次意识状态、生命体征及血氧饱和度,直到基本恢复正常。

(2)因使用了镇静剂及麻醉剂,检查结束后不应急于起身,应该保持侧卧位休息,直到完全清醒,如有呛咳可用吸引器吸除口、鼻腔分泌物。

(3)胃镜检查后宜进食清淡、温凉、半流质饮食 1 天,勿食过热食物,24 小时内禁食辛辣食物,12 小时内不得饮酒。肠镜检查后当天不要进食产气食物,如牛奶、豆浆等。

(4)注意观察有无出现并发症如出血、穿孔、腹部不适等。

(5)门诊的患者需在内镜室观察 1 小时,神志清楚、生命体征恢复至术前或接近术前水平、能正确应答、无腹痛、恶心呕吐等不适可回家,需有家属陪同。个别有特殊病情的患者需留院观察。

(二)器械及附件处理

内镜的处理按内镜清洗消毒规范进行处理。

六、并发症及防治

(一)低氧血症

其原因除与丙泊酚和咪达唑仑本身药物作用外,可能与舌根后坠、咽部肌肉松弛阻塞呼吸道及检查过程中注气过多,引起肠肌上抬和肺压迫,导致肺通气不足有关。处理:立即托起下颌,增加氧流量至 5～6 L/min 及面罩吸氧。

严格掌握适应证,遇高龄、肥胖、短颈、肺功能较差的患者时,要尽量托起下颌,使其头部略向后仰 $10°～20°$,以保持呼吸道通畅,防止舌根后坠等阻塞呼吸道。同时,要加大给氧流量,避免操作过程中注气过多。

(二)低血压

其原因除与药物本身作用外,也与用药量偏大且推注速度较快有关。处理:①血压下降 >30% 者,予以麻黄碱 10 mg 静脉推注。②心率明显减慢,低于 60 次/分者,予以阿托品 0.5 mg 静脉推注。

严格掌握给药速度和给药剂量,若以手控给药时,最好将药用生理盐水稀释后缓慢匀速静脉推注,可有效预防注射过快和用药量偏大引起的循环抑制并发症;有条件时,建议靶控输注给药,能更准确地调控血药浓度,从而降低变态反应。

(三)误吸

误吸的主要原因为麻醉深度不够以及液体或咽部分泌物误入气管。处理:增加丙泊酚首剂用药量;口腔及咽喉部有分泌物时快速去除。

预防:增加首剂用药量,待药物作用充分后再进镜;及时抽吸口腔和咽部分泌物;有胃潴留和检查前 6 小时内有进食、饮水者列为禁忌。

(四)心律失常

心率减慢在无痛内镜检查中较为常见,可能与迷走神经反射有关。处理:一般只要暂停操作即可恢复。如心率减慢 <60 次/分者,静脉注射阿托品 0.5～1.0 mg 后心率恢复正常。发生心动过速一般为麻醉剂量不足所致,如心率 >100 次/分时,可追加异丙酚剂量。出现频发性室性期前收缩用利多卡因静脉注射。

(五)眩晕、头痛、嗜睡

麻醉苏醒后部分患者出现头晕、头痛、嗜睡及步态不稳。主要与药物在人体代谢的个体差异有关,也与异丙酚引起血压下降脑供血不足有关。多见于高血压、平素不胜酒力的患者和女性患者,绝大多数经卧床或端坐休息后缓解。

(六)注射部位疼痛

异丙酚为脂肪乳剂,浓度高,刺激性强,静脉推注时有胀痛、刺痛、酸痛等不适。处理:注射部位疼痛一般持续时间短且能忍受,麻醉后疼痛会消失,无须特别处理。如在穿刺时将穿刺针放于血管中央,避免针头贴住血管壁,或选择较大静脉注药可减轻疼痛。

七、注意事项

(1)检查前全面评估,严格掌握适应证与禁忌证,充分与患者沟通,解除其顾虑。

(2)术后2小时需有人陪护,24小时内不得驾驶机动车辆、进行机械操作和从事高空作业,以防意外。

(3)选择镇静麻醉药物时,注意药物类型和剂量应因人而异,在联合用药时适当减量。在镇静期间需追加药物时,应与上次给药时间有充分的间隔,以保证药物起效。

(4)给药时应通过缓慢增加药物剂量来达到理想的镇静/镇痛程度,比单纯一次给药效果更理想。根据患者的体表面积、年龄、体重和伴随病,从小剂量开始给药。

(5)应用异丙酚镇静时,该药物使诱导全身麻醉和呼吸暂停的风险增加,必须由受过专业训练的麻醉医师来应用。

(6)门诊患者严格把握出院指征,注意患者安全。

(7)其他同常规胃肠镜检查。

(姜亚双)

第八节 内镜下消化道狭窄扩张术

炎症、肿瘤、外来压迫等原因可导致消化道部分轻度狭窄或中、重度狭窄,从而造成消化道梗阻或不完全梗阻。目前,内镜下治疗消化道狭窄的主要方法有扩张术、切开术、消化道支架置放术、凝固疗法、注射疗法、光动力学疗法及冷冻疗法等。本节主要介绍内镜下扩张治疗的护理配合。

一、食管贲门狭窄扩张术

内镜下食管贲门狭窄扩张术用于治疗各种原因引起的食管贲门狭窄。扩张的主要方法有探条扩张术、球囊(气囊或水囊)扩张术。具体的手术方法主要取决于狭窄的性质、严重程度和患者的具体情况。护士应熟悉操作步骤,与术者配合默契;送入扩张器时动作要轻柔、准确,扩张时准确记录每次扩张的时间,以确保扩张的效果。

(一)适应证

1.食管、贲门急性梗阻

(1)良性病变所致梗阻:贲门失弛缓症、腐蚀性食管炎。

(2)恶性病变所致梗阻:食管、贲门肿瘤。

2.食管、贲门慢性梗阻

(1)良性病变所致梗阻:反流性食管炎、腐蚀性食管炎、食管术后吻合口炎等炎性狭窄;食管或贲门术后吻合口瘢痕、食管溃疡瘢痕、食管烧伤后瘢痕等瘢痕狭窄;食管蹼、膜或环,Schatzki环等先天性异常;贲门失弛缓症、弥漫性食管痉挛等食管动力性障碍;食管平滑肌瘤等良性肿瘤。

(2)恶性病变所致梗阻:食管癌、贲门癌等恶性肿瘤。

(二)禁忌证

(1)不能合作者。

(2)合并严重心肺疾病或其他严重病症者。

(3)严重衰竭无法耐受手术者。

(4)局部炎症、水肿严重者。

(5)狭窄部位过高或狭窄严重,引导钢丝无法通过者。

(三)术前准备

1.器械准备

(1)根据狭窄的程度选择孔道大小合适的内镜。

(2)探条式扩张器:包括非钢丝引导的扩张器和钢丝引导的扩张器。最常用的是 Maloney 扩张器和 Savary 扩张器。

(3)引导钢丝:检查引导钢丝是否平直,如有折痕、成角,应事先整理使钢丝平直。

(4)球囊(气囊或水囊)扩张器:分为钢丝引导和非钢丝引导 2 种,最常用的是 Rigiflex OTW 和 Rigiflex TTS 扩张器。每一个球囊先接注射器注气,检查球囊是否有漏气。

(5)球囊扩张专用压力枪、测压表和注射器。

(6)生理盐水。

(7)X 线透视机。

(8)水溶性润滑剂。

(9)其他同常规胃镜检查。

2.患者准备

(1)向患者及家属解释扩张治疗的意义及可能出现的并发症,以取得患者及家属的配合,并签署手术同意书。

(2)行必要的上消化道钡餐造影、胃镜检查及组织检查,以明确狭窄的部位、长度、特点及病因等。

(3)调整抗凝血药物治疗,做血常规、血型、凝血功能和肝、肾功能等化验检查。必要时行心肺功能检查,心肺功能较差者术前予以纠正。

(4)术前 24~36 小时开始进流食,手术当天至少禁食 12 小时,保证食管无食物残留,防止术中误吸。如果食管腔内有残留食物,则需延长禁食时间,也可通过持续胃肠减压或胃镜吸引、冲洗使食管清洁。

(5)术前 30 分钟肌内注射地西泮 10 mg、654-2 10 mg。

(6)术前对患者咽喉部表面进行麻醉(同常规胃镜检查)。

(7)不能配合操作的患者,可在全麻下进行手术,以防发生意外。

(四)术中护理配合

1.患者护理

(1)同常规胃镜检查护理。

(2)在手术过程中,保持患者体位不变,固定好牙垫,嘱患者放松全身,缓慢做深呼吸;如口腔有分泌物,嘱患者让其沿口角自然流出,不宜吞咽,以防引起呛咳或窒息。

(3)扩张会使狭窄的黏膜撕裂,患者可出现不同程度的胸痛,术中应严密观察患者的意识、面色、生命体征以及疼痛的情况。如发现患者意识及生命体征出现异常或患者对疼痛难忍、置入的探条式扩张器遇到阻力时,应立即停止扩张,不可强行通过,以免因扩张过度致使狭窄口黏膜撕裂过深而导致出血或穿孔等严重并发症。

2.治疗过程中的配合

(1)探条扩张术:①术者插入胃镜进行常规胃镜检查,观察狭窄情况,估计狭窄部直径及所需扩张器的型号,测量狭窄部远端至门齿的距离。②将引导钢丝经胃镜活检孔道送入胃内,越过狭窄部位,在透视下或胃镜直视下使引导钢丝的弹簧帽端抵达胃底或胃体部。术者退镜,护士送引导钢丝,两者的速度应保持一致,保证引导钢丝在胃内且不打弯。术者固定引导钢丝,使引导钢丝不从口中滑出。③术者拔出胃镜后,护士持稳引导钢丝。根据狭窄情况先选择较细的探条进行扩张,将引导钢丝穿入扩张器中心管道内,沿引导钢丝送入扩张器,待有阻力感后慢慢于透视下将扩张器的扩张部(即圆柱形部分)通过狭窄口送到狭窄部远端,推进时要注意固定引导钢丝,不要使引导钢丝插入太深。停留3分钟左右,退出扩张器。退出探条时注意均匀向外抽,但要时时向前送引导钢丝,不要让引导钢丝随探条一同退出,注意保持引导钢丝的位置固定不变。④依次增加扩张器的直径,使狭窄部分逐渐被扩开。扩张完毕后,扩张器连同引导钢丝一起退出。⑤术者再次插入胃镜检查,观察狭窄部黏膜撕裂情况,如出血较多,可用去甲肾上腺素止血或其他方法止血。

(2)OTW球囊导管扩张术:①手术前两个步骤同探条扩张术。②根据患者狭窄部位情况选用直径30 mm、35 mm或40 mm的球囊扩张器,先将球囊内空气抽空,锁住导管尾部三通接头通球囊的通道,在球囊外涂以润滑油便于插入。将球囊装置的中央孔道套入引导钢丝,在透视下或内镜直视下确定球囊中央位于狭窄部中央。③接带压力计的注射器向球囊内注气或注水,在X线或内镜监视下进行扩张,扩张压力一般为20～40 kPa,维持1分钟,放气;再注气、放气,反复2～3次;扩张期间应注意患者的反应,如有异常应立即停止注气。扩张完毕后,扩张器连同引导钢丝一起退出。④最后一个步骤同探条扩张术。

(3)TTS球囊导管扩张术的配合:①手术步骤的第一步同探条扩张术。②护士将TTS球囊外涂润滑油,抽尽球囊内空气,递给术者,经内镜活检孔道插入直到导管先端露出在视野内。③选较细的一根球囊导管,将导管插入狭窄部位的中央有孔处,术者缓缓向前推进导管,至阻力突然消失,说明球囊导管已越过病变部位,按照术前已测定好的每一球囊的注气量,用带压力计的注射器向球囊中注气,注意压力变化不能超出术前测定的压力太多,否则球囊容易破裂;充气2分钟,放气;再充气、放气;反复多次后,抽尽球囊中的空气,将球囊从活检孔道中退出;换稍粗一级的球囊导管如上法扩张,如此一直扩张到20～25 mm球囊。④术者再次插入胃镜检查,观察狭窄部黏膜撕裂情况,如出血较多,可用去甲肾上腺素止血或其他方法止血。

(五)术后护理

1.患者护理

(1)术后卧床休息24小时,避免用力咳嗽。注意观察患者生命体征情况,观察患者有无胸痛、咳嗽、发热、呼吸困难、皮下气肿、呕血及黑便等不适,出现异常及时处理。

(2)扩张治疗术后禁食6小时,6小时后无特殊不适可进食温凉流质食物1～2天,再进半流质食物,以后逐步过渡到普食。避免暴饮暴食,减少油腻食物。餐后2小时时或睡眠时应抬高床头15°～30°,防止食物反流。

(3)术后常规应用止血药、制酸剂、黏膜保护剂、抗生素3～5天。

(4)其他护理同胃镜检查护理常规。

(5)指导患者定期随访疗效,观察有无反流性食管炎、狭窄再形成等远期并发症。效果不佳者1~2个月后可重复治疗。

2.器械及附件处理

(1)内镜处理:同胃镜检查。

(2)探条处理:探条不能高压蒸汽消毒,只能用2%戊二醛溶液浸泡消毒。清洗、浸泡时探条应保持平直,不能弯曲,探条中央管道应用清洗刷清洗干净,再接专用钝针头,接注射器或高压水枪注水冲洗。消毒后放回原装箱内保存,探条的先端必须插回厂家配置的保护用硬钢丝,以免探条的先端变形、折损。

(3)球囊导管为一次性使用物品,禁止重复使用。

(六)并发症及防治

1.出血

在扩张之后可发生出血,多数可自行停止,极少数出血不止者可行内镜止血。

2.穿孔

对小的穿孔可先采取保守治疗,立即禁食,给予肠道外营养,给予抗生素治疗;如穿孔较大,应立即行外科手术治疗。

3.胃食管反流

应避免平卧位,穿着宽松的衣服,应用制酸剂,促进胃动力等。

4.吸入性肺炎

需应用抗生素治疗。

5.继发感染

可发生菌血症或败血症,需应用抗生素治疗。

(七)注意事项

(1)治疗前全面评估患者,掌握适应证、禁忌证,选择合适的治疗方法。充分沟通,解除患者的顾虑。

(2)治疗前至少禁食12小时,保持食管清洁。如果食管腔内有残留食物者则需延长禁食时间,也可通过持续胃肠减压或胃镜吸引、冲洗使食管清洁。

(3)行Savary扩张器扩张的患者必要时需安排在X线机的检查台上,利用X线机对引导钢丝进行定位。护士应与术者配合密切,退镜和送引导钢丝的速度要一致,保留引导钢丝在胃腔内不打弯,直到内镜完全退出。当扩张器经过引导钢丝时,护士应在插入引导钢丝时保持引导钢丝的末端盘绕和拉紧,不允许向前或向后滑动,并注意引导钢丝的标记。

(4)探条扩张时,推进探条应注意缓慢往外抽拉固定引导钢丝,防止引导钢丝插入过深;退条时要用力均匀往前送引导钢丝,勿使引导钢丝同时被带出体外。使用球囊(气囊或水囊)扩张时,术前需测定球囊注气量及压力。

(5)操作时护士应与术者密切配合,谨慎操作,用力适度,遇有阻力勿强行通过以免发生意外或损坏器械。

(6)手术中密切观察患者的面色、呼吸、脉搏及疼痛等变化,发现异常及时处理。术后注意有无出血、穿孔、感染等并发症,发现异常及时报告医师处理。

(7)治疗后合理安排膳食,告知患者进食宜少量多餐,细嚼慢咽,避免暴饮暴食,少进油腻食物或刺激性强的食物,如浓茶、咖啡、酒等,以免胃酸增多引起反流症状。

(8)检查结束,及时清理设备及用物,定期检查设备性能,如有故障及时报告、维修。

(9)指导患者定期复诊,出现严重不适,应立即来院就诊。

二、结肠扩张术

结肠扩张术用于治疗各种原因引起的大肠狭窄。大肠狭窄可分为良性狭窄和恶性狭窄。良性狭窄常见于炎症性疾病、术后吻合口狭窄及外伤等;恶性狭窄常见于结/直肠肿瘤及盆/腹腔肿瘤压迫等。良性狭窄可行内镜下球囊扩张术治疗,恶性狭窄可于扩张术后行金属支架置放术解除肠梗阻。

(一)适应证

(1)结/直肠良、恶性肿瘤术后吻合口狭窄。

(2)结/直肠炎性狭窄、溃疡性结肠炎、克罗恩病、结核、血吸虫病肉芽肿、性病淋巴肉芽肿、放线菌病、肠粘连。

(3)放射性肠炎,烧伤,具有腐蚀性的药物、栓剂的损伤引起的肠腔狭窄。

(4)置放金属支架前扩张肠腔,结/直肠狭窄手术前解除梗阻。

(二)禁忌证

(1)梗阻肠管已坏死穿孔,有瘘管和深溃疡,有较大憩室。

(2)重度内痔出血,狭窄部位有严重炎症、出血。

(3)严重心肺功能衰竭,凝血功能障碍,有严重出血倾向。

(4)不能合作者。

(三)术前准备

1.器械准备

(1)肠镜治疗孔道直径达 3.7 mm 和 4.2 mm 的治疗内镜。

(2)扩张导管、球囊导管。

(3)导丝。

(4)球囊扩张专用压力枪、测压表和注射器。

(5)泛影葡胺、生理盐水。

(6)润滑剂。

(7)吸引器、X 线透视机。

(8)其他物品同普通结肠镜检查。

2.患者准备

(1)向患者及家属解释扩张治疗的意义及可能出现的并发症,取得患者及家属的配合,并签署手术同意书。

(2)术前行钡剂造影、结肠镜检查,重度狭窄者行泛影葡胺造影,以明确狭窄的部位、程度及特点等。

(3)至少术前 3 天停服影响凝血功能的药物,行血常规、血型、凝血功能和肝、肾功能等化验检查。必要时行心肺功能检查,心肺功能较差者术前予以纠正。

(4)肠道准备、术前用药同肠镜检查,禁用甘露醇准备肠道。

（四）术中护理配合

1.患者护理

同结肠镜检查。

2.治疗过程中的配合

（1）OTW球囊导管扩张术的配合：①术者插入肠镜观察肠道狭窄情况。②自内镜钳道管口插入引导钢丝，将引导钢丝的前端越过狭窄段放置在远端，在X线下定位，明确狭窄部位病变后，退出内镜，保留引导钢丝。此时护士应与术者密切配合，术者退镜，护士送引导钢丝，两者的速度应一致，保证引导钢丝留在肠腔内而又不会打弯，直到内镜完全退出。术者固定引导钢丝，不让引导钢丝从口中滑出。③将球囊内空气抽尽，锁住导管尾部三通接头通球囊的通道，在球囊外涂以硅油便于插入。④引导钢丝尾部插入球囊导管先端孔中，沿引导钢丝送入球囊导管。在透视下可见球囊两端的标志，接带压力计的注射器向球囊中注气，如球囊中部成腰，说明球囊位置正确；如果成腰偏高或偏低，应调整球囊位置再注气，一般球囊压力达到40 kPa，维持1分钟，放气；再注气、放气，反复2～3次；扩张期间应注意患者的反应，如有异常应立即停止注气。⑤术者将球囊导管和引导钢丝一起退出；护士接过球囊导管和引导钢丝立即用清水冲洗干净，留待进一步清洗消毒。⑥如遇术后采用吻合器铁钉的吻合口狭窄，在做球囊扩张时，尽量不要让球囊导管前后移动，防止损伤球囊。⑦内镜能顺利通过扩张后的狭窄段的远端，仔细观察有无肿瘤和其他病变，必要时协助取活检。如出血较多可行内镜下止血术。

（2）TTS球囊导管扩张术的配合：①同OTW球囊导管扩张术。②将TTS球囊导管外涂润滑剂，抽空球囊内空气，递给术者，经内镜钳道管插入直到导管先端露出（在视野内）；注意阻力大时不可强行用力，应检查是否将球囊中的空气完全抽空。③选较细的一条球囊导管，将导管插入狭窄部位的中央有孔处，术者缓缓向前推进导管至阻力突然消失，说明球囊导管已越过病变部位，按照术前已测定的每一球囊的注气量，用带压力计的注射器向球囊中注气，注意压力变化不能超出术前测定压力太多，否则球囊容易破裂；充气2分钟、放气，再充气、再放气，反复多次后，抽空球囊中的空气，将球囊从钳道管中退出；换稍粗一级的球囊导管如上法扩张；如此一直扩张到20～25 mm球囊。④术者用水冲净使视野清晰后，进镜观察，注意扩张部位损伤，如出血多，护士配合术者行内镜下止血。

（五）术后护理

1.患者护理

（1）术后卧床休息24小时。注意观察患者腹部体征，观察患者有无腹痛、发热、便血等不适，出现异常及时处理。

（2）术后禁食1～2天，如无不适可进流质饮食，次日可进半流质饮食，以后逐步增加饮食中的固体含量，进少渣饮食。

（3）术后常规应用抗生素3～5天。

（4）其他护理同结肠镜检查护理常规。

（5）指导患者定期随访疗效，为防止术后再狭窄，指导患者术后2周再次行扩张治疗。

2.器械及附件处理

（1）内镜处理同结肠镜检查。

（2）球囊导管为一次性使用物品，用后弃之。

（3）引导钢丝清洗消毒后备用。

（六）并发症及防治

1.出血

在扩张之后可发生出血，多数可自行停止，极少数出血不止者可行内镜止血。

2.穿孔

对小的穿孔可先采取保守治疗，立即禁食，肠道外营养，给予抗生素治疗；如穿孔较大，应立即行外科手术治疗。

3.感染

需应用抗生素治疗。

（七）注意事项

（1）按要求做好肠道准备，保证肠道清洁。

（2）术中密切观察患者的面色、呼吸、脉搏、腹胀、腹痛等情况；术后注意有无腹胀、腹痛、发热及黑便等情况，发现异常及时通告医师。

（3）术中操作应轻柔、少量注气，在插入引导钢丝和球囊导管的过程中如遇阻力过大，不可强行用力，压力泵应缓慢逐渐加压。

（4）其他同食管贲门扩张术。

（姜亚双）

第九节　内镜下隧道技术

内镜下隧道技术是一项全新的技术，在隧道技术中，通过在消化道的黏膜层与固有肌层之间建立一条黏膜下隧道来进一步实施各种内镜下干预，例如环形肌切开术治疗贲门失弛缓症、切除黏膜下肿瘤、通过隧道进入胸腔和腹腔进行内镜下诊治。充分的术前准备、熟练的术中配合是手术成功的关键，护理人员应掌握每个器械的正确使用及每一个手术步骤，娴熟地与术者配合，确保手术的顺利开展及患者的安全。

一、隧道技术的应用领域

（一）黏膜层疾病的治疗

如经内镜隧道式黏膜下剥离术等。

（二）肌层相关病变的治疗

如黏膜下隧道内镜肿瘤切除术、经口内镜括约肌切开术等。

（三）诊断与治疗

胃肠道腔外疾病如淋巴结切除、肿瘤切除、经人体自然腔道内镜手术等。

二、隧道技术的优点

（一）保证人体结构的完整

将消化道由1层变成了2层，尽可能将操作的入口、途径、目标位置放在同一个腔隙内。利用黏膜层或固有肌层隔离消化道与人体的其他腔隙，避免气体和消化液进入其他间隙。

(二)符合未来腔镜手术原则

(1)遵循腔隙完整原则。

(2)在有菌与无菌条件下,以无菌条件为首选。

(3)在有化学刺激与无化学刺激条件下,以无化学刺激为首选。

(4)在有自然腔道与无自然腔道条件下,以有自然腔道为首选,自然腔道的选择,应该首先符合第(2)、(3)条原则。

(5)在人口与手术部位距离方面,在遵循上述原则的同时,遵循就近原则。

(6)具有良好的预防与止血技术,并有候补措施能够保证几乎100%的止血率。

(7)具有熟练预防与封闭腔隙间相互贯通的技术,保证能够恢复人体原有腔隙的完整与闭合状态。

(8)遵循肿瘤完整切除与防止转移原则。

三、适应证

(一)黏膜层病变

食管长环周病变;食管、贲门、胃底体小弯横径在 2 cm 以上的病变。

(二)固有肌层病变

直径<2.5 cm 的食管、贲门固有肌层肿瘤,未经外科手术的 Ling Ⅰ 型、Ling Ⅱa 型、Ling Ⅱb 型原发性贲门失弛缓症。

(三)相对适应证

1.黏膜层病变

食管、贲门、胃底体小弯横径<2 cm 的病变。

2.固有肌层病变

横径在 2.5～3.5 cm 的食管、贲门固有肌层肿瘤;未经外科手术的 Ling Ⅱc 型、Ling Ⅲ 型原发性贲门失弛缓症。

四、禁忌证

(1)常规内镜检查禁忌者。

(2)建立隧道部位有大面积瘢痕形成或存在吻合口瘘者。

(3)相对禁忌证。①黏膜层病变:食管、贲门、胃底体小弯病变内有明显瘢痕形成者。②固有肌层病变:固有肌层肿瘤,但没有建立隧道的余地或肿瘤与上皮层粘连不能分离者;肿瘤横径在 3.5 cm 以上,肿瘤不能经隧道完整取出者;外科手术后原发性贲门失弛缓症者。

五、术前准备

(一)器械准备

(1)内镜常规使用带辅助送水的内镜,如无辅助送水内镜,可使用具有喷水功能的切开刀。

(2)送气装置常规使用 CO_2。

(3)高频电发生器参数设定根据功率输出及个人习惯设定。

(4)附件各种型号的注射针、各种切开刀、止血钳、钛夹等。

(5)黏膜下注射液。①生理盐水＋肾上腺素＋亚甲蓝:生理盐水 250 mL＋肾上腺素 1 mg＋亚甲蓝0.1～0.4 mL。②甘油果糖＋肾上腺素＋亚甲蓝:甘油果糖250 mL＋肾上腺素1 mg＋亚甲蓝0.1～0.4 mL。

（6）其他同内镜下黏膜剥离术。

（二）患者准备

同内镜下黏膜剥离术。

六、黏膜层疾病的隧道治疗技术

经内镜隧道式黏膜下剥离术是利用隧道技术改良内镜下黏膜剥离术操作过程,从病变口侧至肛侧建立黏膜下隧道来辅助完整切除病变。先行黏膜下注射,依次切开病变上、下缘,从上缘黏膜下开始剥离,建立一条黏膜与固有肌层之间的通道,直达下缘开口,然后沿隧道两侧剥离病变黏膜,逐步切除病变。这种方法一方面弥补了常规内镜下黏膜剥离术环周切开后,注射液被吸收或外渗消失快、黏膜下注射抬举征不明显、剥离困难、剥离时间长等缺陷;另一方面,透明帽进入隧道后充气,帽端钝性分离加快了手术进程,同时下端开口,避免隧道内过度充气、浆膜穿孔的发生。经内镜隧道式黏膜下剥离术的应用改变了经典内镜下黏膜剥离术操作方法,从环周标记注射环周切开剥离的方式转变为环周标记注射-肛侧开口-口侧开口建立隧道切开隧道侧边的方式。在经内镜隧道式黏膜下剥离术操作过程中,隧道建立前先从病变肛侧开口,这样一方面病变肛侧开口可以作为隧道建立过程中的终点,避免过度剥离;另一方面可以降低隧道内压力,避免过多充气后气体存留导致黏膜过多被钝性分离。在隧道建立后的侧边切开过程中,经典内镜下黏膜剥离术操作方法是边注射边剥离,而经内镜隧道式黏膜下剥离术借助于两侧组织的相互牵连,一方面减少了注射,缩短了相应的操作时间,另一方面可以借助于重力因素,从高到低分别切除侧边。与内镜下黏膜剥离术比较,经内镜隧道式黏膜下剥离术用时更短,剥离速度更快,更易达到肿瘤的根治性切除。

七、肌层相关病变的隧道治疗技术

随着内镜下黏膜剥离术的进步,其应用范围不断扩大,对起源于黏膜肌层、黏膜下层、固有肌层的黏膜下肿瘤(submucosal tumor,SMT),可行内镜下黏膜挖除(endoscopic submucosal excavation,ESE)术。内镜下黏膜挖除术具体步骤如下。①标记:用HOOK刀或氩气刀紧靠病灶边缘进行电凝标记。②黏膜下注射:将0.5 mL亚甲蓝、1 mL。肾上腺素和100 mL生理盐水混合配制的溶液,在病灶边缘标记点进行多点黏膜下注射。③环形切开:用HOOK刀沿病灶边缘标记点切开病灶远侧黏膜。④挖除病灶:在直视下用HOOK刀沿病灶四周进行剥离、挖除病灶、病灶及其上附着黏膜一起挖除,挖除过程中可行多次黏膜下注射。⑤创面处理:残留的人造溃疡面,可用热活检钳电凝、氩离子血浆凝固术凝固;胃肠穿孔可用钛夹闭合创面。

黏膜下良性肿瘤,如平滑肌瘤、脂肪瘤,常常包膜光滑.黏膜层和浆膜层均完整,没有浸润。这种起源于黏膜固有肌层的黏膜下肿瘤可选择行黏膜下隧道内镜肿瘤切除术。具体步骤如下:①氩气标记肿瘤位置。②建立黏膜下隧道暴露肿瘤。在黏膜下肿瘤近端5 cm处纵行切开黏膜2 cm.逐层剥离黏膜及黏膜下层建立隧道至肿瘤远端1～2 cm,保证足够的手术操作空间。③在直视下剥离肿瘤,需保留肿瘤包膜完整,同时避免伤及食管黏膜、浆膜(肿瘤完整切除防止播种转移)。④取出肿瘤后用钛夹关闭黏膜入口。黏膜下隧道内镜肿瘤切除术保存瘤体表面的黏膜,同时实现全瘤切除,胃肠道漏和继发感染发生率低。

经口内镜括约肌切开术为一种微创的治疗贲门失弛缓症的手术方法。主要步骤如下：①食管黏膜层切开（又称开窗）。距胃食管连接 10 cm 处，氩气纵行标记 3 个点，黏膜下注射甘油果糖靛胭脂，黏膜抬举良好，针状刀纵行切开 1～2 cm，开窗，即切开黏膜层暴露黏膜下层。②黏膜剥离建立黏膜下隧道。沿食管黏膜下层，用 IT 刀、钩刀自上而下剥离，边剥离边进行黏膜下注射，必要时用 Co-grasper 止血，建立黏膜下隧道至胃食管结合部（gastroesophageal junction，GEJ）下方胃底约 2 cm。③环形肌切开。在胃镜直视下应用 IT 刀切开环形肌 8～10 cm，其中食管部 6～8 cm，延伸至胃壁约 2 cm。切开过程中由上到下、由浅而深切断所有环状肌束，尽可能保留纵形肌束，避免透明帽顶裂纵形肌。④钛夹关闭黏膜层切口。用甲硝唑冲洗创面，多枚钛夹对缝黏膜层切口。经口内镜括约肌切开术建立隧道较黏膜下隧道内镜肿瘤切除术长，隧道内环形肌全程切开，而黏膜下隧道内镜肿瘤切除术隧道仅为通往病变的通道，这样可以避免破坏病变表面的黏膜，两者术后均用钛夹关闭黏膜入口，保护手术创面，能降低穿孔、感染等并发症的发生率。

八、术后护理

（一）患者护理

同内镜下黏膜剥离术护理。

（二）器械及附件处理

（1）内镜同胃肠镜检查术后处理。

（2）附件：一次性耗材，毁形后按医疗垃圾处理。其他附件按消毒规范处理。

九、并发症及防治

（一）气体相关并发症

气体相关并发症包括气胸、皮下气肿、纵隔积气及腹腔积气等。多数患者可自行缓解，少数气胸或腹腔积气者需要引流处置。术后应及时复查 X 线片，了解有无气胸、气腹等并发症，给予迅速处理。

（二）隧道黏膜穿孔

较常见。可以在隧道内喷洒纤维蛋白胶或用止血夹夹闭。术中对较大的血管进行预凝固处理，对创面的出血及时电凝止血。

（三）感染

感染包括隧道内感染、纵隔感染、腹腔感染等。应充分做好术前准备，防止术中食物反流导致误吸。术后加强饮食管理，一般由流质饮食逐步过渡到普通饮食。

（四）其他

如迟发性出血、胸腔积液、食管狭窄、溃疡和胃食管反流病、隧道入口裂开等。

十、注意事项

（1）建立隧道的主要目的就是要保持其完整性，因此在隧道建立之初，就要确定使用隧道的哪侧壁做屏障。如果要切除黏膜，则要保持固有肌层的完整性，以免造成损害，若发生破裂要及时处理。如果要对固有肌层进行手术，以及穿破固有肌层进行固有肌层以外的手术，则要保护黏膜层的完整，这样隧道技术才能起到应有的作用。

（2）其他同内镜下黏膜剥离术。

（姜亚双）

参 考 文 献

[1] 戴波,薛礼.康复护理[M].武汉:华中科技大学出版社,2020.

[2] 王姗姗.实用内科疾病诊治与护理[M].青岛:中国海洋大学出版社,2019.

[3] 万霞.现代专科护理及护理实践[M].开封:河南大学出版社,2020.

[4] 白志芳.实用临床护理技术与操作规范[M].长沙:湖南科学技术出版社,2019.

[5] 任潇勤.临床实用护理技术与常见病护理[M].昆明:云南科技出版社,2020.

[6] 李勇,郑思琳.外科护理[M].北京:人民卫生出版社,2019.

[7] 廖喜琳,刘武,周琦.护理综合实训指导[M].西安:西安交通大学出版社,2020.

[8] 吴小玲.临床护理基础及专科护理[M].长春:吉林科学技术出版社,2019.

[9] 吴欣娟.临床护理常规[M].北京:中国医药科技出版社,2020.

[10] 贾雪媛,王妙珍,李凤.临床护理教育与护理实践[M].长春:吉林科学技术出版社,2019.

[11] 王伟,梁津喜,杨明福.骨科临床诊断与护理[M].长春:吉林科学技术出版社,2020.

[12] 许军.实用临床综合护理[M].长春:吉林科学技术出版社,2019.

[13] 王婷,王美灵,董红岩,等.实用临床护理技术与护理管理[M].北京:科学技术文献出版社,2020.

[14] 马莉莉.实用临床护理指南[M].长春:吉林科学技术出版社,2019.

[15] 王林霞.临床常见病的防治与护理[M].北京:中国纺织出版社,2020.

[16] 肖瑞霞.实用骨科护理规范[M].长春:吉林科学技术出版社,2019.

[17] 王静.手术室护理用书[M].北京:科学技术文献出版社,2020.

[18] 马志华,狄树亭,金松洋.急危重症护理[M].武汉:华中科技大学出版社,2019.

[19] 程娟.临床专科护理理论与实践[M].开封:河南大学出版社,2020.

[20] 余旻虹.心内科护理教程[M].北京:中华医学电子音像出版社,2019.

[21] 赵安芝.新编临床护理理论与实践[M].北京:中国纺织出版社,2020.

[22] 张文霞.实用临床护理思维[M].长春:吉林科学技术出版社,2019.

[23] 彭德飞.临床危重症诊疗与护理[M].青岛:中国海洋大学出版社,2020.

[24] 窦立清.实用临床护理技术[M].长春:吉林科学技术出版社,2019.

[25] 潘洪燕,龚姝,刘清林,等.实用专科护理技能与应用[M].北京:科学技术文献出版社,2020.

[26] 沈燕.实用临床护理实践[M].北京:科学技术文献出版社,2019.

［27］王丽芹.血液透析护理实践精讲［M］.北京:中国医药科学技术出版社,2020.

［28］陈春丽,任俊翠.临床护理常规［M］.南昌:江西科学技术出版社,2019.

［29］石焕玲,时贞兰,鲍丽秀.现代消化内镜护理技术［M］.昆明:云南科学技术出版社,2020.

［30］王艳.常见病护理实践与操作常规［M］.长春:吉林科学技术出版社,2020.

［31］尹玉梅.实用临床常见疾病护理常规［M］.青岛:中国海洋大学出版社,2020.

［32］管清芬.基础护理与护理实践［M］.长春:吉林科学技术出版社,2020.

［33］曾广会.临床疾病护理与护理管理［M］.北京:科学技术文献出版社,2020.

［34］窦超.临床护理规范与护理管理［M］.北京:科学技术文献出版社,2020.

［35］马秀芬,王婧.内科护理［M］.北京:人民卫生出版社,2020.

［36］王振华,于学英,孙志红.基于自我效能理论的健康教育在维持性血液透析患者体重管理中的应用［J］.中华现代护理杂志,2020,26(6):817-821.

［37］韦娟,程联飞,谭学惠,等.系统性健康宣教对血液透析初期患者透析中并发症发生的影响［J］.世界最新医学信息文摘,2020(39):154-154.

［38］戴素敏,李映花,李素红,等.综合医院感染科收治疑似新型冠状病毒肺炎患者的护理［J］.世界最新医学信息文摘,2020(39):227-228.

［39］韩莎莎,张玉,赵晓瑜,等.健康普及联合针对性护理在骨科临床护理中的可行性［J］.国际护理学杂志,2020,39(9):1602-1605.

［40］徐应倩.风险防控前移在康复科护理安全管理中的应用［J］.中医药管理杂志,2020,28(22):151-152.